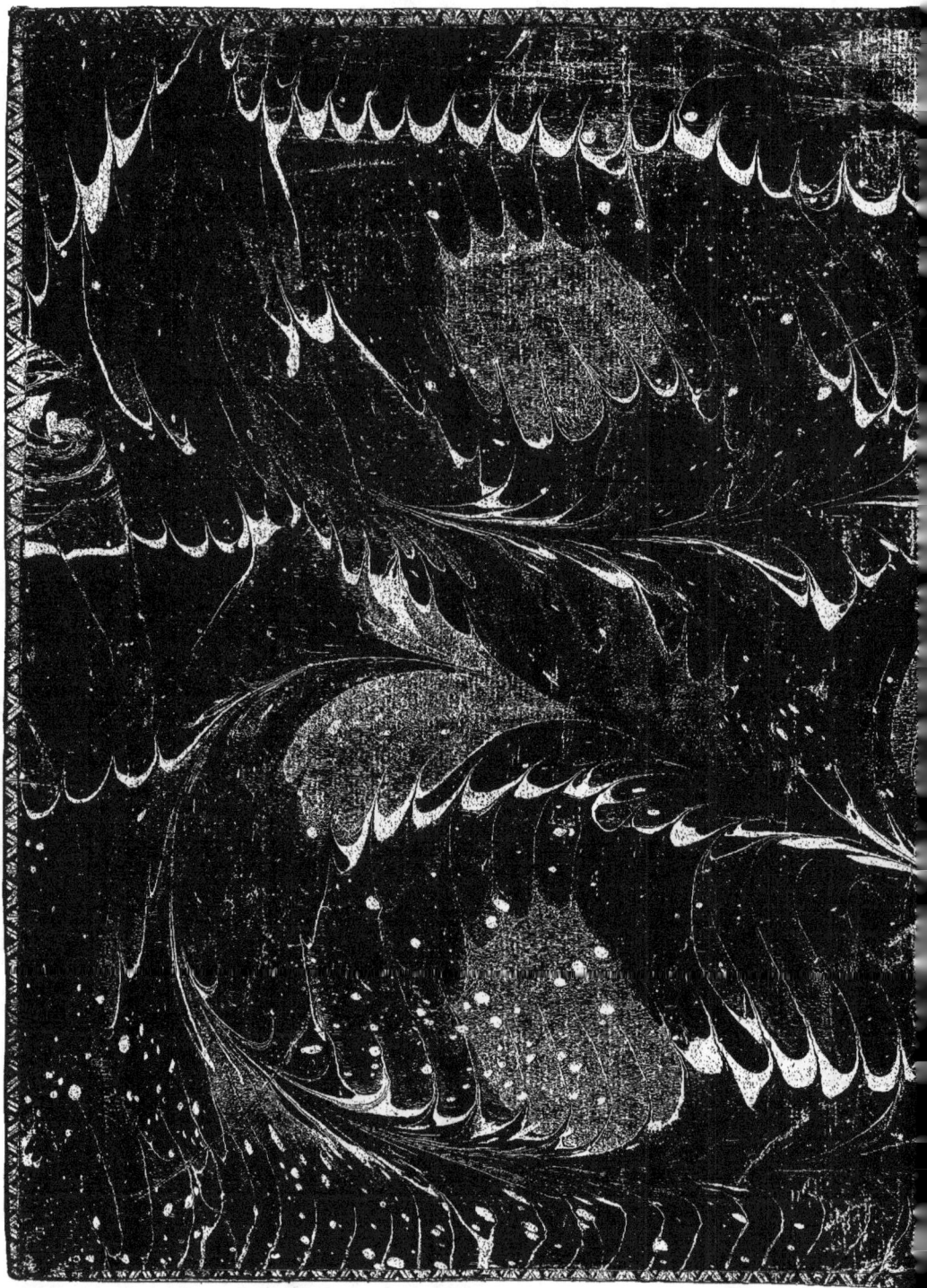

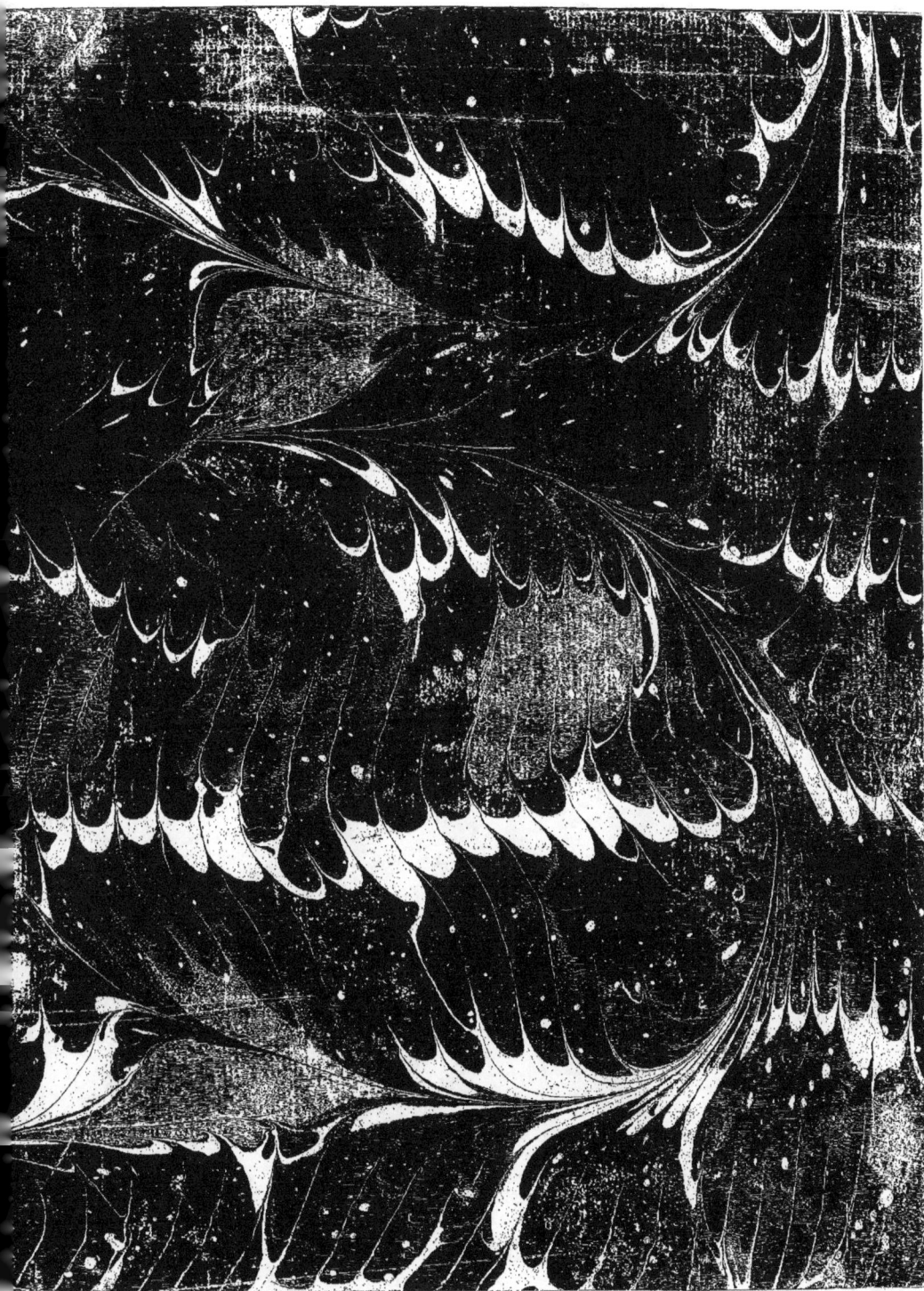

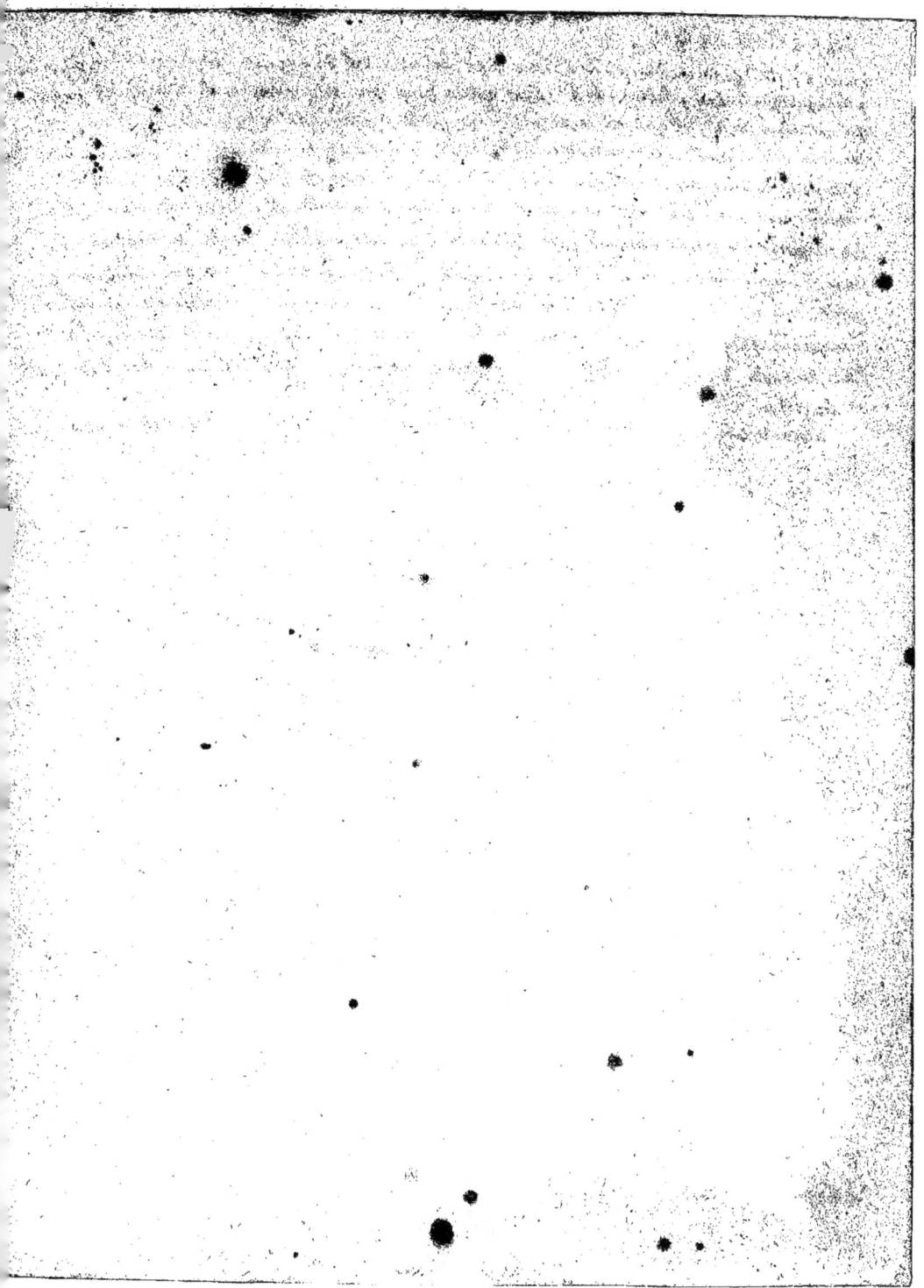

Jet Arll 2590.

Cette 2.de ed.on de la medecine de l'Esprit a parue en 2. vol. 8.° comme celle de 1753; mais on en a tiré quelques exemplaires in 4.° pour qu'elle ceux qui aiment avec la 4.° la médecine pratique qui est aussi in 4.°; et qui n'en est proprement que la suitte de celle cy; Ce M. Camus, a des idées bien singulieres; mais fort ingénieuses; ses livres de medecine et celui cy surtout sont pour la plus part des jeux d'Esprit; mais il suppose bien de l'Esprit et de la connoissance dans son art. ce qu'il faut lire principalement dans ce volume, sont les moyens de perfectionner l'imagination, le raisonnement et la mémoire; mais pour l'imagination elle n'est pas susceptible d'être perfectionnée, le raisonnement se perfectionne sans doute mais non pas par des moyens Physiques; reste donc la seule mémoire sur laquelle on peut travailler à un certain point; au reste le medecin doit renoncer à empecher que les deux autres avantages que se perdent par l'Imbeuillité et la folie.

Lisés aussi, Page 334. L'histoire analitique des ouvrages qui ont rapport à celui cy.

MÉDECINE

DE L'ESPRIT;

Où l'on cherche 1°. le méchanisme du corps qui influe sur les fonctions de l'ame. 2°. Les causes physiques qui rendent ce méchanisme ou défectueux, ou plus parfait. 3°. Les moyens qui peuvent l'entretenir dans son état libre, & le rectifier lorsqu'il est géné.

Par M. LE CAMUS,

Docteur Régent de la Faculté de Médecine en l'Université de Paris, ancien Professeur des Écoles, Aggrégé Honoraire du College Royal des Médecins de Nancy, Membre des Académies Royales d'Amiens, de la Rochelle & de la Société Littéraire de Châlons sur Marne.

Seconde Édition, revue, corrigée, & augmentée.

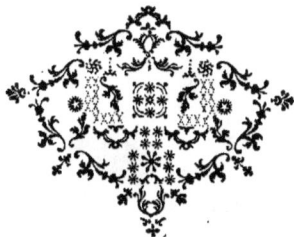

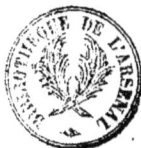

A PARIS,

Chez GANEAU, Libraire, rue S. Severin, près l'Eglise, aux Armes de Dombes & à S. Louis.

M. DCC. LXIX.

AVEC APPROBATION ET PRIVILEGE DU ROI.

4ᵉ Sct 1965

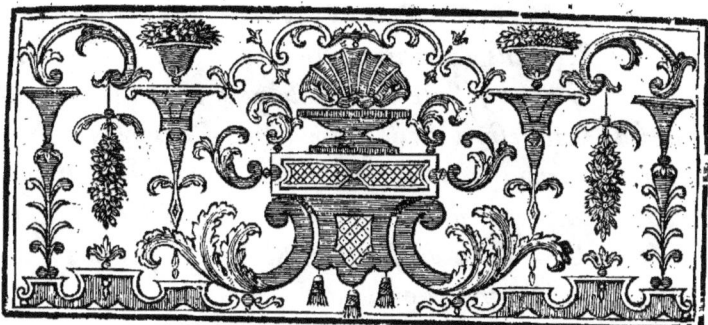

A MONSEIGNEUR

DE VOYER

D'ARGENSON,

MARQUIS DE PAULMY,

Ministre d'Etat, Commandeur des Ordres du Roi, Chancelier des Ordres Royaux de S. Louis & de S. Lazare, l'un des Quarante de l'Académie Françoise, Honoraire de l'Académie des Belles-Lettres, & de celle des Sciences, des Académies de Berlin & de Nancy, Ambassadeur à Venise.

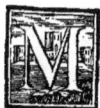

MMONSEIGNEUR,

Votre naissance, vos talens & la confiance bien méritée d'un Monarque chéri, vous ont fait remplir en

a ij

France les plus éminentes dignités. Vous passez chez l'Etranger pour y faire éclater de plus en plus les qualités de votre esprit & de votre cœur. Vous répandez la lumiere partout où vous vous faites connoitre. C'est sans doute à la faveur de votre nom que la première édition de mon Ouvrage a dû son succès. Daignez encore l'honorer de votre protection.

Je suis avec le plus profond respect.

MONSEIGNEUR,

Votre très-humble &
très-obéissant serviteur
LE CAMUS, D. M. P.

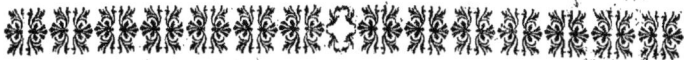

PRÉFACE.

LE Public ayant accueilli mes idées suivant qu'elles avoient été exposées dans la première édition de cet Ouvrage, j'ai hésité longtems pour me déterminer à y faire quelque changement ; parce qu'ayant plû d'une maniere, on n'est pas sûr de plaire d'une autre. Mais l'envie d'atteindre à un plus haut point de perfection , & de ne présenter au Public qu'un fruit encore plus digne de lui, m'a fait passer sur cette premiere considération. En conséquence, j'ai travaillé de nouveau cet Ouvrage, j'ai ôté ce qui n'étoit que le produit de l'imagination , j'y ai substitué tout ce que m'a suggéré une expérience acquise depuis vingt-cinq années que cet Ouvrage a été composé. Desorte qu'il ne reste que l'ordre suivi d'abord dans le premier Livre , tandis que le fond des choses a été absolument changé. Je donne moi-même ici un exemple frappant des vicissitudes qui arrivent à l'esprit à mesure que l'âge apporte des changemens au corps. Ceux qui auront la premiere édition, auront, en faisant l'acquisition de cette seconde , deux ouvrages pour ainsi-dire dissemblables ; je dis pour ainsi-dire, car si cette seconde édition n'est pas semblable à la premiere par la maniere dont les principes sont exposés, elle est semblable par l'objet qu'on se proposoit d'enseigner & de démontrer. Voici en quoi consistoit & consiste encore cet objet.

Après avoir réflechi attentivement sur les causes physiques qui modifiant différemment les corps, varioient aussi les dispositions des esprits , j'ai été convaincu qu'en employant ces différentes causes, ou en imitant avec art leur pouvoir, on parviendroit à corriger par des moyens purement méchaniques les vices de l'entendement & de la volonté. Cette certitude n'étoit que l'aurore d'un plus grand jour. Tous les hommes qui réfléchissent sur la nature de leur être, auroient pû en penser autant : il restoit encore le plus difficile à faire. Il s'agissoit de tracer une méthode par laquelle on pût déraciner les défauts qu'on pense appartenir à l'ame, de la même maniere que les Médecins guérissent une fluxion de poitrine, une dysenterie, une hydropisie & toutes les autres maladies qui n'attaquent, ou ne paroissent attaquer que les corps. L'envie d'être utile aux hommes, m'a donné de la hardiesse. Je suis entré dans tous les détails qui m'ont paru nécessaires pour accomplir mon dessein, j'en ai tiré des conséquences qui m'ont fait atteindre au but que je me proposois. Heureux si j'ai réussi en plusieurs points ; je ne pense pas que mon Ouvrage soit parfait ; la perfection est au-dessus de la condition humaine. Je compte sur l'indulgence du Public qui me pardonnera en faveur de la nouveauté de l'idée & des sentimens dont je lui fais part. Je la mérite n'ayant rien négligé pour corriger ce qu'il y avoit de défectueux, pour changer en mieux ce qui n'étoit que bien, pour ajouter ce qui paroissoit manquer, ou ôter ce qui étoit superflu.

Tous les avis ont été bien reçu de ma part lorsqu'ils étoient fondés en raisons, & donnés avec les égards que se doivent entre eux les gens de lettres. Quant à ceux qui ne cherchent qu'à répandre leur fiel sur tous les objets qui s'offrent à leurs regards ; j'ai souffert qu'ils me salissent de leur venin sans en murmurer. J'ai eu encore assez d'humanité pour croire que cela a pû les soulager. Je croirai encore leur répondre assez amerement, en sachant me taire.

Je fais voir dans le premier Livre de cet ouvrage qui étend si loin le domaine de la Médecine, que les fonctions de l'entendement & les ressorts de la volonté sont méchaniques. J'en développe en même tems le méchanisme sans m'attacher aux

fentimens des Philofophes qui ont vécu avant moi. On y trouvera des chofes abfolument neuves & l'on fera furpris de voir les
actions & les paffions de l'ame confinées autrefois dans des raifonnemens abftraits , réduites à des idées fi fimples.

Dans le fecond Livre , j'examine les caufes phyfiques & générales dont le pouvoir fur l'efprit eft inconteftable. Ce font
des caufes matérielles qui forcent l'ame & le corps à exercer
des fonctions conformes à leur nature. On y remarquera ce que
peut la génération fur les efprits, la maniere dont les climats
différencient les génies, s'il faut tout attendre de l'éducation
morale fans avoir égard à l'éducation corporelle ; comment
l'âge, le tempérament, le régime de vivre, les faifons difpofent des inclinations de l'ame en variant les difpofitions des corps.
Si ces idées ne font pas nouvelles , elles ont du moins l'avantage
d'être raffemblées fous le même point de vue, & de former un
tout beaucoup plus grand & beaucoup plus vafte qu'on ne fe
le feroit imaginé.

Enfin dans le troifieme Livre, je rapporte les défauts des opérations de l'entendement & de la volonté qui dépendent des
vices de l'organifation, comme il eft prouvé dans le premier Livre, & j'emploie pour les détruire les mêmes caufes phyfiques dont j'ai fait mention dans le fecond Livre. C'étoit là le
fujet de mes recherches, & l'objet de l'attente de mes lecteurs.
Cette méthode étoit le vrai moyen de trouver la vérité &
de la faire connoître clairement aux autres (a).

Ainfi pour bien comprendre notre doctrine il faut en faifir
l'enfemble, & comparer cet Ouvrage à un arbre dont j'ai repréfenté les racines, le tronc & les fruits. On peut cueillir les fruits
fans avoir égard au tronc & aux racines. Mais fi l'on veut

(a) *Ex quo triplex ille animi fœtus exiftit : unus in cognitione rerum pofitus, & in expli- catione naturæ : alter in defcriptione expetenda- rum, fugiendarum ve rerum : tertius in judi- cando quid cuique rei fit confequens, quid re- pugnans ; in quo ineft omnis tum fubtilitas differendi, tum veritas judicandi. Cicero. Tufcul. Quæftionum lib. V. verfus medium.*

avoir une entiere connoissance de l'histoire naturelle de cet arbre, on doit en distinguer toutes les parties, en examiner la nature, & en découvrir les propriétés.

Afin de satisfaire plus pleinement la curiosité des lecteurs, j'ai ajouté à la fin de cet Ouvrage une histoire suivie des sentimens des Auteurs qui ont paru vouloir traiter le même sujet que moi. On y trouvera les traits de ressemblance & la différence avec cet ouvrage. Cette généalogie d'idées qui se sont succédées de siécles en siécles, peut devenir intéressante & fixer le point où l'on doit commencer sa carriere lorsqu'il s'agit de faire de nouvelles découvertes.

Comme j'entreprenois d'expliquer d'une façon méchanique les fonctions de l'ame unie au corps; comme les secours que j'indiquois pour remédier aux vices des corps qui occasionnent la mauvaise disposition des ames, sont tous physiques; des esprits mal instruits, ou mal intentionnés vouloient inférer de-là que je donne à penser que l'ame n'est qu'une simple machine qui ne va que par ressorts, ou du moins une simple modification de la matiere si elle n'est matiere elle-même.

A Dieu ne plaise que je pense ainsi; ou que j'induise jamais les autres à le croire. Je sai que l'ame n'est pas une modification de la substance divine, comme l'a prétendu *Spinosa* (*b*). Je soutiens que l'ame n'est pas une modification du corps comme le pensoit *Epicure* (*c*). J'avoue que l'ame n'est pas un corps comme l'ont assuré *Tertullien* (*d*), *Hobbes* (*e*) & quelques autres Philosophes, s'imaginant que tout ce qui est substance est matériel.

(*b*) Dans son *Tractatus Theologico politicus*, imprimé à Amsterdam en 1670 Voyez surtout dans ses Œuvres posthumes ce qu'il a intitulé *Ethica*.

(*c*) *Vacuum neque facere aliquid, neque pati potest, sed motum tantùm per se corporibus præbet. Itaque qui incorpoream dicunt esse animam, desipiunt. Nihil enim aut facere posset* aut pati si esset hujusmodi, &c. Diogenes Laërt. *in vitâ* Epicuri

(*d*) *Definimus animam dei flatu natam, corporalem effigiatam* Q. Septimii Florent. Tertulliani *lib. de animâ, cap.* 22.

(*e*) Dictionnaire de *Bayle*, Article *Hobbes*, note N.

Je

Je n'ignore pas que l'ame eft une fubftance contingente, raifonnable, fpirituelle & immortelle; mais je fai auffi que par
des caufes vraiment méchaniques l'ame eft aidée, ou contrainte dans fes opérations, que fouvent par des caufes de la même nature, elle eft détournée dans fes fonctions indépendamment de fa volonté. Des exemples rendront fenfible ce que je
viens d'avancer. Certaines perfonnes deviennent comme ftupides à caufe du feul empêchement de la circulation du fang
dans les vifceres. Ceux-ci font plus fpirituels après avoir bu un
peu plus de vin qu'à l'ordinaire; ceux-là font mélancoliques par
des affections purement corporelles, la caufe augmentant de
force, ils deviennent hypocondriaques & finiffent par être fols;
degrés qui dépendent abfolument de l'économie animale plus
ou moins viciée. Voici donc des états où l'affiete de l'ame fe
trouve changée, fans que l'ame dans fon effence foit fufceptible
d'aucun changement, & fans que l'ame ceffe pour cela d'être
un efprit. C'eft cette variation feule qui fait tout mon principe
& le fondement fur lequel tout l'édifice eft bâti.

Pour ôter toute reffource aux efprits malins, ou à ceux qui,
trop prompts dans leurs conclufions, prétendroient m'accufer
de matérialifme, je le dis en termes non équivoques, qu'il
exifte une ame raifonnable & immortelle; que fans elle, c'eft-
à-dire, fans fa préfence, nous ne pourrions avoir aucune idée,
faire aucun raifonnement, ni porter aucun jugement; que par
fa nature elle n'eft pas capable d'errer dans fes raifonnemens,
de renverfer l'ordre de fes idées, ni de tirer de fauffes conféquences; que tout ceci ne peut provenir que des mauvaifes difpofitions des corps; que les ames feront fujettes à ces vices tant
qu'elles feront unies à la matiere; que les caufes Phyfiques
modifiant les corps, modifient néceffairement les ames; que
Dieu feul eft le médiateur qui difpenfe ces modalités, puifque

b

lui feul peut agir immédiatement fur les fubftances fpirituelles & les fubftances corporelles.

Où fonr donc à préfent ces idées de matérialifme? L'on ne
peut pas plus m'en accufer que M. *Flechier* dont je n'ai fait
pour ainfi dire, qu'étendre l'idée. » Qu'eft-ce que l'efprit, fe de-
» mande-t-il à lui-même (*f*) dont les hommes paroiffent fi
» vains? fi nous le confidérons felon la nature, c'eft un feu
» qu'une maladie & qu'un accident amortiffent fenfiblement,
» c'eft un tempérament délicat qui fe déregle, une heureufe
» conformation d'organes qui s'ufent, un affemblage & un
» certain mouvement d'efprits qui s'épuifent & fe diffipent; c'eft
» la partie la plus vive & la plus fubtile de l'ame qui femble
» vieillir avec le corps, &c.

Je fens bien que c'eft le méchanifme des opérations attri-
buées à l'ame, qui effraie d'abord: mais la Philofophie nous
met à portée de rendre raifon de beaucoup de phénomènes.
Dieu ayant imprimé le mouvement aux caufes fecondaires, il
les laiffe agir felon leur détermination, & s'il emploie fa toute-
puiffance pour s'y oppofer, ce n'eft que lorfque fa bonté obtient des miracles de fa juftice. Laiffons les Théologiens traiter
ces vérités: pour nous, ne nous écartant point de la fphère de
notre fujet, contentons-nous de fuivre un méchanifme que la
raifon peut connoître. Un feul exemple renferme toute notre
doctrine fur cet article. *Xantus*, le maître d'*Efope*, fut interrogé
par un Jardinier. Cet homme avoit obfervé que les herbes qui
viennent de leur gré en plein champ, étoient beaucoup plus
belles que celles qui étoient cultivées avec grand foin. Il en demanda la raifon au Philofophe. Dieu le veut ainfi, répondit
Xantus. *Efope* fe mocqua d'une pareille réponfe, & ce fut avec
raifon, puifque cette quéftion étoit du reffort de la Phyfique,

(*f*) Oraifon Funebre de Madame la Ducheffe de Montaufier. *Pag.* 16.

PRÉFACE

dont fon maître faifoit profeffion. L'on fait bien que tout fe fait
par la volonté de Dieu : mais la Philofophie doit rendre des raifons propres & particulieres, comme fit enfuite *Efope* (g). Je fens
bien que par ignorance, par facilité, ou par parefle, on a plutôt recours à la raifon du Philofophe, qu'à celle du Fabulifte,
comme fi la caufe générale ne renfermoit pas fous elle des caufes particulieres ; comme fi reconnoiffant des corps mus par
d'autres corps, cela empêchoit de reconnoître un premier moteur. Erreur inexcufable, & qui doit être bannie dans un fiecle
auffi éclairé que le nôtre.

(g) Voyez la vie d'*Efope* par la *Fontaine.*

APPROBATION

J'AI lu par ordre de Monfeigneur le Vice-Chancelier un Ouvrage qui
a pour titre *Médecine de l'Efprit*, avec les Additions & les Corrections
faites fur l'Édition du même Ouvrage en l'année 1753, & je l'ai jugé très-
digne de l'impreffion. A Paris, ce 27 Avril 1767.

POISSONNIER.

PRIVILÉGE DU ROI.

LOUIS, PAR LA GRACE DE DIEU, Roi de France & de Navarre : A nos amés
& féaux Confeillers, les Gens tenant nos Cours de Parlement, Maîtres des Requêtes ordinaires de notre Hôtel, Grand-Confeil, Prevôt de Paris, Baillis, Sénéchaux, leurs Lieute-
nants Civils, & autres nos Jufticiers qu'il appartiendra ; SALUT : Notre amé LOUIS-
ETIENNE GANEAU, Ancien Conful, Libraire & Sindic de fa Communauté. Nous a
fait expofer qu'il defireroit faire réimprimer & donner au public : *La Médecine de l'Efprit*,
par M. LE CAMUS ; s'il Nous plaifoit lui accorder nos Lettres de renouvellement de
Privilége pour ce néceffaire. A CES CAUSES, voulant favorablement traiter l'Expofant,
Nous lui avons permis & permettons par ces Préfentes, de faire imprimer ledit Ouvrage
autant de fois que bon lui femblera, & de le vendre, faire vendre & débiter par tout
notre Royaume pendant le tems de cinquante années confécutives, à compter du jour de
la date des Préfentes. Faifons défenfes à tous Imprimeurs, Libraires & autres perfonnes,
de quelque qualité & condition qu'elles foient, d'en introduire d'impreffion étrangere
dans aucun lieu de notre obéiffance ; comme auffi d'imprimer, ou faire imprimer, vendre,

faire vendre, débiter, ni contrefaire ledit Ouvrage, ni d'en faire aucun Extrait, sous quelque prétexte que ce puisse être, sans la permission expresse & par écrit dudit Exposant, ou de ceux qui auront droit de lui, à peine de confiscation des Exemplaires contrefaits, de trois mille livres d'amende, contre chacun des contrevenans, dont un tiers à Nous, un tiers à l'Hôtel-Dieu de Paris, & l'autre tiers audit Exposant, ou à celui qui aura droit de lui, & de tous dépens, dommages & intérêts : A la charge que ces Présentes seront enregistrées tout au long sur le Registre de la Communauté des Imprimeurs & Libraires de Paris, dans trois mois de la date d'icelles; que l'impression dudit Ouvrage sera faite dans notre Royaume, & non ailleurs, en bon papier & beaux caractères, conformément aux Réglemens de la Librairie, & notamment à celui du dix Avril 1725, à peine de déchéance du présent Privilége; qu'avant de l'exposer en vente, le manuscrit qui aura servi de copie à l'impression dudit Ouvrage, sera remis dans le même état où l'Approbation y aura été donnée, ès mains de notre très-cher & féal Chevalier, Chancelier de France, le Sieur DE LAMOIGNON, & qu'il en sera ensuite remis deux Exemplaires dans notre Bibliothéque publique, un dans celle de notre Château du Louvre, un dans celle de notredit Sieur DE LA MOIGNON, & un dans celle de notre très-cher & féal Chevalier, Vice-Chancelier, & Garde-des-Sceaux de France, le Sieur DE MAUPEOU; le tout, à peine de nullité des Présentes. Du contenu desquelles vous mandons, & enjoignons de faire jouir ledit Exposant, & ses ayans causes, pleinement & paisiblement sans souffrir qu'il leur soit fait aucun trouble ou empêchement. Voulons que la copie des Présentes, qui sera imprimée tout au long, au commencement ou à la fin dudit Ouvrage, soit tenue pour duement signifiée, & qu'aux copies collationnées par l'un de nos amés & féaux Conseillers, Secrétaires, foi soit ajoutée comme à l'original. Commandons au premier Huissier ou Sergent sur ce requis de faire, pour l'exécution d'icelles, tous Actes requis & nécessaires, sans demander autre permission, & nonobstant clameur de Haro, Charte Normande, & Lettres à ce contraires. Car tel est notre plaisir. DONNÉ à Paris, le dixième jour du mois de Juin, l'an de grace mil sept cent soixante-sept, & de notre regne le cinquante-douzième. Par le Roi en son Conseil.

Signé LE BEGUE.

Registré sur le Registre XVII. de la Chambre Royale & Syndicale des Libraires & Imprimeurs de Paris, N°. 1316, fol. 235, conformément au Réglement de 1723. A Paris ce 23 Juin 1767.

GANEAU, Syndic.

MÉDECINE

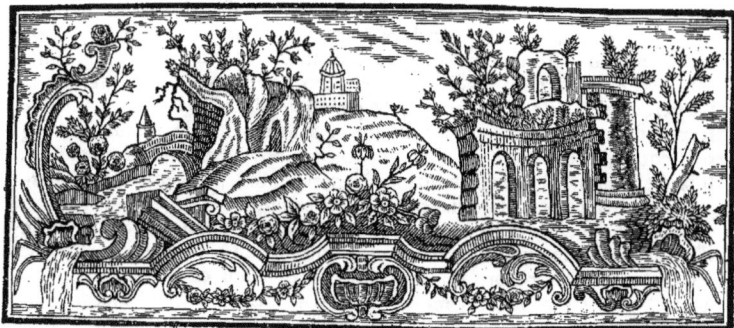

MÉDECINE

DE L'ESPRIT,

Où l'on traite des dispositions & des Causes Physiques
qui influent sur les opérations de l'ame ; & des moyens
de maintenir ces opérations dans un bon état, ou de
les corriger lorsqu'elles sont viciées.

INTRODUCTION.

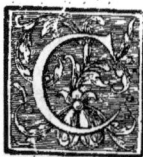

CEUX qui tendent à l'universalité des connoissances, ou qui veulent s'appliquer à quelque genre d'étude utile & avantageux, doivent regarder la Médecine comme une de ces Sçiences, qui naissant du concours de toutes les connoissances humaines, mérite d'autant plus d'être cultivée, qu'un esprit qui sçait déduire avec justesse ses conséquences, en peut retirer les plus grands avantages soit pour la vie animale, soit pour la vie civile.

Si c'est elle qui nous présente le livre entier de la nature à lire & à méditer, c'est aussi par son secours que nous exécutons le précepte de cet ancien Philosophe qui fut mis au nombre des sept Sages pour avoir

Etendue de la Médecine.

Un de ses avantages, la connoissance de soi-même.

A

prononcé ces judicieufes paroles, *Connoiffez-vous vous-même* (a). Précepte qui lui paroiffoit de difficile exécution, & qui l'étoit auffi, puifque perfonne n'a reçu pareil honneur pour l'avoir pratiqué. Ouvrons la barriere; applaniffons le chemin, & pénétrant dans les labirintes les plus fecrets de notre conftitution, faififfons, s'il fe peut, le méchanifme de nos corps, déchirons le voile qui couvre nos ames, développons les loix de l'union de ces deux fubftances hétérogenes, & bientôt nous parviendrons à cette connoiffance de nous-mêmes.

Ce que c'eft que la connoiffance de foi-même.

En effet qu'eft-ce que fe connoître foi-même? finon fçavoir au jufte l'hiftoire des différentes opérations de la plus noble partie de fon être, & connoître tous les refforts qui font mouvoir & fentir cette machine qu'on appelle à jufte titre le petit monde. A-t-on acquis ces connoiffances? l'ouvrage n'eft que commencé, le plus difficile refte encore à faire. Il faut par fes recherches découvrir ce que peut produire la combinaifon des actions réciproques de ces deux fubftances dont l'une eft étendue, matérielle, vifible, incapable de fentiment, de raifonnement, de jugement, de paffions, & de vertus; & l'autre au contraire inétendue, immatérielle, invifible, capable de fentir, raifonnant fur tout, jugeant de tout, le jouet des vices & des paffions; enfin le champ où germent, croiffent & fructifient les vertus.

Union de la Médecine & de la Métaphyfique.

Ici la Phyfique & la Méthaphyfique femblent s'unir fi intimement, qu'en voulant les féparer on ne peut atteindre le but qu'on s'étoit propofé. Il n'appartient qu'à la fcience qui doit connoître également & les efprits & les corps, de traiter de ces combinaifons abftraites. Or cette fcience n'eft autre chofe que la Médecine, dont le pouvoir s'étend foit médiatement, foit immédiatement fur les deux fubftances qui compofent notre individu. Ce feroit à tort que l'on contefteroit le pouvoir de la Médecine fur les corps. Cette multitude infinie de perfonnes délivrées des maux les plus cruels, & arrachées des bras de la mort, met le fait tellement en évidence, qu'il ne feroit pas raifonnable même d'en douter. Il n'en eft pas de même de fa puiffance fur l'efprit. Ceux dont les lumieres ne font pas affez étendues, croiroient peut-être pouvoir la lui contefter; mais qu'ils jettent les yeux fur tant de perfonnes qui livrées à la folie ou à l'humeur la plus noire, ont été rendues par fon fecours à la raifon la plus faine & la plus libre.

Objet de la Médecine tiré de ce principe.

Après ces réflexions préliminaires, on fent qu'il eft de l'objet de la Médecine de remedier non feulement aux vices du corps, mais encore à ceux de l'efprit, ou du moins de découvrir les moyens qui font propres à entretenir le commerce le plus exact qu'il eft poffible, entre l'ame & le corps. C'eft cette derniere partie auffi négligée que fi elle étoit inconnue en Médecine, que j'entreprens de mettre dans un certain jour. Je le ferai d'autant plus volontiers, que chacun doit tendre à perfectionner la profeffion qu'il a em-

(a) Thaletis illud eft, nofce te ipfum. Quod Antifthenes in fucceffionibus ait fuiffe Phemonoës, idque fibi ufurpaffe Chilonem. Diogenes Laërtius de | vitâ & moribus Philofophorum, lib. 1. in vitâ Thaletis.

braffée, & que l'illuftre *Defcartes* nous affure (*b*) que fi l'on pouvoit trouver quelque moyen pour rendre les hommes plus fages & plus ingénieux, ce ne feroit que dans l'art des *Chirons* & des *Efculapes*. Sans doute que fi tant de célebres Médecins qui ont paru depuis ce grand Philofophe, avoient fait attention à cette fage réflexion, les efprits lents ou effrenés, foibles ou violens, abrutis, &c, feroient plus rares, & l'on ne regarderoit pas aujourd'hui comme incurables mille défauts qui obfcurciffent l'entendement, & dépravent la volonté. Ce n'eft pas que je prétende par là relever le prix de cet Ouvrage, & faire entendre ici que de toute éternité l'être fuprême ait attendu jufqu'à ce moment pour éclairer & corriger par mes leçons l'entendement humain. Je connois trop ma foibleffe, & fi je hafarde cet Ecrit, l'orgueil ni l'intérêt ne m'ont pas mis la plume à la main ; le defir d'être utile aux hommes m'a engagé à tracer & à arranger les réflexions contenues dans ce livre.

Ce n'eft peut-être pas mal-à-propos que j'avoue ici ma foibleffe. Plufieurs peut-être penfent-ils déja que c'eft manquer d'efprit que de prétendre en donner. Je le veux ; & peu m'importe, pourvû que plufieurs perfonnes fentent les bons effets des préceptes que je compte donner dans la fuite de cet Ouvrage. S'ils ont de l'efprit, je les en félicite ; ce n'eft pas pour eux que j'écris. Serai-je repréhenfible pour vouloir foulager le foible, & tendre une main fecourable à ceux qui, pour ainfi dire, défavoués par une nature maratre, languiffent dans des ténébres qui ne peuvent être diffipées que par le flambeau que je leur préfente (*c*). Je ne fuis pas affez aveuglé par l'amour propre, pour croire que j'aie tout détaillé exactement dans cet Ouvrage, & que plufieurs aidés des lumieres qu'il peut fournir, réuffiffent dans leurs entreprifes. Pour remédier à cet inconvénient, il faut confulter les Médecins, qui par l'étude particuliere qu'ils font de l'homme, connoiffent les vices des organes qui empêchent les fonctions de l'ame ; & par l'étude qu'ils font de toute la nature, font en état d'indiquer les moyens qui peuvent remédier à ces vices.

Remédier aux vices des ames, ce n'eft pas une chofe dont les difficultés foient infurmontables. Ce n'eft précifément que remédier aux vices des corps. Cette réflexion feule doit éloigner toute idée d'impoffibilité. En effet fi l'on confidere que Dieu a dû créer les ames effentiellement les mêmes, comme fa bonté nous engage à le croire (*d*), les ames ne doivent être différemment modifiées que par leur union avec les corps. D'ailleurs fi

Fondement de cet Ouvrage ; que les ames font effentiellement les mêmes.

(*b*) *Animus adeò à temperamento & organorum corporis difpofitione pendet, ut fi ratio aliqua inveniri poffit, quæ homines fapientiores & ingeniofiores reddat, quam hactenùs fuerunt, credam illam in Medicinâ quæri deberi.* Cartefius diff. de methodo 6. §. 2.

(*c*) *Quòd fi illi freti ingenio, noftrâ præceptione non indigerent, tamen juftâ de caufâ daretur quare iis qui minùs ingenii habent adjumento velimus effe.* Cic ad Herennium, lib. 3.

(*d*) *Omnes hominum animæ dignitate naturæ omninò uniformes funt, nec inter fcultiffimi cujufpiam*

& *fapientiffimi hominis animos ulla planè diverfitas reperiri poteft ... Quod fi interdùm videamus hominem alterum alteri ingenii acumine, & intelligendi vi excellere, hanc varietatem certum eft, non à majori, minorivè intellectûs præftantiâ oriri, fed ex organi difpofitione & aptitudine diverfâ proficifci.* Ant. Zara. anat. ingenior Sect. 1. membro 2. Il cite Ariftot. *lib* 3. *Metaphyf.* cap. 4. Durandum *in* 2. Sentent. dift. 32. quæft. 3. Zimara theor. 54. Sotum *in prædicam.* cap. de Subftantiâ, quæft. 2. Sonfinat. lib. 8. Metaph. quæft. 26. & Argentinat. *in* 2. Sentent. diftinct. 32. quæft. 1. artic. 2

A ij

Dieu n'a mis aucun vice dans les ames, comme fa juftice nous le perfuade ; les défauts que nous apercevrons dans notre entendement & dans notre volonté, ne pourront être rejettés que fur les vices de notre organifation. Car fi nous confiderons l'ame en faifant abftraction des corps, nous la concevrons totalement livrée à l'intelligence la plus pure, & poffedée par l'amour de l'infiniment beau & de l'infiniment bon.

Ces principes ne font pas avancés ici comme purement fpéculatifs : on doit en retirer les plus grands fruits pour la pratique. Car l'ame d'un homme ftupide eft immortelle, immatérielle, capable de penfer, & égale à celle du plus grand Mathématicien ; celle de ce Mathématicien endormi ou en délire, n'en eft pas moins tout ce qu'elle étoit auparavant. Il n'y a donc que les différentes façons d'être des corps qui modifient les ames différemment. Si elles ne font différenciées que par leur union à la matiere à laquelle Dieu les a attachés ; tout ce qui pourra modifier différemment cette matiere, variera auffi les opérations de l'ame qui lui eft unie. Or nous pouvons agir fur la matiere d'une façon déterminée ; nous pouvons donc retablir l'ame de ce ftupide dans tous fes droits, & lui faire exécuter toutes fes fonctions avec autant de liberté & de juftefle que le pourroit faire le plus bel efprit.

Divifion de tout l'Ouvrage. Afin de parvenir à cette fin, & de rectifier mille autres défauts foit de l'entendement, foit de la volonté, voici le plan de notre ouvrage dans lequel on trouvera la folution d'un grand nombre de difficultés qu'on auroit pû placer ici, mais qui exigeoient la connoiffance de nos principes avant de les réfoudre.

1°. Pour ne rien laiffer à defirer & pour éclaircir la méthode que nous propoferons, nous expoferons le méchanifme qui contribue aux opérations de notre ame. Cette partie peut s'intituler *La Logique des Médecins*. Nous l'appellons ainfi parce qu'après avoir examiné la partie Méthaphyfique de l'entendement & de la volonté, comme on le fait ordinairement dans les écoles, nous ferons voir la part que prennent nos organes dans l'exercice de ces facultés de notre ame. Or ce détail appartient abfolument aux Médecins.

2°. Nous affignerons les caufes générales qui peuvent différencier les efprits ; c'eft ce que nous comprendrons fous le titre de *Caufes Phyfiques qui influent fur les efprits*.

3°. De ces deux premiers livres nous tirerons des conféquences qui feront autant de préceptes foit pour acquerir de l'efprit, foit pour remedier à fes vices. Nous intitulerons cette partie *la Médecine de l'Efprit*.

Cette expofition de notre deffein fait voir combien notre Ouvrage différe du projet d'*Antiphon* un des dix Orateurs dont *Plutarque* a écrit la vie (e). Cet homme dont le langage étoit exquis & plein de perfuafion, compofa un art de remedier aux ennuis & aux maladies de l'efprit, de même que les Médecins guériffent les maladies & les douleurs du corps.

_____

(e) Vie des dix Orateurs par *Plutarque*.

Pour mettre en pratique ses préceptes, il fit construire une petite maison à Corinthe sur la place avec cette inscription audessus de la porte, *qu'il faisoit profession , & avoit le moyen par ses paroles de guérir les ames chargées d'ennuis & de tristesse.* Il y réussissoit le plus souvent, mais il dédaigna par la suite un art qui ne lui parut pas bien supérieur. Nous ne prétendons pas par la morale & par des consolations purement spirituelles relever les ames abbatues par les chagrins, la tristesse & les inquietudes; nous voulons, en operant directement sur les corps, rendre plus libres & plus parfaites les fonctions de l'esprit. C'est pourquoi nous ne mettrons pas audessus de notre porte l'inscription d'*Antiphon.* Elle ne nous convient pas plus qu'à tout autre Médecin dont les cabinets sont aussi bien que la bibliothéque d'*Osymandias*, MEDICA ANIMÆ OFFICINA (*f*).

(*f*) *Osymandias* qui succeda à Busiris Fondateur de Thébes, avoit fait mettre audessus de sa Biblio- | theque cette inscription Ψυχὴς ιατρειον. *Diodorus siculus*, lib. 1. pag. 45.

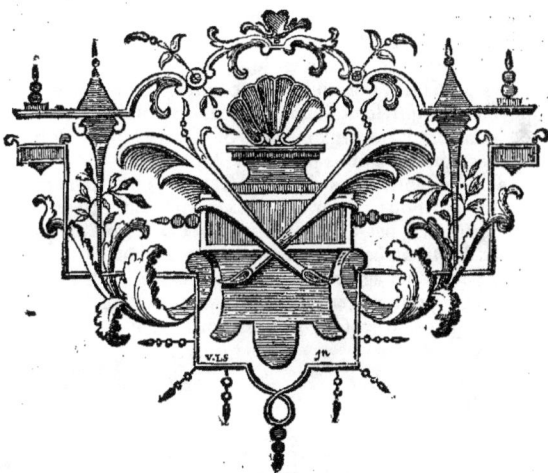

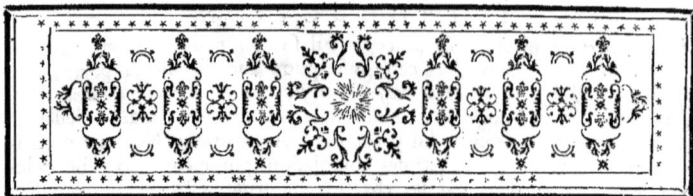

LIVRE PREMIER.

LA LOGIQUE

DES MEDECINS.

L'ame a deux puiſſances actives générales, l'entendement & la volonté. Nous appercevons, nous raiſonnons, nous jugeons & nous nous rappellons les idées que nous avons déja eues. Tous ces pouvoirs appartiennent à l'entendement qui eſt le genre ſuprême auquel ſe rapportent toutes les puiſſances qui nous font connoître les objets. Nous avons encore une faculté qui ſeule ſuffit pour faire ſoupçonner en nous un être libre & immatériel, je veux dire la volonté à laquelle doivent ſe rapporter toutes les déterminations poſſibles. Ainſi toutes les puiſſances actives de l'ame ſe réduiſent donc à deux générales, l'entendement & la volonté, dont nous allons traiter en deux parties diſtinctes.

Notre intention n'eſt pas de donner ici un Traité de Logique, où l'on diſcute les loix du ſillogiſme. Nous tâcherons ſeulement de développer le méchaniſme par lequel agiſſent les deux puiſſances dont nous venons de faire mention, ou pour parler ſelon le langage reçu des Médecins, le méchaniſme par lequel s'exécutent les fonctions animales.

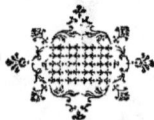

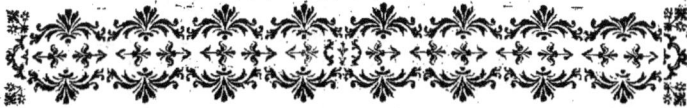

PREMIERE PARTIE.

DE L'ENTENDEMENT.

L'ENTENDEMENT *est la faculté générale de connoître.* Cette faculté part de trois grandes sources : les sens, la réflexion & un principe composé de ces deux premiers. Qu'on remarque bien cette vérité. Si elle a dû couter bien des travaux & des méditations à celui qui a été assez heureux pour la découvrir ; elle n'en a pas moins couté à celui qui est assez hardi pour l'étendre à toutes les opérations de l'ame. En effet si nous n'avions pas une certaine lumiere à répandre sur cette grande vérité, ou si nous n'avions rien de nouveau à communiquer aux Logiciens, & aux Physiologistes, nous renverrions seulement à *Locke*, ce chef des Philosophes, qui sembloit avoir épuisé la matiere au sujet des connoissances humaines. Mais il n'en est pas ainsi, nous cherchons à terminer toutes les controverses des Philosophes, & nous voulons enfin proposer une mesure fixe à laquelle puissent s'appliquer toutes les spéculations que l'on a faites, & que l'on fera sur l'entendement humain. De sorte que cette mesure fixe soit le signe certain de la vérité.

1°. Les Sens fournissent à l'ame une infinité d'idées si claires, si distinctes & si simples, qu'il lui seroit impossible de les acquérir par une autre voie que par les Sens. Telles sont, par exemple, les idées de couleurs & de sons qu'un aveugle, ni un sourd ne peuvent jamais acquérir par cette raison qu'ils sont privés des sens qui devroient leur communiquer ces idées. Ce sont ces idées qu'on appelle *appréhensions*, *perceptions*.

2°. La Réflexion qui est *cette facilité que nous avons d'appliquer de nous-* *même notre attention tour à tour à divers objets*, produit dans l'ame une autre espece d'idées que les objets extérieurs ne lui fournissent point immédiatement : il ne faut pas cependant regarder ce principe comme indépendant de toute motion corporelle, puisqu'il tire son origine de l'attention aux opérations de l'ame sur les idées qu'elles a reçues des sens, & que cette *attention* elle-même *n'est que la conscience que nous avons de notre maniere d'être actuelle.*

Cette maniere de connoître, la plus noble par elle-même, puisqu'elle produit en nous l'intelligence & la conception dépend donc des sens. Elle en dépend tellement qu'il est impossible de l'en séparer, comme on peut s'en assurer en examinant le développement des idées des enfans. C'est pourquoi nous n'en traiterons pas particulierement dans cet Ouvrage. Nous nous contenterons de faire remarquer son alliance avec toutes les opérations de l'ame, ses progrès lorsque celles-ci se développent, & sa perfection lorsque les autres deviennent plus libres & plus parfaites.

Un princi-
pe composé
des deux pre-
miers.

3°. Le Principe composé des sensations & de la réflexion fournit à l'ame de telles impressions qu'elles ne seroient plus les mêmes s'il n'y avoit qu'un seul de ces principes qui agisse. C'est une coopération des sens & de la réflexion. Telles sont ces situations combinées de l'ame & du corps, dont résultent des idées, ou des sentimens soit tristes, soit agréables ; de sorte qu'il est fort difficile de distinguer si c'est l'ame ou le corps qui influent davantage dans ces momens. Comme il n'y a aucune partie de l'entendement dans laquelle cette coopération ne se rencontre, nous pourrons souvent en donner des exemples ; il nous suffit ici de la faire remarquer.

Cette grande distinction dont peut-être on n'entrevoit pas encore toute l'utilité, étant une fois bien conçue, nous allons examiner par ordre chacune des opérations de l'entendement ; nous éviterons par ce moyen toute obscurité. Ce n'est peut-être pas la chose la plus facile d'un ouvrage de ranger chaque chose à sa place. La méthode est aussi utile, & peut-être plus difficile que l'invention.

CHAPITRE PREMIER.

DE LA SENSIBILITÉ ET DES SENSATIONS.

AVANT de connoître il faut sentir ; avant de sentir il faut être sensible. Il est donc nécessaire de parler de la sensibilité avant d'examiner les sensations qui sont le principe de nos connoissances. Matiere difficile, mais digne des recherches de tout Philosophe. Si l'on ne doit pas sortir de soi-même pour la saisir, il faut avoir médité sur toute la nature pour en traiter pertinemment.

ARTICLE I.

DE LA SENSIBILITÉ.

Ce que c'est
que Sensibi-
lité.

LA Sensibilité est l'aptitude à recevoir les impressions des objets. D'où vient cette aptitude ? c'est-là le point de la question.

Toutes les substances créées sont organisées, ou sans organisation. Les premieres sont composées de fibres, jouissent de la vie, & sont connues sous les noms d'animaux & de végétaux. Les dernieres sont massives, n'ont que des particules appliquées les unes contre les autres & sont inertes. Elles constituent le regne minéral.

Les fibres qui composent les substances organisées, ont d'abord été fluides. Elles sont sorties d'une matiere seminale qui a circulé dans le

corps

corps des animaux & des végétaux. Imaginés cette liqueur gluante & transparente qui fort des mammelons ou filieres des vers à foie, des chenilles, des araignées; qui fe durcit à l'air en confervant fa foupleffe, & qui forme un fil folide. Ces fibres, ou ces fils dans leur fimplicité primordiale font élaftiques, c'eft-à-dire que, comme tous les autres corps élaftiques, ils ont une tendance à revenir dans leur premier état lorfqu'ils ont été courbés, ou comprimés.

Plufieurs de ces fibres font unies entre elles, & forment différens tiffus. Les uns font folides, les autres font fouples & flexibles. C'eft dans les tiffus folides, tels que les os & les cartilages qu'on remarque particuliérement l'élafticité : propriété qui leur eft commune avec les autres corps non organifés de la nature, & qui ne les en diftingue pas, puifqu'elle ne leur donne pas le fentiment.

Si l'affemblage de ces fibres unies forme un tiffu fouple & flexible qui fe roulant fur lui-même, donne naiffance à un petit tuyau ou un petit vaiffeau à travers lequel puiffe paffer un fluide plus ou moins ténu; alors on commence à entrevoir l'action d'un folide élaftique fur un fluide mis en mouvement, & la réaction de ce fluide agité fur un folide élaftique. C'eft là le premier point de la vie, qui ne confifte que dans l'action réciproque des folides fur les fluides, & des fluides fur les folides. C'eft dans ce petit vaiffeau, qu'outre les propriétés générales du reffort, on découvre une propriété particuliere connue fous le nom de force tonique. Cette force eft une tendance continuelle au racourciffement, quelquefois-même un racourciffement actuel. Action qui eft inféparable de la vie, qui ne dure qu'autant que la vie fubfifte & qui eft le premier principe de la fenfibilité.

Action tonique principe de la Senfibilité.

Réuniffez plufieurs de ces petits vaiffeaux, formez-en des membranes, des mufcles, des organes propres à exécuter différens mouvemens, vous y obferverez toute l'étendue de la force tonique. En effet coupez tranfverfalement une maffe charnue; les portions divifées s'écartent d'elles-mêmes. Cette force ne paroît convenir particulierement qu'aux animaux & aux parties fenfibles : car on n'obferve pas cette rétraction fpontanée lorfqu'on fend une pierre, lorfqu'on fcie un os, lorfqu'on caffe un morceau d'acier qui jouit du plus grand reffort. Plus les parties font douées de cette force de rétraction, plus elles font fenfibles. Les nerfs, les ligamens, les tendons font les parties qui ont le fentiment le plus exquis, parce qu'elles font dans les animaux les parties fufceptibles de la plus grande rétraction.

Nous avons dit que cette force tonique ne paroiffoit convenir qu'aux animaux, parce que nous n'ofons pas affirmer que les végétaux aient des fibres dépourvues de toute force tonique, & qu'ils foient abfolument privés de tout fentiment. Ils nous paroiffent languir & périr par les impreffions trop fortes du froid & du chaud, fouffrir de la trop grande humidité & de la trop grande fechereffe. Ils ont une vie, & nous penfons que le fentiment eft inféparable de la vie. On ne peut pas dire que les

B

minéraux vivent : auffi ne jouiffent-ils d'aucune force tonique. Tout ce que nous pouvons affurer, c'eft que les fibres des végétaux ont une force tonique bien inférieure à celle des animaux. Leurs fibres font plus dures & plus roides, elles font ligneufes & approchent de la nature des os & des cartilages qui en perdant leur flexibilité ont perdu leur ton, pour fe rapprocher de l'élafticité qui eft la qualité intrinféque des corps non organifés. Que cette force tonique au contraire eft vive dans les animaux ! Nous en verrons des exemples frappans en portant nos regards fur les caufes déterminantes qui la mettent en action. Ces caufes font ou une impreffion extérieure, ou une impreffion intérieure.

Si l'impreffion extérieure eft legere & ne fait qu'un doux chatouillement; les fibres palpitent, & par leur trémouffement occafionnent un fentiment de plaifir; plaifir qui doit accompagner tout mouvement proportionné à la force vitale & tendant à la confervation de l'individu. Si l'impreffion extérieure eft trop forte, elle excite une efpéce de convulfion dans les fibres, qui les force à expulfer la caufe irritante qui tend à les détruire. Delà l'éternuement occafionné par le tabac, le vomiffement produit par l'émétique, les crifes dans toutes les maladies, ou fi vous voulez les efforts que fait la conftitution animale pour fe débarraffer des caufes morbifiques.

Les impreffions intérieures font produites par les paffions. Dans les affections douces & tranquilles il fe repand dans tout le corps de l'animal une volupté qui lui fait chérir fon exiftence actuelle & qui lui fait défirer de la prolonger dans cet état. Au contraire dans les paffions vives & tumultueufes, telles que la crainte & la colere, toutes les fibres frémiffent, elles fe refferrent de façon que la refpiration eft gênée, que le mouvement du cœur eft embarraffé, que les machoires par leur conftriction & collifion font grincer les dents, que les yeux deviennent menaçans, &c, tout annonce la tendance des fibres au raccourciffement.

Il eft une troifieme force qu'on obferve dans les fibres, c'eft la force mufculaire. Elle eft la plus confiderable de toutes les forces des fubftances animales, & elle eft propre à l'animal feulement. C'eft une contraction très-forte des fibres charnues deftinée à produire quelque mouvement. Elle eft de trois efpéces ; méchanique, volontaire, mixte. 1°. L'action mufculaire méchanique eft celle qui eft indépendante de l'ame, tel que le mouvement du cœur. 2°. L'action mufculaire volontaire eft celle qui dépend de la volonté, tel que le mouvement du bras, ou de la jambe. 3°. L'action mufculaire mixte eft celle qui s'exécute par les loix générales du méchanifme, & qui peut être augmentée ou diminuée par la volonté, tel que le mouvement de la refpiration & celui des paupieres.

Cette matiere qui fera la bafe de notre doctrine, eft affez intéreffante pour être refumée ici en peu de mots. Les fibres animales font douées de trois efpéces de forces ; la force élaftique, la force tonique, la force mufculaire.

1°. La force élaftique convient tant aux fubftances organifées, qu'aux maffes non organifées. Quoiqu'elle contribue beaucoup à l'entretien de la vie des animaux & des végétaux, elle fubfifte même après leur mort, parce qu'elle dépend de la caufe générale de l'élafticité.

2°. La force tonique ne convient qu'aux fubftances organifées. Elle périt avec la vie. C'eft elle qui pendant la vie donne la fenfibilité qui eft abfolument détruite avec la vie. Elle eft donc incompatible avec les fub-ftances inertes & infenfibles.

3°. La force mufculaire ne convient qu'aux feuls animaux. Eux feuls peuvent faire volontairement des mouvemens locaux. Cette force les diftingue des végétaux & des minéraux. Elle differe de la force tonique parce que celle-ci n'eft pas foumife à l'empire de la volonté & exerce fon pouvoir fur toutes les parties fenfibles ; tandis que celle-là dépend le plus fouvent de la volonté & n'a lieu que dans les parties mufculaires, ou charnues.

Il réfulte de cette doctrine que les minéraux, tels que les pierres & les métaux, n'ont aucune connoiffance, parce qu'ils ne fentent pas ; que les végétaux peuvent avoir quelque confcience de leur exiftence, parce qu'ils peuvent avoir quelque fentiment ; mais c'eft-là où doivent fe borner toutes leurs connoiffances, puifqu'ils manquent des organes des fens qui leur fourniroient les idées des fons, des couleurs, &c ; que les feuls animaux connoiffent parfaitement, parce qu'ils ont ce fentiment exquis qui leur donne la confcience de leur exiftence & qui leur fait ap-percevoir les relations qu'ils ont avec les autres objets.

Il réfulte encore de cette doctrine que c'eft dans la partie même où fe fait l'impreffion, qu'eft le fentiment même de cette impreffion, puifque cette partie eft fenfible par elle-même ; qu'il eft inutile de faire propager cette impreffion jufqu'au cerveau par le moyen des nerfs & d'inventer un *Senforium commune* qui n'exifta jamais. *Sens commun* auquel on n'a ja-mais donné une place ftable dans le cerveau. *Defcartes* le plaça dans la glande pinéale, *Villis* dans les corps cannelés, quelques modernes dans le corps calleux (a), d'autres auroient pu le fixer ailleurs encore avec autant de fondement. Il ne faut pas beaucoup de place pour loger un être

Senfibilité ne dépend pas du [...] com-mun.

(a) Celui qui nous paroît avoir expofé le plus clai-rement cette matiere (fi cependant elle eft fufceptible de c'atté) c'eft M. Quefnay dans fon *Effai Phyfique fur l'Œconomie Animale*, imprimé à Paris chez Ca-velier 1747, où il dit *Tome III. pag.* 196, » Toutes » les Senfations que nous recevons d'un objet par » les différens organes des Sens, fe réuniffent telle-» ment dans l'idée que nous avons de cet objet , que » nous les appercevons toutes diftinctement les unes » dans les autres ; d'où il paroît que les modifications » du mouvement des efprits animaux de nos différens » fens, fe réuniffent & fe péxetrent fans fe détruire » & fans fe confondre, pour former en quelque forte » & comme en un point, à l'endroit du fiège de » l'ame (le corps calleux) une efpèce de *Confluent* » où font raffemblés tous ces mouvemens qui caufent » à l'ame des idées fi diftinctes & fi compofées. Je me

» fert du mot *Confluent* pour exprimer ce concours » des efprits, nommé par les Anciens *Senforium com-» mune*, où font raffemblées, fuivant leur langage, » toutes les efpèces impreffes qui nous caufent toutes » les idées que nos facultés animales peuvent nous » procurer ». Toute cette doctrine eft interpretée dans le *Chap.* 17 *pag.* 248, où il eft pofitivement queftion du *Senforium commune*. Après qu'un Auteur a trois de pareils principes, on ne doit plus être étonné qu'il foit étonné lui-même, *pag.* 250, » que *Locke* ait été » fi diffus & fi obfcur fur la nature de nos idées qui » avoit été traité fi favamment par le Pere *Male-» branche* ; & p. 252, » après une lecture ennuieufe, » on s'apperçoit que l'Auteur , *Locke*, n'avoit fur » l'entendement humain, que des notions obfcures, » imparfaites, fort vagues & fort confufes. «

B ij

imaginaire ; peu importe l'endroit où on le place ; & ce ne feroit pas avoir le fens commun, dans le fens moral, que de foutenir de bonne foi qu'il réfide plutôt dans une partie du cerveau que dans une autre.

Nous le déclarons ici, le cerveau n'eſt pas un organe compoſé de la maniere dont on l'avoit imaginé, & ne ſert pas aux uſages auxquels il ſembloit qu'on l'avoit deſtiné. Le cerveau eſt une maſſe pulpeuſe où l'on ne voit pas plus d'organiſation que dans du lait caillé ou de la bouillie. Auſſi cette maſſe eſt elle inſenſible comme toutes les expériences le démontrent. Comment donneroit elle donc le ſentiment, en étant ellemême dépourvue ? Sa molle conſiſtence eſt entretenue par des vaiſſeaux ſanguins qui l'arroſent & qui ſemblent ſe perdre dans ſa ſubſtance, pour y dépoſer une limphe bien travaillée dans les routes de la circulation & dans tous les organes qu'elle a traverſé. A ſa baſe naiſſent différens faiſceaux médullaires qui ſont l'origine des nerfs. Tous les cordons des nerfs en ſortant par les trous du crane & par ceux des vertébres, ſont accompagnés des allongemens particuliers de la dure mere & de la pie mere. Ceux de la dure mere leur ſervent de gaines dans leur paſſage par les ouvertures oſſeuſes. Ceux de la pie mere non ſeulement accompagnent & enveloppent tout au long chaque cordon de nerfs, mais ils forment encore des cloiſons internes entre tous les filets dont chaque cordon eſt compoſé. Ces filets ſe diſtribuent à toutes les parties du corps, s'y épanouiſſent & ſont peut-être les premiers rudimens des parties organiques, & ſenſibles ; car c'eſt dans les filets nerveux qu'on remarque la plus grande force élaſtique, & la plus grande force tonique.

Le cerveau ne doit donc pas être conſidéré comme un aſſemblage de fibres qu'on peut mouvoir & fléchir en tout ſens. Erreur que nous avions adopté dans la premiere édition de cet Ouvrage, ſur la foi de pluſieurs Phyſiologiſtes. L'inſpection, & les expériences que nous avons fait ſur cet organe dont la texture paroiſſoit ſi obſcure, nous ont détrompé & nous ont démontré que ces fibres n'exiſtoient pas (b). C'eſt un filtre à travers lequel ſe ſépare une ſéve que les nerfs ſucent de la même maniere que les racines des plantes pompent de la terre la ſéve qui leur eſt analogue. C'eſt une pulpe dans laquelle ſe prépare un ſuc gélatineux propre à l'accroiſſement, la nutrition, la conſervation, la reproduction de l'animal ; lequel ſuc coule à travers les nerfs pour être diſtribué à toutes les parties & leur donner la force, la nourriture & la vie.

En effet liés, comprimés, coupés un nerf ; que ce nerf ſoit paraliſé ; la partie à laquelle il ſe diſtribuoit, maigrit, perd ſa force, ſon mouvement & ſa ſenſibilité. Il ne lui reſte plus que cette vie végétative que toutes les autres parties reçoivent également par le torrent de la circulation : de même que la ſéve qui circule dans un arbre lui donne la fraîcheur & la vie ſans lui donner la ſenſibilité. Le ſang circule dans un homme endormi, cependant il ne ſent pas, il n'a que la puiſſance d'être ſenſible. Par la cir-

(b) Voyez les Mémoires ſur le cerveau dans les *Mémoires ſur différens ſujets de Médecine*, imprimés chez Ganeau, 1769.

culation les organes des sens sont toujours tendus, & dans une espéce d'érétisme qui favorise la tendance au raccourcissement ou la force tonique inséparable de la vie. Force qui est éminente dans les nerfs & qui donne la sensibilité partout où ils se distribuent sans être gênés ou comprimés.

On objectera que la circulation cessant, la vie cesse & en même tems toute sensibilité. Donc, dira-t-on, la sensibilité dépend entierement de la circulation. Cette conclusion est trop générale ; ce n'est qu'en la restraignant qu'elle deviendra vraie. Les modifications qu'on doit y mettre, rentrent dans notre doctrine, & la rapprocheront de la vérité. Le cœur, un des premiers mobiles de la vie, est un muscle creux qui tend sans cesse au raccourcissement par ses contractions multipliées tant que l'animal existe, indépendantes de la volonté de l'animal, & suffisantes pour chasser avec violence le sang dans les artéres jusqu'à leurs extrêmités capillaires. Artéres qui ont elles-mêmes un mouvement de sistole surmonté à chaque instant par l'effort du sang sur leurs parois. Le sang ainsi lancé par le cœur, poussé, brisé, atténué par les artéres, parvient à tous les organes sécrétoires & aux extrêmités les plus reculées des corps animaux. Arrivé au cerveau, il le gonfle, y dépose sa matiere la plus subtile qui y subit une nouvelle élaboration. Le cerveau fait alors la fonction d'une terre où se prépare la séve qui doit être pompée par les racines & envoyée du tronc dans toutes les branches de l'arbre. Le suc qu'il a préparé, qu'on nomme suc nerveux, esprits animaux, est repris par toutes les racines des nerfs & distribué dans toute l'étendue des filets nerveux pour conférer à tous les organes la force & la sensibilité. Empêchez cet influx vers les organes, d'une maniere quelconque, vous leur ôtez la sensibilité & le mouvement. Ici l'on voit un cercle d'actions qui se soutiennent mutuellement : l'une ou l'autre cessant, toutes les deux cessent : toutes deux sont causes & effet en même tems. C'est le cœur qui donne la vie au cerveau ; c'est le cerveau qui donne la vie au cœur. Aussi le grand *Hippocrate* s'écrioit-il en considerant les rapports qu'ont toutes les parties entre elles, *Conspiratio una, consentientia omnia.* Ici l'on voit que dans le moment de la circulation toutes les parties sont dans le plus grand érétisme, le cœur & tout le systême artériel se contractent, c'est-à-dire, qu'ils sont dans la plus grande force tonique. C'est cette force qui donne la vie & qui la conserve. C'est elle qui donne la sensibilité, puisque la sensibilité subsiste avec elle, & périt avec elle, puisque la sensibilité ne dure qu'autant que la vie, & que la vie ne dure qu'autant que subsiste l'action tonique.

ARTICLE II.

DES SENSATIONS.

Définition
du Sentiment
& des Sensa-
tions.

L'ORGANISATION des corps les disposant à être sensibles, nous disons que *le sentiment est une impression excitée dans l'ame par les sensations*, & que *les sensations sont des affections du corps causées par un changement qui lui est arrivé à l'occasion d'un mouvement produit par la présence des objets, ou équivalent à celui qu'exciteroit la présence des objets*.

Il y a trois choses à considérer dans les sensations. 1°. L'objet qui frappe soit médiatement, soit immédiatement. 2°. Le milieu qui communique le mouvement. 3°. L'espéce d'impression qui se passe alors en nous. Dans le son, par exemple, la masse sonore qui est frappée, transmet à l'air son agitation. L'air agité remue les organes de l'ouie, & les organes de l'ouie ébranlés occasionnent dans l'ame une certaine impression. Nous abandonnons aux Physiciens les deux premiers articles à examiner. Comme nous ne parlons ici des sensations que pour découvrir les rapports qu'elles ont avec les fonctions de l'ame & les usages avantageux qu'on en peut tirer pour l'esprit, nous nous contenterons d'examiner la nature de cette impression quelconque sur nos corps par la présence des objets, ou par un mouvement équivalent à la présence des objets.

Nous distinguons trois genres de sensations ; les *directes*, les *réflechies*, & les *mixtes*. Nous allons entrer dans un détail particulier sur chacun de ces points qui méritent toute notre attention.

Nature &
méchanisme
des Sensa-
tions direc-
tes.

1°. Les Sensations *directes* sont celles qui sont excitées par la présence des objets. Telle est la nature de ces sensations, qu'il faut absolument la présence des objets pour les produire. Ce sont eux qui excitant un certain mouvement à l'extrêmité des nerfs distribués à la superficie des organes, avertissent pour ainsi dire l'ame de ce qui se passe au dehors. Par cette définition on voit qu'en général toutes les sensations *directes* se rapportent au tact. Chacun peut s'en assurer par un examen particulier, & pour peu qu'on soit Physicien on en trouvera mille preuves incontestables.

Comme il y a une infinité d'objets qui peuvent nous toucher, & que ces objets différent par la masse, la figure, le froid, la chaleur, l'humidité, la sécheresse, le mouvement, &c ; comme la disposition organique des parties différe elle-même en tant de manieres, ici plus compacte, là moins serrée ; ici plus tendue, là moins lâche, &c ; comme cette multitude infinie d'objets modifiés différemment à l'infini peut être combinée avec la différence infinie de texture des parties, il est vraisemblable que le nombre des sensations *directes* est infini. Cependant l'usage a voulu qu'on les réduisît à cinq, à cause des différens organes qu'elles affectent. On a donné à ces organes spécialement le nom de sens, Tels sont les sens de l'ouie, de la vue, du goût, de l'odorat & du toucher. Cette division n'est

pas exacte ; car il y a encore des organes qui ont leurs senfations particulieres lefquelles n'ont rien de commun entre elles, & font très-diftinctes
des autres : telles font les fenfations de la foif, de la faim & de l'appetit
vénérien. Au reste, notre intention n'étant pas de traiter de chacun des
fens en particulier, peu nous importe d'en connoître exactement le nombre.

C'eft à l'endroit même frappé par la préfence des objets, qu'eft la fenfation directe. Il eft inutile de faire remonter jufqu'au cerveau cette impreffion par l'entremife des nerfs, afin d'attirer fur la partie frappée un
influx plus abondant de fuc nerveux. C'eft une hypothéfe que prefque
tous les Phyfiologiftes ont adopté foit pour rendre raifon du fouvenir
qu'on a des fenfations, foit pour expliquer pourquoi elles n'exiftent que
lorfque les nerfs font libres & fans être altérés. C'eft une fuite de notre
doctrine, puifque nous n'admettons pas de *fenforium commune*, & que
nous le regardons comme un être chimérique. Voyons fi cette doctrine
s'accorde avec la nature des fenfations directes, & fi elle peut fatisfaire
à toutes leurs modalités. Cet examen ne peut être exact qu'en nous inter-
rogeant nous-mêmes, & en écartant tous les préjugés que nous aurions
pû recevoir.

C'eft dans la partie mê-me frappée qu'eft le fen-timent.

En effet la partie frappée par les objets eft vivante, c'eft-à-dire douée
de fenfibilité. Le fang y circule avec aifance, les nerfs y font dans leur
intégrité, les fibres ont toute leur force tonique ; cette partie eft donc
fufceptible de toutes les impreffions que peut y faire la préfence des objets. Si un objet fe préfente à notre vue, l'image s'en peint fur la retine,
& c'eft-là où nous allons en chercher l'empreinte. Si nous nous pi-
quons, fi nous nous brulons le doigt, c'eft au doigt même que nous avons
le fentiment de piquure, ou de brulure. Il n'eft pas néceffaire que cette
impreffion fe propage jufqu'au cerveau, ou jufqu'à ce *fens commun* qui
n'exifte pas. La vie & la fenfibilité font répandues par tout le corps ;
l'ame, cet être inétendu, eft préfente à tout, & vivifie jufqu'à la plus
petite parcelle de l'animal. Le cerveau ne participe aux fenfations faites
fur toute autre partie que lui-même, qu'en ce que les autres parties ceffe-
roient d'avoir la fenfibilité & la vie s'il ne faifoit fes fonctions. Les corps
animaux font des machines ou tout fe correfpond ; ôtez le cœur, tout
mouvement ceffe ; ôtez le cerveau, toute action tonique difparoît ; ôtez
toute autre partie organique qui fert à préparer, digérer, élaborer des
fucs, tout l'ordre eft interverti. Il en eft du méchanifme des corps organifés, de même que du méchanifme d'une montre ; fi vous ôtez une roue,
le reffort, ou toute autre piece effentielle, il n'y a plus de mouvement.

Il n'y a pas de théorie où l'on puiffe rendre compte avec plus de
vraifemblance de la promptitude des fenfations. Elles doivent être inftan-
tanées. Auffitôt que l'objet frappe l'organe vivant, l'ame eft avertie de
fa préfence. Elle n'en peut douter auffi-bien que de la nature de l'impreffion qu'il lui fait.

De-là nous difons que toutes *les fenfations directes* font vraies. Elles
fuppofent la préfence des objets : or l'impreffion caufée par la préfence &

Senfations directes font vraies.

l'exiftence de ces objets, eft tellement réelle & diftinéte, qu'elle ne peut être confondue avec toute autre. Auffi nous pouvons juger, fans crainte de nous tromper, des rapports que les chofes ont avec nos corps, & non pas de ce qu'elles font en elles-mêmes. Les rapports des chofes avec nous font toujours intimes & actuels, tandis que fouvent l'effence des chofes échappe à nos fens, & n'eft que le fruit de nos conjeétures. Ainfi nous pouvons affirmer, fans crainte d'erreur, qu'une tour quarrée placée dans l'éloignement nous paroît ronde ; qu'un aviron droit nous paroît courbe dans l'eau ; que la terre nous femble être en mouvement lorfque nous fommes embarqués fur la mer ; que dans certaines maladies toutes les couleurs nous paroiffent jaunes, ou rouges comme du fang. Toutes ces fenfations ne font pas fauffes, puifque l'ame éprouve réellement alors ces impreffions, & qu'elles ne fait que déclarer la maniere dont elle eft alors affeétée. La diftinétion des fenfations en *vraies* & en *fauffes*, comme on l'a avancé jufqu'à préfent, eft donc chimérique. Une fenfation fauffe n'eft rien ; car elle ceffe alors d'être fenfation.

C'eft fans doute le défaut d'attention à ces principes qui a fait dire à prefque tous les Philofophes que nos fens étoient trompeurs. Qu'ils difent plutôt que nous n'exprimons pas toujours exaétement les relations que les objets ont avec nos corps, & que par conféquent nous leur attri-buons quelquefois plufieurs propriétés qu'ils n'ont pas. C'eft de là que font venues les erreurs de placer la chaleur dans le feu, les couleurs & le fon dans les objets, l'odeur dans les aromates, le goût dans les mets. Ce ne font, il eft vrai, que divers fentimens excités dans l'ame ; mais ces fentimens ne peuvent être excités que par la préfence de certains corps qui par leur aétion forment en nous une impreffion qu'ils n'ont pas, & que nous leur accorderions gratuitement. Par ce moyen on peut, fuivant notre façon de penfer, terminer le grand procès qu'on a intenté aux fens avec tant de vigueur, furtout depuis *Defcartes* & *Mallebranche*. Procès que *Lucrece* (c) & *Ciceron* (d) fembloient avoir décidé depuis longtems d'une maniere fi formelle contre les nouveaux Académiciens.

Senfations directes font agréables ou défagréables.

Quant à la nature des *fenfations directes* dont l'ame ne peut pas dou-ter, elle eft agréable ou défagréable ; nous ne connoiffons que ces deux modes dans le fentiment, ou la douleur, ou le plaifir. Si, comme nous l'avons déja dit, les fenfations tendent à la confervation de notre être, elles ne peuvent manquer de nous caufer un certain plaifir. Elles font de cette efpéce quand le corps qui touche, frappe doucement, excite un leger chatouillement, donne aux fibres un mouvement proportionné à leur tenfion & à leur reffort. Au contraire fi ce corps frappe rudement, avec impétuofité & violence, fans ménagement, il déchire les parties,

(c) *Inveniés primis ab fenfibus effe creatam.*
Notitiam veri neque fenfus poffe refelli ....
Quid majore fide porrò quam fenfus haberi.
Debet. Lucret. *de rerum naturâ* lib. 4.

(d) *Qui omnem fenfibus denegant fidem in deos vel contumeliofiffimi exiftunt, quafi rebus intelligendis vel difpenfandis fallaces ac mendaces internuncios præfecerint.* Voyez le Livre 4, *Academicarum quæf-tionum* tout entier.

ou les diftend trop ; alors la fenfation eft défagréable, ou accompagnée de douleur : car l'ame eft trop intimement unie au corps pour que tout ce qui peut tendre à rompre l'équilibre dans la machine animale ne lui occafionné un fentiment fâcheux.

Chaque partie des êtres organifés a fon plaifir & fa douleur qui lui font propres. Cette différence vient de fa texture, de fon reffort, de fon office. Ce plaifir & cette douleur ont auffi leur degré d'intenfité à raifon & de la force qui les caufe, & de la difpofition de la partie qui les reçoit. Ce qui peut varier nos plaifirs & nos tourmens en mille manieres.

Que chacun des fens ait des plaifirs qui lui foient propres, il fuffit pour s'en convaincre de jetter un regard fur foi-même. L'œil eft affecté agréablement par la préfence ou l'image d'un objet gracieux. L'oreille eft enchantée par les fons harmoniques. L'odorat eft flatté par la fuavité des émanations des corps odoriferans. Le chatouillement qu'éprouvent les nerfs dans ces inftans, réveille doucement l'attention & fait appercevoir une douce exiftence. Mais ce qui a charmé l'ouie ne peut rien fur les yeux, & ce qui a fait la fatisfaction de l'œil ne peut rien fur l'odorat. Chacun des fens a fon département au-delà duquel il ne peut aller. Cela n'empêche pas que le contentement de tous les fens ne puiffe être réuni. Alors l'émotion eft plus forte, l'ébranlement des fens paffe jufqu'au cœur, le cœur fe dilate avec plus d'aifance, le fang circule avec plus de liberté, le vifage s'anime, le front porte l'empreinte de la fatisfaction & de l'allégreffe, quelquefois les douleurs en font fufpendues, ou engourdies.

Chaque Sens a fon plaifir & fa douleur.

Il eft un fens plus général que les autres, on le croiroit plus exquis, & aller plus directement à l'ame pour lui occafionner des émotions voluptueufes. C'eft le *tact* qui femble réfider plus particulierement au bout des doigts, & fur les levres. Il eft d'autres parties où il eft encore plus vif & plus délicat ; mais la pudeur qui les a fait cacher, nous défend de les nommer. Il nous fuffira de rappeller au fouvenir les extafes délicieufes de Vénus entre les bras d'Adonis, d'Apollon qui fe pâme fur le fein de Daphné, de Jupiter qui trouve le lit d'Io, ou de Danaé meilleur que le Ciel qu'il a abandonné. Nous nous fervons du ftile figuré pour peindre ici honnêtement la volupté, pour ne pas dire la lafcivité, fans laquelle les hommes qui forgeoient des dieux, auroient crû qu'il auroit manqué quelque chofe au bonheur de la divinité.

Mais les mêmes fens dans différens individus ont des diverfités dans leur organifation, qui les rendent fufceptibles de plaifir, ou de douleur en recevant les mêmes impreffions. La mufique qui plait aux uns, déplait aux autres ; telle couleur agréable à l'un, eft déteftée par l'autre ; celui-ci recherche telle odeur avec empreffement, tandis que celui-là la fuit avec horreur. Les mets font plus ou moins délicieux, plus ou moins mauvais felon les différens palais. L'âge qui change toutes les conftitutions, change en même tems la maniere de fentir des mêmes orgânes des mêmes individus. De-là vient que les goûts changent, & qu'on n'a plus les mêmes affections. Les fibres qui étoient molles dans l'enfance, font plus vibra-

C

tiles dans la jeuneſſe & touchent au plus haut degré d'élaſticité ; peu-à-
peu elles ſe durciſſent avec le tems juſqu'au point de devenir inſenſibles
dans la vieilleſſe. C'eſt pour toutes ces raiſons qu'on peut dire que chaque
être organiſé a ſa maniere de ſentir. Ajoutez encore que dans les animaux,
les poils, les plumes, les écailles, doivent néceſſairement donner des
diverſités eſſentielles dans le taĉt.

Quand à la douleur elle eſt très-proche voiſine du plaiſir. Un plaiſir
trop vif, ou trop prolongé devient douleur. Elle a auſſi ſes différences
ſuivant les parties qu'elle affeĉte. Elle eſt vive & aigue dans les membranes, dans les tiſſus nerveux & tendineux ; elle eſt ſourde dans les
parenchimes & les tiſſus cellulaires ; lancinante dans les muſcles ; cuiſante
& brulante à la peau ; térébrante dans les os. Comme le plaiſir elle différe
ſuivant les ſujets, & l'âge de ces ſujets ; elle varie à raiſon du degré de
leur ſenſibilité.

Nature &
méchaniſme
des Senſa-
tions réfle-
chies.

II°. Les ſenſations *réfléchies* ſont celles qui ſont excitées par un mouvement équivalent à celui que produiroit la préſence des objets. Nous
appellons ces impreſſions ſenſations *réfléchies* , parce qu'elles ſemblent
avoir la réflexion pour principe, ou partir du même point que la réflexion.
Or *la réflexion eſt l'attention que l'ame porte à ſes idées en les comparant entre elles.* Que cette comparaiſon ſoit bien faite, ou non, il en réſulte un
ſentiment qui la détermine & qui la touche. Si ce ſentiment eſt vif & impétueux il augmente l'action tonique, le cœur précipite ſes mouvemens,
& les organes des ſens ſont ébranlés de même que par la préſence des
objets. Nous allons en citer les exemples les plus frappans, afin qu'on
puiſſe juger plus poſitivement de ces ſortes de ſenſations produites en
l'abſence des objets par des cauſes internes.

Un malade agité par les redoublemens d'une fievre violente voit mille
monſtres qu'il veut combatte. Il ſe leve, s'elance ſur eux, leur porte les
coups les plus rudes. Aux yeux des aſſiſtans, il ne fait que battre l'air ;
tandis qu'aux ſiens, les monſtres paroiſſent terraſſés & expirans dans la
pouſſiere. Fier de ſa victoire il ſe couche, les ſens encore émus & le
corps couvert de ſueur.

Les rêves ſont produits par des mouvemens intérieurs, ou, ſi l'on
veut, *ſont de legers tranſports.* Les ſenſations qu'ils procurent ſont égales
en force à celles qu'occaſionne la préſence des objets. Voyez ce jeune
homme à la fleur de ſon âge, dont l'imagination riante pendant la veille
l'a fait voltiger ſur les plaiſirs, il dort entre les bras des amours & des ſonges voluptueux, il ſe figure donner des baiſers laſcifs à quelque prêtreſſe
de Vénus. Tous ſes membres éprouvent un doux trémouſſement, toutes
ſes entrailles ſentent un leger treſſaillement, & il reſſent toute la ſuite
de la volupté qu'il auroit goûté dans la réalité. Il en donne des marques
ſi certaines, qu'il n'en peut douter à ſon reveil.

Toutes les paſſions tumultueuſes troublent la circulation du ſang, la
réſpiration & les ſécrétions. Il en réſulte mille ſimptômes qu'on ne peut
attribuer qu'à tous ces déſordres occaſionnés par des troubles de l'ame.

Voyez les perfonnes attaquées de vapeurs, du mal hypocondriaque, de l'affection hiftérique, combien elles fouffrent, & qu'elle eft la bifarrerie de leurs maux. Les émotions trop vives de l'ame en font prefque toujours les caufes primitives & les caufes qui les entretiennent. L'amour, la haine, la jaloufie, la colere, la crainte, les chagrins, les inquiétudes & toute la fuite des paffions effrenées enfantent cette iliade de fimptômes qui n'épargnent aucune partie du corps. La tête fouffre des douleurs cruelles, elle éprouve des vertiges & des tiraillemens finguliers; la poitrine eft affectée d'une toux continuelle fans aucune expectoration; la refpiration eft fi difficile que le malade craint d'être fuffoqué, les fréquentes palpitations lui font appréhender la mort à chaque inftant; le bas ventre eft attaqué de coliques, de douleurs vagues, de conftrictions particulieres, de battemens d'artére; les membres fe refroidiffent, & entrent fouvent en convulfion; la peau eft teinte tantôt d'une couleur pâle & livide, tantôt d'un jaune foncé, ou d'un rouge fort vif. Mais nous ne finirions pas s'il falloit faire une énumération exacte de tous les phénoménes fi variés qu'on obferve dans ces maladies. Le plus grand mal c'eft que l'efprit eft affecté & caufe au corps mille fenfations auffi réelles que s'il étoit tourmenté par des caufes évidentes.

Nous ne citerons pas ici toutes les idées bifarres & foutenues qu'ont enfanté les vaporeux, les hypocondriaques & les mélancoliques; idées qui produifoient chez eux de vraies fenfations. Plufieurs fe font imaginés qu'ils étoient de vrais loups & des loups garoux; maladie à laquelle on a donné le nom de *lycantropie* (e). D'autres fe font perfuadés qu'ils étoient de vrais forciers & qu'ils affiftoient au fabat. Ceux-ci s'imaginoient avoir la tête de verre & n'ofoient faire le moindre mouvement de peur de la brifer; ceux-là penfoient avoir une mouche fur le nez, avoir des grenouilles dans l'eftomac, ou d'autres fingularités qui n'étoient que l'effet de leur imagination dérangée.

La peur, cette paffion qui fait craindre les maux futurs, les fait quelquefois regarder comme préfens. Voyez ce jeune homme livré aux préjugés de fon enfance, & d'une imagination remplie de chimeres dont l'a bercé fa nourrice & que la raifon caduque de fon ayeule a fortifié. S'il fe trouve feul, le foir, dans un endroit écarté, expofé aux fifflemens des vents, & couvert des plus épaiffes ténebres, quels monftres ne fe repréfente-t-il pas? il voit, il touche, il fent tous les phantômes que fon imagination lui fuggere, il tremble, il pâlit, fes cheveux s'hériffent fur fa tête, fon cœur bat irrégulierement, fa bouche s'ouvre d'une maniere horrible, il ne peut ni crier, ni s'enfuir. Toutes ces fenfations ne partent pas d'un autre principe que celui de la réflexion.

Jettez maintenant les yeux fur cet Acteur qui doit-être agité de quelque violente paffion. S'il joue bien fon rôle, il prend la place du perfonnage qu'il repréfente. C'eft *Orefte* furieux à l'afpect des manes fanglans de fa

---

(e) *Vid. Plinium lib. 8. cap. 28. Martinum de cultu* | *lib. 2. cap. 35. de Sacris Virginibus in infulá fená.* *Mithræ per adfcitias ferarum & pecudum formas,* | *lib. 4. cap. 13. de luná Lotharingicá, lib. 4. cap. 20.*

mere qu'il vient d'égorger : c'eſt *Egiſthe* que l'ombre de *Thieſte* excite à la vengeance & à maſſacrer *Agamemnon* : c'eſt *Œdipe* tourmenté par les remords d'avoir tué *Laïus* ſon pere. En un mot, c'eſt un organe où toutes les paſſions ſe ſuccedent tour-à-tour, y produiſent leurs effets & ne doivent s'amortir que quand ceſſe la réflexion. L'enthouſiaſme produit dans les Poëtes ce que l'imagination échauffée produit dans les Acteurs. Il leur met ſous les yeux les objets qu'ils veulent peindre, il les agite des paſſions dont ils veulent imprimer les mouvemens.

Senſations réflechies ſont trompeuſes.

Mais ces exemples doivent ſuffire, & prouvent évidemment qu'il y a une eſpéce de ſenſation qui provient de cauſes internes, laquelle doit être exactement diſtinguée de celles qui ſont excitées par les objets extérieurs. Au reſte, ces ſenſations que nous nommons *réflechies* n'ont pas le même avantage que celles que nous appellons *directes ;* elles ne ſont pas auſſi certaines. Il ne faut pas cependant s'imaginer auſſi qu'elles ſoient fauſſes : elles ſont auſſi réelles que celles qu'on éprouve par quelque objet extérieur. Autrement nous pourrions prouver par ce ſyſtême que dans preſque toutes les maladies il n'y auroit pas de douleurs, ou du moins que ces douleurs ſont fauſſes & idéales, puiſque la plupart ſont produites par des mouvemens internes. Nous ne penſons pas qu'il exiſte encore des Pyrrhoniens ſur l'article de la douleur.

Si par ſenſation fauſſe on entend une ſenſation trompeuſe & induiſant en erreur, nous ne diſputons pas des termes, & nous avouons ingénuement que toutes nos ſenſations *réflechies* peuvent être rangées dans cette claſſe, puiſqu'il eſt vrai qu'il n'y en a pas une ſeule ſur laquelle les plus célebres Philoſophes mêmes ne ſe ſoient trompés, ayant ſouvent pris les apparences pour la réalité. Oui nous pouvons être trompés par les ſenſations réflechies. C'eſt ainſi que dans une violente agitation de colere nous n'entendons ni ne voyons l'objet tel qu'il eſt : c'eſt ainſi que préoccupés d'un amour paſſionné, l'objet que nous aimons nous paroit charmant & ſans défauts : c'eſt ainſi que dans l'ennui & dans l'affliction la clarté du jour nous paroit obſcurcie. Mais cela n'empêche pas que ces ſenſations ne ſoient réelles dans les rapports qu'elles ont avec nous-mêmes, quoiqu'elles puiſſent nous tromper ſur la nature des choſes qu'elles nous repréſentent.

Nature & méchaniſme des ſenſations mixtes.

III°. Les ſenſations *mixtes* ſont celles qui ſont excitées tant par la préſence des objets, que par la réflexion. Souvent nous appercevons un objet & l'imagination nous fait accroire que c'eſt préciſément tel ou tel objet. Cette ſenſation eſt donc en partie l'ouvrage des ſens, & en partie l'effet de l'imagination. Ainſi les ſenſations *mixtes* ſont le réſultat d'un méchaniſme compoſé de celui des ſenſations *directes* & de celui des ſenſations *réflechies*. D'abord les ſens ſont frappés d'un objet, mais l'émotion excitée eſt combinée par l'ame qui en juge ſelon ſes affections.

Les Senſations mixtes ſont douteuſes.

Toutes ces ſenſations ſont douteuſes. En effet elles réſultent d'un principe vrai, & d'un principe qui peut induire en erreur ; les conſéquences n'en ſont donc pas certaines. Suppoſons une perſonne qui ſe promene à la campagne lorſque le jour commence à tomber : elle apperçoit un animal au coin d'un bois, la ſenſation eſt certaine juſqu'alors ; mais elle juge de cet animal ſelon ſa paſſion, voila la partie incertaine de cette ſenſation. Si la perſonne eſt timide, elle juge que c'eſt un loup, tandis que c'eſt un chien : ſi elle eſt peu craintive, elle penſe que c'eſt un chien, tandis que c'eſt un loup. Ainſi l'erreur n'eſt pas dans la ſenſation, mais dans la conjecture. Ainſi les ſenſations *mixtes* ne ſont pas fauſſes, quoiqu'elles ſoient moins évidentes que les ſenſations *directes*, & moins certaines que les ſenſations *réflechies*. Au reſte comme elles ſont mêlées de conjectures, elles ne devroient pas être d'une grande utilité dans les ſciences ; cependant elles ne laiſſent pas d'être d'un uſage fort étendu. C'eſt ſur elles que l'on bâtit ordinairement les ſyſtêmes & les hypothéſes. Que n'a-t-on pas vû dans le ſoleil & dans la lune ? que de raiſonnemens n'a-t-on pas fait pour peupler les planetes, pour diſcuter les mœurs & les coutumes de leurs habitans, pour fabriquer une religion à ces citoyens imaginaires ? Tant de beaux ſyſtêmes ne ſeront jamais démontrés, puiſque nous n'en aurons jamais des ſenſations *directes*.

ARTICLE III.

OPINIONS DE DIVERS AUTEURS SUR LE MÉCHANISME DES SENSATIONS.

NOUS avons cru devoir rapporter les opinions de ceux qui ont vécu avant nous, tant pour expoſer les motifs qui nous en ont écarté, que pour qu'on vît d'un ſeul coup d'œil la différence de notre ſentiment, & les longs circuits que ſouvent prennent les hommes pour parvenir à la vérité. Ce travail épargnera bien de la peine à ceux qui ſont curieux de remonter aux ſources mêmes, & de connoître ce qui appartient en propre à l'Auteur qui propoſe ſes idées.

L'opinion la plus ancienne ſur l'organe immédiat des ſenſations eſt celle des Philoſophes qui, comme *Ariſtote*, ont regardé le cœur comme le principe du ſentiment (*a*). Il n'y a ſelon le chef de la doctrine Péripatéticienne que les parties qui ont du ſang qui puiſſe ſentir (*b*) : or, dit-il, le cerveau n'eſt qu'une maſſe compoſée d'eau & de terre, qui ne contient aucun ſang & qui eſt privée de tout ſentiment (*c*). Il eſt la partie la plus froide du corps & ne ſert qu'à tempérer la chaleur du cœur (*d*). Ce

Le cœur regardé comme l'organe immédiat des ſenſations.

(a) *Senſuum principatus in corde ſanguinariis omnibus eſt. Nam in corde omnium ſenſoriorum commune ſenſorium haberi neceſſe eſt. Ariſtoteles lib. de Juventute & Senectute cap. 3. ex edit. Guillelmi Du Vallii in-fol. tom. 2 pag. 132.*

(b) *Vis ſentiendi nulli exangui data eſt parti .... ſenſus enim provenit a corde .... ſentire tantum modo poſſunt partes quæ ſanguinem obtinent. id lib. 2. de partibus animalium cap. 10. tom. 2. pag. 503. vis ſentiendi primò cordi tribuitur quod pri-*

mum ſanguine præditum ſit. ibid. lib. 3. cap. 4. tom. 2. pag. 521.

(c) *Quod cerebrum nihil ſanguinis habeat, frigidum eſt, ſqualore obſitum atque horridum .... cum tangitur nullum efficit ſenſum ibid. lib. 2. cap. 7. tom. 2. pag. 495. Cerebrum aquâ & terrâ componi conſtat ex eo quod ei accidit &c. ibid. pag. 496.*

(d) *Cerebrum enim partium omnium corporis frigidiſſimum eſt .... Calorem, fervoremque cordis moderatur & temperiem affert. ibid. lib. 2. cap. 7. tom. 2. pag. 495 & 496.*

font les artéres, & non les nerfs, qui diftribuent l'efprit *vital* (e) ou le fang, & qui donnent par conféquent le fentiment. *Platon*, *Hérophile*, *Arétée* & plufieurs autres étoient de cet avis, ils ont tous placé le fiége de l'ame dans le cœur (f).

Le cerveau regardé comme l'organe immédiat des fenfations.

Cette opinion étoit déja établie du tems d'*Hippocrate* né 76 ans avant *Ariftote*, puifqu'il la réfute & fe déclare abfolument contre elle (g). C'eft, felon lui, le cerveau qui eft le principe du fentiment (h). C'eft lui qui nous donne la fageffe, l'intelligence, le difcernement du bien & du mal, la faculté de voir & d'entendre, &c (i). Cette doctrine du pere de la Médecine d'obfervation a été perpetuée jufqu'à nos jours, & peu de Phyfiologiftes s'en fon écartés. Prefque tous ont penfé qu'il falloit que l'impreffion faite fur les organes fut communiquée au cerveau foit par le trémouffement des nerfs, foit par le reflux du fuc contenu dans les nerfs.

Le Prince de la Philofophie Péripatéticienne & le Prince de la Médecine pratique, ainfi que leurs fectateurs, ont raifon en partie. Le cœur & le cerveau étant les principes de la vie par leur réciprocité d'action, font auffi les principes du fentiment. Mais il faut confiderer ces deux vifcéres comme unis d'intérêts entre eux, de maniere que fi ils font ifolés, ils perdent toute leur puiffance. Le cœur feul en faifant abftraction du cerveau; le cerveau feul en faifant abftraction du cœur, n'ont plus le pouvoir de donner la vie & par conféquent la fenfibilité. C'eft par la réunion de ces deux forces qu'exifte la fenfibilité; faculté qui exifte dans un plus ou moins grand degré dans tout organe vivant.

Fondés fur cette théorie nous avons cru qu'il étoit plus raifonna-

---

(e) *Porrò arteriam folam fpiritum fufcipere recipiendum eft, nervum non fufcipere. id. lib. de fpiritu cap* 5. *tom.* 2. *pag.* 180. Pour entendre exactement ce paffage & ne pas tomber dans l'erreur de quelques interpretes, ou de quelques commentateurs qui faifoient parler *Ariftote* autrement qu'il ne penfoit, il faut fe fouvenir que les anciens admettoient trois efpeces d'efprits; l'efprit *vital* qui avoit fa fource dans le cœur, l'efprit *animal* qui partoit du cerveau, & l'efprit *naturel* qui fe filtroit dans le foie. C'eft pourquoi il faut entendre ici le fang fous le nom d'efprit qui eft porté par les artéres, & non pas le fluide nerveux, comme l'ont donné à penfer plufieurs qui n'étoient pas au fait de la doctrine des anciens.

Entendez auffi par le mot de nerfs qu'*Ariftote* prétend tirer leur origine du cœur, les ligamens & les tendons. *Nervorum mox ordinem*, dit-il, *perfequemur. Origo eorum quoque in corde eft.* Id enim *nervulos fuo ampliore ventriculo continet. Et vena aorta appellata nervofa eft, & poftrema ejus nervo omninò conftant. Quippe quæ nullo inùs cavo diftinguuntur, tendanturque modo nervorum quâ definunt. Id. de hiftoriâ animalium lib.* 3 *cap.* 5. *tom.* 1. *pag.* 246. Ce qui prouve qu'il parle des ligamens & des tendons dans cet endroit, c'eft qu'il ajoute plus bas *nervis plurimis pedes, manus & fcapulæ continentur, atque etiam cervices & lacerti. ibid.* C'eft dans les ouvrages mêmes du chef de la fecte Péripa-

téticiene qu'il faut puifer fa doctrine, & non dans fes commentateurs. La meilleure maniere de faifir le fens d'un auteur eft de l'interpréter par lui-même. Le même mot chez les Grecs, νεῦρ, fignifioit nerf, ligament, tendon, de même qu'en France le peuple donne encore aujourd'hui le nom de nerf aux tendons & aux ligamens.

(f) *Galenus lib.* 2. *de placitis Hippocratis & Platonis.*

(g) *Quidam nos corde fapere dicunt, quodque ipfum triftitiam & curam fen'it. Verùm non ita fe res habet, fed contrahitur velut feptum tranfverfum, atque etiam magis eafdem ob caufas. Ex toto enim corpore ad ipfum venæ tendunt.... Quam obrem cor præcipuè & feptum tranfverfum fentiunt, neutrum tamen jus prudentiæ habet, fed horum omnium cerebrum author eft.* Hippocrates *fect.* 3. *lib. de morbo facro pag.* 93. *ex edit.* Fœfii, *in-fol.* 1595. Franco furti.

(h) *Hanc ob caufam primum fentit cerebrum, quia in ipfum, ut cenfeo, graviffimi, maximi, præcipuèque lethales morbi incidunt, quique apud in expertos difficillimum habent jud.cium. id. ibid.*

(i) *Hac parte (cerebro nempe) præcipuè fapimus, intelligimus, videmus, aud'mus, turpia & honefta cognofcimus, malaque & bona, itemque quæ jucunda funt & injucunda difcernimus. Eâdem ipfâ parte infanimus & deliramus &c. Hac omnia ex cerebro nobis contingunt &c. id, ibid.*

ble d'attribuer à la partie vivante le sentiment de l'impreſſion ſans le faire remonter juſqu'au cœur, ou juſqu'au cerveau. Il ne pouvoit être tranſmis juſqu'au cœur que par le moyen des vaiſſeaux ſanguins, ou le reflux du ſang vers ce viſcére. Les ſectateurs de cette doctrine ne ſe ſont pas expliqués clairement ſur cet article. En tout cas cette doctrine n'étoit pas ſoutenable. Nous leur prêtons cette façon de penſer parce qu'elle ſe trouve parallele à l'idée de ceux qui ſont parvenir juſqu'au cerveau par le moyen des nerfs, l'impreſſion faite ſur les organes. Ceux-ci, comme nous l'avons déja obſervé, & ce ſont les Cartéſiens, diſent que c'eſt à cauſe de la vibratilité des nerfs ; ceux-là, & ce ſont les Gaſſendiſtes, ſoutiennent que c'eſt à cauſe du reflux du ſuc nerveux que l'impreſſion ſe propage juſqu'au cerveau. Soit de l'une, ſoit de l'autre maniere la propagation de l'impreſſion eſt impoſſible.

I°. Ceux qui prétendent que le mouvement de la partie ébranlée ſe communique au cerveau par les vibrations des fibres nerveuſes, ſe trompent. Ils ſe ſervent de la comparaiſon d'une corde bien tendue dont les ſecouſſes faites à une extrêmité ſe tranſmettent bientôt à l'autre. De même auſſi, ajoutent-ils, la commotion excitée ſur un nerf, à l'extrêmité qui ſe diſtribue aux organes des ſens, doit ſe prolonger à l'autre extrêmité qui eſt dans le cerveau. La comparaiſon n'eſt pas juſte : ce qui arrive à une corde élaſtique & bien tendue ne peut arriver aux nerfs dont l'origine eſt médullaire, auſſi bien que leur intérieur, comme on peut le voir dans ces grands nerfs. D'ailleurs ces oſcillations ſuppoſées ne pourront ſe faire lorſque les nerfs ſeront relâchés. Cependant nous ſentons les impreſſions faites ſur la main, quoique le nerf du bras ſoit détendu dans la flexion du coude. On comprend bien comment une corde qui ne touche à rien par ſes côtés, peut avoir des vibrations : mais qui pourra croire qu'un nerf enveloppé d'une multitude de parties molles, ait quelques oſcillations ſans qu'elles ſoient amorties dans l'inſtant. Au reſte en ſecouant un ſeul nerf, il y auroit une infinité de fibres nerveuſes ſecouées par communication, ce qui mettroit une confuſion finguliere dans les ſenſations. Nous penſons bien que la vibratilité des nerfs contribue à la vivacité des impreſſions, mais nous ne croyons pas qu'on doive l'admettre comme le moyen propre à tranſmettre au cerveau l'impreſſion faite ſur les organes.

II°. Ceux qui admettent le reflux du ſuc nerveux vers le cerveau pour y tranſmettre la qualité & l'intenſité de l'impreſſion, ſont auſſi dans l'erreur : car 1°. on a conteſté l'exiſtence des eſprits animaux, & c'étoit avec raiſon vis-à-vis certains Auteurs qui donnoient à ces eſprits une nature tendant continuellement à bleſſer & à détruire la conſtitution tendre & délicate du cerveau. Tels ſont ces eſprits ſulphureux qu'admettoit *Borelli* (k) ; ces eſprits nitreux & aëriens qu'admettoient

Réfutation de l'opinion des Cartéſiens.

Réfutation de l'opinion des Gaſſendiſtes.

(k) *Diverſus ergo videtur eſſe ſuccus nervous nutritius à ſpiritibus loco motivis, & ſenſitivis quoad temperiem, & energiam operandi ; hi quidem nobi-* | *liſſimi, acres, ſulphurei, ſalinique activiſſimi ſunt, ut ſpiritus vini ; illi vero dulciſſimi & ſoporiferi, potius quietem ſuavem, quàm diſſolutionem & virium*

Mayow (*l*) & *Vieussens* (*m*) ; ces esprits de la nature de la lumiere que soutenoit *Willis* (*n*) ; ces esprits ignés ou salins que proposoient quelques autres. Mais supposons le suc nerveux tel que nous croyons devoir le reconnoître : regardons-le comme *une limphe douce, légerement visqueuse, semblable ou à-peu-près semblable à la matiere séminale, filtrée dans le cerveau après la plus grande élaboration possible dans tout le systéme vasculaire.*

Un pareil fluide peut être séparé dans le cerveau qui est un organe sécrétoire, sans en blesser la molle constitution. C'est lui qu'on voit couler sous cette forme lorsqu'on coupe un grand nerf ; il est parconséquent suffisamment démontré, & ce n'est plus un être imaginaire que plusieurs Physiologistes prenoient plaisir autrefois à combattre. Mais ce fluide en même tems n'est plus assez mobile pour jouer les rôles qu'on exigeoit de lui avec autant de célérité qu'on le pensoit. Il coule & doit couler lentement dans les nerfs, il n'est pas susceptible de ce flux & de ce reflux instantané qu'on lui prêtoit gratuitement. Ses parties sont trop cohérentes entre elles, & il circule dans des canaux trop embarrassés, souvent repliés sur eux-mêmes, & divisés en une infinité de ramifications.

Nous ne nions pas qu'il y ait dans le sang des parties spiritueuses, c'est-à-dire, très-subtiles & très-pénétrantes ; l'huile animale de *Dippel* & les sels volatils urineux en sont des exemples frappans. Le sang est un fluide très-propre à fermenter, & l'on sait que de toute liqueur sujette à la fermentation on en retire des esprits ; mais ces esprits sont répandus dans toute la masse, ils y sont bridés par des parties plus grossieres, ils y sont noyés dans un grand volume de sérosité, ils y sont comme l'ether, l'esprit de vin, l'eau-de-vie, sont contenus dans le vin, avec cette différence que le vin est une liqueur végétale qui n'est devenue vineuse que par la fermentation qu'on pourroit nommer acide & spiritueuse, tandis que le sang est une liqueur animalisée qui n'est susceptible que d'une fermentation qui tend à l'alcalescence ou putridité, ce qui ne doit pas arriver dans l'état de santé.

2°. Les nerfs sont un amas de fibrilles réunies entre elles : il ne faut

languorem inferentes. Joan. Alphonsi Borelli *de motu animalium in* 4°. *Roma* 1681. tom. 2. propos. 108. pag. 316.

(*l*) *Unde sequitur particulas nitro aereas à cerebro provenire, & consequenter ipsos spiritus animales esse.* Joan. Mayow *Londinensis* Doct. Med. *opera omnia Medico Physica tractatibus quinque comprehensa in*-12, Hagæ comitum 1681. *Tractatus quartus de motu musculari & de spiritibus animalibus &c.* cap. 4. pag. 318.

(*m*) J'entens par esprit animal, *une substance éthérée, qui est l'organe immédiat de tous les sens, & la cause principale de tous les mouvemens des parties solides, & même des liquides du corps.* J'ai avancé que l'esprit animal étoit une substance éthérée non-seulement pour faire entendre qu'il est une liqueur insensible, pour ne pas dire une espéce du soufre très-subtil, séparé du sang artériel dans le cerveau & répandu dans tout le genre nerveux ; mais encore pour marquer qu'il est composé de cet air fin qui

s'insinue dans les vaisseaux sanguins, par la respiration & par les pores de l'habitude du corps. *Œuvres Françoises de* Raymond Vieussens. *in*-4°. à *Toulouse* 1715. *Traité de la structure du cœur*, chap. 18. *des causes de son mouvement naturel* pag. 134.

(*n*) *Spiritus animales, velut lucis radios, per totum systema nervosum diffundi supponimus : atque radii isti, nisi humidæ aeris particulæ iisdem admisceantur, rerum iconas sive simulacra non facilè transmittunt : prout obvium est in scenographiâ opticâ, quæ à nimio solis fulgore & claro jubare obsuscatur.* Thomæ Willis Med. Doct. *opera omnia studio* Gerardi Blasii, *in* 4°. *Amstelædami* 1682. tom. 1. *de cerebri anatomia* cap. 19. pag. 65. *Hæ particulæ subtilissimæ spiritus animales dictæ . . . . . alteram & nobiliorem animæ corporeæ partem, vulgò sensitivam, a nobis lucidam sive ætheream dictam, constituunt.* tom. 2. *De anima brutorum* cap. 4. pag. 21. vid. etiam *librum de fermentatione* cap. 5.

pas

pas les regarder comme des tuyaux dont l'axe est vuide & abſolument libre. En aſſimilant la machine humaine aux autres machines conſtruites par l'induſtrie des hommes, on doit prendre garde aux différences qui s'y rencontrent. On conçoit bien comment dans un canal dont les parois ſont roides & inflexibles, & qui eſt exactement plein, en ajoutant une goute de liqueur à une extrêmité, il en ſort une goute à l'extrêmité oppoſée ; & comment en comprimant une extrêmité, il en ſort de l'autre autant de liqueur qu'il y a eû d'eſpace comprimée. Tel étoit le méchaniſme qu'on accordoit aux nerfs. On s'imaginoit qu'en touchant à leur extrêmité qui ſe diſtribue à la ſuperficie des organes, on faiſoit refluer vers leur origine avec une viteſſe & une force égales à l'impulſion, une portion des eſprits animaux pour exciter des ébranlemens dans le cerveau & avertir l'ame de ce qui ſe paſſoit au dehors. Le cerveau de ſon côté toujours obéïſſant à l'empire de l'ame envoyoit avec rapidité ou lenteur, ſuivant les paſſions & les conceptions une partie des eſprits animaux à l'origine des nerfs, afin que l'autre partie qui ſe trouvoit à leur extrêmité y imprimât un ſentiment quelconque. Mais les nerfs qui ſont médullaires dans leur principe, ne ſont plus que des faiſceaux de fibres aſſemblées en ſortant du crâne & des vertébres. Ces faiſceaux ſont humectés dans leur intérieur par une limphe qui paroit couler lentement entre chaque paquet de fibres pour empêcher la réunion & en entretenir la ſoupleſſe. Ainſi ce qui étoit vrai ſelon les loix de l'hydraulique dans une machine telle que celle de Marly, n'eſt pas exact dans l'œconomie animale (o).

Les nerfs qui ſont des cordons médullaires tant qu'ils tiennent à la moëlle allongée, ſont, en ſortant du crâne, revêtus d'une des meninges qu'on appelle *pie-mere*. Cette membrane accompagne les nerfs dans tout leur trajet, & juſqu'au plus petit point des parties ſolides, où les nerfs finiſſent alors en s'épanouiſſant en maniere d'une toile fine & legere, ou d'une pulpe molle & délicate. C'eſt ce qui a donné lieu à quelques Médecins de regarder la pie-mere comme l'organe immédat des ſenſations. Ce ſyſtême réfuté pluſieurs fois, n'eſt pas deſtitué de fondement. Si au moment de la conception le cerveau eſt la graine d'où germe la pulpe des nerfs, ſi au moment de ce développement les enveloppes du cerveau fourniſſent des gaines à cette pulpe, ſi ces enveloppes, par leur expanſion, donnent naiſſance aux membranes & aux fibres tant muſculaires, que tendineuſes, certainement elles deviennent les principes conſtitutifs de la fibre organiſée & vivante, & par conſéquent l'organe immédiat ſur lequel ſe fait l'impreſſion. Mais il faut encore admettre le concours d'autres cauſes néceſſaires pour donner le ton aux fibres, les rendre vivantes & ſenſibles, comme la circulation du ſang, le libre cours

Pie-mere regardée comme l'organe immédiat des ſenſations.

(o) Nous n'avons rien trouvé de plus clair & de mieux détaillé ſur le flux & le reflux des eſprits, l'action & la réaction des fibrilles du cerveau, que la Thèſe que M. *Nougués* ſoutint à Montpellier, le 14 Juillet 1728, ſous la Préſidence de M. *Haguenot*, Elle eſt intitulée *Diſſertatio Phyſiologica de ſenſationibus, externis, eutumque differentiis*. On y verra toute la doctrine que l'école de Montpellier a enſeigné depuis ſur les ſenſations & les autres fonctions qui ſe paſſent dans le cerveau.

D

des efprits , l'intégrité des organes ; fans cela les parties font mortes & infenfibles. Mais il ne faut pas croire auffi que l'impreffion faites fur l'organe vivant foit tranfmife jufqu'au meninges mêmes , parce que cette propagation de l'impreffion eft inutile & impoffible.

Le diaphrag-
me regardé
comme l'or-
gane immé-
diat des fen-
fations.

Hippocrate après avoir établi que le cerveau étoit le principe des fen-fations, détruit un autre fentiment qui a trouvé de zelés défenfeurs dans le fiecle préfent. C'eft ainfi que les opinions anciennes déja abandonnées fe renouvellent & reparoiffent quelquefois fous un autre afpect. *Multa renafcentur quæ jam cecidere, cadentque quæ nunc funt in honore.* Horat. *art. poët. verf.* 70. » Le Diaphragme n'eft pas l'organe immédiat des fen-» fations, dit le Prince des Médecins Grecs (p), je ne fai par quel pri-» vilége on y fixeroit le fiége de l'intelligence & de la raifon. S'il tref-» faille dans les momens d'une joie inopinée , s'il eft gêné dans la trif-» teffe, ce n'eft que par rapport à fa foibleffe. Il n'a rien qui le difpofe » plus particulierement à être fufceptible du bien & du mal «.

Quelques modernes fans faire attention à ces raifons d'*Hippocrate*, & fans en faire mention , fe font perfuadés & ont affirmé que toute la fuite des fonctions dependoit autant de la région épigaftrique que du cerveau, ce qui arrivoit par le moyen du grand nerf fimpathique qui fe diftribue à toutes les parties du corps & au cerveau même où il femble fe terminer.; que de quelque maniere que la chofe fe paffât il n'en étoit pas moins vrai que la région épigaftrique étoit le centre des forces fenfitives (q).

Le Commentateur de cette doctrine varie quelquefois fur l'étendue du domaine qu'il accorde à l'organe des fenfations, tantôt il donne à l'efto-mac ce qu'il attribuoit à la jurifdiction du diaphragme (r). » Être heu-» reux, dit-il, (*Préface pag.* 18) c'eft avoir le fentiment le plus complet » & le plus favorable de fon exiftence. Le fentiment ne peut réfulter que » de l'accord parfait du jeu des organes, & par conféquent d'un équi-» libre exact entre le reffort de la tête & de l'eftomac, qui par leur anta-» gonifme continuel font comme les moderateurs de la machine. Les

---

(p) Voyez la note g ci-deffus. Puis il ajoute *At feptum tranfverfum* ϰϱενὸ *dictum , temeré ac forfuitò fortitum nomen videtur , & ex inftitutione , non re-verâ , neque à naturâ , neque fanè video quamnam vim ad prudentiam & intelligentiam feptum tranf-verfum habeat , præterquam fi quis ex infperato ni-mio gaudio aut triftitiâ affectus fuerit , falit & anxie-tatem præ tenuitate exhibet , & quod in corpore vehementer diftenditur , neque ventriculum habet in quem vel bonum vel malum illapfum fufcipiat , fed ab eorum utroque propter nativam imbecillitatem perturbatur. fub fin. libri de Morbo Sacro.*

(q) *Specimen novi medicinæ confpectûs, in 8°,* 1749. Cet Ouvrage fans nom ni d'Auteur , ni d'Im-primeur eft attribué à M. *De la Caze* Médecin. *Conftat functionum fyndromem non folum à cerebro , fed etiam à regione epigaftricâ , ficut à retinenti fulcro , alteroque ut ita dicamus cerebro motum inire , (pag.* 17). *Quod quidem perficitur magno fimpathico nervo qui exindè ad fingulas corporis partes pertingit , ne cerebro quidem excepto ubi ner-*

vus ille definere videtur (pag. 20). *Cæterum quo-cumque modo fiat commercium fenfitivarum impref-fionum ab epigaftrio ad caput , viciffimque à capite ad epigaftrium , videtur fanè indubium , fuadente fedulâ obfervatione , atque autopfiâ anatomicâ cer-tum effe in regione epigaftricâ vis fenfitivæ centrum atque emporium ex qua fenfiferâ determinatione cien-tur motus requiriti fecundùm varias œconomiæ ani-malis tum circumftantias , tum egeftates , &c. (pag.* 24). On trouvera ces mêmes idées bien plus éten-dues & avec une fuite de preuves dans les autres Ou-vrages du même Auteur intitulés *Idée de l'Homme phyfique & moral & Inftitutiones Medicæ ex novo Medicinæ confpectu.*

(r) *Mélanges de Phyfique & de Morale ;* conte-nant l'extrait de l'homme phyfique & moral , des réflexions fur le bonheur , &c ; nouvelle édition , Paris 1763. On attribue cet Ouvrage à M. *Théophile de Bordeu* Docteur Régent de la Faculté de Médecine de Paris.

» alimens raniment l'activité du reffort de l'eftomac & des inteftins,
» (voyez à ce fujet les pages 220 & 329 de l'ouvrage) & le reffort de la
» tête eft renouvellé par les fenfations. Car fans les fenfations (pag.
» 198) qui nous viennent fans ceffe des objets de nos befoins & de nos
» defirs, la tête n'auroit pas à beaucoup près le reffort néceffaire pour
» entretenir & contrebalancer, comme il convient, le reffort & l'action
» de tous les autres organes. Vérité qui jufqu'à préfent n'avoit été que
» fuperficiellement connue (voy. auffi la page 252).

» Le diaphragme (pag. 273) eft un organe convexe dans fon état de
» relâchement. Il s'abbaiffe & s'applatit dans fon état de contraction.
» En comprimant alors la maffe inteftinale qui lui obéit jufqu'à un cer-
» tain point... la puiffance de reffort & d'action formée par ce mutuel
» effort fe trouve dans toute fa force, & cet état de force eft commun à
» tous les organes par leur connexion avec ce principal centre. Le Colon
» (pag. 166, voyez auffi les pag. 190 & 279) entre pour beaucoup dans
» ce méchanifme. Par fon reffort & fa pofition il tend toujours à fur-
» monter l'eftomac, il s'y porte d'autant plus que les ofcillations du
» diaphragme font diminuées. Il fert en maniere de principal arc-bou-
» tant & fournit un appui plus ou moins confidérable felon les diver-
» fes fonctions que le corps a à remplir.

» Que le diaphragme (page 16, voyez auffi les pages 182, 214 &
» 263) foit le centre de toutes nos affections, où elles aboutiffent tou-
» tes, où réfident principalement les impreffions qui en reftent, & où
» les mouvemens qu'elles produifent font tous déterminés, on en a d'a-
» bord pour garant cette ancienne & longue fuite d'obfervation qui a
» placé la confcience à la poitrine, les Grecs y plaçoient même le bon
» fens ; or il eft évident qu'à la poitrine il n'y a pas d'autre organe que
» le diaphragme auquel on puiffe attribuer ces propriétés dont on fait
» bien que le cœur n'eft pas fufceptible. Les Anciens à la vérité n'ont
» pas vû que le diaphragme eft le centre de toutes nos forces, quoiqu'il
» foit pourtant moins aifé de s'appercevoir qu'il eft celui de toutes nos
» fenfations. Aucune fenfation faite dans le cerveau (page 182) ne peut
» devenir fentiment qu'autant que fes vibrations fe font étendues jufqu'au
» centre diaphragmatique «.

Il paroit par cet expofé fidele qu'à la région épigaftrique il fe trouve
des organes très-fenfibles, que ces organes étant placés au centre du
corps ils correfpondent à tous les autres organes & à toutes les parties,
de même que du centre d'un cercle on peut tirer une infinité de rayons
qui tendent à la circonférence. Mais nous croyons que c'eft envain qu'on
cherche à fixer un fiége immédiat aux fenfations. Nous l'avons dit, tout
organe vivant eft doué de fentiment & la fibre vivante eft fenfible. La
partie organifée & vivante qui reçoit immédiatement l'impreffion eft le
fiége immédiat de l'impreffion, & ce n'eft que par contre-coup ou fimpathie que l'eftomac ou le diaphragme fouffrent dans ce moment.

Van-Helmont, fait pour adopter les opinions les plus fingulieres, Syftême de

D ij

Van - Helmont. approche beaucoup de ce dernier fiftême (*s*). Il place le fiége de l'ame & le principe du fentiment dans le *cardia* ou orifice fupérieur de l'eftomac (*t*). C'eft, dit-il, le centre de l'ame, de même que la racine dans les végétaux eft le principe de la vie (*u*). L'ame immortelle eft intimement unie à l'ame fenfitive; elles doivent occuper la même place (*x*). Il cherche à confirmer fon opinion par l'expérience. Après avoir goûté du Napel, ajoute-t-il, je me fuis apperçu que les opérations de mon entendement & de ma conception ne fe faifoient plus dans ma tête, comme de coutume, mais j'ai fenti avec admiration & très-diftinctement que tout cela fe paffoit du côté de mes entrailles & s'étendoit vers l'orifice de l'eftomac (*y*). Cet Auteur qui venoit de prendre un poifon qui donne des vertiges, ne s'apperçoit pas qu'il débite un fonge pour une réalité, & qu'il ne fait que fuivre le torrent de fon imagination trop vive & contre laquelle il n'étoit jamais en garde.

Syftême de l'harmonie préétablie. C'eft ici le lieu de parler du fiftême du favant & profond *Leibnitz*, qui croyant qu'il étoit plus digne de la majefté divine d'établir plutôt une *correfpondance* entre les corps & les efprits qu'une *influence*, a, fuivant fes propres expreffions, imaginé des *efpéces d'automates fpirituels*, capables de force, d'action & de fentiment, qui ne font dans leurs principes que les atômes indivifibles d'*Epicure*, les monades de *Platon*, les natures plaftiques des Péripatéticiens. Il n'en difconvient pas lui-même. Ecoutons-le, car plufieurs en ont fait mention fur la foi d'autrui, & fans connoitre fes ouvrages, ce qui l'a fouvent rendu ridicule & inintelligible.

» Il eft impoffible, dit-il dans fon premier mémoire (*z*), de trouver

---

(*s*) Joan. Bapt. Van-Helmont *Ortus Medicinæ* id eft, *initia phyficæ inaudita. Progreffus Medicinæ novus in morborum ultionem ad vitam longam.* Amftetodami. Elzevir 1648. in-4°.

(*t*) *Sic in hominis medio corporis trunco, eft ftomachus qui nedum faccus vel pera eft, aut ciborum olla : fed in ftomacho præfertim ejus orificio, tanquam centrali puncto atque radice, ftabilitur evidentiffimè principium vitæ, digeftionis ciborum, & difpofitionis eorumdem ad vitam. De fede animæ.* pag. 189.

(*u*) *Saltem primi motus, five impetus, qui in noftra non funt poteftate, jamdudum admittuntur contingere circà orificium ftomachi, & furfum ad caput fcandere. Certum eft autem omnem motum primùm à centro incipere, adeoque centrum animæ effe ubicumque fentitur conceptuum initium.* ibid. pag. 191.

(*x*) *Tum enim anima fenfitiva motivaque datur, eaque nec alibi ftabulatur, quam in radice, quâ omne fibi deinceps fomentum præparat.* ibid. pag. 290.

(*y*) *De ideâ demente*, pag. 279. Cette hiftoire eft trop longue pour être rapportée ici, mais elle mérite d'être lue.

(*z*) *Siftême nouveau de la nature & de la communication des fubftances, auffi bien que de l'union qu'il y a entre l'ame & le corps*, par M. D. L. c'eft-à-dite par *Godefroi Guillaume Leibnitz.* Ce font deux Mémoires de fix ou huit pages chacun inféré dans le Journal des Savans du 27 Juin & du 4 Juillet 1695. Voyez auffi l'éclairciffement du nouveau Siftême de la communication des fubftances pour fervir de réponfe à ce qui en a été dit dans le Journal des Savans du 12 Septembre 1695, par M. S. F. c'eft-à-dire, par M. *Foucher*, Journal des Savans, du 12 & du 12 Avril 1696. C'eft dans ce Mémoire que *Leibnitz* commence à donner le nom d'*Harmonie préétablie* aux efforts qui font proprement dans la fubftance, & à ce qui s'enfuit dans les autres. Nous ne connoiffons pas d'ouvrage particulier de ce favant Métaphyficien où foit établi ce fameux Siftême fi fouvent cité & fi fouvent réfuté. Ce n'eft que dans les journaux que *Leibnitz* l'a produit & s'eft défendu fouvent avec avantage à ce fujet. On peut confulter les Differtations fuivantes qui font toutes de notre Auteur.

Remarques fur l'Harmonie de l'ame & du corps. *Hiftoire des Ouvrages des Savans*, Février 1696. pag. 274.

Eclairciffement des difficultés que M. *Bayle* a trouvé dans le Siftême nouveau de l'union de l'ame & du corps. *Hift. des Ouvrages des Savans*, Juillet 1698. pag. 329.

Confidérations de *Leibnitz* fur les principes de vie. & fur les natures plaftiques. *ibid.* Mai 1705. pag. 212.

» les principes d'une véritable unité dans la matiere seule, ou dans ce
» qui n'eſt que paſſif, puiſque tout n'y eſt que collection, ou amas de
» parties à l'infini. Or la multitude nè pouvant avoir ſa réalité que des
» unités véritables qui viennent d'ailleurs, & ne ſont autre choſe que les
» points dont il eſt conſtant que le contenu ne ſauroit être compoſé ;
» donc pour trouver ces unités réelles, on eſt contraint de recourir à
» un atôme formel, puiſqu'un être matériel ne ſauroit être en même
» tems matériel & parfaitement indiviſible, ou doué d'une véritable
» unité. Il fallut donc rappeller les *formes ſubſtancielles* ſi décriées au-
» jourd'hui, mais d'une maniere qui les rendît intelligibles, & qui ſé-
» parat l'uſage de l'abus qu'on en a fait. Je trouvai donc que leur nature
» conſiſte dans *la force*, & que de cela s'enſuit quelque choſe d'ana-
» logique *au ſentiment & à l'appetit ;* & qu'ainſi il falloit les concevoir
» à l'imitation de la notion que nous avons des ames. *Ariſtote* les appelle
» *Entélechies premieres*, je les appelle peut-être plus intelligiblement *for-
» ces primitives* qui ne contiennent pas ſeulement l'acte ou le comple-
» ment de la poſſibilité, mais encore une activité originale...... Elles
» ſont les *atomes de ſubſtance*, c'eſt-à-dire, les unités réelles & abſolu-
» ment deſtituées de parties, qui ſont les ſources des actions & les pre-
» miers principes abſolus des choſes, & comme les derniers élémens de
» l'analyſe des ſubſtances. On pourroit les appeller points métaphyſi-
» ques ; ils ont *quelque choſe de vital*, & une eſpéce de *perception*, &
» les *points mathématiques* ſont leurs *points de vue* pour exprimer l'uni-
» vers...... Sans eux il n'y auroit rien de réel, puiſque ſans les véri-
» tables unités il n'y auroit point de multitude «.

Leibnitz auroit pû s'en tenir à ce principe pour expliquer la ſenſibilité
de la matiere organiſée ſans y admettre la préſence de l'ame ſpirituelle.
Ce ſiſtême auroit été trop dangereux & favoriſeroit trop le matérialiſme ;
ce que ne prétendoit pas aſſurément notre Auteur qui a écrit ſi bien ſur
la ſpiritualité & la liberté de l'ame, ſur la bonté & la puiſſance de Dieu.
D'ailleurs, il y auroit petition de principes en formant de parties ſenſibles les êtres dont on veut expliquer la ſenſibilité. Il a voulu encore
pénétrer plus avant & découvrir les loix de l'union de l'ame & du corps.
Voici comment il s'explique à ce ſujet dans le Journal des Savans du 4
Juillet 1695. pag. 302.

» Etant obligé d'accorder qu'il n'eſt pas poſſible que l'ame, ou quel-
» qu'autre véritable ſubſtance puiſſe recevoir quelque choſe par dehors,
» ſi ce n'eſt par la toute puiſſance divine, je fus conduit inſenſible-
» ment à un ſentiment qui me ſurprit, mais qui paroit inévitable & qui
» en effet a des avantages très-grands & des beautés très-conſidérables.

Réponſe aux objections que l'Auteur du Livre de *La Connoiſſance de ſoi-même* (Don *François Lamy* Bénédictin) a faites contre le Siſtême de l'Harmonie préétablie. *Supplément du Journal des Savans*, Juin 1709. *pag.* 275.

Lettre de M. *Leibnitz* à M. *Des Maizeaux* ſur ſon Siſtême de l'Harmonie préétablie. *Hiſtoire cri-tique de la Republique des Lettres de M. Maſſon*, *com.* 2. *pag.* 72.

Réponſe aux Réflexions contenues dans la ſeconde édition du Dictionnaire de Bayle, article *Rorarius*, ſur le Siſtême de l'Harmonie préétablie. *ibid. pag.* 78.

» C'eſt qu'il faut donc dire que Dieu a créé d'abord l'ame ou toute autre
» unité réelle, en ſorte que tout lui naiſſe de ſon propre fonds, par
» une parfaite *ſpontanéité* à l'égard d'elle-même, & pourtant avec une
» parfaite *conformité* aux choſes de dehors. Et qu'ainſi nos ſentimens in-
» térieurs, c'eſt-à-dire qui ſont dans l'ame même, & non dans le cer-
» veau, ni dans les parties ſubtiles du corps, n'étant que des phéno-
» mènes ſuivis ſur les êtres externes, ou bien des apparences véritables
» & comme des ſonges bien réglés, il faut que ces perceptions internes
» dans l'ame même lui arrivent par ſa propre conſtitution originale,
» c'eſt-à-dire par la nature repréſentative (capable d'exprimer les êtres
» hors d'elle par rapport à ſes organes) qui lui a été donné dès ſa créa-
» tion, & qui fait ſon caractere individuel. Et c'eſt ce qui fait que cha-
» cune de ces ſubſtances repréſentant tout l'univers à ſa maniere, & ſui-
» vant un certain point de vue ; & les perceptions ou expreſſions des
» choſes externes arrivant à l'ame à point nommé, en vertu de ſes pro-
» pres loix, comme dans le monde à part, & comme s'il n'exiſtoit rien
» que Dieu & elle......il y aura un parfait accord entre toutes ces
» ſubſtances, qui fait le même effet qu'on remarqueroit ſi elles commu-
» niquoient enſemble par une tranſmiſſion des eſpèces, ou des qualités
» que le vulgaire des Philoſophes imagine. De plus la maſſe organiſée,
» dans laquelle eſt le point de vue de l'ame, étant exprimé plus pro-
» chainement, & ſe trouvant prête à agir d'elle-même ſuivant les loix
» de la machine corporelle dans le moment que l'ame le veut, ſans que
» l'un trouble les loix de l'autre, les eſprits & le ſang ayant juſtement
» alors les mouvemens qu'il leur faut pour répondre aux paſſions & aux
» perceptions de l'ame, c'eſt ce rapport mutuel réglé par avance dans
» chaque ſubſtance de l'univers, qui produit ce que nous appellons leur
» communication, & qui fait uniquement *l'union de l'ame & du corps.*
» Et l'on peut entendre par-là comment l'ame a ſon ſiége dans le corps
» par une préſence immédiate qui ne ſauroit être plus grande, puiſqu'elle
» y eſt comme l'unité eſt dans le reſultat des unités, qui eſt la multi-
» tude «.

Tout ceci eſt fort ſubtile & paroit un peu obſcur, mais *Leibnitz* a expliqué ſa penſée par l'exemple de deux pendules qui s'accorderoient parfaitement (&) : c'eſt-à-dire, qu'il ſuppoſe que ſelon les loix particulieres
qui font agir l'ame, elle doit ſentir la faim à une telle heure ; & que ſelon
les loix qui reglent le mouvement de la matiere, le corps qui eſt uni à
cette ame doit être modifié à la même heure, comme il eſt modifié quand
l'ame a faim.

» Dieu, ajoute-t-il dans un autre ouvrage (*w*), a créé l'ame d'abord
» de telle façon qu'elle doit ſe produire & ſe repréſenter par ordre ce

---

(&) Hiſtoire des Ouvrages des Savans. Février 1696.
pag. 274 & 275 citée ci deſſus.
(*w*) Eſſais de Théodicée ſur la bonté de Dieu, la
liberté de l'homme & l'origine du mal, *tom. 1. page*

552. *de l'édition de Lauſanne*, 1760. en 2. vol.
in 12. de 600. pages chacun. Leibnitz parle ſouvent
avec complaiſance de ſon Siſtême de l'*Harmonie préétablie*, dans cet ouvrage. *Voyez la page* 585. *& dans*

» qui se passe dans le corps ; & le corps aussi de telle façon qu'il doit
» faire de soi-même ce que l'ame ordonne. De sorte que les loix qui
» lient les pensées de l'ame dans l'ordre des causes finales & suivant l'é-
» volution des perceptions, doivent produire des images qui se rencon-
» trent & s'accordent avec les impressions des corps sur nos organes ;
» & que les loix des mouvemens dans les corps qui s'entresuivent dans
» l'ordre des causes efficientes se rencontrent aussi & s'accordent telle-
» ment avec les pensées de l'ame que le corps est porté à agir dans le
» tems que l'ame le veut.

» Je considere, dit *Bayle* (*a*), ce nouveau sistême comme une con-
» quête d'importance qui recule les bornes de la Philosophie. Nous n'a-
» vions que deux hypothéses, celle de l'école & celle des Cartésiens,
» l'une étoit une *voie d'influence sur les corps*, l'autre étoit une *voie d'assi-*
» *stance*, ou de causalité occasionnelle. On ne peut rien imaginer qui
» donne une plus haute idée de l'intelligence & de la puissance de l'Au-
» teur de toutes choses que la *voie de l'harmonie préétablie* ; mais je n'y
» conçois aucune possibilité. Il y a autant de difficultés dans ce sistême
» que dans celui des causes occasionnelles. La spontanéité de l'ame est
» incompatible avec le sentimens de douleur & en général avec toutes
» les perceptions qui lui déplaisent. Enfin comme il suppose avec beau-
» coup de raison que toutes les ames sont simples, on ne sauroit com-
» prendre qu'elles puissent être comparées à une pendule, c'est-à-dire,
» que par leur constitution originale elles puissent diversifiér leurs opé-
» rations en se servant de l'activité spontanée qu'elles recevroient de
» leur créateur. On conçoit clairement qu'un être simple agira toujours
» uniformément si aucune cause étrangere ne le détourne. S'il étoit
» composé de plusieurs piéces comme une machine, il agiroit diversement
» parce que l'activité particuliere de chaque piéce pourroit changer à
» tout moment le cours de celle des autres ; mais dans une substance
» unique où trouverez-vous la cause du changement d'opération «.

On peut se contenter des raisons de *Bayle*, en y joignant les remarques subtiles dans lesquelles il examine ce qu'auroit été l'ame & ce
qu'auroit été le corps de César dans le sistême de l'harmonie préétablie.
Elles sont suffisantes pour dissuader tous ceux qui tiendroient encore au
parti de *Leibnitz*, qui de son vivant a lutté contre les plus fameux adver-
saires : Le célébre *Arnaud*, le P. *Lami* Bénédictin (*b*), *Nicolas Hartzoëker*
(*c*), *Samuel Clarcke* & plusieurs autres Philosophes modernes égaux au
moins en mérite & en génie à ceux qu'avoient enfantés autrefois Athénes
& Rome. Comparez la naissance de l'hypothése de *Leibnitz* à l'établisse-

Réfutation de l'harmonie préétablie.

le tome 2. les pages 139. 266. 301. 390. Voyez aussi *Rorarius*, note L. Voyez aussi la note H.
l'exposition qu'en a fait M. le Chevalier *De Jau-* (*b*) Les principales difficultés qu'il a fait contre
court ; elle se trouve pag. 178 de la vie qu'il a donné ce sistême, se trouvent renfermées dans le II. *Traité*
de Leibnitz. Cette vie est mise à la tête des *Essais de de la Connoissance de soi-même*, depuis la page 225,
Théodicée, de l'édition que nous citons. jusqu'à la page 243. *édit.* de Paris 1699.
(*a*) Dictionnaire historique & critique, par Pierre (*c*) Recueil de plusieurs piéces de Physique.
Bayle, cinquieme édition, Amsterdam 1734. Article

ment d'une nouvelle république au centre des états les plus puiſſans. Chaque Roi voiſin lui déclare la guerre, les généraux lui livrent bataille tantôt avec ſuccès, tantôt avec perte. La république ſuccombe enfin ſous le nombre, mais il lui reſte toujours la gloire de la fierté de ſon projet, de l'intrépidité de ſes entrepiſes, de la fermeté de ſa défenſe. Toutes ces diſputes métaphyſiques nous écarteroient trop loin de notre ſujet, qu'il nous ſuffiſe d'avoir découvert les ſources & d'y renvoyer ceux qui voudront puiſer de plus amples détails.

Après avoir expoſé tant de ſiſtêmes ingénieux, parlerons nous de celui d'un certain Philoſophe moderne qui a prétendu rendre raiſon de tous les phénoménes de la Phyſique par l'Ecriture Sainte (d). Pour expliquer la maniere dont nous ſentons, il ſuppoſe dans tous les animaux une ame ſenſitive : ce qui eſt déja une pétition de principe. L'ame ſenſitive des animaux, dit-il, eſt une lumiere (e) dont les rayons ont été approchés proportionnellement & imprimés du caractere qu'il a plu à la toute puiſſance divine pour conſtituer chaque eſpéce d'animal en particulier. Cette ame, comme un ſoleil vital, a ſon ſiége principal dans le cœur de tous les animaux, d'où elle envoie ſes rayons ſpécifiques & vitaux par toutes les parties de l'animal : ce qui eſt très-poſſible, puiſqu'elle jouit de la prérogative de la lumiere qui a une vertu infinie de produire & de multiplier ſes rayons.

C'eſt cette lumiere tenant, ſelon lui, le milieu entre la ſubſtance corporelle & la ſubſtance ſpirituelle, qui communique les ſentimens du corps à l'ame, & les mouvemens de l'ame au corps. Selon lui auſſi, le principe des ſenſations eſt dans le cœur; opinion que nous avons déja refutée. Enfin, ſelon lui, cette lumiere au bout d'un certain tems doit ſe décompoſer & retourner à ſon principe qui eſt le ſoleil, la lune ou le feu centrique : de même que le corps qui a été fait d'eau, retourne en eau pour la plupart, & cette eau retourne à ſon origine qui eſt la mer, à la reſerve du peu de pouſſiere qui demeure comme un levain pour reformer le corps de l'homme, lorſqu'il plaira à la toute puiſſance divine de le reſſuſciter.

Cet Auteur penſe d'une façon trop ſinguliere pour n'être pas en garde contre ſa doctrine. Celui qui ſoutiendroit, comme lui, que la terre eſt immobile & qui refuteroit la peſanteur de l'air, ſeroit renvoyé au ſiécle d'*Anaxagore* & de ceux qui admettoient l'horreur du vuide. Chacun ſent aujourd'hui combien les principes avancés ſont biſarres, & que la matiere, quelque diviſée qu'elle ſoit, eſt toujours matiere à l'égard de l'eſprit, Ainſi la lumiere n'a pas plus de privilége pour agir ſur l'ame, qu'un boulet de canon. Ce ſiſtême tombe en ruine de ce ſeul coup.

(d) Nouveaux Eſſais de Phyſique prouvés par l'expérience & confirmés par l'Ecriture Sainte, à Paris 1684 & 1701. 2, vol. in 12.

(e) Tom. I. *Chap.* 8. *pag.* 101. Il ſe trouve fondé ſur ce paſſage de S. Jean. *In ipſo vita erat, & vita erat lux hominum.* Joan. cap. 1.

CHAPITRE

CHAPITRE II.

DE L'IMAGINATION.

L A perception que nous avons des objets en leur préfence eft un fentiment : mais il eft en nous *une force de reproduire ces perceptions pendant l'abfence des objets.* Cette faculté s'appelle *Imagination.* Ces repréfentations, ou ces images des objets abfens, s'appellent *Idées.* Il eft évident que les corps fouffrent, ou agiffent dans cette partie de l'entendement ; mais quelle eft la maniere dont ils fouffrent, ou agiffent ? C'eft le nœud qui a fort embarraffé les Philofophes, & qui les a fait tomber dans une multitude de contradictions, comme nous le ferons voir après que nous aurons expofé notre fentiment. *Définition de l'imagination.*

ARTICLE I.

MÉCHANISME DE L'IMAGINATION.

D IEU feul eft la caufe efficiente de nos idées, parce qu'il eft le feul être capable de produire par lui-même le mouvement, & d'agir fur les efprits & fur les corps; mais Dieu n'excite des idées dans nos ames qu'en conféquence des difpofitions de nos corps : les difpofitions de nos corps font donc les caufes occafionnelles de nos idées. Partant de ce terme nous allons chercher le méchanifme de nos corps qui fait que nous penfons. Pour y parvenir pofons quelques principes. *Caufe efficiente & caufes occafionnelles des idées.*

Nous avons vû que les fenfations fe faifoient dans toute l'habitude de nos corps, & qu'il y avoit des organes particuliers pour des fenfations particulieres. Mais l'imagination fe paffe dans la tête feule, & l'homme le moins lettré s'apperçoit bien, qu'il ne penfe ni du bras, ni de la jambe. De même qu'il faut que les organes foient fains & entiers pour avoir l'aptitude de recevoir les impreffions; de même auffi il faut que le cerveau foit bien conformé & d'une bonne conftitution, ne foit ni comprimé, ni enflammé, jouiffe d'une fanté parfaite pour recevoir & reproduire des images conformes aux objets, fans cela il n'a point d'idées, ou il n'enfante que des rêves & des chimeres. *Organe de l'imagination.*

Il y a une imagination indépendante de nous, & une imagination qui paroit volontaire.

1°. Par cette imagination indépendante de nous, il eft vraifemblable que nous ne fommes pas un moment de la vie fans penfer. Souvent nous *Imagination involontaire.*

E

nous furprenons réfléchiffant involontairement fur les objets ; fouvent il fe réveille des idées dans nos ames fans aucune participation de leurs volontés ; fouvent nous faifons tous nos efforts pour rejetter certaines images qui reviennent fans ceffe malgré nous , & qui nous fatiguent. Cette imagination involontaire vient fans doute de ce que les organes qui jouiffent de toute leur action tonique , qui font fenfibles & vivans, font ébranlés en l'abfence des objets par le cours naturel du fang, de la même maniere qu'ils le feroient par la préfence de ces objets. Au moyen de cet ébranlement ils réveillent dans l'ame les idées archétypes qu'elle a déja reçues des fens lorfqu'ils ont été frappés par la préfence des objets. Ce n'eft pas une commotion brufque comme dans les fenfations directes, ce n'eft pas une commotion vive comme dans les fenfations réfléchies, mais c'eft un mouvement doux & continué qui nous avertit fans ceffe de notre maniere d'exifter actuelle, & qui nous invite à confiderer avec attention les rapports de notre exiftence avec celle des autres êtres. Ces mêmes chofes arrivent lorfque nous dormons, nous rêvons, nous fommes en délire : ce qui montre que la volonté n'a pas toujours part à ces mouvemens.

II°. Par l'empire de la volonté nous portons toute notre attention aux mouvemens qui fe paffent au dedans de nous-mêmes. Cette attention libre de notre part femble jetter un calme fur les fens extérieurs, &, fi elle eft forte , femble fouvent les faire taire. Une perfonne fortement livrée à fes méditations ne voit plus les objets préfens , n'entend plus les corps fonores qui frappent fes oreilles. Cette attention dépendante de la volonté modifie donc différemment le cours naturel du fang & des liqueurs, change donc le ton des organes puifqu'ils ceffent d'être fenfibles dans cet inftant à l'impreffion des objets environnans ; puifque fouvent le mouvement du cœur augmente & que le fang s'échauffe ; puifque la fécrétion de la bile eft fufpendue, la digeftion interrompue , la refpiration plus preffée. C'eft dans ces momens de recueillement, ou de paix de ces fens extérieurs que l'ame amaffe toutes fes images, les compare, les met en ordre , les unit & les décompofe quelquefois de façon qu'on n'apperçoit plus leur filiation, ni les nuances par où elles ont paffé, & qu'on les regarde comme toutes fpirituelles. Ce font-là les idées qu'on attribue ordinairement à l'*intelligence* & au *génie*. Par le moyen de la volonté, ou par cette attention volontaire nous nous rappellons encore les idées que nous avons déja eues : c'eft ce qui fait la proche parenté de l'imagination & de la mémoire.

En effet notre efprit relativement au tems s'applique d'abord au préfent, fe rejette fouvent fur le paffé, & s'élance quelquefois avec impétuofité fur l'avenir. Dans le premier cas c'eft *perception* ; dans le fecond c'eft *mémoire, fouvenir, réminifcence* ; dans le troifieme c'eft *imagination proprement dite, prévoyance, intelligence.* Les deux premieres facultés ont pour objet la réalité même des chofes exiftantes, ou qui ont exifté.

Imagination volontaire.

La troisieme faculté roule sur la possibilité des choses futures lesquelles peuvent tout aussi bien n'être pas, qu'elles peuvent être (*a*). La connoissance du present fait le peuple, celle du passé fait le savant, celle de l'avenir fait l'homme intelligent & de génie : car le peuple sent où il est, le savant sait d'où il vient, l'homme supérieur prévoit où il doit aller, & voit même où il va.

Toutes les idées soit dépendantes, soit indépendantes de la volonté sont, quant à leur nature, ou *simples*, ou *composées*. La couleur, l'odeur, le froid, le chaud peuvent faire une impression tellement unique sur nous, qu'elle ne puisse être distinguée en différentes idées. Mais ces idées distinctes peuvent être unies ensemble, & alors ce sont des idées composées. C'est ainsi qu'en considerant une ligne on peut faire attention à sa longueur, à sa largeur, & à sa profondeur.

Ces idées ont trois moyens pour se faire connoitre à nous ; 1°. un seul ou plusieurs sens ; 2°. la réflexion ; 3°. les sensations & la réflexion jointes ensemble (*b*).

Premierement il y a des *idées simples* qui n'entrent que par un seul sens, lequel est si particulierement disposé à recevoir l'impression qui les communique, qu'il est impossible de s'en procurer aucune notion par tout autre sens. Les couleurs, les sons, les odeurs, les saveurs, les qualités tactiles sont des idées spéciales introduites par les yeux, les oreilles, le nez, la bouche & le toucher. Le méchanisme qui les produit est entierement uniforme & n'appartient qu'à la partie organique qui communique la sensation. C'est aux seuls nerfs ophtalmiques que nous sommes redevables des idées de lumiere & de couleurs. Il faut attribuer aux nerfs acoustiques les idées des sons, & aux nerfs olfactifs les idées d'odeurs. Ce sont les nerfs du palais & de la langue qui nous donnent les notions des saveurs. Ce sont enfin les nerfs qui se distribuent à la peau, qui nous font appercevoir les qualités tactiles. Ces vérités sont puisées dans la nature même : car lorsque nous voulons nous représenter un objet, nous fermons les yeux, & l'image nous en est si intime qu'on la croiroit peinte sur la retine. Imaginons nous quelque son ? nous éprouvons un certain bruit dans les oreilles. Cherchons nous à nous rappeller quelque gout ? alors il se fait dans les nerfs du palais une légere constriction qui fait couler quelquefois la salive plus abondamment, desorte que toute la bouche en est arrosée. Pensons nous à quelque objet qui peut reveiller la concupiscence ? aussitôt les nerfs qui se distribuent aux parties génitales, sont irrités & déploient tout leur ressort. Preuves sensibles que le méchanisme général qui excite les idées produites par les sens, est le méchanisme inverse de celui qui produit les sensations directes, & le même, quoiqu'un peu modifié de celui qui produit les sensations réflechies.

Marginal notes:
Distinction des idées en simples & composées.
Trois sources des idées.
Idées simples qui viennent des sens. Méchanisme qui les produit.

(a) *Phantasiologie*, ou Lettres Philosophiques sur la faculté imaginative, à *Oxfort.* (*Paris*) 1760. pag. 32 & suiv.

(b) Essai Philosophique concernant l'Entendement humain par *Locke*, traduit de l'Anglois par M. *Coste.* Amsterdam 1750. liv. 2. chap. 3.

Suivant ces principes, on rendra facilement raison pourquoi un aveugle, ou un fourd de naiffance ne peuvent avoir, ou recevoir aucune idée de couleur, ou de fon, puifqu'ils font privés, ou qu'ils vivent comme s'ils étoient privés des organes qui feuls auroient pû leur fournir les idées archétypes des chofes. On refoudra encore une multitude de problêmes métaphyfiques qu'il feroit trop long de détailler ici.

Les *idées fimples* qui viennent à l'efprit par plus d'un fens, font celles de l'étendue, de la figure, du mouvement & du repos. Toutes ces chofes font impreffion fur les yeux & fur l'organe de l'attouchement ; deforte qu'on peut également par le moyen de la vue & du toucher recevoir les idées de l'étendue, de la figure, du mouvement & du repos des corps (c). Nous avons déja dit que toutes ces façons de fentir fe rapportoient au tact; ainfi nous pourrons juger par plufieurs fens particuliers de quelques manieres d'être communes des objets.

Idées fimples qui naiffent de la réflexion. Secondement il y a des *idées fimples* qui nous viennent par la *réflexion*. Les corps organifés ayant été frappés par les objets extérieurs en fourniffent à l'ame des repréfentations. Alors l'ame fe repliant pour ainfi-dire fur elle-même, & confiderant fes propres opérations par rapport aux idées qu'elle vient de recevoir, tire de-là de nouvelles *penfées* qui font auffi propres à être les objets de fes contemplations, que les idées qu'elle reçoit du dehors. C'eft de-là que nous viennent le *difcernement* & la *conception* des chofes. On pourroit appeller *penfées* les refultats de cette faculté; tandis qu'on nommeroit *idées* les repréfentations formées par les objets. Ces connoiffances appartiennent tellement à l'*intelligence*, qu'il faudroit développer avec une grande exactitude la nature de cette opération, pour en avoir une notion plus complette : ce qui tient plus à une métaphyfique très-fubtile, qu'au plan que nous voulons fuivre dans cet ouvrage. Ce feroit un chapitre à faire féparément, ou après avoir examiné comment l'efprit qui s'eft appliqué au prefent, fe replie fur le paffé, & fe reprefente des chofes qu'on n'a jamais vues ni entendues; comment il fe fait des images qu'aucun objet ne trace, qu'aucun objet ne rappelle puifqu'elles ne font que poffibles, qu'elles n'exiftent pas & n'exifteront peutêtre jamais. C'eft au poffible ou l'efprit doit s'arrêter, s'il paffe ce poffible, il s'égare dans l'abfurde, il fe perd dans les nues ou dans des objets chimériques, il fait des châteaux en l'air, il s'évapore, fes idées n'ont point de corps, de folidité, de confiftance : c'eft un infenfé qui excite les ris, ou la pitié.

Idées fimples qui naiffent des fenf. & de la réflexion. Troifiemement il y a des *idées fimples* qui viennent par fenfation & par réflexion. Ces idées peuvent être mifes pour la plupart au nombre des paffions, puifqu'elles reconnoiffent le plaifir & la douleur pour principe. Leur méchanifme fera fuffifamment expofé lorfque nous traiterons de la volonté. Qu'il nous fuffife de dire ici qu'elles intéreffent toutes la confervation de l'être, ou qu'elles ont un intérêt avec le bien être : de-là vient la patience, l'opiniatreté, l'intrepidité qu'elles infpirent, de ma-

(c) *Id.* liv. 2. chap. 5.

niere que fouvent on croiroit qu'elles ôtent la fenfibilité, ou du moins qu'elles font en force égale avec elle. Nous lifons dans prefque tous les Auteurs de l'Hiftoire de France, que dans les cinq premiers fiécles de la monarchie Françoife, plufieurs fe font foumis aux épreuves terribles du feu, du fer chaud, de l'eau froide, foit pour foutenir leur innocence attaquée, foit pour ne pas reveler des crimes qui leur auroient mérité la mort. On en a vû même qui devenus pour ainfi dire infenfibles à la douleur fe faifoient un metier de s'y expofer, & fe louoient pour d'autres qui n'avoient pas affez de fermeté pour tenter ces épreuves infenfées (*d*). Si, fans jetter les yeux fur des coutumes introduites dans des fiécles barbares, nous portons nos regards fur ce qui fe paffe de nos jours dans le cours d'une procédure criminelle, combien verrons nous d'hommes foit coupables, foit innocens, qui, par un amour invincible pour la vie, ont refifté aux tortures de la queftion, fans faire l'aveu qu'on vouloit leur extorquer par une cruauté confacrée par l'ufage de la plus grande partie des nations (*e*).

Les martirs s'expofoient aux derniers fupplices pour foutenir la vérité de la religion. Ils méprifoient la mort la plus douloureufe dans la vue de parvenir à une félicité éternelle. Dans ce monde même y a-t-il quelque félicité fans la réflexion?

> *O trop heureux le Laboureur*
>
> *S'il connoiffoit tout fon bonheur* (*f*).

Parlerons nous ici des nations entieres telles que les Hurons, les Iroquois, les Galibis & autres peuples de l'Amérique. On croiroit leurs ames placées audeffus de la douleur & de la mort. On ne fauroit lire fans étonnement avec quelle intrepidité, & prefque infenfibilité, ils bravent leurs ennemis qui les rotiffent à petit feu & les mangent par tranches. Si ces peuples pouvoient garder les avantages du corps & du cœur, & les joindre à nos connoiffances, ils nous paffcroient de toutes les manieres, dit M. *Leibnitz* (*g*), ils feroient par rapport à nous ce qu'un géant eft à un nain, une montagne à une colline. Tout ce qu'une merveilleufe vigueur de corps & d'efprit, ajoute-t-il, fait dans ces fauvages entêtés d'un point d'honneur des plus finguliers, pourroit être acquis parmi nous par l'éducation, par des mortifications bien affaifonnées, par une joie dominante fondée en raifon, par un grand exercice à conferver une certaine préfence d'efprit au milieu des diftractions & des impreffions les plus capables de le troubler. Une telle école, mais pour un meilleur but, feroit bonne pour les Miffionnaires qui voudroient rentrer

---

(*d*) Ces épreuves étoient fort en ufage fous le règne de *Charles le Chauve*. Voyez l'hiftoire général de France, par *Scipion Dupleix*, en 3 vol. in-fol. Paris, fixieme édit tom. 1. pag. 487 Hiftoire de France par le Pere *Daniel* en 17. vol. in-4°. Paris 1765. tom. 2. p g. 401.

(*e*) Voyez la-deffus le Traité des délits & des peines,

traduit de l'Italien par M. l'Abbé *Morel*, à Laufanne 1766. vol in-12. pag. 67.

(*f*) O fortunatos nimium f a fi bona norint. *Agricolas. Virgil. Georgic lib. 2. verf. 457.*

g) Effais de Théodicée, tom. 2. pag. 221; voyez les pages fuivantes.

dans le Japon. Les Gymnosophistes des Indiens avoient peutêtre quelque chose d'approchant ; *Calanus* qui donna au grand *Alexandre* le spectacle de se faire bruler tout vif, avoit sans doute été encouragé par de grands exemples de ses maîtres, & exercé par de grandes souffrances à ne point redouter la douleur. Les femmes de ces mêmes Indiens qui demandent encore aujourd'hui d'être brulées avec les corps de leurs maris, semblent tenir du courage de ces anciens Philosophes de leur pays. Je ne m'attens pas qu'on fonde sitôt un ordre religieux dont le but soit d'élever l'homme à ce haut point de perfection : de tels gens seroient trop audessus des autres, & trop formidables aux puissances. Comme il est rare qu'on soit exposé aux extrêmités où l'on auroit besoin d'une si grande force d'esprit, on ne s'avisera gueres d'en faire provision aux dépens de nos commodités ordinaires, quoiqu'on y gagneroit incomparablement plus qu'on y perdroit.

Après tant d'exemples généraux, citerons nous les exemples particuliers de *Mucius Scévola* qui se brula la main avec tant de constance pour se punir de la méprise d'avoir percé le Secrétaire du Roi, au lieu d'avoir assassiné *Porsenna* (h) ; d'un Précepteur des pages à la Cour d'Osnabrug, qui mit le bras dans la flamme, & pensa avoir la gangrene, pour montrer que la force de son esprit étoit plus grande, qu'une douleur fort aiguë (i). Il nous suffit d'avoir prouvé qu'il y avoit des idées filles & meres quelquefois des passions, qui ont une aussi grande force que celles qui nous sont fournies par les sensations seules : de maniere qu'elles semblent subjuguer les sens & les faire taire. Elles paroissent avoir un méchanisme inverse de celui qui produit les sensations mixtes : car dans les sensations mixtes ce sont des mouvemens intérieurs qui procurent en l'absence des objets les mêmes impressions qui auroient été excitées en leur présence, au lieu que dans les idées simples qui viennent par les sens & par la réflexion, ce sont des mouvemens intérieurs qui sont taire & absorbent la sensibilité.

Origine des idées composées.

Les idées *composées*, ou *complexes* coulent aussi des trois mêmes sources, que les idées *simples*, comme nous l'avons déja avancé.

Idées composées qui viennent des sens.

Premierement l'idée de substance, qui est un amas d'*idées simples* puisque c'est un terme général qui convient à l'homme, au cheval, au fer, à l'eau, &c, est une *idée complexe* qui nous est communiquée par les sens. En effet, nous ne l'attachons qu'aux choses ou étendues ou susceptibles de mouvemens : c'est pourquoi cette idée convient tout ensemble aux corps & aux esprits. Les *idées complexes* n'étant que les resultats combinés de plusieurs sensations, elles ne peuvent être produites que par l'ébranlement de plusieurs fibres nerveuses, ou de plusieurs organes des sens. Alors l'ame qui reçoit plusieurs sentimens, les rassemble guidée par l'harmonie & la convenance de ces impressions, & n'en forme qu'une idée générale. C'est ainsi que d'un très-petit nombre d'*idées simples* il en doit résulter une infinité d'*idées composées* : de même que par le divers

_____

(h) Titus Livius, lib. 4. cap. 2.　　(i) Essais de Théodicée, tom. 2. pag. 134.

arrangement des lettres de l'alphabet il en refulte une infinité de mots.

Secondement l'idée de l'infini eft une de ces *idées complexes*, qui ne fe trouve en nous que par la réflexion. Elle appartient par conféquent à l'*intelligence* dont nous ne parlons pas fpécialement dans cet ouvrage, notre deffein étant de donner un traité qui ferve plutôt aux Médecins qu'aux Métaphyficiens.

Idées compofées qui naiffent de la réflexion.

Troifiemement les relations qu'ont certains objets avec d'autres, font de ces idées compofées qui appartiennent aux fens & à la réflexion. Deux objets excitent dans nous deux mouvemens ; c'eft à l'ame à juger fi ces perceptions font femblables, ou diffemblables. Comme ces idées font un vrai jugement, nous en donnerons le méchanifme lorfque nous traiterons de cette opération de l'entendement.

Parmi les diftinctions des idées, on apporte celle d'idées vraies & d'idées fauffes. Il n'y a pas d'idées fauffes en elles-mêmes : car l'idée étant la repréfentation d'un objet, elle ne peut être que l'image de cet objet, & non pas la repréfentation d'un autre. Nous avouons cependant que certaines idées peuvent être mal combinées enfemble : alors ce n'eft plus fauffeté dans l'idée, mais erreur dans le jugement. Nous croyons qu'il vaut mieux diftinguer les idées par leur dégré de certitude.

Diftinction des idées en vraies & en fauffes eft chimérique.

Il n'y a rien de fi évident que les *idées fenfibles*, c'eft-à-dire, les idées tant fimples, que compofées qui nous viennent par les fens. Elles ont la même évidence que le fentiment qui les excite. Or on ne peut pas plus douter raifonnablement de la vérité de ce fentiment que de celle de fon exiftence actuelle, & caractérifée par ce même fentiment.

Evidence des idées fenfibles.

Les *idées réflechies*, c'eft-à-dire les *penfées* tant fimples que compofées qui naiffent de la réflexion, n'ont pas la même certitude. Elles font le produit de l'analife & de la fynthéfe. De-là vient que par la décompofition elles perdent de leur folidité, & par la compofition elles perdent de leur clarté. Ainfi il faut les ranger au nombre de ces probabilités qui nous font néceffaires au défaut des connoiffances directes.

Probabilité des idées réfléchies.

Les *idées mixtes*, c'eft-à-dire les idées tant fimples que compofées qui partent conjointement & des fens & de la réflexion, ne font pas toujours certaines. Souvent les paffions nous trompent & nous font voir ce que nous defirons & non pas ce qui eft. Souvent auffi ne connoiffant pas toute l'étendue & toute la multitude des rapports, nous courons rifque de mal juger avec ces notions incomplettes.

Incertitude des idées mixtes.

On donne encore pour différence des idées, leur clarté & leur obfcurité. Cette diftinction ne nous paroit pas exacte. Les idées ne nous ont été données que pour éclairer les ténebres de notre efprit, & plus nous avons d'idées particulieres fur un objet, mieux nous le connoiffons : or le contraire arriveroit s'il y avoit des idées confufes. Au refte fi l'on entend par les idées confufes le défaut d'attention aux objets partiels qui font repréfentés par les idées complexes, nous admettons des idées confufes ; quoiqu'à la rigueur ce ne foit qu'un défaut d'attention qui provient de la foibleffe de l'impreffion, de même que les idées qu'on

Diftinction des idées enclaires & en obfcure n'eft pas exacte.

appelle diſtinctes ont pour cauſe la force du mouvement qui les excite.

La foibleſſe de l'impreſſion a pour principe 1°. le foible mouvement du ſang. 2°. Les fibres lâches & diſtendues des organes. 3°. La difficulté de ces mêmes fibres à ſe mouvoir par des cauſes morbifiques. 4°. Le peu d'énergie de la cauſe mouvante. 5°. Une ſeule ou pluſieurs de ces cauſes. Ce qui conſtitue différens degrés dans l'imagination qui pêche par ſon peu d'activité, & ce qui différencie un eſprit lent, d'un imbécille.

La vivacité du mouvement qui excite en nous les idées diſtinctes, part auſſi de différens chefs. 1°. De l'impetuoſité du mouvement de toutes les liqueurs, qui tire ſon origine de l'efficacité des cauſes mouvantes nommées ci-deſſus. 2°. De la diſpoſition des fibres à ſe mouvoir qui provient de leur ſtructure, de leur ſéchereſſe, de leur tenſion, de leur élaſticité. 3°. De la facilité qu'elles ont à ſe mouvoir à cauſe de certains mouvemens antécédens pluſieurs fois répétés. 4°. De la force impulſive de l'objet ſur l'organe des ſens. 5°. D'une ſeule ou de pluſieurs de ces cauſes. Ce qui peut rendre compte de tous les degrés qui ſe trouvent dans l'intervalle d'un entendement médiocre à un génie heureux.

ARTICLE II.

SENTIMENS DE DIVERS AUTEURS SUR LE MÉCHANISME DE L'IMAGINATION.

IL n'y a pas, dit *Ciceron*, d'opinions ſi ridicules qu'elles puiſſent être, qui n'aient été avancées par quelque Philoſophe (*k*). Il n'y a pas non plus, ſuivant *Varron*, de ſonge de malades, ſi extravagant qu'il puiſſe être, qui ne ſoit conforme à quelque opinion philoſophique (*l*). Ce qu'il y a d'étonnant c'eſt que toutes ces abſurdités aient trouvé des ſectateurs. Il ſemble que dans l'harmonie des entendemens humains il y ait une conſonance par des cordes montées ſur le même ton; enſorte que toutes les fois qu'une de ces cordes vient à rendre un ſon, même biſarre, tous les eſprits qui ſont à l'uniſſon éprouvent les mêmes vibrations dans toutes les cordes qui répondent à celle qui a été remuée (*m*). C'eſt pourquoi *Ariſtote* donne pour précepte de ſe ſervir autant d'argumens apparens, que de ſolides raiſons (*n*); parce qu'il y a des eſprits qui ſont plus frappés des apparences, que de la réalité.

Mais ſes ſectateurs qui ſont en trop grand nombre pour être cités, ſe ſont ils ſervis d'argumens apparens ou ſolides, lorſqu'il s'eſt agi d'expliquer la cauſe efficiente des idées? De tous les objets de dehors, diſent-ils,

Sentiment des Péripatéticiens.

(*k*) *Sed neſcio quomodò nihil tam abſurdè dici poteſt, quod non dicatur ab aliquo philoſophorum.* De divinat. lib. 2. verſus finem.

(*l*) *Poſtremò nemo ægrotus quicquam ſomniat tam infandum quod non aliquis dicat Philoſophus.* Fragmenta Varronis.

(*m*) Cette penſée eſt du Docteur *Swift* qui s'en eſt ſervi dans un Ouvrage trop badin & trop critique ſur un objet auſſi ſérieux que celui où il veut porter la reforme. Conte du Tonneau, ſect. 9. pag. 216.

(*n*) *Non ſolum certis rationibus, ſed apparentibus ſæpe potius inſiſtere oportet, animumque advertere.* Ethicorum ad Eudemum lib. 1. cap. 6.

il s'échappe une infinité d'espéces (*o*) : ces espéces entrent par les organes & parviennent jusqu'au cerveau qui en tire des copies. Ces espéces étant matérielles & sensibles, sont rendues intelligibles par l'intellect agent, & reçues par l'intellect patient. C'est rendre plus obscure une chose qui l'étoit déja beaucoup par elle-même. On ne présenteroit plus de pareils sistêmes dans un siécle aussi éclairé que le notre.

Pythagore, *Socrate*, *Platon* (*p*), & toute la secte des Académiciens ont soutenu que nous apportions en naissant toutes nos idées, qu'elles étoient nées avec nous & au dedans de nous. *Proclus* plus subtile, soutient la même opinion (*q*) ; mais il ajoute que l'homme a des idées éternelles & immuables, comme les idées géométriques, celles des propriétés numeraires, & les axiomes dont la vérité est reconnue par tous les hommes & dans tous les siécles. *Sentiment des Académiciens.*

Locke soutient le contraire, & l'on peut dire que c'est ici son triomphe. En effet, il prouve invinciblement qu'il n'y a pas de principes gravés naturellement dans nos ames, par la maniere dont nous acquerons nos connoissances, par l'ignorance de ces principes dans les enfans, les idiots, les fous, les stupides & certains peuples, par la raison que ces idées qu'on suppose innées ne sont connues qu'après qu'on les a proposées, qu'elles ne sont pas connues avant toute autre chose, & qu'elles paroissent moins dans ceux où elles devroient se montrer avec plus d'éclat (*r*). Nous renvoyons pour les preuves à l'Auteur même où nous avons puisé ces argumens, & nous pensons qu'il sera difficile de se retirer sans être convaincu que nous n'avons pas d'idées empreintes primitivement dans nos ames ; à moins qu'on n'entende par ces impressions naturelles, la capacité qu'ont nos ames de connoitre certaines vérités ; alors il n'est plus besoin de disputer, chacun avouera que nous apportons en naissant la disposition convenable de nos corps pour exciter des idées dans nos ames. *Sentiment de Locke.*

Quoique *Descartes* n'ait rien dit que de très-obscur sur les idées dans ses ouvrages ; il semble approcher de l'opinion de ceux qui prétendent que notre ame produit elle-même ses pensées. Mais si notre ame produit ses pensées, elle les produira ou avant de connoitre, ou après avoir connu, ou dans le tems qu'elle connoit. Or dans tous ces cas la supposition est impossible. 1°. Un Peintre ne peut représenter un objet qu'il ne connoit pas. 2°. Si l'ame connoit elle n'a plus besoin d'idées. 3°. Enfin pour connoitre il faut avoir les moyens de connoitre, donc l'ame ne se forge pas elle-même ses pensées. Si cela étoit ainsi, quel est l'obstacle qui empêcheroit un aveugle de naissance de parler de la lumiere & des couleurs ? suivant cette hypothése il n'y auroit jamais de fous. L'ame, cette noble partie de nous-mêmes, se formeroit-elle des idées aussi absur- *Conjectures sur le sentiment de Descartes.*

(*o*) *Dico igitur rerum effigies, tenuisque figuras mittier ab rebus summo de corpore earum*, &c. Lucretius. *lib.* 4.
(*p*) *In Memnone* & *Phedro.*
(*q*) Philosophe Platonicien qui vivoit vers l'an 500

de J. C. a donné des commentaires Grecs sur quelques livres de *Platon.*
(*r*) Essai philosophique sur l'Entendement humain. *Voyez* tout le premier livre.

E

dés & auſſi ridicules, que celles qu'enfantent les cerveaux des maniaques & des phrénétiques.

Si les opinions ne recevoient d'autorité que du génie de leurs auteurs,
& des méditations qu'ils ont fait, certainement le ſiſtême du Pere *Malebranche* ſeroit un de ceux qui devroient le mieux ſe ſoutenir. Ce célébre Métaphyſicien, pour contredire tous les autres Philoſophes, avance
qu'*il n'y a point d'idées dans les eſprits créés* (*s*), *que nous voyons toutes
choſes dans l'être infini, dans Dieu.* Afin d'appuyer ſon ſentiment il accumule différens paſſages de S. *Thomas* & de S. *Auguſtin.* Malgré l'autorité
de ces ſaints peres qui cherchoient plutôt à faire de bons chrétiens que
de bons phyſiciens, cette opinion a été refutée tant de fois ſi ſolidement,
qu'il ſeroit inutile de la combattre ici par de nouveaux argumens (*t*).
La raiſon & l'évidence nous convainquent aſſez de la fauſſeté de ce ſiſtême.

Bayle (*u*) fait voir adroitement que le ſiſtême du P. *Malebranche* n'eſt
qu'un développement & qu'une réparation du dogme de *Démocrite.* Ce
Philoſophe abdéritain enſeignoit que les images qui s'échappent des objets
pour ſe préſenter à nos ſens, ſont des émanations de Dieu, & ſont elles-
mêmes un Dieu, & que l'idée actuelle de notre ame, eſt un Dieu.
Y a-t-il bien loin de cette penſée à dire que nos idées ſont en Dieu &
qu'elles ne peuvent être les modifications d'un eſprit créé ? Ne s'enſuit-
il pas de-là que nos idées ſont Dieu lui-même ?

Suivant le P. *Bouhours* (*x*), l'infortuné Philoſophe *Abélard* ſe fon-
dant ſur ces paroles de S. *Paul* que *nous voyons maintenant par un miroir
& en énigme* (*y*), a fait de l'expreſſion de l'Apôtre une hypothéſe ſinguliere. Il prétend que le malheureux amant d'*Héloïſe* penſoit que tous les
hommes avoient un miroir dans la tête, que les eſprits groſſiers avoient
un miroir tout terni, & que les eſprits ſubtils en avoient un fort écla-
tant & fort net qui leur repreſentoit très-diſtinctement les objets (*z*). Le
P. *Bouhours*, pour donner un air de vraiſemblance à ce ſentiment, ajoute
qu'il vouloit dire ſans doute que » la bile mêlée avec le ſang formoit
» dans le cerveau une eſpéce de glace polie & luiſante à laquelle la mé-
» lancolie ſervoit comme de fond «. Le commentaire eſt digne du texte.
Cependant le P. *Bouhours* ne fait qu'expoſer ici ſa propre doctrine, car
il avoit dit plus haut (*pag.* 207) en ſe demandant d'où viennent les qualités du bel eſprit. » Elles viennent, dit-il, d'un temperament heureux
» & d'une certaine diſpoſition des organes : ce ſont des effets d'une tête
» bien faite & bien proportionnée ; d'un cerveau bien tempéré & rempli

(*s*) La Recherche de la vérité, par N. *Malebranche*
Prêtre de l'Oratoire de Jeſus. *Paris* 1762, en 4. vol.
in-12. tom. 3. part. 2. chap. 6.
(*t*) Voyez le Livre des vraies & des fauſſes idées
contre ce qu'enſeigne l'Auteur de la Recherche de la
vérité, par M. Antoine Arnaud Docteur de Sorbonne.
vol. in-8°. imprimé à Rouen. 1723.
(*u*) Dictionnaire Critique. Article *Democrite*,
note P.
(*x*) Entretiens d'Ariſte & d'Eugene, par le P. Bouhours Jéſuite. in-4°. Paris. 1671. Entretien 4. *Le bel
eſprit.* pag. 209.
(*y*) *Videmus nunc per ſpeculum in ænigmate.* Epiſtola
1. beati Pauli ad Corinthios. cap. 13. verſ. 12.
(*z*) Nous avons parcouru les œuvres d'*Abélard*,
& nous n'y avons pas trouvé la doctrine biſarre qu'on
lui ſuppoſe. *Petri Abelardi Philoſophi & Theologi,
Abbatis Ruyenſis & Heloïſæ conjugis ejus, primæ
paracletenſis abbatiſſæ opera edita à Franciſco Am-
bœſio equite &c. Pariſiis.* in-4°. de 1200 pages.

» d'une substance délicate ; d'une bile ardente & lumineuse, fixée par
» la mélancolie & adoucie par le sang. La bile donne le brillant & la
» pénétration ; la mélancolie donne le bon sens & la solidité ; le sang
» donne l'agrément & la délicatesse.... Ces humeurs, toutes matérielles
» qu'elles sont, disoit un Philosophe Platonicien, font les beaux génies ;
» de même à-peu-près que les vapeurs de la terre font les foudres &
» les éclairs. Ce qui veut dire que les esprits du sang & de la bile s'allu-
» ment dans le cerveau ainsi qu'une exhalaison chaude s'enflamme dans
» une nuë froide & humide : que les esprits allumés répandent dans la
» tête cette *splendeur seche* qui rend l'ame sage. & intelligente , selon
» *Héraclite :* que comme entre les choses corporelles il n'y a rien qui ait
» moins de matiere & plus de vertu ; qui soit plus pur & plus animé
» que ces esprits, la flamme qui en sort, est la plus subtile, la plus vive
» & la plus ardente qui soit dans la nature ; que c'est cette flamme qui
» éclaire la raison & qui échauffe l'imagination en même tems ; que c'est
» elle qui rend visibles à l'ame les espéces des choses , & qui lui fait voir
» tous les objets dans leur jour : en un mot, que c'est à la lueur de ce
» beau feu que l'entendement découvre & contemple les vérités les plus
» obscures ; & c'est peutêtre ce feu qui brille dans les yeux des per-
» sonnes spirituelles , & qui les distingue des gens stupides, dont les
» yeux mornes & sombres marquent assez qu'ils n'ont dans la tête qu'un
» feu noir & obscur, plus propre à offusquer l'ame, qu'à l'éclairer «.
Nous sommes du sentiment du Pere *Bouhours* qui traite peu après ces
idées, de belles visions. Il ne sait si les rêveries des Poëtes ne méritent
pas autant de créance que les idées de ces Philosophes.

M. *Collet,* dans une Thése qu'il soutint aux ecoles de Médecine de sentiment de M. Collet.
Paris, le 27 Janvier 1763, prétend qu'il y a dans le cerveau une fibre
destinée pour chaque idée (&). Au premier examen de ce sistême on pourroit s'imaginer qu'il faudroit que le cerveau fut immense & qu'il contint
une infinité de fibres. Ce seroit une erreur. De même que par l'arrangement des notes de musique on peut former une infinité d'airs , de
même aussi on peut obtenir une infinité d'idées avec un très-petit nombre de fibres. Pour concevoir cette hypothése ; partagés les fibres du cerveau en deux classes, l'une représentera les sujets, & l'autre les attributs.
La fibre de la premiere classe représentera tous les sujets du même genre,
& la fibre de la seconde classe donnera tous les attributs du même genre.
Ainsi pour tous les hommes il n'y aura qu'une seule fibre , de même
que pour tous les cailloux une seule fibre, &c. Ainsi il n'y aura qu'une
seule fibre pour toutes les espéces de choses blanches, noires , &c. Par
la simple vibration simultanée d'une fibre de chaque classe, on aura une
idée du genre & de la différence, & l'ame aura une connoissance exacte
de chaque chose. Par ce moyen on évite la confusion dans les idées,
de même qu'on évite la confusion dans les sensations, en admettant dans

_____

(&) *Ergò sua est in cerebro cuique ideæ fibra.* | nal économique du mois de Juin 1763.
Nous avons rendu compte de cette Thése dans le Jour- |

chaque organe un grand nombre d'autres petits organes propres à tranſmettre chaque ſentiment approprié à l'organe général. Le nerf optique
ſort du cerveau diſtingué en pluſieurs petits filets qui ſe raſſemblent
enſuite en un ſeul faiſceau , pour parvenir à la cavité orbiculaire de
l'œil : là il s'épanouit en pluſieurs filets pour former la rétine. La vi-
ſion ſe fait de telle ſorte, que chaque filet nerveux reçoit le rayon de
lumiere qui lui eſt deſtiné , ſans être ému par aucun autre. Chaque filet
reçoit l'impreſſion de la couleur dont il doit tranſmettre la perception à
l'ame , ſans être ébranlé par la couleur qui ne lui eſt pas propre. S'il y
a deux couleurs il y aura deux filets ébranlés ; s'il y a trois couleurs il
y aura trois filets ébranlés , ainſi de ſuite. Il ne faut pas pour cela admettre
dans l'œil une infinité de filets nerveux, il ſuffit qu'il y en ait autant
que de couleurs ſimples & primitives.

    A cette doctrine M. *Collet* ajoute encore que les ſenſations internes ſe
font par les vibrations des fibres ſupérieures des corps cannelés , tandis
que les ſenſations externes ſe font par les oſcillations des fibres inférieures des mêmes corps. Les premieres ſont occaſionnées par la volonté &
l'empire de l'ame qui pouſſe les eſprits animaux contre la fibre qui doit
repréſenter l'objet. Les ſecondes ſont occaſionnées par le reflux des
eſprits, reflux produit par l'action des objets ſur les organes. Quoique
cette hypothéſe ſoit aſſez ſimple , il reſtera toujours un grand nombre
d'objections auxquelles il ſera difficile de répondre. Nous ne voyons pas
pourquoi l'ame ne ſe formeroit pas plutôt l'idée elle-même , que de lancer
les eſprits animaux contre la fibre qui doit repréſenter l'objet : car , pour
en agir ainſi , il faut ſuppoſer dans l'ame la connoiſſance de cet objet
qu'elle veut que telle fibre lui repréſente : or ſi l'ame a cette connoiſſance , le méchaniſme ci-deſſus indiqué devient ſuperflu.

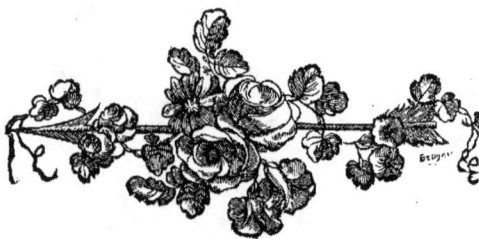

CHAPITRE III.

DU RAISONNEMENT.

LE Raisonnement est *un acte de l'entendement par lequel nous compa-*
rons deux idées. Suivant cette définition, il est aisé de distinguer le
raisonnement de toutes les autres opérations de l'ame. Dans l'imagination nous avons plusieurs idées, il est vrai; mais elles ne sont pas encore absolument unies ensemble, ou absolument séparées. Dans le jugement on compare aussi deux idées; mais on les joint à une troisieme
qui en doit faire connoitre les rapports.

   C'est pour n'avoir pas bien distingué toutes ces opérations entre elles,
que les Physiologistes ont traité immédiatement du jugement après l'imagination, confondant le raisonnement avec le jugement. C'est pour
cette raison que les Logiciens ont tort de traiter du sillogisme entier
quand ils parlent du raisonnement; puisqu'il faut que le jugement y
entre pour tirer la conclusion. De-là le défaut de méthode des Philosophes
qui placent dans leurs traités le raisonnement après le jugement. Nous
raisonnons toujours avant de juger (*a*), & s'il nous arrive quelquefois de
juger de quelque chose sans raisonner dans l'instant, c'est que surement
dans un âge moins avancé nous avions raisonné sur cette même chose.
Au reste, il nous paroit dans l'ordre de la nature que l'on doive assem-
bler deux idées avant d'en réunir trois. Or dans le raisonnement il n'y a
encore que deux idées, & ce n'est que dans le jugement qu'on les compare avec une troisieme. Ainsi l'on ne doit pas être surpris si nous ne
gardons pas l'ordre des logiques ordinaires pour suivre celui des opérations de l'esprit.

   Le raisonnement dépend autant des diverses modifications de nos
corps, que les sensations & les idées. Aujourd'hui nous raisonnons d'une
façon sur une matiere, demain d'une autre. On ne doit pas rejetter cette
inconstance sur notre ame qui est toujours la même, & qui aime la vérité toujours une, mais sur la disposition de nos corps qui peut varier
tous les jours. On voit encore des personnes persévérer dans l'erreur,
s'imaginant de bonne foi suivre le parti de la vérité : sans doute que
si leurs ames étoient dégagées des liens dans lesquels elles se trouvent
embarrassées, elles quitteroient bientôt les tenebres pour suivre la lumiere; la disposition des organes se trouve telle, qu'elles croient avoir
l'évidence de leur côté. Ce point sera éclairci dans le troisieme Livre.

   En quoi consiste cette disposition ? C'est un problème qui n'est pas facile à resoudre. Notre ame est aussi aveugle sur l'exécution des opéra-

Définition & différence des autres opérations.

Erreur des Physiologistes & des Logiciens.

Le raison-nement dé-pend autant du corps que de l'ame.

_____

(*a*) Voyez là-dessus une Dissertation dans le Mercure du mois de Février 1743.

tions qui la font connoître , que sur l'exécution de celles qui la font
sentir. Semblable , en cette occasion , à l'œil qui voit tout & ne se voit
pas lui-même. En vain dira-t-on que l'ame a un commerce fort étroit
avec le corps, cela ne fait qu'augmenter notre surprise , & nous prouver le défaut de moyens que nous avons pour parvenir à toutes sortes
de connoissances.

ARTICLE I.

SENTIMENS DE DIVERS AUTEURS SUR LE MÉCHANISME DU RAISONNEMENT.

Sentiment
des Anciens.

EMBRASSERONS-nous le sentiment des Anciens tant Grecs que
Latins (*b*) & des Médecins Arabes, qui ont été tellement préoccupés sur le sujet des ventricules du cerveau , qu'ils ont pris les ventricules antérieurs pour le siége du sens commun , & destiné les posté-
rieurs à la mémoire , afin que le jugement , à ce qu'ils disoient, étant
logé dans celui du milieu put faire aisément ses réflexions sur les idées
qui lui viennent de l'un & de l'autre ventricule (*c*). Cette opinion n'est
fondée sur aucune preuve qui puisse engager à la croire. Il sembleroit
que le raisonnement , la mémoire & le jugement seroient des êtres
vraiment étendus que l'Auteur de la nature auroit placé dans différentes cavités , & qui joueroient leurs rôles selon le besoin. D'ailleurs, cette
belle cavité voûtée du troisieme ventricule où ils avoient logé l'ame
& établi le principe du jugement, ne s'y trouvant pas , on sent bien
quel fonds on peut faire sur le reste du sistême.

Opinion de
Willis.

Favoriserons-nous le sentiment de *Willis* que nous avons déja cité ,
qui place le sens commun dans le *corps cannelé* , l'imagination dans le
corps calleux , & la mémoire dans la *substance* corticale. Quel garant
peut nous donner ce savant Anatomiste que ces trois opérations se font
séparément dans les trois endroits qu'il leur destine. Il nous décrit le
corps cannelé comme s'il y avoit des raies dont les unes montent & les
autres descendent ; ce qui est absolument faux à l'inspection même,
puisqu'elles ont toutes la même direction. Ce que nous avons déja dit
de l'opinion précédente doit nous dispenser d'un examen plus détaillé de
cette hypothése.

Sistême de
Descartes.

Le célebre *Descartes* a donné un fameux sistême sur la *glande pinéale*,
qu'il fait pancher tantôt d'un côté , tantôt d'un autre pour nous donner
le pouvoir d'acquiescer à tel sentiment, ou de le reprouver (*d*). Quoique tout le méchanisme qu'il suppose soit fort ingénieux, il pêche par le

(*b*) Galenus , *lib. 3. de placitis cap. ultimo &*
libello de oculis. Ugo Senensis *in comment. ad artem.*
medicam Galeni , sub rubricâ de figurâ capitis.
Alphonsus Marescottus *in compendio medicinæ* D. Gre-
gorius Nyssenus *lib. 4. de virtutibus animæ. cap. 6.*
& 7. D. Nemesius *de naturâ hominis cap. 6.* Ant.

Zara *anatomia ingeniorum sect. 1. memb. 5.*
(*c*) Avicenna *fen. 1. primi doct. 6. cap. 5.* Averroes
in canticis lib. de Memoriâ & reminiscentiâ. Haly
Abbas *cap. 9. lib. 3. Theorices.*
(*d*) Des Passions de l'ame , par *René Descartes*,
part. 1. art. 31. ad. 45. vol. in-12. Paris 1664.

fondement en ne s'accordant pas avec l'anatomie des parties. *Sylvius* & *Stenon* l'ont fait voir très-souvent (*e*). Nous montrerons encore dans la conclusion de ce livre, que l'établissement du siége de l'ame dans la glande pinéale par *Descartes*, est purement idéal & gratuit.

ARTICLE II.

MÉCHANISME DU RAISONNEMENT.

Nous n'avons donc pas jusqu'à présent sur le méchanisme du raisonnement aucune opinion bien fondée. Il s'agit de découvrir maintenant quelque chose de probable qui s'accorde avec la structure de la machine humaine & qui soit conforme à la nature de notre existence. C'est ce que nous allons tâcher de faire après que nous aurons développé l'essence & l'origine du raisonnement.

Tous les raisonnemens sont composés par eux-mêmes, puisque ce sont des actes de l'entendement par lesquels on compare deux idées. Ainsi les idées soit simples, soit composées partant de trois principes, savoir des sens, de la réflexion & d'un principe combiné de ces deux premiers, il est évident que la différence intrinsèque des raisonnemens doit être prise d'une de ces trois classes selon que les idées en sortiront.

Raisonnemens naissent de trois sources.

I°. Les raisonnemens seront *sensibles* lorsqu'ils reconnoitront les sens pour principes. La disette des termes m'oblige de me servir d'un mot équivoque & inusité dans le sens où je l'emploie. Cependant je me crois autorisé par l'exemple de *Locke* qui appelle connoissance *sensitive* celle qui établit l'existence des êtres particuliers.

Nature des raisonnemens sensibles.

Les sens sont agités d'une façon plus ou moins vive ou avec la même vivacité. Ce qui fait que les *appréhensions* des objets ou les représentations qu'on s'en forme sont égales, ou inégales : car dans tout rapport on ne connoit que l'égalité ou l'inégalité. C'est pourquoi l'ame dans tous ses raisonnemens ne doit appercevoir que convenance ou disconvenance dans ses idées ; ou pour parler avec *Spinosa* elle ne doit appercevoir que des idées égales, c'est-à-dire celles qui sont conformes aux objets qu'elles représentent ; ou des idées inégales, c'est-à-dire celles qui ne sont pas conformes aux objets qu'elles représentent (*f*).

Ainsi lorsque raisonnant *sensiblement*, je dis *un lis blanc*, le sentiment que j'ai du lis & le sentiment que j'ai de la blancheur étant égaux, je les unis ensemble. En effet, les organes ébranlés par la présence du lait, de la neige & de plusieurs autres substances, m'ont fourni l'idée que je me suis fait de la blancheur. A l'aspect d'un lis, ou par la représentation que je m'en forme, mes yeux sont affectés de la même maniere que les auroient affecté les substances qui m'ont donné l'idée archétype de blan-

(*e*) Voyez le Discours de M. *Stenon* sur l'anatomie du cerveau à Messieurs de l'Assemblée de chez M. *Thevenot* en 1668. Il se trouve dans le cinquieme tome de l'Exposition Anatomique de M. *Winslow*.

(*f*) Voyez la Réfutation des erreurs de *Spinosa*, par M. *Le Comte de Boulainvilliers* pag. 92.

cheur. Ces fentimens font donc égaux ; je fuis donc obligé d'énoncer que le fentiment que j'éprouve par la préfence ou par la repréfentation que je me forme d'un lis eft égal au fentiment de blancheur. Voila tout le méchanifme de ce raifonnement, qui fait voir que l'ame n'y agit que par fon attention , & le corps par les différentes modalités qu'il a fouffert.

Le méchanifme eft le même lorfque les fentimens font inégaux, excepté que nous y joignons le figne de la négation, parce que l'inégalité n'eft autre chofe que la difconvenance, tandis que l'égalité eft la marque de la liaifon des idées. C'eft pourquoi lorfque je dis *un mets non falé*, c'eft la même chofe que fi je difois lorfque je goûte de ce mets, je n'éprouve pas la même fenfation que celle que je reffens lorfque je mange du fel. Ce qui forme deux fenfations, ou, fi vous voulez, deux idées différentes & inégales entre elles qui ne peuvent pas fe joindre.

De tout ceci nous tirerons une conféquence qui étonnera d'abord ; c'eft que tous les raifonnemens qui partent des fens ne peuvent pas être faux. Tous les raifonnemens *fenfibles* font vrais pour parler fuivant la précifion la plus exacte (g). Le raifonnement fenfible eft l'acte par lequel nous comparons deux idées intimes & actuelles. Or il n'y a nulle idée fauffe , comme nous l'avons démontré ; or le rapport de convenance & de difconvenance dans les fenfations, eft toujours évident & ne peut jamais être faux. En effet fi l'on a actuellement l'idée *de blanc* & l'idée *de noir*, il eft impoffible de ne pas appercevoir que ce font deux idées différentes : or appercevoir qu'une idée eft, ou n'eft pas une autre idée , c'eft raifonner jufte. Donc il n'y a pas de raifonnement *fenfible* faux. Ce qui s'accorde parfaitement avec notre théorie, ou nous ne concevons que des rapports d'égalité ou d'inégalité dans les ébranlemens des organes. Ce qui correfpond également à la liaifon ou à l'oppofition des idées. Ces rapports font intimes , actuels & exiftans ; il eft donc impoffible qu'ils foient faux. Cette vérité paroit tenir un peu du paradoxe, mais étant bien réfléchie, elle approche de l'évidence des chofes qui nous font le mieux connues.

II°. Les raifonnemens feront *réfléchis*. Autre expreffion auffi obfcure que celle que nous avons employé en parlant des raifonnemens *fenfibles*. Elle ne fignifie ici qu'une union, ou une défunion des idées particulieres fournies par la réflexion. Nous avons le pouvoir d'analifer & de compofer nos idées par la contemplation & l'attention qui nous eft propre. Si nous nous livrons à l'analife , nous nous formons des idées générales & abftraites. Si au contraire après avoir diftingué plufieurs idées, nous ne les confiderons que comme faifant une feule notion, c'eft ce qu'on nomme finthéfe, ou compofition des idées. L'analife & la finthefe font abfolument néceffaires à des efprits bornés comme les nôtres. Toutes

marginal note: Les raifonnemens fenfibles font vrais.

marginal note: Nature des raifonnemens réfléchis.

(g) Voyez les Principes du Raifonnement expofés en deux logiques par le P. *Buffier* Jefuite , *fecond exercice*, *pag.* 398. Ce favant Logicien donne encore plus d'étendue que nous à ce principe ; car il l'affirme de tous les raifonnemens , ce qui n'eft pas notre fentiment.

nos

nos premieres idées font particulieres, & les moyens qui fervent à nous les reveiller font fucceffifs. Elles demandent tour-à-tour l'attention de notre ame pour être diftinguées & enfuite être énoncées par des fignes particuliers. Tout cela demande beaucoup de tems, & il feroit à craindre que la vivacité d'une impreffion n'en fit oublier une plus foible, outre le défordre qui regneroit dans un auffi grand détail. C'eft par le fecours de ces opérations que l'on renferme dans un feul mot ce qui n'auroit pu entrer dans un long difcours fans confufion. On en voit un exemple fenfible dans l'ufage qu'on fait des termes de *fubftance*, *d'efprit*, *de corps*, *d'animal*, *d'êtres*, &c. Ne pouvant confiderer que peu d'idées à la fois, nous fommes obligés d'en rapporter plufieurs fous une même claffe.

Suivant ce que nous venons de dire, les raifonnemens *réflechis* ne different des raifonnemens *fenfibles*, qu'en ce que l'ame guidant fon attention fur plufieurs idées particulieres, les raffemble & les défunit felon qu'elles font liées ou oppofées entre elles. Pour en connoitre le méchanifme, il fuffit de confiderer le nombre de modifications que reçoit notre être, la confcience que nous en avons, & l'attention qu'a notre ame à rapporter les mêmes modifications fous un même genre, ou à les divifer en efpéces, afin de les reconnoitre par tout fans mêlange & fans confufion.

Quelle eft la certitude des raifonnemens réflechis.

Si l'analife & la finthéfe ont de grands avantages pour nous guider au milieu d'une multitude d'idées particulieres, elles ont auffi un grand inconvénient, fouvent elles peuvent nous induire en erreur : car par la premiere il peut arriver que nous ne diftinguions pas, ou que nous ne divifions pas nos notions autant qu'elles doivent l'être. On paffe légerement fur les plus petites différences que l'on croit devoir négliger, & il arrive la même chofe que celle qui fe rencontre dans un calcul où l'on a négligé les fractions ; ce calcul eft faux. Par la feconde, les notions fe raffemblant par un plus grand nombre d'endroits que nous ne penfons, il eft à craindre que nous n'en prenions plufieurs pour une feule.

A ces raifonnemens *réflechis* nous en joindrons d'autres qui font du même ordre, & qui font d'un ufage très-fréquent dans le cours de la vie. Ce font ceux qui ont des tems différens pour bafe. Souvent on compare les circonftances préfentes avec les circonftances paffées, afin d'en tirer des conféquences pour l'avenir : car le raifonnement femblable à l'imagination fur laquelle il eft toujours fondé, roule également fur le paffé, le préfent & l'avenir. Comme il eft une comparaifon, & que toute comparaifon ne peut fe faire qu'entre deux termes, il eft naturel qu'on raifonne d'un paffé qu'on n'a pas vû quelquefois, par les faits préfens, & qu'on raifonne fur les évenemens futurs par les évenemens foit paffés, foit actuels. C'eft une efpéce d'analogie qui a un certain degré de certitude dans la morale & dans l'hiftoire, ou plutôt c'eft une véritable analogie qui fert à expliquer un grand nombre de phénoménes dans la Phy-

G

fique, & à tenter un traitement particulier dans les maladies difficiles & insolites.

III°. Les raisonnemens, seront *mixtes*, c'est-à-dire qu'ils dériveront des sensations & de la réflexion. Nous ne nous contentons pas de connoitre simplement les faits & leurs circonstances; nous en appellons au tribunal de la réflexion qui en cherche les causes & les conséquences. Peu contente de connoitre ce qu'elle voit, elle veut encore connoitre ce qu'elle ne voit pas. De-là elle donne dans les conjectures, elle fabrique des hypothéses & invente des sistêmes. De-là vient que souvent elle s'égare, qu'elle prend les apparences pour la réalité, & que les raisonnemens *mixtes* sont les moins certains de tous. Un méchanisme composé des deux méchanismes antécédens, donnera un méchanisme moyen, qui exposera suffisamment la nature des raisonnemens *mixtes*, & en fera voir toutes les propriétés. Nous nous dispensons de l'exposer ici pour éviter les répétitions, & conséquemment l'ennui d'une méthode trop séche & trop scrupuleuse.

C'est par l'assemblage de tous ces raisonnemens que l'on compose les discours. La Rhétorique donne des regles pour les distribuer, les prouver, les orner, aussi bien que des moyens pour l'invention : desorte que le raisonnement dans le sens des Rhéteurs, est une opération de l'ame par laquelle on arrange les preuves dans l'ordre où elles doivent être pour mettre en évidence la vérité, ou le vraisemblable, pour porter un jugement droit & tirer une juste conclusion, pour convaincre les autres des sentimens dont l'on est pénétré. Cet art est plein d'adresse, de subtilités & de beautés. Souvent il engage à croire comme vraies, des choses qui ne sont qu'idéales, ou illusoires. Nous ne nous arrêterons pas dans un aussi vaste champ ; nous aimons mieux faire voir l'utilité qui peut résulter de nos principes : car toute innovation doit paroitre suspecte lorsqu'elle n'est accompagnée d'aucun avantage, ou que ses résultats sont de peu de conséquence.

Dans la premiere classe des raisonnemens, c'est-à-dire dans la classe des raisonnemens *sensibles*, se trouvent renfermés tous les arts méchaniques, la Physique expérimentale, l'Anatomie, la Botanique, la Chymie, les Mathématiques & toutes les sciences qu'elles contiennent, telles que l'Algébre, la Géométrie, la Musique, &c. Toutes ces connoissances partent immédiatement des sens, & portent avec elles un caractere d'évidence auquel il n'est pas possible de se refuser. Leur existence est réelle, palpable, & pour ainsi dire jointe à la notre. C'est pourquoi leur certitude est égale à celle de notre existence.

On doit placer dans la seconde classe la Logique qui est l'art de chercher la vérité ; la Théologie qui est la science des choses divines ; la Métaphysique cette sagesse qui abandonne les corps pour ne s'occuper que des êtres insensibles. Ayant fait voir que nous pouvions nous tromper dans les raisonnemens *réflechis*, on peut conclure que les connoissances qui en dépendent ne sont pas à l'abri de l'erreur. Ce n'est plus ici l'évidence qui diffipe tous les doutes par fa préfence ; c'eft l'opinion, la foi, la raifon qui donnent toute la certitude à ces réflexions. De-là toutes les difputes pour & contre, toutes les fectes qui ont partagé l'empire des fciences dont nous venons de parler, & toutes ces fpéculations dont il s'agit de démontrer la vérité.

La Phyfique rationelle doit être rangée dans la troifieme claffe des raifonnemens, auffi bien que la Morale & la Médecine. L'expérience eft la bafe de toutes ces connoiffances, & la réflexion un architecte habile qui en fait le fondement de plufieurs édifices. Mais la nature, quoique conftante dans fes loix, ne laiffe pas que d'être variée dans fes productions ; ainfi l'efprit humain peut être trompé par les reffemblances. Il fe trouve mille exceptions qu'il n'apperçoit pas. Trompé de ce côté-là, il compte davantage fur la variété & l'inconftance des chofes. Point du tout, c'eft la même regle, c'eft la même caufe qui produit deux effets oppofés, comme on peut le voir dans le mouvement qui eft en même tems le principe de la vie & de la mort. Ce n'eft pas que nous refufions toute certitude aux connoiffances que nous venons de nommer ; elles font fondées fur certaines vérités qui conduifent à des probabilités, & ces probabilités engagent à une croyance qui tient lieu de l'évidence par tout où elle nous eft refufée.

Cette diftinction des raifonnemens quoique inconnue jufqu'à préfent, doit paroitre d'autant plus utile, qu'elle empêche de confondre les chofes, & qu'elle met chaque connoiffance à fa place. Elle nous indique auffi le degré de certitude que chaque fcience peut avoir, & elle coule comme d'elle-même des fources d'où failliffent les idées, ainfi que nous l'avons fait voir précédemment. Ce qui démontre la connexion de nos principes, & par conféquent leur vérité.

Avantages de cette divifion.

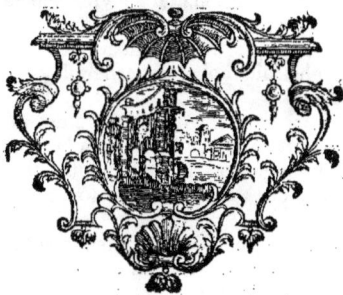

CHAPITRE IV.

DU JUGEMENT.

APRÈS avoir assemblé deux idées, on les compare à une troisieme qui en fait connoitre précisement les rapports. Elle nous les fait sentir ou comme étant les mêmes, ce que nous manifestons en liant ces idées par le mot *est*, ce qu'on appelle *affirmer ;* ou bien comme n'étant pas les mêmes, ce que nous manifestons en les séparant par ces mots *n'est pas*, ce qu'on appelle *nier*. Cette opération est ce qu'on nomme *juger. Ainsi le jugement est un acte de l'entendement par lequel, moyennant une troisieme idée, nous trouvons le rapport qu'il y a entre deux autres idées.*

Par les mêmes raisons que nous avons apporté pour prouver que l'imagination & le raisonnement appartenoient autant au corps qu'à l'ame, nous pouvons aussi faire voir que le jugement dépend de l'action réciproque de ces deux substances. En effet s'il arrive quelque dérangement dans le cerveau, l'esprit se trouve aliéné ; on avance mille absurdités, mille extravagances. La stupidité, le délire, la folie nous en fournissent des preuves plus que suffisantes.

Vous le conclurez d'autant plus aisément que vous ferez attention aux observations du Professeur *Meckel*, qui sur des expériences réitérées attribue les dérangemens de la raison à la gravité spécifique du cerveau diminuée (a). Il résulte de ses observations que la substance médullaire des personnes mortes dans leur bon sens est plus pesante, que celle des animaux, & celle des animaux plus pesante que celle des fous à intervalles lucides, ou toujours furieux. Il est vraisemblable que cette gravité spécifique du cerveau dépend de la quantité ou de la qualité du liquide qui arrose la pulpe corticale ou médullaire, ce qui lui donne plus ou moins de mollesse, plus ou moins de sécheresse, & par conséquent plus ou moins de pesanteur.

Les jugemens suivant exactement la nature des raisonnemens, doivent être *affirmatifs* ou *négatifs*. C'est-là la division la plus étendue qu'ils puissent avoir. Ces mêmes jugemens soit affirmatifs, soit négatifs, seront ou *sensibles*, ou *réfléchis*, ou *mixtes* selon la source des raisonnemens dont ils sortiront.

Dans tout jugement *sensible*, les trois sentimens, c'est-à-dire les trois mouvemens organiques qui fournissent des idées, peuvent être égaux. L'égalité étant le signe de l'affirmation, nous sommes nécessités de juger affirmativement. De-là la premiere regle générale du sillogisme. Toutes

---

(a) Ces Observations ont été lues à la rentrée de donné l'extrait dans le Journal économique du mois l'Académie Royale des Sciences de Berlin. On en a d'Octobre 1766. pag. 471.

les fois que les deux extrêmes font joints avec le moyen, on doit conclure affirmativement. Nous proposerons un exemple pour pousser jusqu'à la démonstration ce que nous avançons sur l'espéce de jugement dont il est ici question. *Ces instrumens, diroit-on, sont d'accord, puisqu'ils rendent les mêmes tons ; & en finissant le syllogisme, or ils rendent les mêmes tons, donc ils sont d'accord.* Voici trois notions : l'idée d'instrumens, celle d'accord qui peut appartenir aux instrumens, & celle de la nature de l'accord qui est de rendre les mêmes tons. Or ces trois notions forment trois impressions égales. En effet l'impression de l'accord est identique avec celle de rendre les mêmes tons, & cette derniere est exactement unie à des machines dont le propre est de rendre les tons que nous avouons être les mêmes. Il falloit donc juger affirmativement comme nous avons fait.

De-là l'on voit que le jugement peut être renfermé dans une seule proposition ; & nous croyons pouvoir soutenir que toute proposition est un jugement. Nous n'avons achevé notre syllogisme que parceque cette maniere de juger des choses est la plus claire, la plus parfaite & la plus évidente. Ce n'est pas que nous rejettions les autres manieres de décider : on parvient également à la vérité par l'induction, l'exemple, le dilemme, la gradation & l'enthimême dont il est inutile d'examiner ici les propriétés.

Il arrive encore dans les jugemens *sensibles* que deux sentimens sont inégaux, & que le troisieme sentiment est inégal à un de ces sentimens inégaux entre eux ; ou bien ce qui revient au même, deux sentimens sont égaux & un troisieme sentiment est inégal relativement aux deux premiers. Le tout bien examiné, on doit juger négativement puisque l'on apperçoit de l'inégalité. De-là nait la seconde regle générale du syllogisme. Toutes les fois qu'un terme se trouve joint avec le moyen, & que l'autre terme s'en trouve séparé, l'on conclut négativement ; parce que lorsque de deux choses l'une peut être associée à une troisieme, & que l'autre peut en être séparée, il suit qu'elles ne sont pas unies ensemble. Nous ne voyons rien dans cette regle qui ne s'accorde exactement avec le méchanisme que nous venons d'indiquer. Les exemples peuvent en faire sentir toute la vérité. Supposons que quelqu'un dise, *Pour que la rose blesse ceux qui la cueillent, il faut qu'elle ne soit pas sans épines : or elle blesse souvent ceux qui la cueillent ; donc elle n'est pas sans épines.* On s'apperçoit bien que le sentiment qu'on a de la blessure n'est pas égal à celui de rose, mais qu'il est égal à celui d'un instrument qui pique. A cause de cette inégalité, la conclusion a dû être négative.

Enfin dans les jugemens *sensibles* deux sentimens peuvent être inégaux & le troisieme tout à fait dissemblable de ces deux premiers. Ce troisieme sentiment qui devoit servir à connoitre les rapports des deux premiers, ne donnant aucun terme de comparaison, nous ne pouvons rien conclure. De-là se tire la troisieme regle générale des syllogismes. Toutes les fois que les deux extrêmes se trouvent séparés du moyen terme, on

Des Jugemens sensibles négatifs.

Dans quel cas on ne doit porter aucun Jugement.

ne doit rien conclure; parce que de ce que deux chofes font féparées d'une troifieme, il ne s'enfuit pas qu'elles foient jointes, ou défunies. Un exemple rendra fenfible ce point de doctrine. Suppofons que l'on dife *les lis ne font pas bleus, parce que les rofes ne font pas bleues.* Voici trois fentimens inégaux entre eux, celui du lis, celui de la couleur bleue, & celui de la rofe : on ne peut donc pas conclure ni que les lis foient bleus, ni que les lis ne foient pas bleus.

Des Jugemens réflé- chis.

Il en eft de même des jugemens *réfléchis* que des jugemens *fenfibles*, ils fuivent la même marche, font aftraints aux mêmes regles, & ne peuvent en être fouftraits fans conduire à l'erreur. Toute la différence qui fe trouve dans ces jugemens, c'eft qu'ils font portés fur des propo- fitions générales, complexes & compofées, tandis que dans les jugemens *fenfibles* les propofitions font fingulieres, particulieres & fimples. Il faut donc dans les jugemens *réfléchis* prendre garde davantage aux propo- fitions énoncées, à ne pas changer leur nature dans la fuite du raifon- nement, & à obferver les préceptes déja donnés.

Des Juge- mens mixtes.

Les jugemens *mixtes* font des actes combinés des jugemens précédens. Ils retiennent la même nature des raifonnemens mixtes, & en empruntent par conféquent toute leur certitude. Souvent il s'y mêle quelque paffion qui fait hafarder bien des chofes qui ceffent de paroitre vraies lorfque la paffion eft éteinte. Souvent auffi on porte ces jugemens fur le témoi- gnage de gens que l'on croit incapables de tromper; mais qui ont mal vû, ou qui enflent tout dans leur récit. Quelquefois l'on eft d'un fenti- ment contraire pour contredire, d'autres fois c'eft pétition de principe, ou faute de bien comprendre ce qui eft avancé. En un mot plufieurs caufes peuvent engager à porter de faux jugemens, quoiqu'ils foient rangés fous les loix les plus exactes de la Logique. Il y a un grand nom- bre de remedes pour combattre chacune de ces caufes, mais il eft diffi- cile de les appliquer dans le moment qu'ils font néceffaires. C'eft ainfi que les loix les plus fages que la Médecine a fait pour conferver les corps, font celles qui font les plus négligées. Un effain de maladies vient-il fondre fur nous? on temporife. Le mal augmente; on a recours aux médicamens, mais le moment de guérir eft paffé.

Des goûts.

On rapportera à cette claffe *les goûts différens qui font des détermina- tions pour choifir entre différens objets.* En effet le goût, dans le fens mo- ral, eft en même tems un jugement & un fentiment. C'eft un jugement, puifque pour donner le véritable prix aux chofes, n'être pas éblouis par de faux brillans, écarter tout ce qui peut tromper & féduire; il faut raifonner & juger. C'eft un fentiment, puifque l'on eft déterminé parce qu'on eft touché par les bonnes chofes, qu'on eft bleffé par les mauvaifes, & que le plus fouvent on fe décide par les rapports que les chofes ont avec notre organifation, ce qui forme les goûts particuliers à chaque fens, à chaque individu, à chaque nation, à chaque claffe du peuple; ce qui forme les bons & mauvais goûts, les goûts finguliers & bifarres, les caprices.

C'eſt ſur cette diſtinction des jugemens que nous fondons leur évidence, leur certitude & leur probabilité. Il n'y a point de jugemens plus
évidens que les jugemens *ſenſibles*, ſurtout lorſque nous jugeons des êtres
par rapport à nous. Il n'en eſt pas de même lorſque nous décidons de la
nature & des propriétés des êtres : ces déciſions peuvent être fort incertaines, parce qu'alors elles deviennent des jugemens *mixtes* dont on
doit ſouvent douter.

Les jugemens *réfléchis* doivent auſſi être regardés comme fort certains
lorſqu'ils émanent de l'attention que nous apportons à nos idées. Mais les
notions abſtraites qu'on ſe forme des êtres ſont elles ſi ſimples qu'on en
conçoive toujours les différences ſpécifiques ? les notions complexes qu'on
a des choſes ſont elles ſi claires que chaque membre de leur compoſition
ſe préſente tout-à-coup à la conſcience ? l'attention qu'on apporte à
ſes idées n'eſt-elle jamais détournée par quelque cauſe ? qui pourra l'aſſurer, & ne pas conclure avec nous que ces jugemens ſont moins évidens que les jugemens *ſenſibles*, puiſque dans ces derniers il ne s'y rencontre pas les mêmes inconvéniens.

Les jugemens *mixtes* ſont les moins certains de tous. Ils procedent ſouvent des paſſions, de l'opinion, de la crédulité, du goût & de pluſieurs
autres motifs qui donnent une apparence de vérité aux choſes fauſſes,
qui paroiſſent démontrer ce qui n'eſt que douteux, & qui annoncent
comme poſſibles des choſes qui ne peuvent exiſter.

A l'égard des jugemens *univerſels*, *communs*, & *particuliers*, comme ils
ne dépendent que des propoſitions ſoit *univerſelles*, ſoit *communes*, ſoit
particulieres, leur différence tombe ſur la nature des propoſitions énoncées. Ce qui n'entre pas dans le deſſein de cet ouvrage ; ainſi nous paſ-
ſerons tout de ſuite à la mémoire dont on parle ordinairement après
les opérations ci-devant décrites.

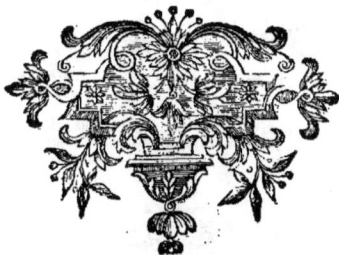

CHAPITRE V.

DE LA MÉMOIRE.

Définition de la Mémoire.

LA Mémoire est la *faculté de reconnoitre les images déja reçues par les sens, ou reproduites par l'imagination.* Elle est donc toujours postérieure ou au sentiment, ou à l'imagination. Elle n'en differe que par la *reconnoissance*, ou l'action de reconnoitre que telles perceptions ou telles idées ont été déja produites.

La Mémoire appartient autant au corps qu'à l'ame.

Il ne seroit pas moins absurde de douter que la mémoire dépend des organes corporels, qu'il seroit ridicule d'affirmer que les autres opérations de l'ame n'en dépendent pas. *Rondelet* rapporte dans ses ouvrages (a) un exemple bien frappant, & qui convainc absolument de la méchanique de cette opération. Un jeune homme reçut un coup violent à la tête. Guéri de sa blessure, il ne se ressouvint d'aucunes des choses qu'il avoit apprises ; de sorte qu'il fut obligé une seconde fois d'apprendre les élémens des sciences. On dit la même chose d'un certain *Messala Corvinus* (b) habile Orateur qui oublia jusqu'à son nom par un coup qu'il reçut. *Cristophe De Vega* raconte qu'un Franciscain perdit tellement la mémoire par une fiévre aigue, que quoiqu'il fut avant habile Théologien, il ne connoissoit plus les lettres, & avoit oublié même le nom des choses qui lui avoient été le plus familieres (c). Ce phénoméne arrive quelquefois à la suite des fiévres malignes & de fortes attaques d'apoplexie. La peste décrite par *Thucidide* ôtoit la mémoire, & effaçoit tout souvenir du passé dans ceux qui en échappoient (d). *Galien* a vû de son tems le même effet causé par une fiévre pestilentielle (e). *Lucrece* fait aussi mention de ce phénoméne dans cette belle description qu'il donne de la peste qui regna à Athenes (f).

(a) Guillelmi Rondeletii *opera medica.* append. cap. 21. pag. 314.
(b) Plinius nat. hist. lib. 7. cap. 24.
(c) *De arte medendi* lib. 3. cap. 30. Voyez la trad. de toute la Med. pratique de M. *Jean Allen.* tom. 2. chap. 3.

(d) Lib. 2. bell. pelopones.
(e) Lib. quod animi mores corporis temp. sequantur cap. 5.
(f) *Atque etiam quosdam cepere oblivia rerum cunctarum, neque se possent cognoscere ut ipsi.* De rerum nat. lib. 6. sub fin.

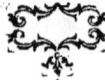

ARTICLE

A R T I C L E I.

SENTIMENS DE DIVERS AUTEURS SUR LE MÉCHANISME DE LA MÉMOIRE.

L A nature du méchanifme que nous reconnoiffons dans la mémoire, n'eft pas auffi évidente que fon exiftence. Tous ceux qui ont tâché de le dévoiler jufqu'à préfent, ont embraffé ou des fiftêmes peu fatisfaifans , ou des frivoles conjectures.

Les uns en effet s'imaginent que chaque chofe que nous connoiffons, laiffe un portrait gravé dans notre cerveau, & que dans les chofes apprifes de fuite tous ces petits portraits s'arrangent comme une pile d'eftampes chez les Imagers ; deforte que quand on leve le premier, on trouve le fecond deffous, & le troifieme fous celui-ci ; ainfi de fuite jufqu'au dernier. Nous avons vû combien cette fuppofition de tableaux étoit ridicule lorfque nous avons parlé des idées. Il y auroit en vérité une finguliere confufion dans le cerveau s'il recevoit tous les jours des miniatures de tout ce qui l'environne. Que feroit-ce au bout d'un an ? que feroit-ce au bout de dix années. *Siftême des portraits gravés dans le cerveau.*

D'autres, avec jufte raifon, peu fatisfaits de l'explication précédente, ont cherché à expliquer d'une autre maniere la faculté que nous avons de nous reffouvenir des chofes. Ils ont prétendu que les objets s'ouvroient feulement des paffages différens dans la fubftance du cervcau par le moyen des efprits animaux, & que toutes les fois que les efprits repaffoient dans ces canaux & fe rouvroient ces petits paffages, l'ame appercevoit la chofe par le moyen de laquelle ils avoient été ouverts la premiere fois. Suppofition auffi fauffe que la premiere : car fi les chofes étoient ainfi, le cerveau ne feroit plus qu'un crible. D'ailleurs, fi ces routes font dreffées par les objets en différens endroits de la fubftance du cerveau , comment les efprits feront-ils pour enfiler une route plutôt qu'une autre ? ces canaux ne perceront-ils jamais l'un dans l'autre ? Quel eft le guide qui, attentif à toutes les impreffions des objets, conduira les efprits , & leur diftribuera les quartiers où ils doivent fe creufer une route particuliere ? De plus l'impreffion des objets fera-t-elle affez forte pour forcer les efprits à s'ouvrir d'autres paffages que ceux que la nature a tracé elle-même ? *Malebranche* ce profond Métaphyficien qui en combattant l'erreur n'a pas toujours pû fe défendre des atteintes qu'elle porte à l'efprit humain, s'eft laiffé féduire par cette hypothéfe qu'il a embraffé fans doute fans en faire auparavant un férieux examen, & fur l'eftime qu'il pouvoit faire de ceux qui l'avoient inventé (g). *Siftême des différentes routes dans le cerveau.*

Duncan qui nous a laiffé un traité fur les fonctions de l'ame, n'a fait que commenter le fentiment de *Willis*. » La même ondulation d'efprits, *Opinion de Duncan.*

(g) Recherche de la vérité, tom. 1, liv. 2. chap. 5.

H

» dit-il (*h*), qui a causé la senfation dans *les corps cannelés* , caufe l'imagi-
» nation dans le *corps calleux ;* parce qu'elle y devient plus remarquable,
» & notre ame a une perception plus claire & plus parfaite. La mémoire
» n'étant qu'une imagination réitérée, il femble qu'il faudroit lui donner
» le même fiége , favoir *le corps calleux ;* cependant deux raifons prin-
» cipales engagent à croire que c'eft dans la fubftance cendrée que l'ame
» fe reffouvient des chofes ; l'une eft prife de fa fermeté & l'autre de
» fa fituation. Sa fermeté le perfuade , parce que les conduits qui fervent
» à la mémoire ne fauroient fe conferver & demeurer ouverts dans
» une fubftance mollaffe qui s'affaifferoit d'abord comme nous voyons
» que les caracteres qu'on imprime fur une boue fort détrempée ne font
» point de durée , au lieu qu'elle les conferve plus long-tems quand
» elle a acquis plus de fermeté & de confiftance. Sa fituation confirme
» encore dans ce fentiment , parce qu'étant la plus haute partie du cer-
» veau , les ondulations n'y parviennent pas , à moins qu'elles ne foient
» extraordinairement fortes. C'eft pourquoi nous ne nous fouvenons
» que des chofes qui ont frappé vivement nos fens «.

    Il fuffiroit de rapporter cette opinion pour la réfuter : car 1°. Nous
avons dit lorfque nous avons parlé du raifonnement , que c'étoit une
pure fiction dans laquelle, pour ainfi dire , les opérations de notre ame
perfonnifiées jouoient leur rôle fur des théâtres particuliers. 2°. Les ondulations des efprits animaux font encore un de ces jeux d'efprit qui
manquent de fondement. Elles ne pourroient fe faire ni dans les corps
cannelés , ni dans le corps calleux , ni dans la fubftance corticale ; les
fibres élémentaires de ces corps font trop rapprochées pour le permettre.
Il faudroit au moins indiquer les réfervoirs où elles pourroient fe faire.
3°. Qui pourroit comprendre que des ondulations prifes ftrictement felon leur propre fignification, fe faffent dans un canal, foient tranfmifes
dans un autre pour être enfuite communiquées à un troifieme ? Ce raifonnement paroit ridicule , & c'eft cependant ce que l'Auteur cherche à
perfuader, fi l'on fuit le fiftême depuis fon commencement jufqu'à fa
fin. 4°. On pourroit faire contre ce fentiment les mêmes objections que
celles qu'on a faites contre le fiftême précédent , & quelques autres opinions que nous avons déja examinées.

Hypothèfe
des Modernes
fur la Mé-
moire.

    Quatrieme hypothéfe , la plus vraifemblable, & adoptée de prefque
tous les Phyfiologiftes modernes. Ce font les plis & replis des petites
membranes du cerveau. Pour rendre ce fentiment plus plaufible , & donner la raifon de la différence notable de la mémoire qui fe rencontre dans
chaque âge , ils apportent la comparaifon d'un parchemin. Si , difent-ils,
le parchemin eft mouillé , il fe plie facilement ; mais fi l'on vient à l'é-
tendre , il ne garde aucune trace des plis précédens ; tels fommes-nous
dans l'enfance , nous apprenons facilement , & nous oublions de même.
Au contraire fi le parchemin a acquis un certain degré de féchereffe , on le

(*h*) Explication méchanique des actions animales, | *Paris* 1678. Voyez depuis le chap. 18, jufqu'au
par M. *Duncan* , Docteur en Médecine. *vol. in* 12. | chap. 23.

plie plus difficilement, mais il conferve l'empreinte des plis. De même dans l'âge viril l'on apprend difficilement, & l'on retient bien quand on a appris. Enfin fi le parchemin eft devenu dur & extrêmement fec, à peine pourra-t-on le plifer, & fi l'on en vient à bout, on ne pourra plus effacer les plis qu'il aura contracté. Telle eft la vieilleffe : à peine dans cet âge peut-on apprendre ; cependant fi à force d'exercice l'on retient quelque chofe, on ne l'oubliera jamais.

Réfutation de cette hypothèfe.

Tout ceci paroît d'autant plus captieux, que cela eft pris dans la nature des différens âges des hommes. Car dans la jeuneffe les humeurs font aqueufes & les fibres molles ; dans l'âge viril les humeurs font plus falines & plus fulphureufes, & les fibres ont une certaine confiftance ; dans la vieilleffe l'expérience fait voir que les fibres deviennent tellement roides, qu'elles perdent leur élafticité. Mais pefons les chofes attentivement : fi chaque objet imprime fon plis dans le cerveau, quelle confufion ! pour moi je la trouve la même que celle de ces petits portraits affemblés dans le cerveau. Cependant toutes nos idées fe reveillent les unes après les autres avec jufteffe & diftinction. D'ailleurs qu'elle eft la caufe qui empêcheroit un plis d'en effacer un autre ; je n'en vois aucune : & il me femble qu'il en peut être de même d'une membrane élaftique pliée en un certain fens, que de la lame d'un fleuret fauffée, qui, fi elle vient à être pliée du fens oppofé, reprendra fa premiere droiture. Pouffons les conféquences encore plus loin : un homme qui pendant vingt ans a vû, entendu, touché, &c, fe reffouvient de ce qu'il a vû, entendu ou touché. Cela pofé, je demande combien il faudroit de membranes dans le cerveau pour recevoir tous les plis ; ou du moins quelle immenfe membrane feroit capable de les recevoir ? Si vous me répondez qu'il y a un grand nombre de membranes dans le cerveau, je vous l'accorderai, mais quand bien-même tout le cerveau feroit membraneux, ce qui n'eft point, il ne pourroit pas y fuffire. Si vous me répondez que cette immenfe membrane fe trouve dans le cerveau ; comme elle eft fi grande on peut la voir, on peut la montrer. J'attens votre réponfe.

ARTICLE II.

MÉCHANISME DE LA MÉMOIRE.

CETTE route paroit d'abord épineufe & difficile à parcourir puifque de grands hommes s'y font égarés. Pour ne pas nous y perdre, faififfons bien ce que c'eft que la mémoire, & détaillons bien fes efpéces. Cet examen nous tiendra lieu du fil d'Ariane, qui nous conduira comme d'autres Théfées dans un labirinthe où les corps n'ont point d'accès.

Nature de la Mémoire.

La mémoire eft cette faculté de fe reffouvenir des chofes paffées, & la confcience intime de les avoir vû, entendu, ou touché. Elle eft mere ou fi l'on veut la compagne inféparable de toutes les opérations de l'entendement : car pour imaginer, ou fe former les repréfentations des objets en leur abfence, il faut fe reffouvenir des perceptions que nous en avons reçu par leur préfence ; pour raifonner & juger, c'eft-à-dire comparer deux ou trois idées enfemble, il faut fe reffouvenir de la premiere idée en la comparant avec la feconde, & fe reffouvenir de la premiere & de la feconde en les comparant avec la troifieme. L'imagination eft donc une efpéce de mémoire, & la mémoire une imagination réitérée. Souvent auffi la mémoire n'eft-elle que l'effet du raifonnement & du jugement comme nous en donnerons quelques exemples. Elle ne differe donc de toutes ces autres opérations de l'entendement qu'en ce qu'elle eft la confcience que nous avons déja reçu certaines impreffions en rappellant les fignes & les circonftances qui les accompagnoient. Confcience qui tient à notre exiftence : car fi vous changez cette maniere d'être actuelle par quelque chute grave, par quelque maladie qui attaque l'économie animale jufque dans fes fondemens, vous enlevez cette confcience, ou cette habitude de fe reffouvenir des chofes qui nous étoient les plus intimes. Mais cette confcience n'a pu être enlevée fans que toutes les autres opérations de l'ame n'ayent été également intéreffées, parce qu'elles font inféparables.

Le méchanifme de la mémoire ne peut donc être autre que celui de l'imagination, fouvent combiné avec celui du raifonnement & du jugement, c'eft-à-dire que c'eft toujours l'ébranlement des organes, ou les fenfations qui fourniffent les idées archétypes des chofes ; que par des caufes internes & fuffifantes, ou l'imagination, ces idées fe renouvellent fucceffivement ; que dans l'ordre de leur fucceffion ces idées font combinées ou diftinguées entre elles par le raifonnement & le jugement ; que l'attention qu'on apporte à cette fuite de perceptions qui fe fuccedent fans fe confondre, forme la mémoire ou la confcience intime de la progreffion de ces perceptions, de maniere qu'on reconnoit par une gradation exacte les antérieures des poftérieures.

Cette matiere qui étant ainfi préfentée, paroit abftraite & difficile, deviendra plus fenfible & plus aifée à faifir en faifant pour la mémoire la même diftinction que celle que nous avons faite pour toutes les autres opérations de l'entendement. Elle doit y être foumife, puifqu'elle eft de la même nature ; ce qui conftituera trois efpéces de mémoires, l'une *fenfible*, l'autre *réflechie*, & la troifieme *mixte*. La premiere fera ce qu'on appelle ordinairement *reffouvenir*, la feconde fera *réminifcence*, & la troifieme *mémoire* proprement dite.

Mémoire fenfible. Par *reffouvenir* ou *mémoire fenfible* nous entendons ce rapport continuel des fens, & cette facilité qu'on a de fe rappeller quelque chofe fans la participation de l'ame. Des exemples éclairciront ce fait. La vue a été frappée par un fpectacle qui fait horreur, tel que le fupplice effrayant d'un malfaiteur, la cataftrophe terrible d'une tragédie, l'affaffinat d'un parent, ou d'un ami, nous nous en reffouvenons fans ceffe. Ces images épouvantables nous fuivent par tout ; il n'y a que le tems, ou la diffipation qui puissent en effacer les tristes empreintes. Il en est de même des spectacles agréables, tels que fêtes publiques, bals, festins, promenades; on s'en ressouvient pendant longtems soit que l'on veille, soit que l'on dorme. Plus l'impression a été vive, plus elle est durable. Elle ne cesse, ou n'est amortie que par d'autres impressions subséquentes d'une nature différente.

L'ouie est susceptible d'impressions aussi durables, que la vue. Lorsque l'oreille a été frappée par des sons flatteurs on en conserve aisément le souvenir. Sans cesse on répete l'air qui a plu; souvent on le répete involontairement.

Tous les autres sens ont aussi leur mémoire particuliere. Les autres organes ont aussi une mémoire qu'on appelle *habitude*. On demande, par exemple, à un maître de violon un air dont il ne se ressouvient pas précisément; il prend alors son instrument, il s'étudie, ses doigts se placent d'eux-mêmes exactement sur les cordes & aux endroits justes qu'il faut toucher pour faire telles ou telles notes. Desorte que par le rapport mutuel des différens sons excités, nous entendons l'air que nous desirions. Il en est de même d'une personne qui sait la musique vocale. Le premier ton la met au fait de tous les autres qu'elle cherchoit. Un homme qui sait bien écrire, ne se souvient pas au juste dans quel endroit d'une lettre il doit former un plein, ou un délié. Il a recours à sa plume, prend son papier, forme la lettre, & remarque la situation des pleins & des déliés qui se trouvent exactement à leurs places. La mémoire des doigts est si exacte dans cette occasion que l'on conserve pendant toute sa vie le caractére d'écriture qu'on s'est formé pendant son enfance, caractére qu'on ne peut déguiser qu'après beaucoup d'efforts, & qu'avec beaucoup d'attention.

Or tout ceci ne s'opére que par la liberté avec laquelle s'exécutent les mouvemens des muscles qui servent à ces actions, & cette facilité ne s'est acquise que par des actes très fréquemment répétés. Quelle résistance en effet n'a point eû à vaincre dans sa main toute personne qui joue de quelque instrument à corde? Il a fallu accoutumer des doigts d'abord roides, à se plier sans effort; ensuite les poser avec justesse sur les cordes; enfin les écarter, ou les presser davantage pour marquer un dioze, ou un bémol; de-là passer à cette vivacité, cette netteté, ce goût avec lequel jouent les Amphions de nos jours. Il en est de même d'une personne qui apprend la musique vocale. Quelle fausseté dans les tons? quelle dureté dans les cadences? quelle irrégularité pour les mesures? mais par l'étude, l'exercice & l'habitude vous la verrez égaler les sirénes de notre siécle. Sans doute que pour surmonter les résistances, que pour franchir tous les obstacles, il a fallu que les muscles de la glotte & de la langue se soient pliés & repliés une infinité de fois dans les mêmes sens. De-là l'agilité, la diversité, le nombre, la précision de tous ces mouvemens.

Il est donc vrai que ce qu'on appelle *habitude* dans les membres &

dans les organes des fens n'eft autre chofe qu'une mémoire méchanique, & qu'il n'y a pas d'organe qui n'ait la fienne propre. Nous allons rapporter un fait qui fera voir évidemment que chacune de ces habitudes peut fubfifter, ou être détruite indépendamment des autres avec lefquelles elle paroit faire un tout indivifible. Un Procureur de la Cour nommé *Enaut* devint paralitique de tous fes membres (*i*). Après avoir été guéri de cette paralifie univerfelle, fa langue feule fe trouva fans mouvement. Il refta dans cet état avec cette circonftance que quoiqu'il n'eut jamais perdu la mémoire, ni l'habitude d'aucune autre chofe, il lui fut impoffible cependant d'écrire d'autre nom que le fien, & de former d'autres lettres que celles qui compofent *Enaut* qu'il écrivoit en long caractére comme on a coutume de figner.

De la Mémoire réfléchie.

La *réminifcence*, ou la mémoire *réflechie* eft celle qui paroit ne dépendre que de la volonté. Telle eft la faculté par laquelle on fe rappelle un difcours qu'on a appris, lorfqu'il s'agit de le réciter. Par l'agitation des efprits & du fang, par leur cours naturel, par le battement des vaiffeaux, il fe paffe en nous des mouvemens qui réveillent & augmentent la force tonique des organes. Alors l'ame ayant fait attention à l'ordre dans lequel ces mouvemens fe font paffés, prend garde à l'ordre dans lequel ils fe font dans l'inftant : deforte qu'elle diftingue l'impreffion qui étoit antérieure & celle qui doit être poftérieure ; ce qui détermine quelles idées doivent précéder & celles qui doivent fuivre. On prononcera donc ce difcours fuivant l'arrangement des mots, des phrafes, des nombres, &c, qu'il convient, en un mot tel qu'il fe trouve écrit fur le papier.

Voici encore un exemple de mémoire *réflechie* plus compliquée, & qui prouve combien l'imagination, le raifonnement & le jugement aident à cette efpéce de mémoire. On s'informe à quelqu'un dans quelle année eft arrivé tel événement. Il fait attention aux fenfations les plus vives & les plus durables qu'il a pû éprouver alors. Parmi une multitude de perceptions excitées à l'occafion des caufes nommées ci-deffus, il n'en trouve pas une feule qui ait plus de rapport avec le fait fur lequel on le queftionne, que celle qui réveille en fon ame l'idée de claffe. Il prononcera qu'alors il étoit encore écolier lorfque la chofe s'eft paffée ; de-là il conclura qu'il y a bien tant de tems que le fait qu'on lui demande eft arrivé. Suppofons encore que cette perfonne veuille dire précifément dans quelle année ; il faut qu'elle faffe attention une feconde fois à fes idées, pour favoir dans quelle claffe elle étoit. Ce qu'elle pourra faire en combinant diverfes perceptions, choififfant les unes, rejettant les autres ; après quoi elle déterminera le tems certain dans lequel l'événement s'eft paffé. De tout ceci l'on peut voir aifément que le raifonnement ne contribue pas peu à la mémoire ; qu'à l'égard du tems il faut certaines époques pour fixer l'attention ; que cette mémoire du tems eft une efpéce de calcul.

(*i*) Journal de Médecine, *Avril* 1686. *Article* 4. *pag.* 22.

La mémoire *mixte*, ou la mémoire proprement dite, eſt celle qui eſt en partie indépendante & en partie dépendante de la réflexion. Nous diſons que cette mémoire eſt en partie indépendante de la réflexion. En effet la vie animale conſiſte dans l'action continuelle des ſolides ſur les fluides, & la réaction des fluides ſur les ſolides; deſorte que les orga-nes des ſens ſont émus ſans ceſſe; & que l'on pourroit dire que l'homme pendant toute ſa vie n'eſt pas peut-être un moment ſans avoir des per-ceptions: Beaucoup de Philoſophes ſont de ce ſentiment (*k*). C'eſt de-là auſſi que procéde cette mémoire que nous avons lorſque nous rêvons, lorſque nous regardons un objet déja vû, ou qui par ſa liaiſon, ſa cor-reſpondance, ſa reſſemblance avec un autre, nous en rappelle le ſou-venir. Il en eſt de même des autres ſenſations, c'eſt-à-dire de l'odorat, du goût, du toucher, &c.

Le ſang étant continuellement agité par les pulſations du cœur & le battement des artéres, il n'eſt pas étonnant que les nerfs ſoient ébranlés pendant le ſommeil de la même maniere qu'ils ont été ébranlés pendant la veille. Ainſi dans les ſonges il nous ſemblera converſer avec nos amis, nous rencontrer avec eux dans les promenades, nous divertir à la cam-pagne, &c. Souvent ces ſonges ſeront extravagans ſelon les divers rap-ports des mouvemens excités dans les organes. Tantôt les idées que nous avons d'un royaume ſe joignant avec les idées que nous avons de nous-mêmes, il nous ſemblera être Rois. Tantôt les idées d'or, de châteaux, de palais magnifiques ſe reveillant en nous, il nous ſemblera être riches, habiter de ſuperbes demeures, &c. Toute cette méchani-que explique ſuffiſamment le premier fait.

A l'égard du ſecond, par la préſence d'un objet déja vû, il ſe fera ſur le nerf optique des mouvemens pareils à ceux qui ont déja excité quelques émotions dans l'ame. Ayant déja reçu cette impreſſion, on con-clura qu'on a déja vû cet objet. Si c'eſt un objet ſemblable, ou qui a quelque rapport à celui qu'on a vû, l'ame y fera attention à cauſe des impreſſions ſemblables. Ainſi elle pourra penſer à l'objet qui a de la reſſemblance avec le dernier; ou bien, par exemple, entendant parler de richeſſes, on a tant de fois attaché cette idée complexe à l'idée ſim-ple de l'or & de l'argent, que nous pourrons penſer à l'or, ou à l'argent.

Nous avons dit auſſi que cette eſpéce de mémoire étoit en partie dépendante de la volonté, parce que nous ne pouvons pas conclure que nous voyons un objet pour la ſeconde fois, ſans y faire réflexion, comme on vient de le voir dans le ſecond exemple. Cette réflexion vient de la conſcience que nous avons de l'exiſtence antérieure d'un être qui eſt le même nous. C'eſt cette conſcience qui eſt le fondement de l'expérience & de la réflexion. Sans elle chaque inſtant de la vie nous paroîtroit le premier de notre exiſtence, & toutes les facultés de l'en-tendement ſe réduiroient à une premiere perception.

(*k*) *De Cartes* eſt, je crois, le premier qui l'ai | l'homme par *Louis De la Forge*, Docteur en Mé-
avancé. On peut voir là-deſſus le Traité de l'Eſprit de | decine. *chap.* 6.

Conséquen-
ces de ce que
nous avons
avancé.

Les conféquences les plus utiles qu'on puiffe tirer de tout ce que nous avons dit dans ce chapitre, font 1°. que pour bien comprendre ce que c'eft que la mémoire, il faut la divifer en fes efpéces. 2°. Qu'en général elle eft une attention aux mouvemens préfens dans l'économie animale, lefquels ont été autrefois excités. 3°. Qu'elle eft fouvent accompagnée de l'imagination, du raifonnement, & du jugement, & que ces actes de l'entendement correfpondent en nature à celle de la mémoire. 4°. Que pour toutes les efpéces de mémoire il faut qu'il y ait dans les organes une action tonique, une difpofition à l'irritabilité. 5°. Que notre fiftême eft pris dans la nature, fans qu'il puiffe jamais y avoir aucune confufion, & fans admettre dans le cerveau des chofes qui n'y font pas. De plus par ce méchanifme on rendra compte facilement des principaux phénoménes de la mémoire, comme on va le voir.

Etats de
la Mémoire
dans les diffé-
rens âges.

C'eft un fait que les enfans ont beaucoup de mémoire. Les fibres des enfans font délicates & le battement des artéres eft plus fréquent & plus fort proportionnellement que dans l'âge viril. De-là cette facilité, cette promptitude, cette énergie des fibres à fe mouvoir. Dans l'âge viril les fibres font beaucoup plus fortes & le battement des artéres n'y correfpond pas par fa force, ou fa viteffe. De-là la mémoire moins prompte. Dans la vieilleffe les fibres font fi roides, qu'à peine fouffrent - elle quelque ébranlement. Auffi fe trouve-t-il peu de mémoire dans les vieillards.

Différens
caractères de
la Mémoire.

Nous voyons tous les jours des mémoires *promptes*, ou *lentes*, des mémoires *heureufes*, ou *infidéles*. Deux de ces caractères de la mémoire peuvent-être réunis enfemble ; c'eft-à-dire que la mémoire peut être *prompte & heureufe*, *prompte & infidéle*, *lente & heureufe*, *lente & infidéle*.

Elle fera *prompte* dans une difpofition organique comme celle de la jeuneffe. Elle fera *lente* dans une conftitution approchante de celle des vieillards. Elle fera *heureufe* plus les ofcillations feront fortes ; elle fera *infidéle* lorfque les ofcillations feront foibles. La mémoire portant un double caractere, elle dépendra alors de deux caufes. Si elle eft *prompte & heureufe*, les fibres feront délicates & leurs vibrations vives ; fi elle eft *prompte & infidéle*, les fibres feront délicates, mais leurs vibrations ne feront pas affez marquées. Si elle eft *lente & heureufe*, les fibres quoique fermes, recevront une quantité de mouvement proportionnée à leur rigidité. Si elle eft *lente & infidéle*, outre que les fibres feront inflexibles, la quantité du mouvement fera moindre qu'il ne faudroit pour vaincre une telle réfiftance.

SECONDE

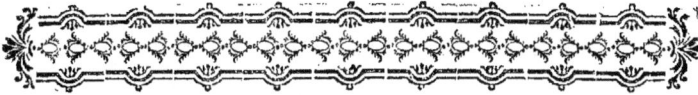

SECONDE PARTIE.

DE LA VOLONTÉ.

Dans quel sens on parle ici de la Volonté.

Nous ne parlerons pas ici de la Volonté comme d'une faculté libre qui fait notre mérite, ou notre démérite envers Dieu; notre juſtice, ou notre injuſtice envers les hommes ; les devoirs, ou les fautes envers nous-mêmes. Ces matieres ſont réſervées aux Théologiens les plus éclairés, & ce n'eſt pas à nous d'entrer dans un ſanctuaire où la vérité ſe voile pour éprouver notre raiſon. Mais nous parlerons de la Volonté comme d'une faculté qui cede aux deſirs, ou qui les reprime ; qui donne la naiſſance ou la mort aux paſſions; qui cherche, ou qui fuit la vertu.

Toutes ces parties de la volonté étant les ſources où l'eſprit puiſe ce qu'il a de plus ſolide & de plus brillant, nous ne pouvons nous diſpenſer de faire voir la part qu'y prennent nos corps, afin d'établir par la ſuite des principes inconteſtables qui feront de nouveaux moyens pour completter notre ſiſtême.

La Volonté dépend également de nos corps que de nos ames.

Qu'on ne s'y trompe pas, la volonté n'eſt pas moins méchanique que l'entendement. Je veux me mouvoir; le mouvement ſuit de près la volonté, ſi rien ne bleſſe l'organiſation de mon corps. Je veux réfléchir, les idées s'offrent en foule à mon imagination. Je veux me rappeller les idées que j'ai déja eues, ma mémoire m'obéit. Toutes ces fonctions ne s'exécutent que par de ſimples mouvemens qui ſe paſſent dans l'économie animale, comme nous venons de le dire. Il n'en eſt pas de même lorſque les organes ſont viciés : c'eſt en vain que je voudrois agir. Malgré toute la force de ma volonté je ne puis remuer mon bras dans la paralyſie. Mon ame n'eſt plus maîtreſſe dans les convulſions. L'empire de la volonté eſt détruit : & exiſte-t-elle elle-même cette volonté dans de certaines maladies, comme dans l'apoplexie, dans la léthargie, dans l'épilepſie ? Nous ne pouvons pas ſeulement agir, penſer, nous reſſouvenir, bien loin de vouloir.

Il eſt donc certain que dans ſon eſſence la volonté appartient à l'ame : mais que par les loix qui uniſſent les deux ſubſtances hétérogenes de notre être, elle dépend auſſi de nos corps. La volonté conſiderée ſous ce point métaphyſique, n'eſt pas d'un uſage fort étendu dans les ſciences, comme nous le dirons Liv. III. Partie II. Ses avantages ſont bien plus grands conſiderée comme ſource des vertus & des paſſions. Nous n'en traiterons donc que ſous ce ſimple titre.

1

CHAPITRE PREMIER.

D E S,   V E R T U S.

A-T-ON bien connu jufqu'à préfent la nature de la Vertu ? C'eft un problême à décider. La Vertu, dit *Ariftote* (*a*), confifte dans le milieu. Elle eft le milieu même, dit *Horace* (*b*) & les deux extrêmités font vices. En eft-on plus favant après de telles définitions, & en découvre-t-on mieux le principe éloigné de toutes les vertus ? Si l'on écoute *Ciceron*, nous fommes perfuadés que l'on fera encore plus fatisfait de fa propre ignorance fur cette matiere, que de l'éclaircilfement que cet habile Orateur prétend donner. *Virtus*, dit-il, (*c*) *eft habitus per modum naturæ rationi confentaneus*. Aurons-nous recours aux figures ? Les uns nous ont repréfenté la Vertu fous la forme d'un cube, pour nous montrer la fermeté du Sage dans fes bonnes actions. Les autres nous l'ont dépeint fous l'hiérogliphe d'une fphére, pour donner à entendre que de même que tous les points de la circonférence tendent à un centre, de même toutes les actions doivent être comme autant de rayons qui partent du vrai bien, & qui doivent fe terminer au vrai bien. Mais ces allégories laiffent toujours quelque obfcurité après elles ; par l'allufion on fait illufion à l'efprit, & le raifonnement trouve toujours un vuide qu'il voudroit remplir. Peu contens de ce qui a été dit jufqu'alors fur une matiere qui intéreffe tant le cœur & la félicité de l'homme, nous allons propofer en peu de mots nos conjectures, avertiffant cependant que nous ne donnons pas notre fentiment comme une décifion formelle, mais comme les réflexions d'un homme qui cherche la vérité.

Nous difons donc que la vertu en général eft *le défir de perfévérer dans fon être, fubordonné à la raifon, ou aux loix divines & humaines.*

Le *défir* eft un enfant de la volonté, & n'eft pas la volonté même. La volonté eft *une faculté générale & libre qui nous porte vers les objets ;* le défir au contraire eft *un effort particulier qui nous porte vers tel objet, ou à telle action, par une détermination précife.*

Ce *défir* eft commun à tous les hommes. Il veulent tous être heureux. Epineufes difficultés, éminens dangers, rien ne peut les arrêter pour trouver leur félicité. Mais par quel autre moyen peuvent-ils la trouver que par la recherche du bien & la fuite du mal ; ce qui n'eft qu'une feule & même chofe : car qui cherche le bien fuit le mal ; qui fuit le mal

---

(*a*) *Eft ergo virtus mediocritas quædam.* de mori-
bus lib. 2. cap. 5. *Mediocritas autem feu medium eft
duorum vitiorum.* ibid. cap. 6. vid. etiam. Eudemio-
rum lib. 2. cap. 3.
   (*b*) *Virtus eft medium vitiorum & utrinque re-
ductum.*

*Eft modus in rebus, funt certi denique fines
Quos ultra citraque nequit confiftere rectum.*
Sat. 1. lib. 1. v. 106.
   (*c*) Lib. 2. Rhetor.

cherche le bien ? or quel eſt ce bien que tous les hommes déſirent ? ſi ce n'eſt quelque choſe qui lui ſoit eſſentiel, de coexiſtant avec lui, & d'auſſi longue durée que lui. Or le déſir de la perſévérance dans ſon être, ou la tendance à ſon bien être, ce qui revient au même, renferme toutes ces qualités. Il ſe rencontre dans tout ce qui vit avec quelque connoiſſance de ſoi-même, ou avec ſentiment. Il n'y a donc pas de principe plus étendu, & il eſt dans l'eſſence de l'homme (*d*).

Les hommes ne peuvent ſe repréſenter le néant, puiſqu'il n'a aucune propriété ; or s'ils pouvoient avoir quelque idée de leur deſtruction, ils auroient quelque idée du néant ; ce qui ne peut être, puiſque tout eſt poſitif & réel dans l'exiſtence de l'homme & dans celle de cet univers. Cette idée de l'exiſtence étant ſi intime à la nature de l'homme, forme en lui le déſir de la perſévérance dans ſon être : ce déſir de la perſévérance dans l'être étant produit par l'idée de l'exiſtence, il doit durer autant que ſa cauſe ſubſiſtera. Donc dans un être qui connoit ou qui ſent, le déſir de la conſervation & du bien-être eſt coexiſtant avec lui, & lui eſt eſſentiel. Donc la deſtruction répugne à ſa nature ; donc l'exiſtence ou la perſévérance dans l'être eſt le plus grand bien de l'homme & ſon premier déſir.

Nous avons ajouté que ce déſir de la perſévérance dans ſon être, devoit être ſubordonné à la *raiſon*, aux *loix*, ou à la *Religion*. Sans cela tous les hommes & tous les animaux ſeroient vertueux, puiſqu'ils tendent tous à leur conſervation. Sans cela les vertus ne ſeroient point diſtinguées des paſſions, puiſqu'elles ont le même principe générique, comme on le verra plus bas. La différence eſt que le déſir de la perſévérance dans l'être, qui produit les paſſions, n'eſt dirigé que par les ſenſations.

Si nous portons notre vûe plus loin, nous appercevrons dans nos corps le méchaniſme qui occaſionne le déſir en général, & nous découvrirons pourquoi les pierres & les métaux ſont inſenſibles, tandis que tout ce qui reſpire a des déſirs. Les fibres des corps vivans tendent toutes à un certain état. Sont-elles trop tendues ou trop relâchées ? la douleur, ou le mal aiſe qui ſe fait ſentir, avertit du dérangement qui ſe

Chap. 2. de cette 2. part.

Méchaniſme général du déſir.

(*d*) Il ſe rencontre ſur cette queſtion une multitude incroyable d'opinions. *Ariſtippe*, *Epicure*, *Eudoxe*, *Philoxene* & tout les *Cyrénéens*, mirent le *bien* dans la volupté. *Caliphon* & *Decomachus* crurent qu'il n'exiſtoit que dans la volupté jointe à l'honnêteté. *Carnéade* & *Jérôme Gordien*, *in rebus à naturâ primogenitis*. *Diodore* le plaça dans l'accroiſſement. *Théophraſte* dans la fortune ; *Alcidamus*, *Herilus* & les diſciples de *Socrate*, dans la ſcience. Suivant *Apollonius* & *Pomponius* les peuples qui habitoient dans la Norique le faiſoient conſiſter dans la joie & la laſcivité ; *Platon* & *Plotin* dans l'union ; *Bianes Prienus* dans la ſageſſe ; *Bion* & *Boriſthenes* dans la prudence ; *Thales* de Milet dans la connexion de ces deux vertus ; *Pittacus* de Mitilene dans les bonnes actions ; *Ciceron* dans la liberté ; *Périandre* de Corinthe & *Lycophanes* dans le pouvoir, le repos, les richeſſes, la ſanté & les honneurs. En un mot, d'autres plus intelligens, qui regardoient comme une erreur de mettre ſon bonheur dans les choſes périſſables de ce monde & dans les affections de nos corps, l'attribuerent à la vertu & aux puiſſances de notre ame. Tel eſt le ſentiment de *Pythagore*, d'*Ariſton*, d'*Empédocle*, de *Cléante*, de *Démocrite*, de *Denys* le Babylonien, d'*Antiſthène*, d'*Hécaton*, de *Poſſidonius*, de *Zenon* & des *Stoïciens*. Tel eſt auſſi le ſentiment d'*Ariſtote*, *lib.* 1. Ethic. cap. 7. lib. 1. magn. moral. cap. 10. & lib. 3. polit. cap. 3. *Varron* a compté près de trois cens opinions ſur ce qui faiſoit la félicité de l'homme en cette vie. Serois-je aſſez heureux pour avoir trouvé la vérité, tandis que tant d'habiles gens ſe ſeroient trompés : je n'oſe m'en flater ; mais il y a tout lieu de croire que j'ai approché le plus près du but.

I ij

paſſe. Il n'y a donc que ce certain état qui puiſſe plaire ; il n'y a donc que celui-là de déſirable ; & c'eſt préciſément celui qui tend à la perſévérance de l'être.

Voici, ſi nous ne nous trompons, le nœud qui embarraſſoit tant de Philoſophes, enfin coupé. Le même principe qui engendre les vertus, engendre auſſi les paſſions. Nous portons ce principe dans notre ſein ; il eſt né avec nous ; il eſt inſéparable de notre nature, & ne peut finir qu'avec nous. Mais cette matiere ſera encore plus éclaircie, ſi nous entrons dans le détail.

Matieres qu'on ſe propoſe de traiter dans ce chapitre.

Nous exiſtons, nous ſommes attachés à notre exiſtence, on médite ſur les moyens de la conſerver, voilà *la Prudence* : on écarte avec courage les moyens qui pourroient la détruire, voilà *la Force*. Pour obtenir ce qui eſt dû à cette exiſtence on rend aux autres tout ce qui leur appartient, voilà *la Juſtice* ; on emploie avec diſcrétion les moyens qui tendent à ſa conſervation, voilà *la Tempérance*. On appelle ordinairement *Cardinales* ces quatre vertus principales auxquelles toutes les autres vertus morales ſe rapportent. Elles ne ſont, comme on voit, que les branches du déſir dont nous venons de parler : car ſelon notre propre définition, il n'y a qu'une ſeule & unique vertu qui eſt le déſir de l'être ſubordonné à la raiſon ou à la Religion, lequel change de nom ſuivant les différens objets auſquels il s'applique.

ARTICLE I.

DE LA PRUDENCE.

Définition & nature de la Prudence.

LA Prudence *eſt un déſir qui tend à nous faire choiſir tous les moyens jugés capables de ſervir à la conſervation de notre être.* C'eſt par elle que nous mettons notre vie à l'abri des inſultes de nos ennemis, que nous conſervons les biens qui ſervent à entretenir notre vie, que dans la ſociété nous ne nous confions qu'à nos amis ; c'eſt-à-dire à des gens auſquels nous croyons que notre exiſtence eſt auſſi précieuſe que la leur.

Diviſion de la Prudence.

Il y a trois parties dans la Prudence, dit *Ciceron* (e) ; ſavoir l'Entendement, la Mémoire & la Prévoyance. C'eſt auſſi ce que vouloient nous apprendre les Anciens dans leurs Fables (f). Par l'*Entendement* nous voyons ce qui ſe paſſe ; par la *Mémoire* nous ſavons ce qui s'eſt paſſé ; par la *Prévoyance* nous appercevons ce qui ſe paſſera.

Par l'entendement concevez ici l'attention que l'ame fait à ſes perceptions actuelles ; par la mémoire concevez cette conſcience qu'elle a

---

(e) *Lib.* 1. *ad* Herennium.

(f) Ils regardoient Apollon comme le Dieu de la Prudence, & ils le repréſentoient aſſis ſur un trépied ſous lequel étoit couché un ſerpent qui eſt le ſymbole de la Prudence. (*Eſtote prudentes ſicut ſerpentes.* S. Matth. cap. X. v. 17. *Vide* S. Aug. quæſt. 8. *ſuprà* Matth, S. Hyeronim. & S. Chryſoſt.

ſuprà Matth.) Ce ſerpent avoit trois têtes : l'une de chien, pour nous marquer la mémoire des choſes paſſées ; l'autre de lion, pour déſigner l'entendement ; enfin la troiſieme de loup, pour repréſenter l'attention à tout ce qui peut arriver. *Vide* Macrobium *in* Saturnal. cap. 20.

d'avoir reçu déja ces perceptions. Si elle combine entre elles ces perceptions paſſées & préſentes & qu'elle en porte un jugement pour l'avenir, cette concluſion doit être regardée comme la prévoyance même: car conſiderant ce qui s'eſt paſſé & ce qui ſe paſſe comme les deux prémiſſes, elle conclura ce qui pourra arriver. Il faut donc un bon raiſonnement & un bon jugement pour être prudent. Comme la jeuneſſe eſt l'âge de l'imagination, & non pas celui du jugement qui eſt réſervé pour un âge plus mur, on ne doit pas être ſurpris ſi la jeuneſſe eſt peu prudente.

La prudence étant donc le réſultat des opérations de notre entendement, & les opérations de l'entendement étant modifiées ſuivant l'état de nos organes, on voit clairement dans nos principes la part que prennent nos corps dans la prudence. Au reſte ſi l'on doutoit encore que les corps contribuaſſent à l'exercice de cette vertu, il ſuffit pour s'en convaincre d'examiner les effets du vin qui, pris dans une trop grande quantité, jette l'ame dans une eſpece d'ivreſſe. Dans cet état purement phyſique, qu'eſt devenue la prudence ? Elle ne peut s'être évanouie que par ce que les organes ont ſubi une ſenſible altération & une diſpoſition contraire à celle qui étoit requiſe pour l'exercice de cette vertu. La prudence dépend donc autant d'un méchaniſme corporel, que d'une réflexion & d'une intelligence propres à l'ame.

Preuve que la Prudence dépend autant de nos corps que de nos ames.

ARTICLE II.

DE LA FORCE.

L A Force *eſt un déſir qui nous fait mettre en œuvre les moyens que la Prudence a choiſis pour la conſervation de notre être.* Avec elle on ne s'effraye de rien ; on attaque, on ſe défend & l'on eſt toujours ſûr de remporter la victoire. Maître de tout, grand, généreux, invincible, on ſe ſuffit à ſoi-même. Content de ſa propre grandeur, on mépriſe tout, dignités, honneurs, richeſſes, ignominie, pauvreté, la mort même.

Définition & nature de la Force.

Qu'on ne s'y trompe pas, le mépris de la mort part auſſi du déſir de la perſévérance dans ſon être. Je dis plus, car je ſoutiens que ce ſentiment univerſel a toujours exiſté dans ceux-mêmes qui l'ont étouffé par violence, & qui ont procuré leur deſtruction par un ſentiment qui paroit contraire à ce déſir. En effet, ceux qui ſe ſont donnés la mort à eux-mêmes, regardoient la vie comme leur plus grand mal ; ils fuyoient donc le mal pour chercher le bien. Or nous avons vû que la tendance à ſon bien être étoit la même choſe que le déſir de la perſévérance dans ſon être. Quant au mépris de la mort, il peut être fondé ſur l'impoſſibilité de l'anéantiſſement de l'être. La mort ne peut anéantir ni l'ame ni le corps. Ce qui eſt ſpirituel & matériel même eſt impénétrable à ſes coups. L'immortalité de l'ame eſt fondée ſur des preuves convaincantes, indépendamment des révélations de la foi. A l'égard du corps, ce feroit une erreur en bonne Phyſique de s'imaginer qu'il eſt anéanti lorſ-qu'il eſt détruit. Il n'y a donc pas de mort dans la nature (g), puiſque la mort ne peut pas avoir de priſe ſur les eſprits ni ſur la matiere.

Méchaniſme de la Force. Mais lorſque vous voudrez connoitre le méchaniſme de la force & la part qu'y prennent nos corps, ne la conſiderez pas ſous une ſeule ac-ception. Elle ſe préſente ſous deux faces qui ne ſont pas moins avanta-geuſes quoiqu'elles ſoient abſolument différentes : car tantôt elle eſt la *valeur* qui repouſſe l'injure avec zêle & vivacité, tantôt elle eſt la *pa-tience* qui ſouffre l'injure avec fermeté, & conſtance.

La *valeur* conſiderée comme élévation de ſentiment paroit plus appar-tenir à l'ame qu'au corps, & on la nomme *magnanimité.* Cependant elle dépend d'une certaine mobilité des fibres, & des impreſſions que l'ame reçoit en conſéquence de cette mobilité. Pluſieurs cauſes phyſiques peu-vent rendre les fibres plus mobiles : l'étude, l'éducation, les exemples, les leçons, &c, occaſionnent cet effet. Auſſi l'expérience nous fait elle voir tous les jours qu'il n'y a guéres de perſonnes vraiment magnanimes, que celles que l'étude a élevées audeſſus des préjugés, que l'éducation à miſes audeſſus du vulgaire, & que la naiſſance a placées au milieu des exemples les plus frappans de généroſité.

La *valeur* qui eſt ce courage qui nous fait attaquer avec hardieſſe l'ennemi, ſuppoſe beaucoup de vigueur dans les organes. C'eſt la con-noiſſance, ou plutôt la conſcience de cette vigueur, & la confiance qu'on y met qui rend hardi & brave. Alors on ne regarde plus comme difficile d'attaquer un homme qu'on préſume devoir terraſſer. C'eſt la force phyſique qui a fait donner le nom à la *force* au ſens morale, & la bonne ſanté, ou conſtitution robuſte qui a donné le nom à la valeur. Plus on examinera de près la nature du courage, plus on verra que la premiere bravoure vient de la ſupériorité des forces du corps. L'animal qui eſt foible eſt toujours craintif, & n'a de reſſources que dans la ruſe. Un enfant, ou un héros languiſſant peuvent être mis en équilibre pour le courage. Les gens d'eſprit ne ſont pas toujours les plus braves, comme nous le dirons par la ſuite. Ils ont des corps foibles & délicats; tandis que ce ruſtre qui a des membres robuſtes & accoutumés à la fatigue, ne craint pas de s'expoſer aux coups, dans l'eſpérance qu'ils ne détruiront pas ſon exiſtence, ou qu'il ſaura les parer en prévenant ſon ennemi.

Lorſque cette vigueur du tempérament n'eſt pas naturelle, il faut qu'elle ſoit empruntée d'ailleurs; il faut que quelques cauſes phyſiques ſuppléent par leur préſence à ce qui manque à la fougue du ſang & à l'état athlétique du corps. Le vin, l'eau-de-vie, la poudre à canon, l'opium, inſpirent une telle bravoure aux François, aux Allemands, aux Hollandois & aux Turcs, qu'elle leur fait affronter les plus grands pé-rils : or il eſt certain que toutes ces choſes augmentent la circulation &

(g) *Scilicet huc reddi deindè, ac reſoluta referri* Virgilius *Georg.* lib. 4.
Omnia : nec morti eſſe locum, &ç.

la rarefcence du fang. Tant que cet effet dure, le même fentiment perfifte. Mais bientôt après les parties du fang fe rapprochent, leur mouvement fe ralentit. Si ces liqueurs ou ces drogues ont été prifes en trop grande quantité, un engourdiffement général fe fait fentir, le froid & le fommeil s'emparent de tout le corps, & au lieu de cette vigueur & de cette force, on ne voit plus qu'un cadavre que l'enfant le plus timide fouleroit aux pieds.

La *patience* qui eft cette force de fupporter avec fermeté les peines, les injures, l'adverfité, les infirmités, eft fille de la raifon. Elle nait de plufieurs idées fimples qui prennent leur origine des fens & de la réflexion. Nous renvoyons à ce que nous en avons dit en parlant de l'imagination.

ARTICLE III.

DE LA JUSTICE.

Définition & nature de la Juftice.

L A Juftice *eft un défir qui nous engage à faire perfévérer toutes les chofes dans leur être par la réflexion feule de notre exiftence.* Cette vertu eft une tacite convention de la nature & le lien de la fociété. Elle eft l'origine d'une infinité d'utilités ; elle eft l'arbitre de la paix & l'accompliffement de toute la loi, puifqu'elle fait rendre tout ce qui eft dû à Dieu, aux hommes & à nous-mêmes.

Aimez Dieu par deffus toutes chofes, dit la loi, *& votre prochain comme vous-même (h).* L'amour de Dieu ne devroit pas être un commandement pour les hommes, mais un devoir légitime auquel ils font aftraints par l'effence même de la juftice. Dieu eft le principe de leur exiftence & de la perféverance dans leur être. Ils fe rapprochent donc continuellement de ce principe par la pente naturelle qu'ils ont à perféverer dans l'être, & c'eft lui qu'ils adorent dans leur confervation. C'eft pourquoi S. Paul foutient avec raifon qu'il n'y a qu'une feule loi qui eft *d'aimer fon prochain comme foi-même (i).* Or, fi l'amour de foi-même eft la mefure de l'amour qu'on doit à fon prochain, il eft donc vrai qu'il faut commencer par s'aimer foi-même avant de réflechir cet amour fur d'autres, c'eft-à-dire qu'il faut que le défir de notre exiftence foit antérieur au défir de la confervation des autres : car fi nous ceffions d'exifter, ou que nous ne priffions aucun goût à l'exiftence, nous n'aurions ni aucun défir, ni aucun amour.

Nous avons dit que ce défir partoit de la réflexion que nous faifions fur notre exiftence. En effet notre exiftence nous eft fi préfente que

(h) *Diliges Dominum Deum tuum ex toto corde tuo ; & in totâ animâ tuâ, & in totâ mente tuâ. Hoc eft maximum & primum mandatum. Secundum autem eft fimile huic. Diliges proximum tuum ficut teipfum. In his duobus mandatis univerfa lex pendet & Prophetæ.* S. Matth. cap. XXII. v. 37. ad 41.
(i) *Omnis enim lex in uno fermone impletur,* diliges proximum tuum ficut teipfum. *ad Galatas* cap. V. v. 14. Qui diligit proximum legem implevit. *Nam non adulterabis, non occides,* &c. *& fi quod aliud eft mandatum : in hoc verbo inftauratur, diliges proximum tuum ficut teipfum. Dilectio proximi malum non operatur. Plenitudo ergo legis eft dilectio. Ad Romanos* cap. XIII. v. 8. ad 11.

nous ne pouvons pas raisonnablement en douter, elle nous eſt ſi intime que nous ne pouvons pas l'oublier, elle nous eſt ſi chere que nous fuyons tout ce qui pourroit la bleſſer, elle nous eſt ſi bien connue par ſentiment intérieur que nous ſommes perſuadés que toutes ces qualités ſe rencontrent dans les objets qui exiſtent avec quelque connoiſſance d'eux-mêmes : c'eſt donc ignorer la nature de ſon exiſtence que de la violer dans les autres ; c'eſt la chérir que de la conſerver dans les autres. De-là vient cette premiere regle de l'équité : *Ne faites pas à autrui ce que vous ne voudriez pas qu'on vous fît à vous-mêmes.*

Nos ames & nos corps étant unis par l'intérêt de l'exiſtence, il ne peut arriver d'altération dans l'une ou l'autre ſubſtance ſans que cette vertu morale ſoit dérangée. Cette altération ne paroit pas pouvoir être rejettée ſur l'ame qui par ſa nature aime la vérité, & cherche toujours le bien : mais ſur le corps qui eſt ſujet à tant de viciſſitudes & de changemens. C'eſt donc aux vices des organes qu'il faut attribuer les fautes commiſes contre la juſtice dans la folie. C'eſt donc à une combinaiſon méchanique qu'il faut rapporter la fureur qu'excitent dans les hommes quelques baies de *Solanum*, par laquelle ils manquent aux devoirs les plus eſſentiels de la juſtice. C'eſt donc à des modifications corporelles qu'il faut rapporter la rage des hydrophobes, qui leur fait oublier toute loi & toute vertu. L'ouverture de leurs cadavres ne nous fait-elle pas voir des différences propres à ſuggérer un méchaniſme d'ou peut dépendre cette variété ? Le ſang qui ne ſe coagule point après la mort ; ce même ſang retiré dans les arteres, ce qui n'arrive jamais dans d'autres cas ; le cerveau engorgé nous préſentent des diverſités matérielles qui influeront néceſſairement ſur la ſubſtance ſpirituelle.

De toutes ces obſervations nous conclurons que ſuivant les loix de l'union de l'ame & du corps, il eſt requis un certain méchaniſme dans nos corps pour poſſéder la juſtice,

ARTICLE IV.

DE LA TEMPÉRANCE,

LA Tempérance eſt *un déſir qui, pour nous faire perſévérer dans notre être, nous fait régler les plaiſirs & les appétits du corps.* Elle renferme en elle deux excellentes parties, *la ſobriété & la continence.*

§. I. *La ſobriété* ne peut ſortir d'aucune autre ſource que de cette pente que nous avons pour la conſervation de notre être. En effet ſi nous conſultons ce ſentiment intime que nous dicte la conſervation de notre être, nous verrons bientôt qu'il nous dicte auſſi qu'il faut nous nourrir, & non pas ſurcharger l'eſtomac ; qu'il faut boire, & non pas nous enyvrer. Les reſſorts de notre machine ſont trop parfaits, notre ſanté eſt trop foible, & notre conſervation trop intéreſſée pour ne nous pas faire ſentir que l'on détruit l'équilibre lorſque la gourmandiſe & la crapule portent

à

à des excès qui, s'ils ne creufent pas toujours fûrement le tombeau, ouvrent au moins les terribles avenues qui y conduifent ; je veux dire les anxiétés, les douleurs vives, les longs tourmens & le nombre prodigieux de maladies qui font les enfans légitimes de l'intempérance.

Le peu d'action des fucs digeftifs, le goût qui s'affoiblit, la faim affouvie, la foif éteinte, la pefanteur qui fe fait fentir dans l'eftomac, & tous les fentimens qui affectent les autres parties du corps à caufe de cette admirable fympathie qui regne entre tous les vifcéres & l'eftomac, nous font affez appercevoir que nous portons dans notre fein le germe des loix qu'a établies la tempérance, & que de les tranfgreffer c'eft violer cette vertu même : c'eft fe mettre au-deffous du rang des animaux irraifonnables, qui par un inftinct fecret ne fe dérangent jamais de cette modération dans le boire & dans le manger prefcrite par la nature.

§. II. *La continence* eft une vertu par laquelle on s'abftient des voluptés défendues, & l'on n'abufe point des permifes.

La premiere partie de cette vertu, je veux dire l'abftinence des voluptés défendues, eft ce qu'on appelle pureté & pudeur. Si cette abftinence va encore plus loin & nous interdit les plaifirs mêmes permis ; c'eft chafteté & innocence. Ces dernieres privations font vraiment contre l'intention de la nature.

Définition de la continence. De la privation des plaifirs, foit défendus, foit permis.

Prenez la place d'un aveugle né, & voyez fi vous pouvez vous former quelques idées fur la pudeur. Il n'y auroit fans doute que les vêtemens qui pourroient vous fuggérer quelques penfées qui vous indiqueroient plutôt que les hommes ont fongé à fe mettre à l'abri des injures de l'air, que de couvrir par honte, des parties fujettes à mille infirmités, & que l'on devroit par préférence tenir découvertes. Si l'exemple d'un aveugle né ne fuffit pas, jettez les yeux fur les enfans dans lefquels les préjugés n'ont pas encore étouffé la voix de la nature. *Licurgue* ce célebre Légiflateur avoit fait difparoitre à Lacédémone prefque toute pudeur par la maniere dont il vouloit que les enfans & furtout les filles fuffent élevés. De cette éducation blamable fuivant nos loix, il en réfultoit des femmes plus vigoureufes & des enfans plus robuftes (k). Ce que nous difons de la pudeur, nous l'entendons auffi de la chafteté. Pour s'en convaincre il ne faut que jetter un regard fur certains peuples qui fuivent encore les premiers mouvemens que la nature a imprimés en eux. Il n'y a donc que l'obéiffance aux loix ou à la religion qui en puiffe former des vertus. Nous n'en dirons rien ici, puifqu'elles fortent de notre fujet, n'ayant entrepris de traiter que des défirs qui nous font tendre à la confervation de notre être. Avant de finir cet article, il eft bon de remarquer pour ôter lieu à toute équivoque que nous n'entendons point ici par le terme de *voluptés défendues*, ces plaifirs monftrueux, ou plutôt ces crimes qui font phyfiquement contre l'ordre de la nature, & qui deshonorent l'humanité, mais nous entendons ces plaifirs licites par eux-mêmes que des raifons de politique, ou des objets

(k) *Plutarque fut Licurgue*, voyez la pag. 47 de la traduction de M. *Dacier*.

K

d'une perfection plus étendue dans la religion ont proscrit ou permis sous certaines conditions.

De l'abus des plaisirs licites.

La partie que nous considererons donc ici dans la continence, sera celle qui nous empêche d'abuser des voluptés permises. De tous les plaisirs des sens l'appétit vénérien est le plus vif, & par conséquent le plus capable de nous porter à l'incontinence, si nous n'avions pas en nous un frein qui nous arrêtat. Ce principe qui nous engage à multiplier notre espéce, tend aussi lorsqu'il n'est pas reglé, à la destruction de notre être : de sorte que la source de la vie devient la source de la mort. En effet dans l'acte vénérien l'homme perd une liqueur qui conservée dans le torrent de la circulation est véritablement le baume du sang (*l*), & dont dépend presque toute la force du corps (*m*) : il perd une liqueur analogue aux esprits animaux (*n*), si elle n'est elle-même l'esprit animal ; liqueur dont la perte blesse toutes les fonctions de l'ame & en ralentit la vigueur (*o*). C'est pourquoi la nature prévoyante, & qui tend toujours à la conservation de l'être, a fait succeder à cet appétit violent dans l'animal, un dégoût sensible ; elle change tout-à-coup cette force en langueur, & cet érétisme surprenant fait place à l'atonie la plus marquée.

Une métamorphose aussi subite devroit suffire pour rendre l'homme tempérant. Mais hélas ! il semble que le vice ait autant d'attraits pour lui que la voix de la nature, & la vertu. Combien d'insensés allument dans leurs entrailles par le vin & les drogues échauffantes un feu qui doit les consumer. Ceux qui éteignent cette flâme vitale avec les émulsions, le *nénuphar*, le *sucre de Saturne*, &c, sont-ils plus sages ? ce n'est pas à nous à le décider. Tout ce que nous savons c'est que la continence de même que toutes les autres vertus, a un milieu, & que les extrêmités sont vices. Nous savons encore que la continence suppose le pouvoir de mettre en acte les plaisirs que la nature a attaché à l'usage de nos sens. Nous savons que la nature ordonne & force quelquefois l'épanchement de la matiere séminale, que la raison le regle, que l'austérité le retient, que la religion le bénit, que la débauche en abuse. Quand la nature procure cet épanchement, il en résulte de la santé & de la satisfaction ; quand la raison le permet, l'ordre dans toutes les fonctions est maintenu ; quand l'austérité le retient, il en nait des maladies rébelles & souvent mortelles ; quand la religion le bénit, il est licite, & il en résulte une postérité honorable & qu'on peut avouer ; quand la débauche

---

(*l*) *Subtilior succi nutritii pars per testium canaliculosam compagem spirituosior facta ex vesiculis seminalibus per vasa lymphatica ad corporis succos restua, toti corpori agilitatem spirituascentiam, elaterem, robur, calorem, quo castrati destituuntur, confert, & instar medicinæ confortantis & balsamicæ se habet.* Frid. Hoffman. *lib.* 1. *sect.* 2. *cap.* 12. §. VII.

(*m*) *Genitura viri provenit ab humido, quod in corpore est robustissimum ; argumentum verò quod robustissimum secernatur, hoc est, quia à Veneris usu,* *tam paucâ materiâ emissâ, imbecilles reddimur.* Hippocrates, *lib. de geniturâ.* §. 1.

(*n*) *Fluidum quod in testium vasculosâ compage secernitur ejusdem ferè indolis videtur, ac illud, quod corticalis & vasculosa cerebri substantia à sanguine arteriofo separat.* Scholion *Fabrica enim testium & corticis cerebri multùm inter se convenit. Utraque fluidum à sanguine separat magnâ activitate & potentiâ movendi instructum.* Hoffman. *ibid.* §. V.

(*o*) *Ab intempestivâ Venere & immoderatiori functiones animales detrimentum capiunt.* id. ibid.

s'en mêle, il n'en réfulte que de la foibleffe, ou de l'infamie. Mais nous abandonnons à la Morale cette matiere délicate à traiter.

Après avoir jetté les yeux fur ces caufes phyfiques & fur ces effets méchaniques, qu'il nous fuffife de dire que nos corps ont beaucoup de part dans l'exercice de cette vertu, & que la Tempérance confiderée fous le double afpect de la fobriété & de la continence n'eft pas moins méchanique que les vertus antécédentes.

CHAPITRE II.

DES PASSIONS.

NOUS avons déja dit que les Paffions *étoient des défirs de conferver fon être excités par les fenfations.* Si ces défirs ne tendent pas à la confervation de notre être, ils deviennent des vices. L'avarice, la gourmandife, la colére outrée font des vices parce qu'elles ne tendent pas à notre bien être.

Définition ds Paffions, & développemeut de leur nature.

On ne fauroit, dit l'excellent Philofophe Anglois qui a approché le plus près de la vérité des connoiffances humaines (*p*) : on ne fauroit, » dit-il, trouver de paffion qui ne foit accompagnée de défirs. La haine, » la crainte, la colére, l'envie, la honte, &c, ont chacunes leurs *in-» quiétudes,* & par-là operent fur la volonté : or par-tout où il y a de » l'*inquiétude*, il y a du défir; car nous défirons inceffamment le bon-» heur; & autant que nous fentons d'inquiétude, il eft certain que c'eft » autant de bonheur qui nous manque, felon notre propre opinion, » dans quelque état ou condition que nous foyons d'ailleurs «.

Ces défirs produits par les fenfations tendent à notre confervation. L'illuftre *René Defcartes* qui n'a fuivi les Anciens ni dans le nombre & les caufes des paffions, ni dans l'ordre qu'*Ariftote* avoit établi, l'a avancé avant nous (*q*) : la principale caufe des paffions, dit-il, eft l'émotion produite par la préfence d'un objet qui plaît ou qui déplaît. Ce qui vient de ce que nous confiderons cet objet ou comme nuifible, ou comme utile : & naturellement nous voulons ce qui eft utile, de même que nous fuyons ce qui eft nuifible. Sur ces différentes appréhenfions de l'objet, l'agitation des efprits difpofe les organes à l'exécution de ce que la volonté détermine. D'où il conclut que pour faire un dénombrement exact des paffions, il ne faut que favoir en combien de manieres les fens peuvent être mus par les objets, & dans quel ordre les objets les ébranlent. Nous voyons un objet inconnu, de-là l'admiration. De cette vûe nous concevons de l'eftime ou du mépris pour cet objet, voici l'amour

(*p*) Effais Philofophique de *Locke*, liv. 2. ch. 21. | (*q*) *De Paffionibus.*
de la puiffance. §. 39.

K ij

& la haine. Enfuite nous foupirons après la poffeffion de cet objet, c'eſt
là le défir : le poffedons-nous, naît la joie ſi c'eſt un bien; vient la
triſteſſe ſi c'eſt un mal. Ceci poſé il raiſonne plus en détail ſur ces ſix
paſſions qu'il regarde comme primitives (r). Au reſte nous ne ſuivrons
pas en tout point cet admirable Philoſophe; non pour diminuer le tribut
de louanges qui lui eſt dû, mais pour ſuivre la vérité, & ſimplifier, s'il
eſt poſſible, la Doctrine que nous avons reçû juſqu'à préſent ſur les
divers défirs qu'éprouve notre ame dans les ſenſations.

Les Paſſions
dépendent
autant du
corps que de
l'ame.
Voyez le li-
vre 2. c. 6.

Il ſuffit de dire que ces défirs dépendent des ſenſations pour appercevoir dans nos corps une certaine diſpoſition organique propre à les produire. Pour s'en convaincre il ne faut que jetter un coup d'œil ſur les diverſes inclinations que donnent les différens tempéramens; il ne faut que
faire attention aux mouvemens qui ſe paſſent en ſoi-même dans les différentes paſſions. Ce ſont des mouvemens auſquels tout homme eſt ſujet
pendant ſa vie; ce ſont des mouvemens qui réglent ſa conduite, ſes
mœurs, ſa fortune, ſes penchans, & dont dépendent par conſéquent tout
ſon bonheur & toute ſa félicité.

C'eſt donc avec raiſon que le docte *Voſſius* définit l'homme un animal
qui a reçû la raiſon en partage, mais qui vit au gré de ſes affections (s).
L'Apôtre S. *Paul*, eſprit plus éclairé qu'aucun autre Philoſophe, nous en
fournit des preuves plus que ſuffiſantes. » Je ne fais pas, dit-il (t), le
» bien que je veux, mais je fais le mal que je ne veux pas. Je me plais
» dans la loi de Dieu ſelon l'homme intérieur : mais je ſens dans les
» membres de mon corps une autre loi combattant contre la loi de mon
» eſprit, & me rendant captif ſous la loi du péché, qui eſt dans les
» membres de mon corps «.

Différence
qu'il y a en-
tre les ver-
tus & les Paſ-
ſions.

On ſentira aiſément par la définition que nous avons donné des vertus & des paſſions, en quoi conſiſte leur différence. Elles ont pour principe les unes & les autres le défir de la conſervation de l'être : mais ce
principe dans les vertus eſt modifié par des ſentimens réfléchis, tandis
que dans les paſſions il eſt réveillé par des mouvemens directs. C'eſt
pourquoi ſi conſervant ce principe qui eſt le même dans l'un & l'autre
cas, vous le changez de direction, vous verrez les vertus métamorpho-
ſées en paſſions, & les paſſions devenir des vertus. La Prudence doit
être en garde contre elle-même, la Force & la Juſtice ont leurs bornes,
& la Tempérance a un milieu. D'un autre côté le Sage qui ſait que
l'homme ſans paſſions eſt une chimère, dirige vers le bien ce qu'il ne

Voyez livre
3. part. 2. c.
2.

peut détruire. Ainſi la crainte qui lui fait prévenir les dangers ſe change
en prudence, lorſqu'il ſe met à l'abri de ſon trouble. Sa colère peut être

---

(r) *Ibid.* 2. part. art. 52. ad. 70.
(s) *In idol.* lib. 3. cap. 36.
(t) *Non enim quod volo bonum, hoc facio:
ſed quod nolo malum, hoc ago. Epiſt. ad Romanos,
cap. 7. v. 19......22. Condelector enim legi Dei
ſecundùm interiorem hominem : video autem aliam
legem in membris meis repugnantem legi mentis meæ,*

*& captivantem me in lege peccati, quæ eſt in mem-
bris meis.*
Et dans une autre Epitre aux Galates, *cap.* 5. v. 17.
*Caro enim concupiſcit adverſùs ſpiritum, ſpiritus
autem adverſùs carnem : (hæc enim ſibi invicem ad-
verſantur) : ut non quæcumque vultis illa faciatis.*

convertie en juſtice, pourvû qu'il la dépouille de ſa violence. S'il reprime la fougue de la hardieſſe, elle deviendra une véritable valeur.
L'amour & la haine, le déſir & l'averſion ſont des vertus quand la raiſon les gouverne. L'envie modérée peut devenir une émulation louable;
la jalouſie reglée peut former un zéle diſcret; la triſteſſe reçoit tant *Ibid. art. 4.*
d'éloges dans l'Ecriture Sainte, qu'il eſt aiſé de juger que ſi elle n'eſt
pas au nombre des vertus, elle peut être utilement employée à leur
ſervice. Le déſeſpoir dont le nom ſeul eſt effrayant, produit des effets
qu'on n'auroit jamais dû attendre de l'eſpérance la mieux fondée.

Nous ajouterons encore que par la définition que nous avons donné *Du nombre*
des paſſions, on peut s'appercevoir qu'il n'y a qu'une ſeule & unique *des Paſſions.*
paſſion qui eſt le déſir de conſerver ſon être; c'eſt ce qu'on appelle
ordinairement *Amour*. La haine elle-même qui paroit ſi oppoſée à l'a-
mour ne procéde que de l'attachement que nous avons pour nous mêmes. L'amour eſt donc un tronc dont toutes les autres paſſions forment
les branches. C'eſt à cet amour maſqué qu'on a donné différens noms,
tels que ceux d'amour propre & ſocial, de haine & d'antipathie, de
déſir & de crainte, de joie & de triſteſſe, dont nous allons parler plus
en détail afin de découvrir les divers reſſorts qui font jouer la paſſion
générale ſous des dehors particuliers.

ARTICLE I.

DE L'AMOUR.

L'AMOUR qui eſt un terme générique dont on ſe ſert pour expri- *Différentes*
mer l'action d'aimer, peut être conſideré ſous différens aſpects, d'a- *eſpéces d'A-*
bord comme l'amour de nous-mêmes, & c'eſt l'*Amour propre*; ſecon- *mour.*
dement comme l'amour de nos ſemblables, & c'eſt l'*Amour ſocial*; troiſiemement comme l'amour des objets qui ne ſont ni nous, ni nos ſemblables, telles que ſont les choſes inanimées, & ce ſont *les goûts, les inclinations.* Nous allons ſuivre cette diſtinction qui eſt ſimple & naturelle,
mais qui jettera un grand jour ſur des ſentimens où l'on avoit tellement tout confondu, qu'il paroiſſoit preſque impoſſible de les bien dé-
brouiller.

TITRE PREMIER.

DE L'AMOUR PROPRE.

CE déſir de conſerver ſon être connu ſous le nom d'amour pro- *Avantages*
pre, eſt un aiguillon qui ſert à réveiller une ame vertueuſe. *Pope* *de l'Amour*
le compare à un petit caillou qui, jetté dans une eau paiſible, fait naitre *propre.*
autour du centre qu'il a mis en mouvement un petit cercle qui s'étend
enſuite, devient plus grand & encore plus grand. De même l'amour
propre embraſſe d'abord parent, ami, voiſin, enſuite la patrie, & bientôt

toute la race humaine. Les épanchemens de l'ame s'étendent de plus en plus & comprennent enfin les êtres de toute espéce (*a*).

Or cette complaifance que nous avons pour nous mêmes & qui eft la jufte balance pour péfer par nos befoins ceux des autres, ne peut tirer fon origine que de l'union intime de l'ame & du corps. Tout ce qui eft fait pour la fatisfaction de l'une & pour la confervation de l'autre eft un aiman qui les attire tellement, que les obftacles, fi petits qu'ils puiffent être, font autant de monftres propres à vomir le chagrin, l'ennui, les inquiétudes, les allarmes fur nos jours les plus ferains.

Donc les corps doivent jouir alors d'une telle liberté dans leurs refforts, que les fonctions animales ne fe reffentent d'aucune peine, ou d'aucun travail; donc l'ame doit jouir alors d'une fi grande tranquillité, qu'elle puiffe fe complaire dans fes idées & dans fes fentimens. Alors par la réflexion qui eft propre à la totalité de la fubfiftance de notre être, l'homme fe contemple dans fa grandeur avec prudence; il eftime fes talens & fa raifon avec juftice; il voit la nature entiere faite pour lui, & fouvent foumife à lui; il éprouve encore au-dedans de lui un défir qui lui fait afpirer à un bonheur plus durable & plus conftant; motifs de gloire & d'ambition, alimens ordinaires de l'amour propre. De-là il eft facile d'expliquer pourquoi les perfonnes fpirituelles font celles qui portent cette paffion à fes extrêmités. Leurs efprits font rendus plus fubtils par l'étude & les méditations; l'ame accoutumée à la délicateffe des vibrations des fibres, n'eft plus troublée dans fon repos. Tandis que ce ruftre continuellement agité par les exercices corporels, remuant péfamment des fibres endurcies par le travail, tourmenté par l'embarras de fa fubfiftance, ne peut jamais penfer à la nobleffe de l'humanité. Chaque moment le trouve accablé fous le faix des inquiétudes, des affaires, d'efpérances vaines, d'entreprifes hafardeufes, d'idées baffes. Enfin les deux parties de fon être font tellement divifées, qu'elles ne fe rapprochent jamais.

Les hommes qui penfent, ou qui ont des talens veulent vivre dans l'efprit d'autrui, même après leur mort; c'eft-là le défir de l'immortalité. Sans ce défir les talens feroient engourdis, & perfonne ne chercheroit à exceller dans les arts. Suppofez qu'un homme foit feul dans cet univers; il y fera fans ambition, de même que fans gloire; il ne s'occupera que de la vie végétative; il ignorera ce que peut être l'éloquence, & ne penfera pas aux premiers principes des fciences qui ne pourroient lui être utiles qu'autant qu'ils s'appliqueroient à d'autres êtres penfans coexiftans avec lui. Cette efpérance d'une vie future nous devient donc pour ainfi dire auffi intime que notre vie actuelle. La gloire ne tend donc qu'à la confervation de l'être & à le prolonger. Si la vie n'eft qu'un fonge, la gloire feroit auffi réelle que la vie même.

(*a*) Effai fur l'homme, *Epitre* 4.

TITRE SECOND.

DE L'AMOUR SOCIAL.

APRÈS l'amour de nous-mêmes suit naturellement celui de nos semblables ; c'est celui que nous appellons *Amour social*. Nous croyons devoir lui donner trois caractéres, celui d'*Amour de concupiscence*, celui de *sympathie*, & celui d'*amitié*.

§ I.

L'Amour proprement dit qu'on a voulu annoblir par les plus grands éloges, n'est autre chose que la concupiscence qu'on veut déguiser sous de beaux dehors. Il est un appétit naturel résultant essentiellement de l'aptitude de certains organes particuliers qui par l'orgasme des humeurs dont elles sont chargées, portent dans l'ame des désirs aussi vifs & aussi pressans que ceux que l'estomac lui occasionneroit par la faim ou par la soif. Désirs qui sont incliner vers des individus d'un sexe différent pour la réparation de l'espece. *(De l'Amour de concupiscence.)*

Comme il étoit de la sagesse divine de donner à chaque homme en particulier des facultés dont le but & l'usage fut de veiller à sa propre conservation, de même son ouvrage eut été imparfait s'il n'eut pourvû à la conservation de toute l'espéce. En conséquence lorsque l'homme & la femme furent créés, ils reçurent des organes dont la conformation respective concouroit à la reproduction de leur espéce. L'instinct, ou la connoissance qu'ils eurent de la destination réciproque de ces organes ne suffisoit pas. Leur usage considéré en lui-même est quelque chose de si insipide, pour ne rien dire de plus, que l'homme ne s'y feroit peut être jamais déterminé si le créateur n'eut pourvû à cet inconvénient en attachant à ces mêmes organes un sentiment secret qui lui servit d'aiguillon & l'excitat à en tirer parti (*b*). *(Méchanisme de la concupiscence.)*

Alors l'amour pour exercer ses droits attend que la nature dans le tems prescrit, ait pourvû à la perfection des organes qui lui sont dévoués, & nous ait rendu capables de payer à la société ce que nous devons à la reproduction générale. Ce même amour semble dédaigner un corps languissant. L'aptitude d'en concevoir & d'en allumer les feux s'affoiblit à mesure que l'âge engourdit les sens dont il est né, & nous annonce la décadence & la destruction de la machine.

Ces idées d'appétit naturel ne seront pas du goût des partisans de l'amour épuré & indépendant des organes : mais quelque soit la délicatesse de l'impression de leur cœur, nous leur recommandons de se défier de celle du corps. Tôt ou tard le corps s'intrigue dans les affaires du

(*b*) *Voyez* l'Essai sur le méchanisme des Passions en général, par M. *Lallemant* Docteur Régent de la | Fac. de Méd. de Paris. *in-12*. 1751. *Avant propos* | *pag.* 33. *& suiv.*

cœur (c). Ils diront en vain que les mouvemens de la nature ne font en amour que des acceffoires fubordonnés à la raifon & au fentiment. Nous conviendrons avec eux qu'on peut fe diffimuler les impreffions de la nature ; la raifon, la bienféance, la religion, les mœurs peuvent en reprimer l'énergie, & les mafquer fous les dehors de l'amitié. On a beau faire, l'amour reçoit toujours de l'aptitude dés organes quelques traits diftinétifs qui garantiffent de la méprife ; quelque rang que nous nous donnions au-deffus des animaux, nous en approchons de trop près par notre conftitution organique pour nous méprendre fur les traits de reffemblance. Comment qualifieroit-on dans les animaux cet amour du mâle pour fa femelle, cette affeétion réciproque & foutenue de la femelle pour fon mâle ? diroit-on que c'eft une affeétion pure, honnête, défintéreffée. Non vraiment, on riroit de celui qui avanceroit une opinion auffi ridicule, & on applaudiroit à celui qui foutiendroit que c'eft un attrait, un défir machinal de la reproduétion de l'efpéce.

Nous ne difons pas qu'il ne fe puiffe, entre deux perfonnes de différent fexe, rencontrer des mouvemens d'amitié réflechie & fondée fur l'eftime indépendamment des impreffions de la nature. Pour lors ces mouvemens ne feront plus de l'amour. Ce n'eft pas la différence des fexes qui en détermine le caraétére pofitif ; c'eft cet appétit fecret qui eft audedans de nous, fans que nous nous en appercevions quelquefois, qui le caraétérife, & en eft une condition effentielle & inféparable.

Pour s'en convaincre il fuffit d'interroger l'amour dans fes circonftances. On rougit de fon amour devant fes meilleurs amis. On le cache avec foin aux yeux de la fociété. On fe le diffimule à foi-même. Une perfonne bien née frémit d'en faire l'aveu à celui même qui le lui a infpiré. Si l'amour n'étoit qu'un fentiment délicat, indépendant des fens de la concupifcence, on ne feroit aucune difficulté d'en avouer les impreffions. L'amitié n'eft pas à beaucoup près auffi miftérieufe. L'amour fous les dehors épurés de celle-ci cache un appétit fecret pour quelque chofe que la fociété a confacré aux ténebres & au filence. Le miftére qui fait une des circonftances ordinaires & un des charmes de l'amour, eft un témoin de plus qui dépofe contre lui.

Efficacité de certaines drogues pour exciter à la concupifcence.

Qui ne connoit pas la réuffite des philtres, & l'efficacité de certains alimens échauffans pour exciter les amoureux défirs. Ils ne produifent leur effet que parce qu'ils augmentent le jeu des organes deftinés à la génération. Nous ne prétendons pas, comme l'ont cru certaines perfonnes, que ces remedes fimples, ou ces différentes préparations pharmaceutiques dirigent vers tel objet précifément ; ce feroit une erreur rejettée

---

(c) Sic igitur veneris qui telis accipit iétum . . . .
Unde feritur, eò tendit, geftieque coire,
Et jacere humorem in corpus de corpore duétum,
Namque voluptatem præfagit multa cupido.
Hæc Venus eft nobis : hinc autem eft nomen amoris,

Hinc illa primùm veneris dulcedinis in cor
Stillavit gutta & fucceffit frigida cura . . . .
Nec veneris fruétu caret is, qui vitat amorem,
Sed potius, quæ funt fine pœna, commoda fumit.
Lucretius. Lib. 4.

par

par l'expérience. Nous penfons feulement qu'elles difpofent efficacement à l'amour en général, que nos corps, avant l'effet de ces remedes, avoient une difpofition organique qui maintenoit en nous l'indifférence, que ces difpofitions dérangées par ces remedes ont changé cet état en celui qui nous dirige le plus vers l'amour. Il fuffit pour fe convaincre tant de ce principe que de tout le refte de notre doctrine, de remarquer que ceux qui ont le fang le plus bouillant, le tempérament le plus chaud, font les plus fufceptibles d'amour.

Comme un fentiment plus fort efface un plus foible, fi cette effervefcence qui fe paffe aux parties naturelles eft fufpendue par de violentes diftractions, ou par de plus fortes paffions, l'amour s'évanouit. Il craint le tumulte, & ce n'eft pas fans raifon qu'on le regarde comme fils de la molleffe & du plaifir. Ce n'eft pas au milieu des combats que vous le trouverez; fes traits y font plus foibles que ceux des ennemis. Ce n'eft pas dans le fond du cabinet d'un Philofophe abforbé dans fes méditations, il n'eft qu'un enfant contre un héros. Ce n'eft pas dans l'obfcurité des cachots où les criminels font en proie à leurs remords, ces ténebres font trop épaiffes pour que fa lumiere puiffe les diffiper. Ce n'eft pas auprès des parens ou des amis allarmés de la mort précipitée d'une perfonne qui leur étoit précieufe, leurs pleurs éteindroient fon flambeau. Des efprits agités font peu capables de fentir fa douceur; ce n'eft que dans le fein de la tranquillité qu'on prête une oreille attentive à la voix de la concupifcence.

L'occupation, la crainte, l'avarice, l'ambition ont bien plus de pouvoir pour éteindre les feux des défirs amoureux, que la raifon même qui n'eft qu'un fentiment doux qui laiffe fubfifter dans leur entier la fougue du fang & le reffort des organes. *La Bruiere* avoit donc raifon de dire (*d*) que » vouloir oublier quelqu'un, c'eft y penfer. Que l'amour a » cela de commun avec les fcrupules, qu'il s'aigrit par les réflexions » & les retours que l'on fait pour s'en délivrer; qu'il faut, s'il fe peut, » ne pas fonger à fa paffion pour l'affoiblir «.

§. I I.

Si l'amour eft fubit, fon action vive & les rapports plus cachés, on l'appelle ordinairement *fimpathie.* C'eft ainfi que le grand *Corneille* peint cette affection (*e*). *De la fimpathie.*

> *Il eft des nœuds fecrets, il eft des fimpathies,*
> *Dont par de doux rapports les ames afforties*
> *S'attachent l'une à l'autre, & fe laiffent piquer*
> *Par ce je ne fai quoi qu'on ne peut expliquer.*

(*d*) Les Caracteres ou les mœurs de ce fiecle. | (*e*) Dans Rodogune, acte 1.
tom. 1.

L

Ici les qualités occultes des Anciens & l'*Arché* de *Van-Helmont* jouent leur plus grand rôle. Mais la faine Phyfique aujourd'hui victorieufe des préjugés & de l'erreur a délivré la raifon d'un joug auffi méprifable, qu'inutile.

Un Auteur moderne (*f*) donne par plaifanterie, fi je ne me trompe, une raifon des plus originales de la fimpathie & de l'antipathie. J'allai, dit-il, dans un jeu de peaume, & je fentis de l'inclination pour un des joueurs & de l'averfion pour l'autre, avec une forte d'envie que l'un ga-gnât & que l'autre perdît. Je les regardai tous deux avec le microfcope. L'agitation dans laquelle ils étoient les faifoit tranfpirer abondamment, & la vapeur parvenoit jufqu'à moi. J'en examinai la nature, & je m'ap-perçus que les parties de la vapeur qui venoit de la perfonne pour la-quelle je fentois une efpéce d'inclination, avoient une telle figure, qu'el-les pouvoient aifément s'accrocher avec celles que je tranfpirois moi-même. Au contraire celles qui fortoient de la perfonne pour laquelle j'avois conçu une fi fubite averfion, étant figurées en pointes, les unes aiguës, les autres émouffées, j'en étois bleffé. Ainfi je connus que la vraie caufe de nos averfions & de nos inclinations confiftoit dans la forme des parties de la tranfpiration plus ou moins oppofées à celles de la vapeur qui fort de notre propre corps.

Un tel microfcope devroit être bien précieux! Il feroit à fouhaiter que tous les Phyficiens fe muniffent d'un pareil inftrument. Mais fans nous arrêter ici à réfuter par des argumens férieux une fiction dont l'Au-teur s'eft amufé & avec laquelle il prétendoit fans doute divertir le public, voyons fi fans microfcope nous pourrons dans nos principes découvrir la nature de cette affection dont les effets font prefque magiques.

Pour qu'une fenfation foit agréable il faut, comme nous l'avons déja dit, que la caufe qui meut les fibres, frappe doucement & excite un mouvement conforme à leur nature. Or pour qu'un objet nous paroiffe agréable il faut que la maniere dont il nous touche foit proportionnée à la quantité de mouvement que peuvent recevoir nos fibres. Alors l'ame fentant des impreffions qui ne tendent qu'à fon bien être, jouit d'une pleine fatisfaction & conçoit un attachement fecret pour l'objet qui lui procure un fi grand contentement. Ainfi la beauté, la délicateffe des traits, une apparence aimable, les dehors féduifans des objets vûs, entendus, touchés, &c, excitant pour l'ordinaire dans nos corps des ébranlemens conformes à leur nature, & dans l'ame des impreffions douces & fatis-faifantes, nous devons concevoir pour les objets ainfi modifiés, une in-clination fecrete & une pente fimpathique.

Après ces obfervations tirées de ce que nous avons de plus intime dans notre être, on ne fera plus furpris de la promptitude de la fimpa-thie; & comme il eft vraifemblable que l'on cherche à conferver ce qu'on aime, on trouvera auffi la permanence de la fimpathie, à moins qu'il

(*f*) C'eft Dom *Bonaventure d'Argonne*, Char- | dans fes Mélanges. Voyez auffi les Mémoires de Tré-
treux connu fous le nom de *Vigneul de Marville* | voux, Décembre 1730, article 113.

n'arrive un changement notable dans la conftitution de l'être. Souvent l'expérience a fait voir que l'on haïffoit quelquefois mortellement ce que l'on avoit aimé autrefois avec tant de fureur.

§. III.

L'Amitié eft l'affection conftante qu'on a pour quelqu'un qu'on eftime : soit que cette affection foit feulement d'un côté, foit qu'elle foit réciproque. Nous la voulons conftante ; fi elle n'étoit que paffagére, ce ne feroit que ce qu'on appelle dans le monde une fimple connoiffance. Nous voulons auffi que la perfonne chérie foit eftimable. L'amitié, dit le célébre Orateur Romain qui a fi bien écrit fur le doux épanchement des ames de deux amis, a été donné par la nature, pour aider la vertu & non pas pour accompagner le vice (g). De l'amitié.

Après ce caractére de l'amitié doit-on être étonné fi on lui a donné les plus grands éloges. Elle les mérite fans doute : mais fi rien n'eft fi beau que ce qu'on en a dit, il feroit à fouhaiter que cela fut toujours véritable. Ce que les hommes ont nommé amitié, felon M. De la *Rochefoucault* (h) n'eft qu'un commerce d'intérêt, où l'amour propre fe propofe toujours quelque chofe à gagner. Cette opinion femble puifée dans notre fiftême. C'eft s'aimer foi-même, difons-nous, que d'en aimer un autre ; c'eft aimer des chofes qui flattent nos fens, notre façon de penfer, notre maniere d'être actuelle. En vain objecteroit-on qu'on brave quelquefois les périls les plus grands, la mort la plus affreufe pour conferver ce qu'on aime. Seroit-ce là s'aimer foi-même ? Oui c'eft s'aimer & regarder comme un plus grand bien la deftruction totale de fon être, que le moindre dérangement fait à cet état actuel de l'exiftence qui nous plait. C'eft avec raifon qu'on regarde un véritable ami comme un autre foi-même : par un ami nous avons une double exiftence, ou pour mieux dire c'eft la même exiftence dans deux individus différens (i).

Jufqu'à préfent l'on avoit cru avec jufte raifon que l'amitié confiftoit dans cette conformité univerfelle de fentimens, qui fait aimer & haïr les mêmes chofes, de forte que le rapport des humeurs & des caractéres formoit les liaifons d'amitié. M. Le Baron de *Holberg* foutient au contraire que l'antipathie nait de la conformité des inclinations, des tempéramens, & la fimpathie de leur différence. Un homme très-lent, dit-il, a befoin d'un ami très-vif qui le faffe fortir de fa léthargie ; & ce dernier a befoin d'un ami flegmatique qui lui paffe fes vivacités. Tous les rapports foit d'états, foit de caractéres, font autant de raifons d'inimitié. Le vice qu'on a eft fouvent celui que l'on hait le plus dans les autres ; plus

(g) *Virtutum amicitia adjutrix a naturâ data eft, non vitiorum comes.* M. *Tullii cicer.* Lælius *five de* Amicitiâ. *verfus finem.*
(h) Penfées de M. le Duc de ***. Edit. de Paris 1765. maxime 81. *Voyez auffi la Remarque de M. l'Abbé* de la Roche.

(i) *Eft enim is amicus quidem qui eft tanquam alter idem. Quod fi hoc apparet in beftiis ..... quantò id magis in homine fit naturâ, qui & fe ipfe diligit & alterum acquirit cujus animum ità cum fuo commifceat, ut efficiat penè unum ex duobus.* Cic. ibid.

un homme eſt vain, moins il peut ſupporter la vanité d'autrui qui choque la ſienne. Les ambitieux ſe traverſent dans leurs projets & ne ſauroient manquer de ſe déteſter. C'eſt ainſi que M. De *Holberg* ſe ſert de l'amour propre contre l'amour propre même. Il penſe qu'on ſe pardonneroit plus volontiers ſi l'on pouvoit une bonne fois ſe perſuader que les hommes que nous regardons comme nos ennemis, ſont préciſément ceux qui nous reſſemblent le plus par le caractére. Nous ne diſcuterons pas ici cette opinion. Peu importe celle qu'on embraſſe pour le fond de notre doctrine.

L'amitié eſt une paſſion.

On nous blamera peut être de mettre l'amitié dans le rang des paſ-ſions. Mais dans quelle claſſe mettra t'on cette inquiétude qu'éprouvent deux amis abſens l'un de l'autre, ce pouvoir inconnu qui les raſſemble, ces mouvemens divers dont ils ſont agités ſuivant les occurrences? dans quelle claſſe mettra-t-on cet attachement d'un enfant pour ſa nour-rice, ou pour ſa gouvernante? il ſe déſole lorſquelles le quittent, il crie, il pleure, il frappe des pieds, il s'arrache les cheveux, il ne veut ni boire ni manger, il ne dort plus, il pâlit, il maigrit, il ſe *chême*, c'eſt un véritable déſeſpoir dont pluſieurs ſont morts. En vain cachera-t-on cette affection ſous le nom d'inſtinct, ou d'habitude? on y retrouvera tous les traits des paſſions. En vain l'aſſimilera t'on à l'amour? un enfant ne peut avoir ces déſirs qu'allument la concupiſcence. C'eſt l'amitié ſeule qui le fait agir pour l'intérêt aveugle de ſa conſervation & de ſon exiſ-tence. Quelle induction ne tirerions nous pas de la belle union de ces héros de l'amitié, *Oreſte* & *Pilade*, *Caſtor* & *Pollux*. Cet attachement, dit S. *Evremont*, paſſeroit aujourd'hui pour chimérique & pour un atta-chement outré qui n'eſt bon qu'à faire le ſujet d'une tragédie; mais il n'en ſera pas moins vrai que l'amitié a tout le caractére, toute la force & toute la vivacité des paſſions.

Tendreſſe des peres.

Ce ſeroit ici le lieu de parler de la tendreſſe paternelle & du reſpect filial. Cette ſenſibilité d'un pere pour un fils part de la même ſource que l'amitié. Un pere voit couler ſon ſang dans les veines de ſon fils, ſes vertus & ſes vices lui deviennent perſonnels. Ce fils doit lui ſuccéder dans tous ſes droits, dans tous ſes honneurs, dans tous ſes domaines. C'eſt un autre lui-même qui fera vivre ſon nom après ſa mort. De ſon côté un fils eſt animé des eſprits de ſon pere, il participe à ſa bonne ou mauvaiſe réputation de même qu'à ſon héritage, il a la même exiſtence. Ces affections étant ſemblables à l'amitié, & même identiques avec elle, elles doivent être aſtraintes aux mêmes loix & au même méchaniſme. Ainſi il eſt inutile d'entrer à ce ſujet dans un plus grand détail.

TITRE TROISIEME.

DES GOUTS ET DES INCLINATIONS.

IL eſt une eſpéce de ſentiment que l'on qualifie du nom d'amour, c'eſt l'attachement que nous avons pour des choſes qui ne ſont ni nous, ni nos ſemblables, ou ſi l'on veut, des choſes inanimées, telles que le vin, la muſique, la peinture, &c, cet attachement vient des ſens. Chacun des ſens a ſon amour ou une volupté qu'il éprouve par des chatouillemens qui lui ſont propres. Cet amour eſt diſtingué dans l'uſage par le nom de *goût*, de *penchant*, d'*inclination*.

L'œil a vû un objet tout à fait aimable qui renfermoit en lui tous les charmes de la beauté. C'étoit un enſemble parfait, des graces naïves, badines & raviſſantes. La vuë communique au cœur les émotions les plus tendres, le ſang bouillonne & communique ſon feu à des parties dont le ſentiment eſt exquis. L'ame regarde ces impreſſions comme les plus délicieuſes dont elle puiſſe jouir tant qu'elle ſera jointe à la matiere. Par ſa liberté & ſa pente naturelle au bonheur, elle réflechit ſur cet état, & eſt fort attentive que rien ne le dérange. C'eſt ainſi qu'entre par les yeux l'amour qu'on conçoit pour des êtres raiſonnables. De la même maniere auſſi naît fort ſouvent le penchant que nous donne la vuë pour des objets inanimés. La différence n'eſt que dans l'organe où la paſſion établit ſon ſiége & s'arrête. La concupiſcence n'eſt telle que parce qu'elle réſide vers les parties naturelles; tandis que l'amour du beau objectif réſide dans les nerfs optiques, & ne va pas plus loin. La ſimmétrie, l'ordre, la proportion, la régularité, les couleurs répandent ſur les objets inanimés un vernis enchanteur. C'eſt ce qui forme le beau dans tous les arts, beau qui attire tous les ſuffrages & notre admiration. De-là vient notre goût de la peinture, la gravure, la ſculpture, l'architecture, les chefs d'œuvres de la nature & des arts. Goût qui n'appartient qu'à ceux qui jouiſſent de la vuë, refuſé par conſéquent aux aveugles, & qui eſt quelquefois ſi vif, qu'on a cru pouvoir le mettre au nombre des paſſions & le décorer du nom d'amour.

L'ouie nous fournit des exemples des perſonnes paſſionnées pour la muſique. L'harmonie d'un concert nous ravit, nous procure de douces extaſes, & réveille en nous mille mouvemens acceſſoires à la conſervation de l'être.

L'amour du vin, de la bonne chére, de la débauche, enfin de tout ce qui concerne l'organe des ſaveurs, eſt une inclination auſſi forte que les premieres. Mille exemples dans le cours de la vie civile le prouvent tous les jours. On voit des ivrognes vouloir boire en dépit de leur réputation qui ſe diffame, de leurs affaires domeſtiques qui dépériſſent, de la tendreſſe de leurs femmes qui gémiſſent, de l'amour pour leurs enfans qui ſe plaignent hautement de leur éducation négligée, de leur

Des Goûts.

De la vuë.

De l'ouïe.

De l'organe des ſaveurs ou du goût.

naiffance avilie, de leur fortune renverfée. *Apicius* ce célebre gourmet qui tenoit à Rome école de gourmandife, avoit dépenfé deux millions & demi à faire bonne chere. Se voyant fort endetté, il fongea enfin à examiner l'état de fon bien, & ayant trouvé qu'il ne lui refteroit que deux cent cinquante mille livres, il s'empoifonna, comme s'il eut craint de mourir de faim avec une telle fomme (*k*).

Dans la *Malacie* & dans le *Pica* vous avez des exemples de mets & de ragoûts que l'organe des faveurs défire avec une efpéce de fureur. La *Malacie* eft *cet appétit exceſſif des choſes uſitées que l'on déſire avec un empreſſement extraordinaire, & qu'on mange avec excès,* comme lorfqu'une femme groffe demande avec trop de paffion ou des harengs, ou quelque viande fort commune. Le *Pica* eft *cet appétit dépravé qui fait déſirer des choſes abſurdes & incapables de nourrir,* comme des charbons, des cendres, du plâtre, du fel, de la chaux, de la craie, du vinaigre, du poivre & une infinité d'autres femblables. Ces appétits bifarres font affez ordinaires aux filles, & furtout à celles qui ont les pâles couleurs. Les hommes y font plus rarement fujets. Ils viennent, fuivant la plupart des Médecins, des mauvais levains de l'eftomac, qui dépravent le goût: à quoi l'on peut ajouter le déreglement de l'imagination caufé par de mauvais exemples ou par des préjugés ridicules. Ces appétits font fi forts que les larmes viennent aux yeux de ceux à qui on refufe le mets défiré, & qu'ils aiment mieux ne pas manger & fe laiffer périr de faim plutôt que de ne pas prendre ces chofes qu'ils convoitent avec tant d'ardeur.

De l'odorat. L'odorat a auffi fes paffions, & ces paffions font des efpéces d'épidémies qui prennent avec fureur, qui s'étendent rapidement & qui finiffent fans qu'on en devine la caufe. Les Cyrénéens, les Grecs & les Latins ne trouvoient pas d'odeur plus agréable que celle de l'*aſſa fétida* (*l*) que nous déteftons aujourd'hui par rapport à fa vapeur vireufe & approchant de l'ail. Ils en faifoient tellement leurs délices qu'ils l'appelloient le *mets des dieux,* & nous la méprifons tellement que nous la nommons *merde du diable.* Nos peres ne pouvoient fouffrir l'odeur du citron, tandis que de nos jours nous la faifons entrer dans les parfums les plus recherchés. Il n'y a pas cent ans que l'odeur du mufc étoit en très-grande vogue, aujourd'hui on l'écarte avec foin & les vaporeux la craignent plus que l'ennemi le plus redoutable. Dans ce fiécle c'eft le tabac qui eft à la mode, il regne en defpote, il exerce un pouvoir tirannique fur ceux qui s'y font habitués. C'eft envain qu'on leur repréfente que le nez n'eft pas fait pour fervir d'égout à toutes les humeurs qu'il plait d'y attirer par force, que c'eft fe provoquer un catarre continuel, que c'eft placer trop près du fiége de l'ame un receptacle d'immondice, qu'en ouvrant fa tabatiere c'eft ouvrir la boëte de Pandore d'où doivent fortir mille maux auxquels on n'auroit pas été fujets, que c'eft appeller au plus

---

(*k*) Seneca *Libro de conſolatione ad matrem Helviam* Dio. *lib.* 57. Quelques critiques prétendent que le traité *de Re Culinariâ* que nous avons, eft fort | ancien, mais n'eft pas d'aucun des *Apicius.*
(*l*) *Traĉatus de materiâ medicâ* à Steph. Franç. Geoffroi. *Edit.* 1741. in-8°. *vol.* 2. *pag.* 608.

vite une mort qui ne venoit qu'à pas lents. On écoute ces raisons, on les approuve & on prend du tabac. C'est ainsi qu'on rapporte que M. *Fagon*, célebre premier Médecin de Louis XIV, bourroit son nez avec du tabac à prises répetées dans le tems qu'aux Ecoles de Médecine de Paris il faisoit soutenir une Thése contre l'usage trop fréquent du tabac (*m*).

C'est au toucher que l'on doit rapporter la lasciveté, la mollesse & ~Du toucher.~ cette nonchalance qui passe aujourd'hui pour philosophique. En un mot, c'est aux sens en général qu'on doit rapporter tous ces motifs aveugles & séducteurs qui nous portent au jeu & nous engagent à amasser des richesses par toutes sortes de moyens. Qui pourroit détailler le nombre prodigieux de tragédies si variées par leur intérêt & par leur dénouement qu'ont produit ces différens amours sur le théâtre du monde? marques évidentes de l'ascendant de ces passions qui égalent bien les autres par leur force & leur tirannie.

ARTICLE II.

DE LA HAINE.

SI l'amour est un sentiment qui nous fait chercher le bien, la haine ~De la haine.~ est un sentiment qui nous fait fuir le mal. Ces deux désirs, comme ~Son méchanisme.~ nous l'avons déja avancé, tendent immédiatement à la conservation de l'être, & sont déterminés dans les passions par les sensations. C'est donc par un méchanisme tout opposé à celui de l'amour qu'est produit la haine, quoique la fin soit la même : car la poursuite du bien & la fuite du mal naissent de ce principe universel qui nous fait désirer de persévérer dans l'être. Ainsi des organes tellement disposés, que les différentes modifications occasionnées par les objets seroient contraires à la constitution animale, font vraiment l'état qui doit donner naissance à la haine. En effet les impressions doivent être disgracieuses, & l'ame en concevoir un déplaisir qui lui inspirera la haine, ou la fuite de pareils objets.

Ce que nous avons dit de l'amour sert de preuves à ce que nous avançons ici sur une passion qui lui est directement opposée. Un esprit conséquent verra encore qu'il y a autant d'espéces de haines, qu'il y a de sortes d'amours : puisque toute affection réelle suppose sa négation, ou son contraire : puisque l'amour & la haine sont dirigés par les sens, & que dans l'un & l'autre cas les sens peuvent être modifiés de cent façons diverses.

(*m*) Voyez cette Thése *Ergò ex tabaci usu frequenti* | dans le Journal Economique du mois d'Octobre 1753, *vitæ summa brevior*, 1699. Elle a été soutenue de- | pag. 122. puis, le 29 Mars 1753. Nous en avons rendu compte |

TITRE PREMIER.

DE LA HAINE DE SOI-MÊME.

Haine de soi-même dans plusieurs.

IL paroit d'abord étonnant qu'on puisse se haïr soi-même, mais il y en a trop d'exemples pour qu'il soit permis d'en douter.

L'Evangile conseille l'humilité, la patience, le renoncement parfait à soi-même, la fuite de soi-même. Ce principe excellent a été poussé jusqu'à la haine de soi-même, tandis qu'il n'exigeoit que la haine de ses défauts, de ses vices, de ses imperfections. De-là ce peuple de Cénobites, d'Anachorétes, & un certain genre de martirs. Sans doute que l'abnégation de soi-même nécessaire pour la perfection chrétienne a été recommandée pour contrebalancer les efforts de l'amour propre qui ramenant tout à nous, nous feroit oublier les besoins de notre prochain. Ce précepte étoit donc fait pour nous rendre plus compatissans ; mais il est des gens d'un caractère dur, peut-être féroce, qui renoncent sans peine à toutes les douceurs de la vie, & qui ne veulent pas que les autres y participent. Ils ont souvent outré cette morale, & au lieu de s'en tenir à ce détachement d'eux-mêmes, ou plutôt de leur corruption, ils ont embrassé un genre de vie qui est un continuel suicide, ou qui tend sans cesse à l'abolition de l'espéce. Si on leur a recommandé l'humilité ou les humiliations & les mortifications, la religion n'exigeoit pas d'eux des devoirs contraires à l'intention du créateur, & aux forces des créatures. Les humiliations domptent l'esprit, terrassent l'orgueil, rendent souples & obéissans, & nous mettent à portée de souffrir les injures, les affronts & les persécutions sans impatience & sans murmure. C'est le moyen d'étouffer le germe des guerres, des querelles, des procès, des combats, & de rompre cet esprit d'indépendance qui empêcheroit les hommes de vivre en société. Les mortifications domptent la chair & tiennent en bride les passions. C'est encore souvent par le jeune & les abstinences qu'on rétablit ou que l'on conserve sa santé. La religion n'est donc partout que sagesse, & sa morale est partout conforme à la saine raison.

Il sembleroit que les Brachmanes ces Philosophes Indiens se seroient haïs eux-mêmes. Ils menoient une vie fort rigide, couchoient souvent à la belle étoile dans les saisons les plus rudes, ne mangeoient pas de viande, & n'avoient pas de commerce avec l'autre sexe. Quelques-uns parmi eux marchoient sur les sables brulans les pieds nuds, & la tête nue exposée aux rayons ardens du soleil, & ne vivoient que d'herbe. Ils ne se persuadoient pas que les accidens de la vie fussent un bien ou un mal, puisque les mêmes choses plaisoient aux uns & déplaisoient aux autres, & sont même agréables & désagréables à une même personne en différens tems. La mort étoit pour eux comme une naissance à la vie véritable & bienheureuse pour ceux qui ont bien philosophé. Avec cette

croyance

croyance plusieurs d'entre eux bâtissoient leur bucher , & se tenoient immobiles tout auprès pendant que le feu les rôtissoit. Après cela ils entroient gravement & majestueusement au milieu des flammes & ne se remuoient pas plus qu'une statue après s'être couchés sur le feu (*n*).

Les Gymnosophistes semblables en leurs mœurs aux Brachmanes n'habitoient ni maison, ni cellule, ils ne vivoient que des fruits que la terre leur fournissoit elle-même , ils renonçoient au vin & à l'autre sexe, ils avoient une extrême patience à se tenir dans une même situation quoiqu'elle fut très-gênante. Le dogme de la transmigration des ames leur inspiroit une extrême indifférence pour la vie, ou pour la mort. C'étoit encore une chose honteuse parmi eux que d'être malades, desorte que ceux qui vouloient éviter cette ignominie se bruloient tout vifs (*o*). C'est ainsi que *Calanus* se fit mourir à la suite d'*Alexandre*.

Examinant d'un peu près la doctrine de chacune de ces sectes où l'on voit peu de soin pour soi-même, une contrainte perpetuelle dans le régime , peu d'amour pour sa propre conservation, on entrevoit toujours le germe de l'amour de soi-même. C'est l'espérance d'une vie future meilleure qui fait soutenir les travaux , les tourmens & la mort. C'est toujours l'espérance d'un bien à venir qui leur fait supporter un mal actuel regardé comme plus petit que le bien futur à posséder; ou le mal futur à éviter (*p*).

Cette intrépidité à se livrer sans hésiter à la mort, conduit insensiblement au suicide. Cet attentat à la vie paroit naitre d'une haine complette de soi-même. C'est souvent un désespoir & une folie où la raison ne peut pas avoir de part. Si l'on y joint la réflexion; c'est qu'on regarde la vie comme un fardeau plus pesant à porter que l'ignominie & la non-existence. Ce seroit donc alors la fuite du mal, ou l'amour du bien qui y détermineroit.

TITRE SECOND.

DE LA HAINE CONTRE SES SEMBLABLES.

LA Haine générale qu'on a contre les hommes s'appelle *misantropie*; celle qu'on a pour quelques particuliers est *inimitié*. Il y a encore une espece de haine dont on croit ne pas pouvoir rendre raison, on la nomme *antipathie*.

(*n*) Lucianus *de morte Peregrini. pag.* 771. *tom.* 2. Il cite *Onésicrite* qui avoit vû bruler *Calanus.* Voyez le aussi *in fugitiv.* pag. 790 du même tome.

(*o*) Strabon. *pag.* 493.

(*p*) M. *Sherlock* Evêque de Londres dans un ouvrage qu'il a fait sur la Résurrection de J. C. *, rapporte qu'un criminel appliqué à la question , endura avec fermeté toutes les tortures sans avouer jamais le crime dont il étoit justement accusé. Quand

on lui demanda ensuite comment il avoit pû résister aux douleurs de la torture , il répondit qu'il avoit peint une potence sur le bout de son soulier , & que dès qu'on l'appliquoit à la question il jettoit les yeux sur cette potence , ce qui le faisoit souffrir courageusement pour sauver sa vie.

* Les témoins de la Résurrection de J. C. examinés & jugés selon les regles du barreau , pag. 119.

M

§ I.

DE LA MISANTROPIE.

Un Mifantrope eft un efprit chagrin qui trouve toujours quelque chofe à reformer à la conduite publique. Sa mauvaife humeur ne peut rien approuver. C'eft une mélancolie profonde qui fait les mifantropes. Auffi les met-on tous au nombre des attrabilaires. Nous dirons d'où vient ce fond de trifteffe en parlant des temperamens mélancoliques.

§. I I.

DE L'INIMITIÉ.

L'Inimitié eft une haine contre quelqu'un qui nous a offenfé, mortifié, deprimé, nuit dans notre honneur, dans notre avancement, dans notre fortune, & dont l'exiftence actuelle nuit à la notre. De-là cet efprit de vengeance, ce défir de perdre & d'exterminer l'objet de notre haine.

Quoique la rivalité, la concurrence, la jaloufie, ne fuppofent pas toujours l'inimitié, elles y difpofent efficacement & peuvent être rangées fous fon titre. La rivalité de deux maifons, de deux nations, de deux grands hommes, a fouvent caufé de grands défordres, & de telles guerres qu'il a fallu des fiécles pour les éteindre. On peut les regarder comme des étincelles dont il nait de grands incendies.

§. I I I.

DE L'ANTIPATHIE.

Du premier afpect on conçoit une averfion particuliere pour des perfonnes qu'on ne connoit pas, & qui fouvent font fort eftimables. Si l'on en demandoit la raifon, l'on feroit fort embarraffé de répondre, & l'on ne répéteroit que ce qu'à dit *Martial* :

Je te hais, Sabidus, fans en favoir la caufe,
Je te hais & mon cœur ne peut dire autre chofe (q).

Mais confiderant cette queftion en Métaphyficiens, nous verrons que le plaifir & la douleur font les pivots fur lefquels roulent toutes nos paffions (r), & que la haine ne peut entrer dans notre cœur par une autre porte que celle d'une perception fâcheufe & importune, qui irrite de

---

(q) *Non amo te, Sabili, non poffum dicere quare,*
Hoc tantum poffum dicere, non amo te.
Lib. 4. Epigram. 89.

Voyez auffi le Recueil des Poëfies du P. *Du Cerceau.* pag. 370.
(r) *Locke.* Liv. 1. chap. 20. §. 3.

néceffité le fujet qui la reffent contre l'objet qui la caufe (*s*). Ainfi par l'effort néceffaire qui détermine chaque être à continuer fon exiftence, nous devons fuir tout objet qui n'a pas de rapports avec notre conftitution, ou qui n'en a que d'oppofés : qui femble diminuer notre puiffance ou altérer la réalité de notre être : qui diminue notre plaifir, ou nous en prive, ce qui eft la même chofe que caufer du mal. Une feule ou plufieurs de ces qualités fi contraires à notre bonheur fe rencontrent fûrement dans les objets animés qui nous font antipathiques. L'antipathie n'eft donc pas un fecret pour qui fait fonder le fond de fa nature & connoit les défirs gravés dans fon effence.

TITRE TROISIEME.

DES AVERSIONS.

Nous appellons averfions la haine que nous avons pour les chofes inanimées. Si cette averfion eft forte, c'eft *horreur ;* fi elle eft foible, c'eft *dégoût, répugnance.* Souvent cette horreur ou ce dégoût tirent leur origine dès notre plus tendre jeuneffe, & dans un tems où notre raifon eft encore affoupie. Si ces objets fe préfentent à nos fens par hafard, une efpéce de frémiffement s'empare de tout le corps, fouvent on fe trouve mal jufqu'à perdre connoiffance, & quelquefois il arrive des fimptômes encore plus terribles. La defcription de cette chofe, ou le fimple récit qu'on en fait eft capable de produire les mêmes effets. Examinons fuccintement les averfions de chacun des fens. *Averfions.*

Il y a des chofes horribles à la vuë, il y a des chofes dégoutantes à la vuë. Les premieres font hériffer les cheveux fur la tête, nous font pâlir, interceptent le mouvement du cœur & nous font quelquefois tomber en fincope. Les fecondes portent directement leur impreffion vers l'eftomac, caufent des naufées, & excitent fouvent le vomiffement. Quelques averfions de la vuë ont un méchanifme plus caché, mais vous pouvez les rapporter à ces mêmes caufes qui occafionnent le trouble dans l'économie animale. *De la vuë.*

Le Maréchal d'*Albret* s'évanouiffoit quand il voyoit la tête d'un marcaffin. *Buffi* forme à ce fujet un plaifant doute. Il demande s'il feroit permis en honneur à un homme qui fe battroit contre le Maréchal d'*Albret*, de porter une tête de marcaffin dans la main gauche (*t*). Chacun fait le trait de *Jacques I.* Roi d'Angleterre, qui ne pouvoit voir fans frayeur une épée hors de fon fourreau. Le Chevalier *Digbi* en accufe l'imagination de la mere, qui, dans le tems qu'elle étoit enceinte, vit affaffiner à côté d'elle un de fes amis (*u*). Mais nous verrons quel fond on doit faire fur de pareilles vertus de l'imagination des femmes groffes (*x*). Il *Liv. 3. ch. 2. art. 2.*

(*s*) *Boullainvilliers* Réfutation de *Spinofa.* page 245.

(*t*) Mémoire de *Buffi,* tom. 1. pag. 34.

(*u*) Dans un Traité qu'il a fait fur la poudre de fimpathie.

(*x*) Voyez auffi la Théfe foutenue aux Ecoles de

eſt plus naturel de rejetter cette averſion ſur ſa timidité & ſon peu de
courage. Nous ne troublerions pas ſes mânes pour lui faire ce reproche, ſi l'on n'avoit dit avant nous:

Eliſabeth fut Roi, Jacques premier fut Reine;
Cette erreur de nature eſt un beau phénoméne (y).

Nous pourrions rapporter mille exemples bien atteſtés de pareilles
averſions: mais ce ſeroit vouloir prouver une choſe que l'expérience confirme tous les jours.

De l'ouïe. Il eſt des ſons aigres, des bruits effrayans qui déchirent les oreilles,
& auxquels on ne peut s'accoutumer. Le ſon que produit une ſcie lorſqu'on la lime, fait grincer les dents, occaſionne une contraction dans
tous les muſcles du viſage, & cauſe une eſpéce d'horripilation par tout
le corps. Nous marquons de la répugnance pour certains airs ou trop
triviales, ou trop rebattus. L'empéreur *Germanicus* ne pouvoit ſouffrir
ni la vue, ni le chant des coqs. L'hiſtoire rapporte pluſieurs exemples
de perſonnes qui entroient en fureur par les diſſonances répétées de la
muſique. Tout ceci doit être expliqué par la violence que ces ſons font
ſur l'organe de l'ouïe. Violence qui approche en quelque maniere de la
douleur.

Du goûr. L'organe des ſaveurs a auſſi des répugnances qui ſont de vraies averſions. C'eſt peut être le plus fantaſque des ſens à ce ſujet. L'on mange
quelquefois avec plaiſir dans la jeuneſſe ce qu'on a rebuté dans l'enfance. L'habitude des meilleurs mets nous en dégoûte au point même de
ne plus en pouvoir ſouffrir la vuë. Cette averſion ſouvent eſt ſi aveugle, que la raiſon la plus éclairée ne peut la vaincre. On préſente à un
malade qui jouit de la plus ſaine raiſon, une médecine dont il doit
attendre le ſoulagement le plus prompt & le plus efficace. Malgré l'empire
de ſa volonté, le goſier ſe ferme, l'eſtomac ſe révolte, il a des mouvemens convulſifs qui lui font rejetter ce qu'il ne peut contenir. Ces averſions ſont donc indépendantes de l'ame, & dépendent autant des organes, que la répugnance d'un cheval à paſſer auprès d'une charogne,
ou d'un moulin: il eſſuiera plutôt vingt coups d'éperons, que de paſſer
outre. Cependant ſuivant l'opinion de quelques Phyſiciens, cet animal
eſt une pure machine. Tout ce qu'on peut lui accorder de plus, c'eſt un
inſtinct naturel; il vaudroit mieux dire un être de raiſon qui les dirige.
Mais ici à quoi ſert la raiſon de l'homme? elle ne peut ſervir tout au
plus qu'à vaincre peu-à-peu cette averſion, & à prendre les moyens les
plus ſûrs pour y parvenir.

De l'odorat. La bonne ou mauvaiſe qualité des odeurs n'eſt pas toujours ce qui les
fait aimer, ou déteſter. Nous en avons vû qui haïſſoient l'odeur de
la roſe, tandis que d'autres préféroient des odeurs très-püantes. Il y

Médecine de Paris le trois Juin 1741. *Ergò non datur* | (y) *Rex fuit Eliſabeth, ſed nunc regina Jacobus.*
imaginationis maternæ in fatum actio M. Joſepho | *Error naturæ ſic in utroque fuit.*
Exup. Bertin *Præſide.*

a des femmes vaporeufes qui fe délectent à fentir le caftoreum, la favate brulée, l'efprit volatile de corne de cerf fucciné. Tout eft relatif dans le fentiment. Ce qui plait aux uns peut déplaire aux autres. Cela dépend de la difpofition organique & du degré d'irritabilité des nerfs. Il en eft de même pour l'odorat que des autres fens. » J'en ai vû, dit *Montagne*, » fuir la fenteur des pommes plus que les arquebufades; d'autres s'effrayer » pour une fouris; d'autres rendre la gorge à voir de la crême; d'au-» tres à voir braffer un lit de plume (z) «. *Pierre d'Apono*, homme de beaucoup d'efprit & Médecin de profeffion qui mourut dans les redoutables prifons du S. Office, & qui nous a laiffé un ouvrage intitulé *Le Conciliateur*, avoit une fi grande averfion pour le lait & le fromage qu'il n'en pouvoit flairer ni même voir, fans tomber en défaillance (&). M. *Deflandes* dans fon excellente hiftoire critique de la Philofophie, en réfléchiffant fur ces fortes d'antipathies, dit (w) qu'il femble que ce foit un fixieme fens que la nature ait accordé à certains hommes, mais un fens incommode & qui ne prépare que des contretems fâcheux. Dans nos principes il eft fort inutile d'admettre ce fixieme fens. C'eft multiplier les êtres fans néceffité.

Le toucher ce fens qui fert à connoitre & à fentir les corps palpables, & leurs qualités comme le mou & le dur, l'humide & le fec, le chaud & le froid, a auffi fes averfions. C'eft avec une efpéce d'horreur qu'on touche les araignées, les chenilles, les morts, & tous les objets qui font dégoutans à la vue. Les averfions font fouvent filles de la timidité; mais il n'en fera pas moins vraies, qu'elles font quelquefois dans l'organe & qu'elles tendent à faire éviter des chofes contraires à la fanté, ou à notre conftitution.

Du toucher.

ARTICLE III.

DU DÉSIR.

LE Défir dont nous parlons ici n'eft pas cet effort néceffaire qui nous fait tous tendre au bien être, & qui eft le pere des vertus & des paffions. Nous entendons ici par le terme de *Défir* regardé comme paffion, une inquiétude particuliere qui nous fait chercher avec empreffement, & embraffer avec ardeur les moyens qui peuvent nous conduire au bien être, foit en cherchant à poffeder l'objet aimable qu'on a apperçu, fenti, connu, foit en évitant l'objet digne de haine qu'on a apperçu, fenti, ou connu. De-là vient qu'il doit y avoir autant de défirs qu'il y a de moyens qui conduifent à cette fin. En général on peut les réduire à deux : défir de poffeffion pour l'objet aimé, c'eft ce que

Définition du Défir particulier.

(z) Effais de *Michel* Seigneur de *Montagne*, Liv. 1. chap. 25 pag. 92 *Edit. in folio*. Paris 1640. Voyez auffi Gaffendi *Phyfic. part.* 1. *lib.* 6. *cap.* 14.

(&) Voyez Martin Schoockius *de adverfatione*

cafei. Merklinus *in Lindenio renovato*. pag. 879.

(w) Hiftoire critique de la Philofophie, tom. 3. liv. 7. chap. 44. §. 6. pag. 357. *Edit.* en 4. vol. in-12. Amfterdam 1756.

nous nommons *espérance* : défir de fuite pour l'objet qu'on hait, c'est ce que nous nommons *crainte*.

Ces défirs ne paroissent pas avoir un méchanisme distingué de celui qui imprime en nous le sentiment de notre conservation. C'est toujours la tendance des fibres à se mettre dans un certain état, lequel une fois possédé, ou acquis, l'ame est affectée de plaisir. C'est ainsi que la tête tend à être droite, & que trop courbée en devant, ou trop jettée en arriere, on éprouve un malaise qu'on a coutume d'appeller *géne*.

TITRE PREMIER.

DE L'ESPÉRANCE.

Elle n'ait de l'imagination.

L'ESPÉRANCE est une pensée douce & flateuse que nous nous formons sur un bien à venir. Cette pensée d'un bien futur donne de la joie, de même que le souvenir d'un passé agréable donne du plaisir. L'espérance est donc fille de l'imagination, & cette fille quelquefois n'a pas plus de solidité que sa mere. Nous renvoyons donc sur ce sujet à ce que nous avons dit des idées lorsque l'esprit s'élance dans l'avenir.

TITRE SECOND.

DE LA CRAINTE.

Deux espéces de craintes.

LA crainte ainsi que l'espérance porte sur l'avenir. L'espérance est pour le bien, la crainte est pour le mal. On espére le bien, on craint le mal. Et comme il y a deux espéces de maux, l'un négatif & l'autre positif, il peut aussi y avoir deux espéces de craintes, l'une qui nous fait appréhender qu'un bien que nous désirons n'arrive pas, on pourroit la nommer *appréhension*, & l'autre qui nous fait prévoir un mal réel qui nous menace, on pourroit le nommer *peur*, *timidité*. Dans l'un & l'autre cas le cœur se resserre, la respiration est plus gênée, le visage pâlit, on a un air consterné, les pas sont mal assurés & toute l'habitude du corps devient tremblante. Tels sont les effets de la crainte sur les organes; ils sont même plus forts lorsqu'elle va jusqu'à la *frayeur* & l'*épouvante*. C'est alors qu'elle peut nous rendre immobiles, & nous ôter l'usage de la parole & de la voix.

L'un & l'autre enfant du désir prend son origine dans notre propre organisation, indépendamment du raisonnement & de la volonté. Il nait des hommes présomptueux qui espérent toujours, c'est peut-être la source de la vanité, de l'orgueil, de la fermeté, de l'opiniâtreté, de l'intrépidité. Quelle nombreuse famille sous un seul chef! Il est des tempéramens timides qui redoutent tout, c'est peut être le principe de la poltronerie & de la lâcheté. C'est ce qui doit nous faire avouer avec les personnes les plus consommées dans la morale, qu'il y a des vertus & des vices de tempérament.

ARTICLE IV.

DE LA JOIE ET DE LA TRISTESSE.

À PEINE le défir eft-il fatisfait, qu'immédiatement fuivent deux au-tres paffions; la *joie* & la *triftefse*. La *joie*, lorfque contens du bien préfent, ou d'un bien futur regardé comme affuré, nous pouvons, ou nous devons en jouir fans obftacles, & fans crainte de le perdre : la *trif-tefse*, lorfque trompés dans notre attente, nous perdons un bien dont nous aurions pû jouir plus longtems, ou lorfque nous fommes tourmentés par un mal actuellement préfent. Cherchons leur méchanifme. *Ce que c'eft que la joie & la triftefse.*

Nous penfons ici de même que *Defcartes*, & nous croyons avec lui que c'eft la bonne difpofition du corps qui a été le premier fujet de joie que l'ame a reffenti. Dans cet état les efprits ont coulé avec facilité, le cœur s'eft dilaté avec une jufte force, le fang a circulé avec liberté, & le corps a reffenti une douce chaleur. Mais cette bonne difpofition ayant pû être viciée foit parce que les humeurs ont été altérées, foit parce que les folides n'ont pas confervé cette tenfion & cette irritabilité néceffaires, le cœur ne fe contracte plus avec la même facilité; la circula-tion fe rallentit ou devient irréguliere, la fécrétion de la bile eft fufpen-due, le corps eft en proie à une efpéce de froid, & l'ame à la triftefse. *Difpofition des corps dans la joie & dans la triftefse.*

Si quelqu'un doutoit que ces deux paffions n'euffent leur principe dans les reffors de notre machine, ne pourroit-on pas lui demander pour-quoi, fans en avoir aucun fujet, il fe léve certains jours ou plus gai, ou plus trifte qu'à l'ordinaire? il y a une chofe qui nous paroit certaine, c'eft que par l'idée que nous avons de l'ame, elle n'eft pas fufceptible de viciffitudes comme le corps, & qu'elle eft inaltérable dans fon effence. Ce n'eft donc qu'à une certaine difpofition du corps qui doit modifier l'ame d'une maniere quelconque, que l'on doit rapporter ce changement. *Preuves qu'elles dé-pendent des difpofitions corporelles.*

Si la joie étoit indépendante du méchanifme du corps, pourquoi ne l'éprouveroit-on ordinairement que lorfqu'on jouit d'une bonne fanté, & que tous les organes font leur fonction avec une efpéce d'aménité? pourquoi le vifage prendroit-il un air riant, & verroit-on fur le front une férénité qu'on apperçoit mieux qu'on ne peut la peindre? pourquoi les mufcles infpirateurs & expirateurs éprouveroient-ils une efpéce de convulfion qui eft la caufe méchanique du ris? pourquoi le mouvement du cœur feroit-il un peu augmenté, fans pour cela occafionner de trou-ble dans la circulation, de forte qu'on fent une chaleur plus douce dans les entrailles, un leger chatouillement à la peau, une légereté dans tout le corps, une agilité, une flexibilité dans tous les membres, qui les force à faire certains mouvemens connus fous le nom de fauts, ou de danfe. *Phénomènes qui fe paffent dans le corps à l'occafion de la joie.*

Dans la triftefse au contraire le vifage eft abbatu, les yeux font mouillés de larmes, le front porte des marques évidentes du méconten-tement, la refpiration eft gênée, on foupire, le cœur femble ferré, on *A l'occafion de la triftefse.*

croiroit qu'il eſt embarraſſé dans des liens, le pouls s'affoiblit, toutes les fonctions languiſſent, on veut fuir la lumiere, la ſociété, les conſolations mêmes. En faut-il davantage pour établir l'empire de cette paſſion ſur nos corps.

Par l'impreſſion inopinée de la joie, ou de la triſteſſe exceſſive, l'action tonique abandonne les vaiſſeaux pour ſe concentrer vers le cœur. Ces vaiſſeaux ainſi deſtitués de leur force tonique, reçoivent facilement le ſang qui y eſt chaſſé avec la derniere violence, mais n'étant plus ſuſceptibles d'aucune réaction ſur ce fluide, ils ne peuvent plus en pouſſer vers les oreillettes une quantité aſſez conſidérable pour forcer la réſiſtance & le reſſerrement des ventricules. De-là les ſincopes & la mort ſubite qu'occaſionnent la joie, la triſteſſe & quelques autres paſſions comme la crainte & la colére.

Aulugelle parlant d'un certain *Diagoras* de l'Iſle de Rhodes, lequel avoit trois fils excellens dans leurs profeſſions, l'un dans les armes, l'autre à la lutte & le troiſieme à la courſe, nous rapporte (*a*) que ces trois fils ayant été aux Jeux Olimpiques, & ayant remporté les prix, cauſerent tant de joie à leur pere que ce bon vieillard expira au milieu de la grande place de la ville & au milieu des acclamations du peuple qui, en lui jettant des fleurs, le félicitoit du mérite de ſes enfans. La même choſe eſt arrivé à *Chilon* le Lacédémonien, qui mourut d'un ſaiſiſſement de joie en embraſſant ſon fils qui revenoit victorieux des Jeux Olimpiques (*b*). *Clidême* l'Athénien fut ſuffoqué par la joie au moment qu'on lui poſoit une couronne d'or pour récompenſer ſes talens (*c*). L'Hiſtoire Romaine fait auſſi mention (*d*) d'une vieille femme qui mourut de joie en voyant revenir ſon fils qu'elle avoit cru tué à la bataille de Cannes. L'hiſtoire de Bretagne du Pere *Lobineau* fait mention d'une dame *de Châteaubriant*, qui mourut d'un tranſport de joie en embraſſant ſon mari au retour d'une croiſade.

Quoique l'hiſtoire fourniſſe quelques exemples de perſonnes mortes ſubitement de ſaiſiſſemens de triſteſſe, ces exemples ſont beaucoup plus rares que ceux qu'à foudroyé la joie. L'action de la triſteſſe ſur les fonctions vitales n'eſt pas auſſi prompte que celle de la joie. Elle agit plus lentement, & ſi quelquefois elle enfante des fiévres aiguës qui enlevent les malades en peu de jours, le plus ſouvent elle donne lieu à ces longues affections qui deſſéchent les os mêmes (*e*) & qui refuſent aux malheureux la douce conſolation de mourir (*f*). Nous ne citerons pas ici de ces exemples éclatans, nous ſerions obligés de faire des annales, rien n'étant plus fréquent que de voir des perſonnes auxquelles le chagrin plonge avec gradation & tourmens le poignard dans le ſein.

(*a*) Libro 2. cap. 15.
(*b*) Chilo autem obiit ut Hermippus ait, dum amplexus æque oſculatus filium, quod in olimpià fuiſſet coronatus. Defunctum aſſerunt immodicâ lætitiâ. Diog. Laert. lib. 1. in vitâ Chilonis.
(*c*) Clidemus Athenienſis dum ab hiſtrionibus ob præſtantiam auro coronatur, præ gaudio moritur. Tertullianus. lib. de animâ.

(*d*) Apud T. Livium decad. 3. lib. 2. Valerium Maximum lib. 9. cap. 12. Plinium lib. 7. cap. 32. & 33.
(*e*) Spiritus triſtis exſiccat oſſa. Salomon proverbiorum. cap. 17.
(*f*) Quam miſerum eſt mortem cupere, nec poſſe emori. L. Annæi Senecæ ac P. Siri inimi ſententiæ. ſent. 608.

CONCLUSION

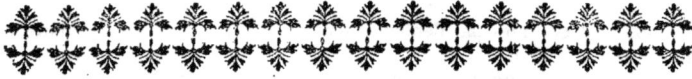

CONCLUSION

DE CE PREMIER LIVRE.

Nous venons de rendre compte de tous les phénoménes qui naiſſent de l'union de l'ame & du corps. Le méchaniſme le plus ſimple nous a ſuffi pour expliquer tant de prodigieuſes variétés que produit l'aſſociation de deux ſubſtances hétérogènes. En cela nous n'avons fait qu'étendre & perfectionner la penſée de preſque tous les Philoſophes modernes, qui, d'un commun accord, avouent qu'il eſt néceſſaire qu'il arrive des ébranlemens dans les organes pour que l'ame ſoit avertie de ce qui ſe paſſe ſoit au-dehors, ſoit au-dedans du corps. Conformité de notre ſentiment avec celui de tous les Philoſophes modernes.

Deſcartes dans ſon Traité des paſſions ne parle que d'émotions dans le cerveau cauſées par les eſprits animaux. *Malebranche*, ce profond Métaphyſicien qui a ſi bien prouvé qu'il n'y avoit nul rapport de cauſalité d'un corps à un eſprit, pas même d'un corps à un corps, & d'un eſprit à un autre eſprit; puiſque nulle créature ne peut agir ſur une autre par une efficacité qui lui ſoit propre, déclare lui-même poſitivement que Dieu a voulu & qu'il veut ſans ceſſe que les divers ébranlemens du cerveau ſoient toujours ſuivis des diverſes penſées de l'eſprit qui lui eſt uni (*a*). C'eſt cette volonté conſtante & efficace du Créateur, qui fait proprement l'union de l'ame & du corps. Principalement avec *Deſcartes* & de *Malebranche*.

Mais que devient tout notre ſiſtême ſi la matiere n'exiſte pas comme en ont douté pluſieurs Philoſophes, & comme paroît encore en être certain aujourd'hui *Berkeley*, qui entreprend de démontrer qu'elle ne peut exiſter. Ce Prélat après avoir expoſé l'inſuffiſance des ſenſations pour nous aſſurer de l'exiſtence des corps, prétend que les choſes ſenſibles, c'eſt-à-dire, ce que nous prenons pour des corps, ont toutes les propriétés d'être apperçûes immédiatement par notre entendement; que les choſes que notre entendement apperçoit immédiatement, ne peuvent être que des idées, & que les idées ne peuvent exiſter que dans un eſprit; que par conſéquent les choſes ſenſibles ne ſont point matérielles (*b*). Cette hypothéſe différe de celle du P. *Malebranche*, en ce que ce Philoſophe dit que nous ne voyons les choſes qu'en appercevant les attributs de la ſubſtance intelligible de Dieu qui peuvent nous les repréſenter: tandis que l'Evêque de Chloane ſoutient que les choſes que nous apper- Siſtême de *Berkeley* ſur la non exiſtence de la matiere.

(*a*) Tom. 1. Entret. 4.
(*b*) Dialogue entre *Hylas* & *Philonoüs*, dont le but eſt de démontrer clairement la réalité & la perfection de l'Entendement humain, &c. par *George Berkeley* Evêque de Chloane. 1750.

N

cevons font connues par l'entendement d'un efprit infini , & produite en nous par fa volonté.

Outre que l'on pourroit faire mille difficultés contre le dogme de l'im-matérialifme , nous ne voyons pas comment l''on peut fatisfaire à la queftion fuivante. Si les chofes fenfibles ne font que des idées, pour-quoi les aveugles nés n'ont-ils aucune idée des couleurs. La matiere exiftant , on explique facilement pourquoi on éprouve certains fen-timens de douleur & de plaifir , & l'efprit le moins philofophe apper-çoit qu'ils nous ont été donnés pour nous avertir de ce qui peut être utile ou nuifible à la confervation du corps. S'il n'y a en nous qu'une fubftance fpirituelle , de quelle utilité nous peuvent être ces différentes fenfations.

Au refte ne faifons pas un crime à *Berkeley* de s'être écarté de l'opi-nion reçue : peu-à-peu il s'en rapproche , & rentre dans le fiftême gé-néral. » Nous fommes , dit-il (*c*), comme enchaînés à un corps ; c'eft-à-» dire , que nos perceptions font liées à des mouvemens corporels. » Les loix de la nature font que nous fentions affectés à chaque » altération qui arrive dans les parties nerveufes de ce corps fenfible «.

Selon le plan que nous nous étions propofés dans cet Ouvrage, il s'a-giffoit de déterminer la nature de ces mouvemens qui se paffent dans les organes , foit que l'on fente ou que l'on penfe, foit que l'on fe reffou-vienne , ou que l'on veuille. Pour le faire nous avons toujours choifi le méchanifme le plus fimple, le plus conforme aux loix de la nature & aux regles du raifonnement : c'eft pourquoi nous nous croyons en droit de conclure ici :

1°. Que chaque opération de l'entendement peut être divifée en trois claffes : favoir en fenfible ou directe, en réfléchie & en mixte.

Senfations	
Imagination	Senfibles ou directes.
Raifonnement	Réfléchis.
Jugement	Mixtes.
Mémoire	

2°. Que les fenfations directes font produites par la préfence des objets qui excitent quelque ébranlement fur les organes.

Que les idées fenfibles dépendent du méchanifme inverfe qui produit les fenfations directes , & le même, mais avec un peu moins d'intenfité dans l'exécution, que celui qui produit les fenfations réfléchies, c'eft-à-dire qu'un mouvement extérieur produifant les fenfations directes , c'eft un mouvement intérieur qui donne les fenfations réfléchies & les idées fenfibles.

Que le raifonnement fenfible confifte dans l'examen du rapport qu'ont entre elles deux perceptions.

(*c*) Pag. 215.

Que le jugement fenfible eft la découverte du rapport qu'ont entre elles ces perceptions.

Que la mémoire fenfible eft une habitude des organes.

3°. Que toutes les opérations réflechies de l'entendement partent de la puiffance qu'a l'ame de contempler fes propres opérations, de les combiner & de les reproduire, ce qui arrive par la confcience qu'elle a de fon être & de l'attention qu'elle apporte à fon exiftence.

4°. Que les opérations mixtes de l'entendement font des actions combinées de la réflexion & des fens.

5°. Que la volonté confiderée comme fujet des vertus & des paffions, n'eft pas moins méchanique que l'entendement.

6°. Que les vertus & les paffions dans leur nature appartiennent autant au corps qu'à l'ame.

7°. Que la vertu en général eft le défir de perfévérer dans fon être, fubordonné à la raifon, ou aux loix Divines & humaines.

8°. Que les paffions au contraire font des défirs de perfévérer dans fon être, excités par les fenfations.

Une partie de notre fiftême étant fondée fur un méchanifme qui ne peut être montré, & qu'on ne pourra jamais montrer aux yeux, donnera lieu fans doute à quelques efprits Mathématiciens qui cherchent la démonftration dans toute chofe, fans cependant la trouver toujours, de conclure que notre fiftême n'eft qu'un jeu de l'imagination qui peut être détruit par un autre jeu de l'imagination. I. Objection.

Nous ne pouvons répondre à cet argument que par des inductions dont la probabilité doit nous tenir lieu de l'évidence, qui fans doute nous échappera toujours dans une matiere auffi obfcure. On admiroit autrefois cette fameufe ftatue de *Memnon* qui faluoit le foleil levant (*d*). On fe reffouvient avec plaifir de la colombe de bois d'*Architas de Tarente* (*e*), qui voloit d'elle-même ; de cette ftatue qui alla préfenter à un Roi de Barbarie un placet pour la délivrance de l'efclave qui l'avoit faite (*f*) ; de cet aigle qui vola l'efpace de deux lieues au-deffus de la tête d'un Empereur qu'on alloit couronner (*g*). En un mot nous fommes étonnés de mille autres ouvrages qui dénotent autant le génie, que l'adreffe de leur auteur (*h*). Qui de nous après avoir vû le flûteur automate, & ce canard factice qui digéroit, n'a été furpris de la fagacité de M. *Vaucanfon*, & n'a douté fi un jour nous ne ferions pas affez heureux pour trouver l'art de Promethée.

(*d*) Tacit. *annal. lib.* 2. Juvenal. *Sat.* 5. Philoft. *de vitâ Apollonii, lib.* 6. *cap.* 3. Plin. *lib.* 36. *cap.* 7. Paufan. *in attic.* Lucian. *in pfeudom.* Cælius Rhodiginus, *lib.* 22. *cap.* 5. Tzetzes, &c.

(*e*) Aul. Gell. *noct. attic. lib.* 10. *cap.* 12.

(*f*) Journal des Savans de 1680, & de 1683.

(*g*) Gaffendi, *in Regiomontanum.*

(*h*) La mouche de fer préfentée à Charles-Quint par Charles *de Mont-Royal*, laquelle prenant, comme dit *Salluste Dubartas.*,

fa gaillarde volée,

Fit une entiere ronde, & d'un cerveau las
Comme ayant jugement fe percha fur fon bras.

6°. jour de la I. femaine.

L'horloge de Strasbourg. Voyez les Voyages de M. *Dumont*, tom. 1. pag. 54. La pendule de Verfailles, &c.

Tous ces ouvrages, il est vrai, font surprenans : mais, hélas! qu'ils font éloignés de la perfection! l'esprit de l'homme est renfermé dans des bornes trop étroites, & les instrumens dont il se sert font trop grossiers pour prétendre y parvenir. Le méchanisme est par-tout soupçonné, & par-tout évident. Ce font des hommes qui ont fait ces ressorts; ils ne peuvent être par conséquent cachés aux yeux des hommes. Peut-être même que des mortels plus industrieux, par un méchanisme tout différent, nous oserions dire tout opposé, produiront le même effet. O comble de foiblesse & d'ignorance! Tandis que d'un autre côté si nous jettons les yeux sur le sage Ouvrier qui a fait l'homme ; quelle puissance? quelle intelligence ne lui trouverons-nous pas? La délicatesse, la grandeur, la petitesse des parties l'ont-elles empêché de travailler? le nombre & la variété l'ont-ils épouvanté? l'arrangement, l'ordre, les rapports, les convenances, l'ont-ils détourné? Non sans doute. Tout étoit présent à son esprit. Une seule parole a suffi pour finir son ouvrage, & les régles & les loix qu'il a établi au moment de la création, seront les mêmes jusqu'à la fin des siécles; parce que sa volonté est constante & ne peut être sujette à aucune vicissitude. Ce font ces mêmes régles & ces mêmes loix que Dieu s'est proposé dans la formation de l'homme, que nous avons cherché à découvrir : & nous croyons pouvoir dire avec quelque vraisemblance que plusieurs peuvent nous être connues par la saine raison & par l'attention à l'ordre de la nature : moyens desquels le Créateur n'a pû s'écarter sans se tromper, ou sans vouloir nous tromper; ce qui est impossible.

Or dans le méchanisme que nous avons établi pour expliquer les fonctions animales nous avons apporté les preuves qui nous ont paru les plus raisonnables, les démonstrations que l'expérience & la structure des parties autorisoient; enfin les raisons prises dans l'ordre de toute la nature. Nous pouvons donc nous flatter que ce méchanisme n'est pas un être de raison, & que s'il n'est pas en tout point conforme au plan que s'étoit proposé le Créateur, il doit en approcher dans beaucoup d'autres. L'esprit de l'homme est si limité ; il y a tant de combinaisons à faire, il y a tant de circonstances à peser, qu'assurement nous nous sommes trompés dans certains endroits. Nous ajoutons même qu'il y a de certains cas où les hommes pourront toujours se tromper. Mais il viendra un tems où

Nous concevrons ces merveilles cachées
Quand de nos sens nos ames détachées
Auront enfin dans le séjour des Dieux
Repris leurs droits & leur rang glorieux (i).

I I. Objection.   Peut-être nous demandera-t-on s'il est possible que le mouvement du sang & l'ébranlement des organes produisent des idées ? Sans entrer dans des raisonnemens Méthaphysiques, nous n'avons à répondre que

(i) Rousseau, lib. 2. Alleg. 2.

par une comparaison fort simple qui réfout la queſtion. Lorſqu'on entre chez un horloger & qu'on voit fur fa table des roues de cuivre, des reſſorts d'acier, des ſpirales, des balanciers, s'imagineroit-on ſans en être inſtruit auparavant, que le produit de l'arrangement de toutes ces choſes eſt de marquer les heures ; c'eſt-à-dire une ſucceſſion du tems qui paſſe toûjours & ne revient jamais, qui eſt éternel & périt dans chaque moment de l'éternité, & qui n'a aucune trace que celle du ſouvenir? Il n'y a aucun morceau de cuivre qui ait eſſentiellement la propriété de marquer les heures : mais cet effet vient de l'enchaînement, de la correſpondance & de l'action unanime des piéces qui compoſent la machine. C'eſt ainſi que la tête n'a pas les idées par elle-même : mais par l'arrangement des organes des ſens qui y ſont attachés & qui reçoivent du cerveau les filets nerveux, cauſe de leur action tonique, il en réſulte un ſentiment, une exiſtence, ou plutôt une vie que nous appellons *idée*.

On pourroit peut-être encore conclure après la lecture de cette premiere Partie de notre Ouvrage, que nous ne fixons pas le ſiége de l'ame dans aucun organe déterminé, puiſque nous expliquons toutes les fonctions animales par les ébranlemens de chacun des ſens, ſans admettre un ſens commun. Cette conſéquence ne ſeroit pas un crime ; mais elle pourroit être une erreur. Car bien loin de croire comme *Deſcartes*, que l'ame eſt logée dans la glande pinéale, bien loin de la contraindre de demeurer dans le corps calleux ou toute autre partie du cerveau comme l'ont prétendu quelques autres ; nous ſoutenons au contraire que l'ame peut exiſter par tout ailleurs, & qu'il y a très-fort lieu de douter qu'elle puiſſe exiſter dans les corps.

III. Objection.

Réponſe.

En effet les corps ſont des ſubſtances étendues. L'ame eſt un eſprit, & par conſéquent inétendue. Or l'étendu ne peut agir ſur l'inétendu (*k*). Les ames n'agiſſent donc pas ſur les corps, ni les corps ſur les ames. Cependant l'expérience nous apprend qu'après certaines affections qui appartiennent à l'ame, le corps pâlit, friſſone, eſt agité ; cependant l'expérience nous apprend que dans certaines maladies, comme dans l'inflammation des membranes du cerveau, le délire & les convulſions ſurviennent. Ce qui dénote un rapport d'actions réciproques de ces deux ſubſtances hétérogènes. Il faut donc qu'il y ait un médiateur qui puiſſe agir en même tems ſur l'étendu & ſur l'inétendu, & qui communique les ſenſations agréables ou déſagréables à l'une & à l'autre ſubſtance. Or ce médiateur eſt Dieu même, puiſque lui ſeul peut phyſiquement produire le mouvement, & que lui ſeul peut agir en même tems ſur les eſprits & ſur les corps. Dieu étant tout-puiſſant, il communiquera auſſi facilement à l'ame telle ou telle ſenſation dépendante de tels ou tels mouvemens excités dans les organes, ſoit qu'elle ſoit autour du corps, ſoit qu'elle exiſte par tout ailleurs. La choſe doit ſe paſſer de même à l'égard des mouvemens qui s'excitent dans l'ame & qui doivent

(*k*) *Tangere nec tangi niſi corpus nulla poteſt res.* Lucretius *de rerum naturâ lib.* 1. *verſ.* 304.

faire impreſſion ſur le corps. Nous concluons donc ici avec raiſon que les ames exiſtent dans l'intelligence de Dieu, & que les corps exiſtent dans ſon immenſité : deux ſubſtances auſſi hétérogénes ne pouvant exiſter dans le même attribut de Dieu. Ce qui nous paroit avoir plus de vrai-ſemblance & moins de contradictions, que la notion commune. Ce qui revient au même que l'union de l'ame & du corps ; puiſque Dieu eſt un & infini, puiſque Dieu eſt immenſe & tout entier dans chaque partie de ſon immenſité.

Ces principes poſés, & notre ſentiment ſur les différentes opérations animales ſuffiſamment établi, cherchons à préſent les diverſes cauſes méchaniques qui font varier ces mêmes opérations. C'eſt ce qui doit faire la matiere de notre ſecond Livre.

Fin du I. Livre.

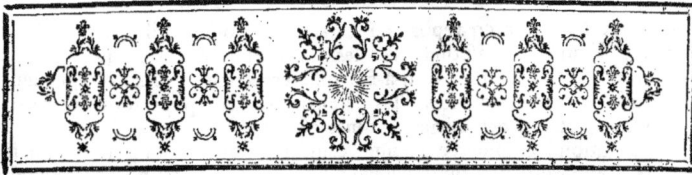

LIVRE SECOND.

DES CAUSES PHYSIQUES

QUI INFLUENT SUR LES ESPRITS.

INTRODUCTION.

IL n'eſt rien de déſuni dans la nature. Tout s'y lie à tout : & l'homme, cet être que ſon orgueil voudroit ſéparer des autres, y eſt tellement uni à l'air, à l'eau, au feu, à la terre, qu'il ceſſe d'être ſi on le ſépare de ces élémens qui lui conſervent la vie, qui contribuent à ſa ſanté, & qui modifiant différemment ſon corps, doivent néceſſairement modifier différemment ſon eſprit.

Tout ce qui produit, environne ou entretient nos corps, peut donc apporter des changemens notables dans nos ames. Il ne faut qu'ouvrir les yeux ſur les objets qui nous ſont le plus intimes & qui nous touchent le plus près pour s'en convaincre. C'eſt de nos peres que nous recevons le germe des vertus & des paſſions. Le ſexe que nous recevons des mains de la nature, nous donne un génie particulier. Ce génie particulier eſt différemment modifié par les climats qu'on peut regarder comme une des cauſes premieres de la différence des eſprits, des talens, des mœurs, des coutumes & des loix. Si l'on compare, dit *Hippocrate*, qui différe peu des Phyſiciens modernes (*a*), » ſi l'on compare les peuples » de l'Aſie avec les Européens, il eſt certain que les Aſiatiques ſont plus » timides, plus efféminés & plus foibles que les peuples de l'Europe, » qui ſont doux dans leurs mœurs, parce que les ſaiſons de l'année ne » ſont ni extrêmement chaudes, ni extrêmement froides : leur perpé- » tuelle égalité entretient l'ame dans la même aſſiette. Les changemens qui » arrivent dans l'air, en affectant les corps, réveillent l'eſprit & l'em-

L'homme eſt uni à tous les êtres.

La génération, le ſexe, les climats, les ſaiſons modifient différemment ſon eſprit.

(*a*) *Lib. de aëre, locis & aquis. Galien* dans ſon livre, *quod animi mores, corporis temp. ſeq. cap.* 8. a raſſemblé pluſieurs paſſages d'*Hippocrate*, ſur ce ſujet.

» pêchent de rester en repos. Le caractére, ajoute-t-il encore dans le
» même Traité, correspond avec les singularités des pays qu'on habite.
» Lorsque les saisons sont tout-à-fait différentes entre elles, & que leurs
» variations sont fréquentes, les habitans de ces pays sont sauvages,
» grossiers, & ont des usages de toute espece «.

L'éducation, considerée comme cause physique, a un pouvoir sur les
esprits si remarquable, qu'il faudroit avoir toujours fermé les yeux sur
les opérations simples & conséquentes de la nature pour ne s'en être
pas apperçû. Mais l'éducation considerée comme cause morale, a des ressorts plus cachés, quoiqu'elle soit aussi subordonnée aux causes physiques. C'est une de ces opérations mixtes propres à former les esprits,
mais qui ne détruiront jamais ce fond, cette nature, ce penchant, cette
inclination insurmontable de quelques-uns, & ce je ne sai quoi de quelques autres qui les entraîne. Ce seroit donc un excès de confiance de tout
attendre de la bonne éducation morale, puisque cette nature si rebelle
à l'homme qu'il chercheroit en vain à l'anéantir par ce moyen, dépend
des dispositions que la température du climat met en lui, ou de l'organisation singuliere qu'à pû lui donner un tempérament particulier produit lui-même par mille causes différentes.

Il n'y a qu'une seule opinion au sujet de l'efficacité des tempéramens
sur l'esprit. On n'a repeté que sous différens termes ce que *Galien* avoit
dit en peu de mots. » C'est de la bile, nous dit-il (*b*), que partent la vi-
» vacité, la finesse & la pénétration de l'esprit. C'est de l'humeur mé-
» lancolique que lui vient sa fermeté & sa constance. La pituite est
» peu propre à former les mœurs & le génie. Le sang nous dispose à la
» simplicité & nous fait souvent pencher vers la folie «.

Le régime de vivre qui est général pour tous les hommes & particulier
pour chacun d'eux, découvre à quiconque veut y réflechir, une puissance trés-étendue sur la plus noble partie de nous-mêmes. Quelques-
uns de ses effets passagers mettent cette vérité en si grande évidence,
qu'ils empêchent de contester ses effets les plus durables, & font présu-
mer que la nature étant toujours conséquente dans ses opérations, les
choses ne peuvent se passer autrement.

Que dirons-nous de la puissance de l'âge, de la santé & des maladies
sur l'esprit. On ne peut se soustraire au pouvoir de toutes ces causes par
rapport à la nécessité qui nous entraîne dans le torrent commun où roule
cet univers. Mais ce n'est pas ici le lieu d'entrer dans les preuves. Nous
traiterons séparément de chacune de ces matieres, soit pour éviter l'obscurité, soit pour assurer davantage les fondemens de notre doctrine.

1°. Nous expliquerons le pouvoir qu'a la génération sur les qualités de
l'entendement & de la volonté.

2°. Nous chercherons l'origine de la différence que le sexe donne au
génie.

3°. Nous ferons voir combien les climats différencient les esprits, &

(*b*) *Comment* 1. *de naturâ humanâ.*

nou

nous les regarderons comme une des premieres caufes de la diverfité des
mœurs.

4°. Nous comparerons les faifons entre elles, & nous indiquerons
les variétés qu'elles peuvent occafionner dans nos ames.

5°. Nous examinerons ce que peut fur l'efprit l'éducation confiderée
foit comme caufe morale, foit comme caufe phyfique.

6°. Nous montrerons les différences de caractere & de génie qu'occafionnent les tempéramens qui tiennent toujours du caractere général
de celui de la nation, mais qu'altérent fouvent l'éducation & le régime
de vivre.

7°. Nous parlerons des différentes modifications dont l'ame eft fufceptible par le regime de vivre. Outre que nous entrerons dans un certain
détail fur le boire & le manger, nous traiterons encore de l'exercice
& du repos, des récrémens & des excrémens, de la veille & du fommeil, développant toujours les diverfes nuances dont ces caufes peuvent cólorer l'efprit.

8°. Nous détaillerons les divers changemens qu'opere fur les efprits
l'âge qui fouvent n'agit lui-même qu'en déguifant le tempérament.

9°. Nous confidererons la puiffance de la fanté & de la maladie fur
l'efprit. Ce font des modes qui affectent chaque âge, chaque fexe, chaque tempérament dans telle faifon ou fous tel climat : de forte que l'on
peut dire que leur pouvoir fe partage pour fe multiplier à l'infini.

CHAPITRE PREMIER.

DU POUVOIR DE LA GÉNÉRATION SUR L'ESPRIT.

TOUT retentit du pouvoir de la naiffance fur le génie, & les inclinations. » On découvre, dit *Horace* (c), dans les jeunes *Tiberes*, &
» *Drufus* les mêmes penchans d'*Augufte*. Les braves & les fages font
» engendrés par des gens pleins de courage & de probité. Vous trou-
» verez dans le taureau & dans le cheval les mêmes qualités & le
» même mérite de leurs peres. Jamais un aigle intrépide n'a produit
» une timide colombe «. Dans notre fiécle, *Santeuil* prefque rival d'*Horace*
dans fes odes facrées, ou fes hymnes, s'eft écrié avec le même enthou-
fiafme, » c'eft du fang qui a coulé dans les veines de vos ancêtres &
» qui coule maintenant dans les vôtres, que vous avez reçu tant d'é-
» clatantes vertus ; cette excellence de génie, cette préfence d'efprit
» dans les matieres les plus difficiles, cette folide piété, cette religion
» confervée depuis fi longtems avec tant de pureté dans votre famille ;

*De tous
tems on a re-
connu le pou-
voir de la gé-
nération fur
l'efprit.*

(c) *Lib.* 4. *Ode* 3.

O

» en un mot cette fermeté inébranlable dans le bien, la juſtice & la
» vérité (*d*).

Sentiment
des Anciens
ſur ce pou-
voir de la gé-
nération, &
ſa réfutation.
Le fait paroit aſſez conſtant : mais la maniere dont les vices & les vertus ſe tranſmettent des peres aux enfans ne nous eſt point pareillement
connue. Aurons-nous recours, comme les Aſtrologues, à l'influence des
étoiles qu'ils croient préſider à notre naiſſance pour former en nous les
bonnes & les mauvaiſes mœurs, & toutes les qualités de notre eſprit ?
Autant vaudroit-il avoir recours au haſard, c'eſt-à-dire, à une choſe
qui n'exiſte pas. C'eſt donc vouloir trancher une difficulté par une autre
plus grande, & expliquer une choſe connue par une inconnue.

Sans nous arrêter à combattre des puérilités, ou plutôt de vieux men-
ſonges qu'on a banni depuis longtems de la ſaine Phyſique, nous pro-
poſerons notre ſentiment en développant le ſiſtême de la Génération,
& examinant toutes les modifications que peuvent recevoir les corps
par les agens qui les produiſent, pour nous élever enſuite aux impreſſions que l'ame en peut reſſentir.

Maniere
dont ſe fait la
génération,
& ſe commu-
niquent les
qualités des
peres.
A peine les deux ſexes ont-ils atteint l'âge de puberté, qu'un déſir
naturel de multiplier leur eſpéce ſe fait ſentir comme par degrés. La nouveauté du ſentiment les agite, l'imagination augmente la rapidité de la
pente, & le cœur ſéduit par les yeux ſe livre tout entier à ſa paſſion,
& laiſſe triompher la nature. Alors attirés par une vertu preſque ma-
gnétique, ils s'approchent, ils ſe joignent, & goutent le plaiſir attaché à
la production d'un autre ſoi-même. Dans ce tendre raviſſement le mâle
comme électriſé par la femelle ſe ſent tout en feu, & laiſſe couler cette
liqueur vivifique où eſt contenu le germe d'un être pareil à lui. La femelle n'éprouve pas de moins douces extaſes, le ſang circule chez elle
avec plus de facilité & de vîteſſe, une douce chaleur s'empare de ſon
corps, les vaiſſeaux ſe dilatent ; en un mot c'eſt une terre préparée
pour recevoir une ſemence qui doit fructifier. Nous avons prouvé dans
nos mémoires (*e*) que cette matiere ſéminale tient au principe de la vie ;
que ce n'eſt pas une humeur ſimple filtrée dans une glande, & ſimplement utile ; que ce n'eſt pas un excrément du ſang travaillé dans un
organe placé hors du corps ; mais que c'eſt un fluide émané du cerveau qui prend ſon cours par le grand nerf ſimpathique ; que ce fluide
contient un petit cerveau qui eſt la graine, ou le noyau d'où nait le
fœtus. Cette graine rapportera un fruit ſemblable à tous ceux de ſon
eſpéce, il en aura toutes les propriétés & tous les vices. C'eſt ainſi que
la ſemence des plantes ombellifères ne produit pas une plante légumi-
neuſe, & que celle des plantes légumineuſes ne produit pas une plante
de la famille des crucifères. Il ſera facile d'expliquer dans cette hypothéſe pourquoi les enfans reſſemblent à leur pere tant du côté de l'organiſation, que du côté des qualités de l'eſprit. Si cette reſſemblance eſt
quelquefois défigurée, c'eſt que le développement du germe eſt altéré

(*d*) *In carmine panegyrico ad illuſtr. virum* D. | (*e*) *Mém. ſur diff. ſujets de Médecine.*
Achillem Barleum, *ſub. fin.*

dans la terre où il devoit s'accroître, dans les mains qui lui ont fourni sa nourriture, & par mille autres circonstances qu'il est inutile de détailler. C'est ainsi que la mere peut de sa part modifier différemment les organes du fœtus & lui communiquer une partie de ses qualités bonnes ou mauvaises.

Qu'on ne se contente pas de cette hypothèse que nous croyons la plus vraisemblable & la mieux prouvée. Voyons si dans les sentimens reçus jusqu'à présent on peut rendre raison du fait dont il est ici question. Supposons que ce germe dont nous parlons soit un petit animal comme l'ont prétendu *Leeuvenoëck*, *Hartsoëker* & plusieurs autres, supposons qu'il soit un petit globule élastique comme l'assure M. *Néedham* (*f*) ; ou un assemblage de molécules organiques vivantes, comme le croit M. *Buffon* (*g*). Il doit ordinairement retenir toutes les qualités de la liqueur séminale, & en contracter tous les vices, puisqu'il en a été formé, qu'il y est entretenu & qu'il s'y conserve.

Mais la matiere séminale prenant sa source du sang & en étant comme l'essence, elle doit en retenir la nature. Or si le sang est infecté de quelque levain particulier comme le vérolique, le scrophuleux, le scorbutique, le gouteux, &c, la matiere séminale sera aussi viciée & par conséquent le germe participera aux vices dominans de son pere. Il ne faut pas se persuader que cette étincelle d'un feu primitif puisse souvent s'altérer ou s'éteindre ; les élémens ne changent pas aisément de nature. D'ailleurs c'est un levain qui fermentera & qui s'augmentera lorsque le germe une fois développé croîtra & se fortifiera. Ne pensons pas non plus que le sang de l'enfant devenu adulte puisse facilement changer de caractére. Quelques vicissitudes que le sang éprouve dans les différens âges, dans les diverses constitutions de l'air, ou par le différent régime de vivre, il sera presque toujours le même quant au fond. C'est ainsi que le vin du Rhin se ressemble toujours à lui-même soit qu'il soit moust, soit qu'il soit vinaigre : on le distinguera toujours d'un vin de Bourgogne considéré dans tous ces états.

Mais dira-t-on nous transpirons beaucoup, & nous perdons beaucoup, tant par les récrémens, que par les excrémens. Cette perte prise sur la masse totale de nos humeurs est réparée par une certaine quantité de chyle qui doit renouveller le sang & absorber par conséquent ce levain. D'ailleurs les parties de ce levain doivent se briser & s'anéantir par le mouvement seul de la circulation. I. Objection.

Vaines objections : car 1°. les parties du levain qui restent, communiqueront leur nature au nouveau chyle qui doit entrer. 2°. Par la trituration, par les frictions contre les parois des vaisseaux, par les collisions des parties entre elles, par la chaleur du sang, ce levain ne peut devenir que plus subtil : ce qui facilitera sa régénération. Il ne peut faire Solution.

(*f*) Nouvelles Observations microscopiques, *in-12*. Paris 1750. Voyez surtout la Lettre à M. *Folkes* sur la génération, la composition & la décomposition | des substances animales & végétales. (*g*) Hist. nat. générale, & part. *tom.* 3.

une perte fans multiplier fes avantages. C'eft une hydre dont il faudroit d'un feul coup emporter les fept têtes ; ce qui feroit bien difficile pour ne pas dire impoffible.

II. Objec-
tion.

Suivant ce fiftême, repliquera quelqu'un, perfonne ne fera à l'abri des maladies héréditaires. Autre objection qui n'eft pas plus difficile à ré-

Solution.

foudre que la premiere. En effet tous les peres ne font pas infirmes ou va-létudinaires. Secondement toutes les maladies ne font pas héréditaires ; il n'y a que les maladies chroniques qui le foient. Troifiemement il faut une caufe déterminante pour mettre en œuvre ce levain. Quatrieme-ment tous les germes ne font pas propres à recevoir les impreffions du levain paternel : c'eft ainfi qu'une certaine efpéce d'eau eft propre à la teinture tandis que l'autre ne l'eft pas : c'eft ainfi que plufieurs perfon-nes vivant dans un air contagieux, les unes périffent de la pefte, tandis que les autres n'en font point attaquées.

De ce principe on pourra inférer 1°. que parmi les enfans d'un même pere, l'un peut participer aux vices parternels tandis que l'autre en fera préfervé. 2°. Que de deux fortes d'infirmités qui peuvent être héréditaires & qui fe rencontrent dans le même pere, il n'y en aura peut-être qu'une qui attaquera les enfans par rapport à cette analogie qui fe doit trouver dans les liqueurs, & ces proportions qui fe doivent rencontrer dans l'économie animale.

Maniere
dont les qua-
lités des me-
res fe tranf-
mettent par
la généra-
tion.

A peine l'homme a-t-il laiffé échapper cet efprit féminal qui doit per-pétuer fon efpéce, qu'il paroit que tout le refte du grand œuvre de la génération foit réfervé à la femme. La matiere prolifique portée par les vaiffeaux abforbans dans la maffe du fang de la mere, occafionne un trou-ble dans toutes les humeurs, & y excite une effervefcence propre à les fubtilifer. Le dégoût, la perte de l'appétit, les naufées, les vomiffemens, l'enflure des mamelles, &c, qui arrivent après la conception, font une fûre marque de cette fermentation. De-là l'on peut augurer 1°. que par cette fermentation il fe prépare un efprit propre à nourrir l'embrion qui vient de germer. C'eft ainfi qu'après la fermentation des végétaux il en réfulte un efprit. De-là l'on peut augurer 2°. que cette fermentation eft le prélude d'une nouvelle fécrétion dans la mere ; c'eft-à-dire du lait ute-rin qui fert à la nourriture du fœtus, & du lait des mamelles, aliment de l'enfant nouveau né. Ainfi l'enfant reçoit de la mere l'efprit qui coule dans fes nerfs & le fang qui coule dans fes veines. Il feroit donc impoffible qu'il ne participât point aux vices ou au vertus de fa mere. Ce feroit porter le feu dans fon fein & ne pas brûler ; ou pour mieux dire, ce feroit être, & ne pas être en même tems.

Ces principes une fois établis, faifons-en l'application aux fonctions de l'efprit.

Les quali-
tés de l'en-
tendement &
de la volonté
font commu-

Les opérations de notre ame, comme nous l'avons déja dit, font de deux fortes ; les unes regardent l'entendement & les autres la vo-lonté. Ainfi les bonnes ou mauvaifes qualités de l'efprit qui peuvent être héréditaires, doivent regarder ces deux opérations générales de notre ame. Les bonnes qualités de l'entendement font une vive imagination, un raifonnement jufte, un jugement certain & une mémoire heureufe : celles de la volonté font les vertus & les paffions renfermées dans de juftes bornes. Les vices de l'entendement font la ftupidité , la folie, le raifonnement & le jugement faux, la mémoire lente & infidéle. Ceux de la volonté font les paffions dominantes qui forment la bafe de notre caractére & de notre génie ; lefquelles peuvent nous rendre haiffables ou fufpects. niquées aux enfans par la génération.

Il paroît certain que les bonnes qualités de l'entendement & de la volonté dépendent de la bonne conftitution du cerveau & de l'excellente nature du fluide qui l'arrofe : or ces deux propriétés peuvent dépendre de la génération : elles en dépendent en effet fi les vices peuvent fe communiquer par l'acte qui nous engendre, puifque les puiffances générales de notre ame ne font mifes en acte que par des voies purement méchaniques : or les vices peuvent fe tranfmettre par la génération. Pour rendre ce point de Doctrine plus fenfible, il faut remarquer, Premierement que les fibres des organes peuvent pécher 1°. Par leur texture trop molle ou trop compacte. 2°. Par leur tenfion trop lâche ou exceffive. 3°. Par le rapport qu'elles doivent avoir entre elles. 4°. Par un ou plufieurs de ces vices.

Secondement que le fang & fes principes peuvent pécher 1°. Par leur nature trop groffiere ou trop fubtile. 2°. Par leur quantité trop grande ou trop petite. 3°. Par leur mouvement trop vif ou trop lent. 4°. Par un ou plufieurs de ces défauts.

Ces défauts de la nature des fibres & du fluide qui les met en mouvement, peuvent être tellement combinés que les ofcillations des fibres ne feront pas juftes ou fenfibles, & que le rapport de ces mêmes vibrations ne fera pas exact ; ce qui entraîne avec foi la fauffeté de certaines comparaifons dans les idées & des jugemens qu'on en porte. Des fibres trop roides pour fe mouvoir, & un fang trop lent dans fa courfe, feront des obftacles à la mémoire. Plufieurs des vices nommés ci-deffus réunis enfemble donneront lieu à la ftupidité & à la folie. En un mot les paffions outrées doivent dépendre de ces mêmes combinaifons.

Rien n'empêche que les vices des fibres des organes ne dépendent de la conformation primordiale, fur-tout lorfque les corps des parens font d'un tiffu lâche & fpongieux, d'un tempérament fec & atrabilaire, d'une nature foible & délicate, d'une conftitution cacochime, ou d'une complexion ferme, vigoureufe, athlétique, &c ; ce qui dépend originairement de la nature des liqueurs, puifque toutes les parties folides du corps humain ont paffé par l'état de fluidité avant d'acquerir aucune confiftance.

Avant de finir cet article, nous nous arrêterons quelques inftans fur une queftion qui a rapport au fujet préfent. On prétend que les bâtards ont l'efprit plus brillant & plus vif que les enfans légitimes. Seroit-ce à caufe que leurs parens ont apporté plus de ferveur dans la copulation ? Des bâtards.

Dans ces circonstances la jouissance est comme un rapt, & les enfans qui en sont produits, sont comme un larcin fait aux loix & à la pureté de la religion. Or de même qu'un voleur a les esprits émus, crainte de surprise, de même aussi ceux qui jouissent des faveurs d'un amour furtif, conduisent leurs entreprises avec tant d'adresse, ont tant d'obstacles à surmonter, tant d'argumens à proposer pour séduire, tant de détours à prendre pour parvenir, prennent tant de plaisir aux approches, apportent tant de ferveur à une jouissance qui leur a couté tant de sollicitude & de travaux, éprouvent tant d'émotions soit avant soit après leur victoire, que les enfans qui sont engendrés dans le feu d'une telle action, doivent avoir à ce qu'il nous semble, quelque vivacité d'esprit extraordinaire, & en devoir être plus ingénieux, comme si il dégoutoit sur eux quelque portion de l'industrie de leurs parens. Tels ont été autrefois *Remus* & *Romulus*, *Ramir* premier du nom, Roi d'Arragon; *Guillaume* Duc de Normandie, *Pierre Lombard* le maitre des Sentences, *Auger Busbec* (*h*), & dans ces derniers tems *Celio Calcagnini* (*i*), *Erasme* (*k*) & autres grands personnages (*l*).

Les femmes devenues grosses de cette façon ont un soin extrême de cacher le fruit dérobé de leurs amours clandestins. Elles sont intriguées par mille allarmes, elles sont agitées par mille remords, elles passent les nuits sans dormir, leur sang s'allume, elles maigrissent & les embrions sont nourris d'un suc mélancolique qui peut porter dans leurs entrailles cette étincelle du génie qui doit un jour les distinguer.

Néanmoins il y a des bâtards qui peuvent être stupides & de mauvaise vie comme les autres hommes. Nous ne proposons ces raisons que parce que ces enfans illégitimes paroissent ordinairement avec plus d'avantages que les autres; peut-être aussi cela vient-il par le soin qu'ils ont de cacher le défaut de leur naissance, par la culture de leur esprit & par l'application à laquelle ils sont nécessités pour mettre en œuvres leurs talens; peut être encore cela vient-il par l'attention des peres ou des meres, qui sont obligés de former l'industrie de ces enfans afin de leur donner un état, ne pouvant participer à une succession directe.

Voici ce que *Baillet* nous rapporte (*m*) de *Cristophe de Longueil* qui étoit venu au monde hors des liens d'un légitime mariage. » Il étoit fils

(*h*) Homme illustre par ses ambassades & ses connoissances dans l'Histoire & dans la Physique. Il nous a laissé la *Relation de ses deux voyages de Turquie*. Voici ce qu'en dit M. *De Thou*, lib. 104. pag. 405. *Vir eruditione, rerum agendarum peritiâ, candore & probitate insignis; qui unam atque alteram legationem ad portam Otthomanicam sub Ferdinando Cæsare magnâ suâ cum laude gessit, & elegantissimis ac lectu jucundissimis epistolis explicavit, ex quibus quam plurima in hos annales me transcripsisse ingenuè fateor.*
(*i*) *Paul Jove*, in Elog.
(*k*) Il avoue lui-même que son pere & sa mere ne furent jamais mariés. Il est vrai qu'il dit que sa

mere n'accorda la derniere faveur que sous espérance de mariage. *Clam habuit rem cum dictâ marga retâ, spe conjugii.* Mais il ne fut jamais légitimé *per subsequens matrimonium.* Il sera donc mis légitimement dans le catalogue des bâtards illustres. Erasmus *in vitâ suâ* à Merula anno 1607. & scrivetio *anno* 1615 *vulgatâ.*
(*l*) *Pontus Heuterus* a donné une longue liste des bâtards illustres dans son Traité *de liberâ hominis nativitate, seu de liberis naturalibus.*
(*m*) Traité historique des enfans qui sont devenus célebres par leurs études ou par leurs écrits; par *Adrien Baillet* in-12. *Paris* 1688, *pag.* 98 n°. 31.

» d'un Evêque, mais il pouvoit se consoler de cette confusion avec
» *Melin de S. Gelais* qui étoit redevable de sa vie à un pareil hasard (*n*);
» & s'il eut vécû plus long-tems, il auroit vû dans la personne de *Jean-*
» *Antoine De Baïf*, qu'il n'étoit pas l'unique savant de son espéce dans
» la république des lettres (*o*). Il a eû aussi un avantage qui lui a été
» commun avec *S. Gelais* & *Baïf*, c'est d'avoir eû un pere qui non
» content de le reconnoitre, a pris encore tous les soins nécessaires pour
» une belle éducation & pour d'excellentes études.... Avec un génie
» dont rien n'étoit capable d'arrêter la pénétration & une mémoire qui
» ne laissoit rien perdre, il fit des progrès immenses dans les sciences....«.
On fit imprimer son travail sur l'histoire naturelle de *Pline*, travail qu'il
avoit fait dans sa plus grande jeunesse sans le secours d'*Hermolaus Bar-*
barus dont il n'avoit pas encore oui parler, & qui lui mérita les plus
grands applaudissemens.

Ayant éclairci tous les points qui concernent l'influence de la génération sur l'esprit, nous pouvons donc assurer sans craindre de nous éloigner de la vérité.

COROLLAIRE I.

Que le germe contenu dans la liqueur prolifique du pere doit participer à ses bonnes ou mauvaises qualités.

COROLLAIRE II.

Que ce germe peut acquerir une nouvelle perfection, ou subir de nouvelles altérations dans le développement qui se passe chez la mere.

COROLLAIRE III.

Que ces premieres qualités sont presque inaltérables.

COROLLAIRE IV.

Que dans la génération la puissance d'altérer les corps d'une façon soit
simple, soit composée, s'étend aussi sur les esprits.

COROLLAIRE V.

Qu'en effet les deux puissances générales de notre ame se trouvent différemment modifiées dans la génération.

(*n*) *Melin de S. Gelais* fils naturel d'*Octavien de* | mort en 1592. Le catalogue de ses poësies se trouve
S. Gelais Evêque d'Angoulème. Il florissoit dans le | dans la Bibliotheque Françoise de *La Croix du Maine*,
seizieme siécle & mérita le nom d'*Ovide François*. | & encore plus amplement dans celle de *Du Verdier*
(*o*) Il étoit fils naturel de *Lazare de Baïf*, & est | *Vauprivas*.

COROLLAIRE VI.

Qu'ainfi la raifon fe trouve conforme à l'expérience, & démontre que le pouvoir de la génération fur les efprits eft certain. La génération fera donc un moyen phyfique pour perfectionner l'efprit : moyen, il eft vrai, que nous ne pourrons pas nous appliquer à nous-mêmes, mais que les peres jaloux d'avoir des fucceffeurs fpirituels & de bonnes mœurs, mettront en œuvre. Ils réuffiront à leur gré s'ils obfervent fcrupuleufement certains préceptes que la raifon, la prudence & l'ufage ont dictés, & qu'ils trouveront écrits dans les ouvrages des favans Naturaliftes (*p*). Nous y renvoyons nos lecteurs d'autant plus volontiers que cette partie confiderée fous le point de vûe où nous la pofons, fort de notre fujet, & qu'ils feront pleinement fatisfaits par la variété, l'étendue & le favoir dont cette matiere eft traitée.

CHAPITRE II.

DE LA PUISSANCE DU SEXE SUR L'ESPRIT.

Contrariétés dans le caractere des hommes.

L'HOMME n'eft pas fi facile à peindre qu'on pourroit fe l'imaginer. Pour y réuffir il faut fondre enfemble les couleurs les plus oppofées. Cet être dont l'origine eft toute célefte & proclamé roi des animaux, eft la proie des vices les plus bas, & l'exemple des plus grandes vertus. Sage & infenfé, patient & colere, modefte & préfomptueux, débonnaire & cruel, diligent & pareffeux, ami & ennemi, il forme le tableau le plus bifarre qu'on puiffe concevoir. C'eft un vrai contrafte de vertus & de paffions tantôt féparées, tantôt unies par l'accord le plus étrange.

Prééminence du caractere général des hommes fur celui des femmes.

Cette perfpective dans laquelle on peut confiderer l'homme en général, ne lui eft pas trop favorable ; mais fi vous lui donnez un terme de comparaifon, la fcène change, & le point de vûe devient plus avantageux. On ne peut pas choifir un fujet qui ait plus de conformité avec lui que la femme. Ici il remporte le prix. Hardi, courageux, conftant, fublime, profond & né pour être libre, il furpaffe de beaucoup le fexe timide, pufillanime, volage, occupé des plaifirs, de la parure, des modes & portant facilement le joug de l'efclavage.

Avantages du génie particulier des

Si pour rendre hommage à la vérité, je fuis contraint de foutenir une théfe trop dure pour le beau fexe, je ne dois pas non plus diffimuler les

(*p*) Vid. imprimis *Hippocrat.* de geniturâ, de morbo facro, de victûs ratione, lib. 3. J. B. Helmont, cap. *quod aftra neceffitant non inclinant*, &c. | *Jean Huarte*, examen des efprits, chap. 18. att. 4. *Jourdain Guibelet*, examen de l'examen des efprits, chap. 49. p. 785.

avantages

avantages réels qu'il a fur les hommes. Outre la beauté & les graces du corps, il possede une certaine finesse d'esprit & une certaine délicatesse à laquelle les hommes n'atteindront pas par eux-mêmes. Ce n'est que par le commerce avec les femmes qu'ils acquierent cette gaieté, cette élégance, cette politesse, cette complaisance à laquelle ne parviendra jamais ce beau génie élevé dans les forêts, nourri au milieu du tumulte des armes, ou enivré des vapeurs de la mer. C'est un caractere farouche, indomptable, incivil & fait pour lui seul. L'homme même qui a le plus d'esprit n'est qu'un diamant brute s'il n'a été façonné par le beau sexe.

Ciceron avoit appris des meilleurs maîtres les élémens de la Grammaire & du langage. Il s'étoit instruit dans les belles-lettres par les leçons du Poëte Archias. Ses maîtres en Philosophie avoient été les principaux chefs de chaque secte; Phedre l'Epicurien, Philon l'Académicien, Diodore le Stoïcien. Il s'étoit perfectionné dans la connoissance des loix entre les mains des deux Scævola les plus habiles Jurisconsultes & les plus grands politiques de Rome. Et rapportant toutes ses études à l'ambition qu'il avoit de s'acquérir un rang distingué dans l'art de l'éloquence, il avoit suivi les plus fameux orateurs de son temps, il avoit assisté à leurs plaidoyers & à leurs lectures, il s'étoit exercé lui-même à composer & à déclamer sous leur direction; enfin pour ne rien négliger de ce qu'il croyoit propre à polir & à orner son style, il résolut d'employer les intervalles de son loisir dans la compagnie des femmes de Rome qui avoient le plus de réputation pour la politesse du langage. Ainsi pendant qu'il prenoit les leçons de Scævola l'Augure, il se procuroit souvent l'entretien de Lælia son épouse, dont les discours suivant le témoignage qu'il en rend lui-même (q), avoient la teinture de toute l'élégance de son pere Lælius, l'orateur le plus poli de son siecle. Il avoit la même liaison avec Mucia fille de Lælia, qui épousa le célebre orateur L. Crassus, & avec les deux Licinia, l'une femme de L. Scipion & l'autre du jeune Marius, qui excelloient dans cette délicatesse de langage héréditaire dans leur famille, & qui ont rendu leur nom célebre en servant à la transmettre à la postérité (r).

Ce génie singulier & distinctif des femmes nous oblige à avoir recours à une cause plus spéciale que les climats, que l'éducation, que le régime de vivre & que les tempéramens; c'est la conformation primordiale. Les fibres des corps féminins sont beaucoup plus foibles & d'un tissu plus lâche que celles des hommes. C'est ce qui fait que les femmes croissent plus vite que les hommes & qu'elles sont plutôt raisonnables. Mais si elles atteignent plutôt l'âge de puberté, elles atteignent aussi plutôt au terme de la vieillesse (s), les fibres des organes étant plus sou-

(q) Legimus Epistolas Corneliæ, matris Gracchorum... Auditus est Lælia, Caii filiæ, sæpè sermo: ergò illam patris elegantiâ tinctam videmus; & filias ejus Mucias ambas quarum sermo mihi fuit notus, &c. Brut. 319.

(r) Histoire de la vie de Ciceron par Midleton,

(s) Puellæ citius pueris pubescunt. Citius etiam sapiunt & senescunt propter corporum imbecillitatem & victus rationem. Hipp. de octimestri partu. sub fin.

trad. de l'Anglois par M. l'Abbé Prevôt, liv. 1.

P

& plus délicates, ne peuvent produire que des impreſſions confor-
à leur nature. Ce n'eſt pas ici l'intenſité du mouvement qui donne
des différences, c'eſt la qualité. Un exemple rendra notre penſée plus
claire. On peut éxécuter ſur la chanterelle d'un violon les mêmes notes
que l'on fait ſur la troiſieme corde. La différence eſt d'une octave. Ici le
ſon eſt plus aigu & plus gracieux, là il eſt plus grave & plus mâle; cependant il eſt le même pris intrinſéquement. L'une & l'autre corde peuvent donner un juſte rapport de la différence des fibres de l'un & de
l'autre ſexe.

Nous ne croions pas que le tempérament des femmes ſoit plus chaud
que celui des hommes. Nos peres l'ont avancé ſans beaucoup de fondement (t). En effet ſelon les plus habiles Phyſiologiſtes, les ſignes
de la chaleur dans un tempérament ſont de larges vaiſſeaux, un poux
ferme & fréquent, la circulation rapide, la force dans les exercices, &c:
ſignes qui ſont plus appropriés à la complexion des hommes qu'à celle
des femmes. Mais, dira-t-on, cette pente plus grande à la colere & à
la laſciveté dans les femmes que dans les hommes, eſt une preuve inconteſtable de cette chaleur plus grande. Cette objection n'eſt pas difficile à réſoudre ſi l'on conſidere que la plupart des femmes ſont plus ſan-
guines que les hommes. Le tiſſu peu compact de leurs fibres, le tribut
lunaire qu'elles payent juſqu'à un certain âge, la vie ſédentaire & oiſive
qu'elles menent, prouvent aſſez ce ſentiment: or lorſque nous parlerons
des tempéramens, nous ferons voir que la colere & la laſciveté ſont
comme inſéparables dans le tempérament ſanguin; donc pour rendre
raiſon de ces deux paſſions plus communes dans les femmes que dans les
hommes, il ne faut pas avoir recours à une chaleur plus grande dans
l'un que dans l'autre ſexe. Donc il faut remonter juſqu'à la conformation primordiale pour en déduire le caractere ſpécifique du beau ſexe.

Comment atteindre à cette conſtitution originaire? Voici la difficulté.
Au premier coup d'œil la choſe paroîtra impoſſible, mais l'induction
nous rapprochera l'objet & le rendra plus palpable. Une voix rude devient plus douce par l'exercice, par le régime de vivre, & ſelon les conſtitutions de l'air. Un inſtrument acquiert plus de ſoupleſſe & d'harmonie,
plus il eſt touché & ſelon que l'air eſt plus ou moins humide. Par les
mêmes cauſes la corde rend ſous l'archet des ſons plus fins & plus tendres. Quoique ce ſoit le même inſtrument qui ſoit touché & la même
oreille qui juge, cependant elle appercevra des ſons bien différens, ſinon
en nature, du moins en qualité. Il en eſt de même de ces humeurs
auſtéres, féroces & intraitables; l'uſage & le commerce du monde les
liment, les appriviſent & les rendent plus polies & plus ſouples. Le
régime de vivre & le climat les adouciſſent & les diſpoſent à la vie

*Que le tem-
pérament des
femmes n'eſt
pas plus
chaud que
celui des
hommes.*

*S'il eſt poſ-
ſible par des
voies phyſi-
ques d'appro-
cher de ce
caractere diſ-
tinctif des
femmes.*

(t) *Calidiorem mulier habet ſanguinem, ideòque
viro eſt calidior.* Hippoc. de morbis mulierum. lib. 1
Parmenides *mulieres eſſe viris calidiores, Author eſt:
quæ ſententia quibuſdam aliis etiam placuit, argu-* | *mento copiæ ſanguinis quâ menſtrua fiant.* Empe-
docles *contra opinatur.* Ariſtoteles *de partibus ani-
malium.* lib. 2, cap. 2.

civile & fociable. Il en eft de même de ces femmes livrées aux exercices les plus violens, endurcies par la fatigue, accoutumées au régime de vivre le plus dur ; elles ceffent pour ainfi dire, d'être femmes, elles perdent leurs purgations ordinaires, elles deviennent hommaffes, & font d'un tempérament beaucoup plus chaud que ce phlegmatique élevé à l'ombre dans le fein du repos & de l'oifiveté, nourri de viandes délicates & couché fur le plus tendre duvet. On ne croiroit pas que c'eft un homme ; il a le teint pâle, la peau blanche, les yeux languiffans, l'eftomac foible ; quelquefois même il paye périodiquement par les veines hémorroïdales le même tribut que le plus grand nombre des femmes ne peut retenir fans être accablé de mille maux. Son caractere eft tranquille & pacifique, fon efprit eft froid & borné, fon cœur eft lâche & efféminé.

Ainfi quoique nous ayons dit que les femmes avoient moins de chaleur que les hommes, cela ne doit s'entendre que des mêmes tempéramens comparés enfemble. Sans doute une femme bilieufe doit être plus chaude & avoir le pouls plus élevé & plus fort qu'un homme pituiteux (*u*). Cela doit auffi s'entendre des mêmes tempéramens pris dans les mêmes climats. Car une femme Affricaine fanguine doit être plus chaude qu'un Mofcovite fanguin.

Interprétation de ce que l'on vient de dire fur la chaleur des femmes.

De ce que nous admettons auffi dans la conformation originaire des femmes une plus grande délicateffe dans les fibres, qu'on n'aille pas inférer de-là que les femmes foient moins propres que les hommes pour les fciences qui font les filles de l'imagination, & leur génie peu fait pour le fublime. Ce feroit démentir les faftes de l'antiquité Grecque & Romaine où l'on voit les noms des *Sapho*, des *Leontium*, & des *Corinnes* écrits en lettres d'or. Mais fans remonter jufqu'à des fiecles fi reculés, & fans fortir les limites de la France, n'a-t-on pas vû lorfque les Sciences ont voulu fortir du tombeau où elles paroiffoient enfevelies, la favante *Clemence Ifaure* inftituer les Jeux Floraux à Touloufe, la belle *Laure* fixer par les graces de fon vifage & de fon efprit le plus amoureux de tous les Poëtes, *Marguerite de Valois* Reine de Navarre, imaginer des contes dont le fel incorruptible fe fera fentir à la poftérité même la plus éloignée ? Il n'y a point de fiecle qui n'ait produit des femmes favantes & illuftres. De nos jours ne comptons-nous pas les Comteffes *de la Suze* & *d'Aulnoy*, Mefdames *des Houlieres*, de *Gomez* & *de la Sabliere*, Mefdemoifelles *Scudery* & *Barbier*, Madame de *Ville-Dieu*, de qui on difoit qu'elle s'étoit fervie d'une des plumes des aîles de l'Amour pour écrire la plus grande partie de fes ouvrages, où l'on voit qu'elle connoiffoit bien là puiffance de ce Dieu.

Les femmes font capables des fciences qui appartiennent à l'imagination.

Toute la conféquence qu'on peut tirer de ce que les femmes ont les fibres plus molles, plus fines & plus délicates que celles des hommes, c'eft qu'elles doivent avoir un caractere plus enjoué & plus badin, un

Elles font peu capables des études qui appartien-

(*u*) Sanè biliofa mulier pituitofo viro calidior erit, eritque huic major pulfus & fortior quàm viro, | Valefius, *lib.* 1. *controv. medic. cap.* 9.

P ij

esprit plus vif & plus inconstant que celui des hommes qui ne leur permet pas de s'adonner à un genre d'étude triste, froid, ennuyeux, long
& difficile. On les a vû, il est vrai, réussir dans la Poësie, dans les Romans, dans le style épistolaire ; mais les-a-t-on vû arracher les épines
de la Théologie, pâlir sur les volumes immenses des Loix, sonder les
trésors de la Médecine en ouvrant des cadavres, en supportant les fatigues que demande la Botanique, en exposant leurs corps à la chaleur des
feux qu'allume la Chymie ? Non sans doute, & nous ne devons pas en
faire un crime au beau sexe : car si la chose étoit ainsi, nous y perde-
rions ses graces & son enjouement. Si quelque femme s'est appliquée à
une étude stérile & sérieuse, il ne faut la regarder que comme une
exception à la loi générale. C'est ainsi que Madame *Dacier* s'est distinguée entre nos traducteurs & nos meilleurs critiques, par l'amour &
l'application continuelle qu'elle eut pour les sciences. On peut la mettre
au nombre des plus illustres Grammairiens, & la regarder comme la seule
Dame qui se soit appliquée à une science aussi épineuse que celle de la
critique. Cet exemple ne nous empêchera pas de conclure que quoique
les femmes soient propres pour les ouvrages de l'imagination, elles ne
peuvent cependant atteindre à ces sciences qui naissent du concours des
raisonnemens & des jugemens suivis. Leur part est presqu'égale à celle
des hommes. Souvent on préfére l'agréable à l'utile & le clinquant à
l'or. Le plus grand Philosophe seroit souvent fâché de n'être pas la dupe
de son imagination, & de juger tout au tribunal de sa raison.

Que pouvoit demander davantage l'homme à son créateur sinon d'être
pourvû d'un sexe qui lui donna pour ainsi dire l'immortalité en perpé-
tuant son espéce, & qui fut l'instrument le plus vif de ses plaisirs ? Il en
a été pourvû de ce sexe, mais par cette maligne inquiétude qui lui fait
tout défigurer, tout mutiler, il s'en prive quelquefois volontairement,
& par une barbarie impardonnable il en prive des innocens que cette
privation rend malheureux toute leur vie. En France on ne retranche aux
hommes les parties de la génération que pour cause de maladie qui rend
cette opération nécessaire. En Italie on fait des eunuques pour conserver aux hommes cette voix argentine qu'ils ont pendant l'enfance. En
Orient on a des eunuques pour garder les femmes.

Il est étonnant combien cette mutilation influe sur le caractere de ces
hommes. Elle les rend efféminés, lâches, traitres & bisarres. » Les cha-
» trés, dit *Dionis* en parlant de la castration, ont encore plusieurs dé-
» fauts qui leur sont particuliers ; ils sont puans, ils ont un teint jaune,
» le visage ridé & la voix efféminée ; ils sont insociables, dissimulés,
fourbes, & on ne les voit pratiquer aucune vertu humaine (*x*) «. Il faut
entendre ceci seulement de ceux qu'on a fait eunuques dans l'enfance,
& non pas de ceux qui ayant le caractére déja formé & ayant déja fourni
une partie de leur carriere, sont devenus eunuques par accident comme

(*x*) Cours d'opérations de Chirurgie par *Dionis*, 368.
augmenté par *De La Faie*, Paris 1765. in 8°. pag.

le malheureux *Abélard*, ou par une piété mal entendue comme *Origéne* qui en interpretant d'une maniere trop litterale le verset 12 du chapitre 19 de S. *Mathieu*, où il est parlé de ceux qui se font eunuques pour le royaume des cieux (*y*), avoit armé ses propres mains contre lui-même. Ces deux hommes ont été célébres par leur esprit & leur savoir. Il est vraisemblable, qu'ils n'auroient pas eû autant de mérite, s'ils eussent été privés dès leur bas âge des marques de leur sexe.

Nous ne disons rien ici sur les androgynes : s'en rencontre-t-il vraiment ? c'est une question qui n'est pas encore décidée parmi les plus fameux Naturalistes. Il paroit assez vraisemblable qu'on peut les ranger dans la classe de ces femmes qui ont une certaine partie plus allongée qu'elles ne devroient l'avoir. Cependant s'il en existoit quelques-uns, il faudroit attribuer le fond de leur caractere & de leur génie à la nature du sexe auquel ils se rapporteroient le plus. Peut-être que du mélange des deux sexes il en résulte un génie particulier. Nous n'avons pas assez d'observations pour avancer rien de certain sur cet article. Quelques personnes ont cru que le Philosophe *Empedocle* étoit hermaphrodite (*z*). D'autres ont aussi avancé que *Favorinus*, ancien Philosophe natif de Marseille, avoit l'un & l'autre sexe (*&*). Nous ne donnons pas ces faits comme exactement vrais, au contraire ils nous paroissent fort douteux. Mais laissons ces anecdotes peu certaines & peu intéressantes, appliquons-nous plutôt à recueillir de la doctrine établie dans ce chapitre, les conséquences qui nous semblent les plus vraies.

Des androgynes. Leur caractere.

COROLLAIRE I.

La différence du sexe donne aussi des diversités pour le caractere.

COROLLAIRE II.

Cette diversité de caractere ne part point de la différence ou de la chaleur des tempéramens, mais de la conformation primordiale.

(*y*). *Et sunt Eunuchi qui seipsos castraverunt propter regnum cælorum* Origene n'est pas le seul qui se soit attaché au sens litéral de ce passage. *Léonce* d'Antioche fut déposé pour avoir exercé cette cruauté sur lui; & l'Evêque d'Alexandrie excommunia deux moines qui avoient imité cet exemple, sous prétexte de se garantir des mouvemens impérieux de la concupiscence. Il y a eû dans le troisieme siécle une secte d'hérétiques nommés Valésiens qui avoient la manie de faire eunuques non-seulement tous ceux de leur secte, mais même tous ceux qu'ils rencontroient. Voyez S. Epiphane, héréf 58. *Baronius* an. 149. n. 9. & 260. n. 69. On fut obligé dans le Concile de Nicée de condamner ceux qui se faisoient eunuques eux-mêmes, pour se délivrer des désirs sensuels *Herman*.

(*z*) On s'est peut-être cru fondé sur ce qu'*Empedocle* dit de lui-même.

Nam, memini, fueram quondam puer atque puella,

Mais il nous paroit vraisemblable qu'il ne fait qu'annoncer ici qu'il croyoit à la métempsicose, & qu'il décrit les formes par où il avoit passé. C'est ce dont on peut s'ass rer davantage en lisant le vers qui suit immédiatement

Plantaque & ignitus piscis, pernixque volueris.

Vid. *Diog. Laertium* in vitâ *Empedoclis. Philosftrat.* lib. 1. cap. 1. vitæ *Apollon.*

(*&*) Vid. *Cælium Rhodiginum*, cap. 12. lib. 14. lect. antiq.

COROLLAIRE III.

Par l'usage & les causes Physiques dont nous parlerons ci-après, les hommes peuvent se disposer à ce caractere particulier.

COROLLAIRE IV.

Les femmes ont un esprit plus enjoué, plus volage que celui des hommes, & sont capables de réussir dans toutes les sciences qui appartiennent à l'imagination.

COROLLAIRE V.

Les femmes ne peuvent réussir dans de certaines études longues, pénibles, & qui sont le produit d'une longue suite de raisonnemens & de jugemens.

COROLLAIRE VI.

Les parties sexuelles de l'homme étant retranchées dans l'enfance ou la jeunesse, changent absolument le caractere & les mœurs.

CHAPITRE III.

DU POUVOIR DES CLIMATS SUR LES ESPRITS.

Définition des Climats.

LES Géographes ne se sont pas contentés de diviser la terre en zones pour en marquer la différente température ; ils l'ont encore divisée en *Climats*, par rapport à la grandeur des jours artificiels qui dépend de l'obliquité de l'écliptique, & de l'inclinaison de l'horison vers l'équateur. De sorte qu'on peut définir le Climat une espace du globe terrestre compris entre deux cercles paralleles à l'équateur.

Différence du génie des peuples selon la différence des Climats.

Si nous considerions chaque peuples qui habitent les contrées comprises entre chacune de ces paralleles, nous les trouverions aussi différens dans leurs mœurs, leurs coutumes & leurs loix, qu'ils sont différens par le génie & par le caractere. La différence seroit encore d'autant plus marquée que l'éloignement seroit plus grand. Ici nous verrions des nations entieres barbares, brutales, méfiantes, perfides & méchantes : là des peuples civils, pleins de bonne foi & de probité, doux, affables & généreux. Ici nous rencontrerions des nations serieuses, inspirées par l'audace & la fureur, accoutumées au carnage & ne respirant que la guerre ou son désordre : là nous examinerions avec plaisir des peuples enjoués & addonnés aux sciences que la paix & le repos entretiennent ;

on y croiroit trouver la patrie des beaux arts. Ici ce font des hommes voluptueux, lafcifs, irreligieux & ne fachant mettre aucun frein à leurs paffions ; là ce font des hommes laborieux, accoutumés à la fatigue, appliqués au commerce, attachés à leur religion, dévots fouvent jufqu'à la fuperftition.

Depuis tant de fiecles que les chofes font ainfi fous chaque climat, une caufe variable auroit-elle été capable de produire ces effets ? Non fans doute : ce n'eft qu'à la nature des climats qu'on peut les attribuer. Caufe qui ne varie jamais, du moins fenfiblement ; caufe qui ne peut recevoir d'altérations que par d'autres caufes phyfiques telles que la fituation des montagnes, l'expofition des vallées, la difpofition des rivieres, la fréquence des lacs & des marais, la pofition des bois & des forêts, l'abondance des mines de quelque nature qu'elles puiffent être ; caufe enfin générale & dont tout homme ne peut éviter le pouvoir. *Preuve de la puiffance des Climats pour différencier les génies.*

Mais nous ferions trop longs s'il falloit entrer dans ces détails, examiner les nuances des caracteres des peuples qui font les plus voifins, trouver des raifons de certaines reffemblances parmi les nations éloignées & qui habitent des climats oppofés, rapporter les événemens qui ont occafionné quelque changement fenfible dans le génie des peuples. La vie de plufieurs hommes fuffiroit à peine pour comparer toutes ces chofes, remplir exactement toutes ces idées, & compofer un ouvrage parfait fur cette matiere. *Galien* nous offre un chemin plus court & fa divifion nous paroit complette. » Qui peut ignorer, dit-il (*a*), combien » différent de corps & d'efprit les peuples Septentrionaux de ceux qui vi- » vent fous la zone torride ? Leurs coutumes font tout-à-fait oppofées. » Qui peut ignorer encore que ceux qui habitent des régions tempérées » & tiennent le milieu entre les peuples du Midi & du Nord, ayent un » corps mieux conformé, des mœurs plus douces & plus policées, un » génie plus heureux & une prudence plus grande.

Voici donc tout le plan de ce chapitre établi. 1°. Nous examinerons le génie des peuples Septentrionaux. 2°. Celui des peuples Méridionaux. 3°. Celui de ceux qui vivent dans les régions tempérées. 4°. Nous prouverons que le climat eft une des caufes les plus effentielles pour différencier les génies. *Divifion de ce chapitre.*

ARTICLE I.

CARACTERE DES PEUPLES DU NORD.

DANS les contrées du Nord la tranfpiration eft moindre que dans les régions qui approchent de plus près de l'équateur. Le froid extérieur refferre les fibres, rend les pores de la peau plus étroits, & empêche cette diffipation infenfible, la plus confidérable de toutes les excrétions qui fe faffent dans la machine humaine. Il refte donc une quantité furabondante de fucs nourriciers, qui doit fe diftribuer égale- *Conftitution phyfique des peuples Septentrionaux. Raifon de cette conftitution forte & vigoureufe.*

(*a*) Lib. *Quod animi mores feq. corporis temp.* c. 9.

ment dans toute l'économie animale pour entretenir une espéce d'é-
quilibre entre les humeurs fournies pour l'entretien & la réparation du
corps, & les humeurs qui doivent s'exhaler suivant les loix du mouvement. C'est de-là sans doute que naissent cet embonpoint, cette grandeur
& cette vigueur de presque tous les peuples du Nord.

Les fibres des organes des sens sont ordinairement de la même qualité
que celles de toute l'habitude du corps. Dans ces contrées elles seront
donc fort compactes, extrêmement tendues & peu mobiles. Si l'on
considere d'ailleurs l'action du froid sur les fluides qui est de les conden-
ser & d'en retarder le mouvement, on conclura facilement que le liquide
animal doit être peu actif & d'une nature assez grossiere. C'est par ces
principes que l'on peut expliquer la lenteur & la rudesse de l'entendement des nations Septentrionales. Cependant il est impossible que des
causes accidentelles ne mettent souvent en jeu des ressorts aussi difficiles à remuer par les puissances ordinaires. Lorsque ce mouvement arrive,
l'ame ne peut appercevoir que les actions & les réactions de grandes
forces. Elle doit donc en concevoir elle-même des sentimens de force &
de hardiesse. De-là ces peuples doivent être courageux, intrépides &
belliqueux.

Ces conséquences que nous tirons seulement du raisonnement sont autant de faits que confirme l'histoire. Le Danemarck qui est un des plus
anciens Royaumes du Nord, fut autrefois habité par les Cimbres &
les Teutons, hommes nés pour les combats & pour supporter les plus
grands travaux militaires. Cette vaste étendue de pays qui renferme les
Royaumes de Suede & de Norvege, & qu'on nomme ordinairement
la Scandinavie, fut anciennement peuplée par diverses nations qui vivoient brutalement & hors de toute sorte de commerce. Les deserts leur
donnoient un air extrêmement farouche, & leur tempérament dur &
inflexible les rendoit cruels & impitoyables. On trouve encore au nord
de l'Europe la Moscovie à laquelle on donne aussi le nom de Russie. Les
Moscovites avant le Czar *Pierre* I. avoient toute la grossiereté des gens
peu instruits. Leur meilleure qualité étoit d'être fort sobres & de se contenter de peu, surtout à la guerre. La Pologne qui est une espéce de République moins avancée vers le septentrion que les autres Royaumes dont
nous venons de parler, renferme dans son sein des peuples vaillans,
guerriers, jaloux de leurs droits & de leur liberté, redoutables à leurs
voisins, & célèbres par leur valeur, qui les a fait plus d'une fois triompher de leurs ennemis.

Il ne faut donc plus s'étonner si les Empires se sont toujours agran-
dis des régions Septentrionales vers les Australes, & jamais des régions
Australes vers les Septentrionales. C'est ainsi que les Assyriens ont été
vainqueurs des Chaldéens, les Medes des Assyriens, les Grecs des Per-
ses, les Parthes des Grecs, les Romains des Carthaginois, les Turcs des
Arabes, les Tartares des Turcs. Les Romains n'ont jamais pû aller au-
de-là du Danube où se trouvent ces contrées qui ont produit les Goths,

les

les Huns, les Scythes & tous ces peuples qui fortoient en foule de leurs cabannes pour livrer la guerre au reste du genre humain. L'Asie a été subjuguée treize fois; onze fois par les peuples du nord & deux fois seulement par les peuples du Midi.

On peut voir dans l'histoire de la Chine que les Empereurs (b) ont envoyé des colonies Chinoises dans la Tartarie. Ces Chinois font devenus Tartares, braves foldats, & mortels ennemis de la Chine (c). Ce fait ne doit plus nous furprendre, puisque ces peuples fe font trouvés fous un ciel où les hommes naissent naturellement belliqueux. Ces peuples immenses, foumis à l'obéissance du Kam, font tous braves & infatigables. Les Géographes les distinguent par les différens noms de *Précops*, de *Nogais*, de *Circasses*, & de *Kalmoucks*.

La constitution des Tartares *Précops* est des plus robustes. Accoutumés de bonne heure à souffrir la faim & la soif, le froid & le chaud, ils fe contentent de peu, vivent de la chair de cheval, fupportent facilement les plus dures fatigues de la guerre, & bravent leurs ennemis.

Les *Nogais* font errans par les deferts à la maniere des anciens Scythes dont ils ont retenus l'humeur farouche & toute la rudesse. Ils font naturellement barbares, cruels, vindicatifs, méchans voisins, & encore plus méchans hôtes. On lit tous ces défauts dans l'air de leur vifage qui est affreux & difforme. C'est des *Nogais* que le Kam tire fes plus nombreuses troupes. Leurs marches ressemblent aux incendies & aux ouragans: partout où ils paffent ils ne laissent que la terre nue.

Les Tartares *Circasses* habitent l'Adda, qui confine du côté du nord avec les Nogais, & du côté du fud avec la mer noire. On peut dire que ces peuples font les moins belliqueux des Tartares. Ils paffent pour être plus adroits à manier les armes à la chaffe que vaillans à s'en fervir dans les combats. Ce qui ne vient fans doute que de leur fituation plus méridionale. Ces Tartares qui forment un fi beau peuple, ont pour voisins les *Kalmoucks*, qui font des monstres pour la figure; mais plus guerriers & plus intrépides. Tels font les peuples de la Tartarie, pays fi vaste qu'on n'a pas encore pû en déterminer les limites.

Cette courte exposition des peuples qui font au nord fuffit pour faire entrevoir leurs vices & leurs vertus. Cette force plus grande, par exemple, doit entraîner avec elle tous les effets qui en dépendent. Elle donne plus de connoissance de fa fupériorité: c'est-à-dire, moins de défir de la vengeance; elle donne plus d'opinion de fa fûreté; c'est-à-dire plus de franchise: enfin elle donne plus de confiance dans les autres, c'est-à-dire, moins de foupçons, de politique & de rufes. Ajoutez à tous ces traits un jugement fain, & vous aurez les traits principaux qui forment le caractere général des peuples du Nord. Mais ne vous attendez pas à trouver cette délicatesse qui plaît, cette politesse qui flate, ce

Caractere des Tartares.

Effets conféquens du caractere général de ces peuples.

(b) Comme *Vouty* cinquieme Empereur de la des Tartares, & le quatrieme volume de la Chine cinquieme Dynaftie. du P. *Duhalde.*
(c) Voyez les Voyages du Nord, tom. 8. l'Hiftoire

Q

goût qui prévient. La perception des rapports se fait bien sentir, mais les vibrations des fibres sont d'une intensité trop grande pour produire cette finesse & ce ménagement que l'on demande dans des gens d'esprit.

La fécondité est une suite aussi de la force de ces peuples.

Si cette force & cette vigueur des peuples Septentrionaux dépend comme nous l'avons dit de la surabondance du suc nourricier, on doit également en déduire leur fécondité. Il est vraisemblable que la matiere séminale est une portion de limphe émanée du cerveau par les nerfs & destinée par la nature tant à la reproduction de l'espéce qu'à l'entretien & à l'accroissement des corps. Les personnes qui jeunent ou qui veillent ne ressentent pas l'aiguillon de la chair, parce que la portion de cette limphe nourriciere est employée entierement à la nutrition & qu'il n'en peut rester pour l'acte qui reproduit l'être. De même les enfans ne font peu propres à la génération, que parce que cette surabondance de sucs nourriciers est employée à l'accroissement de leurs corps. Des peuples aussi robustes que les Septentrionaux doivent donc multiplier prodigieusement leur espéce. Aussi a-t-on vû souvent des millions d'hommes sortir de ces contrées, & semblables à un déluge, couvrir & dévaster le reste de la terre. C'est donc avec justice que le Goth *Jornandez* (*d*) appelloit le Nord la fabrique du genre humain. On devroit aussi l'appeller » la fabrique des instrumens qui brise les fers forgés au Midi (*e*). C'est-là » en effet que se forment ces nations vaillantes qui sortent de leur pays » pour détruire les tirans & les esclaves, & apprendre aux hommes » que la nature les ayant fait égaux, la raison n'a pû les rendre dépen-» dans que pour leur bonheur «.

ARTICLE II.

CARACTERE DES PEUPLES DU MIDI.

Caractère général des peuples du Midi.

SI nous considerons à présent les peuples qui sont le plus près de l'équateur, nous devons trouver en eux des qualités d'esprit opposées directement à celles des nations Septentrionales, puisque ces peuples sont diamétralement opposés à ceux du Nord par rapport aux excessives chaleurs qu'ils souffrent. C'est aussi ce que l'on observe; car si les premiers sont courageux & intrépides, les seconds sont timides & nullement propres à porter les armes (*f*). Des corps qui n'ont que la petitesse, la maigreur & la foiblesse en partage, sont-ils faits pour des guerriers.

Des Asiatiques.

Tous les Asiatiques sont lâches & deviennent facilement les esclaves

(*d*) *Jordanus* qu'on nomme mal-à-propos *Jornandez*, moine qui vivoit vers l'an 564, nous a laissé un *Abrégé de l'Histoire des Goths*, & un *Traité de la succession des Royaumes*. C'est un très-mauvais écrivain, dit M. *De saint Marc*, mais un historien fort utile faute d'autres. Voyez l'*Abrégé Chronologique de l'Histoire générale d'Italie. par M. De saint Marc*, Paris 1761 tom. 1. pag. 145.

(*e*) Esprit des loix, *liv.* 17. chap. 5.

(*f*) *Quidquid ad Eoos tractus, mundique teporem Labitur, emollit gentes clementia cæli. Omnis in Arctois populus quicumque pruinis Nascitur, indomitus bellis & mortis amator.* Lucanus, *Pharsal. lib.* 8.

de ceux qui ne demandent que leur obéissance. Ils ont si peu d'ambition qu'ils passent sans se faire de violence du respect à la servitude, & ne reconnoissent pas d'autre félicité que la paresse ou le repos qu'ils goûtent aisément dans la captivité.

Les Persans qui s'établissent aux Indes prennent à la troisieme géné-ration la nonchalance & la lâcheté Indienne (g). Les enfans des Euro-péens qui naissent aux Indes, perdent le courage qui est comme na-turel dans le climat de leurs peres. *(Nature du Climat In-dien.)*

Voulez-vous voir un effet contraire & qui ne peut se rejetter que sur la nature des climats, jettez les yeux sur les Abyssins. Ces peuples dans leur pays sont timides jusqu'à la lâcheté, & se distinguent dans les pays étrangers par leur valeur & par leur hardiesse. Aussi est-il passé comme en proverbe dans l'Inde *qu'un bon soldat doit être Abyssin.* On en fait tant de cas dans les Royaumes de Ballagat, de Cambaie & de Bengale, qu'ils occupent les premiers postes de la milice (h). *(Des Abyssins.)*

Un exemple bien simple peut rendre raison de cette foiblesse & de ce manque de courage, qui est un des traits principaux du caractere des Orientaux. Si vous mettez un homme dans un lieu chaud & fermé, il se sentira foible, énervé, languissant & dans une nonchalance diffi-cile à décrire. Si dans cette circonstance on va lui proposer une action hardie, on l'y trouvera très-peu disposé. Sa foiblesse & sa lenteur présen-tes le décourageront totalement; il craindra tout parce qu'il sentira qu'il ne peut s'opposer à rien. *(Raison de la lâcheté de ces peuples.)*

Si les nations qui habitent les pays Septentrionaux ne sont nullement malignes, les peuples qui habitent les régions australes sont tout-à-fait rusés (i). Si les peuples qui vivent au Nord sont francs & constans, les Africains sont menteurs (k) & volages (l). C'est une remarque de pres-que tous les voyageurs, que les Négres, c'est-à-dire, les habitans des côtes d'Afrique, sont grands parleurs, menteurs, & toujours prêts à tromper (m). Ceux-ci ont l'esprit naturellement lourd; ceux-là au con-traire l'ont fort vif. En un mot ces peuples sont totalement différens & par le génie & par le caractere. *(Autres traits de leur ca-ractere.)*

Cependant ils se ressemblent en un point; c'est que ni les uns ni les au-tres ne sont propres pour les sciences. La cause à l'égard des premiers se tire facilement des principes déja posés. A l'égard des seconds, il est certain que la chaleur du climat desséche les fibres & les rend extrême- *(Inaptitude de ces peu-ples pour les sciences.)*

(g) Bernier, sur le Mogol, tom. 1. pag. 182.
(h) Voyez l'Histoire générale des voyages, liv. 1. chap. 18. §. 2.
Ce trait est tiré du Journal de Dom. Jean de Castro.
(i) Quæ in frigidis regionibus degunt gentes, & quæ per Europam, animo quidem abundant, ingenii verò & artificii parùm habent. Quæ verò Asiam inco-lunt, ingenio & arte abundant, sed magnanimitate carent, quo circà perpetuò parent ac serviunt. Aristo-teles, lib. 7. Politicorum. cap. 7.

(k) Quippè domum timet ambiguam Tyriosque bi-lingues.
Virgil. Æneid. lib. 1.

(l) Tit. Liv. lib. 3. Dec. 5.
(m) Les Voyages de Cada Mosto en 1455. Dans les collections de Ramusio & de Grynæus. Voyage des Indes Orientales en 1690, par un garde de la marine servant sur le bord de M. Duquesne, p. 32.

ment irritables & vibratiles. Elle diffipe encore la plus grande partie de la férofité du fang, qui privé de fa portion balfamique, devient acre, falin & fulphureux, & doit fournir des efprits forts actifs. De-là la vivacité & l'inconftance de l'efprit de ces peuples. Mais les ofcillations quoique vives font de peu de durée, & le liquide animal quoiqu'actif eft en trop petite quantité pour fournir à la grande dépenfe qu'exigent l'attention, les lectures, les méditations, les veilles des perfonnes qui s'appliquent à l'étude. Nous croyons pouvoir conclure de-là que ces peuples ne font nullement propres pour les fciences.

Les obfervations générales font fujetes aux exceptions. C'eft ainfi que parmi la nation la plus ingrate & la plus infidele, il fe trouve des hommes reconnoiffans & de bonne foi. C'eft ainfi qu'au milieu de ces terres qui portent les hommes les plus ignorans, font germés les principes de tous les arts. C'eft aux Arabes & aux Egyptiens que nous fommes redevables des premiers élémens de toutes les fciences. Le foleil, il eft vrai, leur deffèche le fang; mais un grand nombre de caufes, toutes phyfiques, peut faire varier cette exficcation & la rendre comparable au degré d'épaififfement que l'on remarque dans le fang des mélancholiques. Or ce degré d'épaififfement eft l'état du fang le plus propre pour rendre l'homme attentif à fes idées, fufceptible de réflexion, & paffionné pour toutes les découvertes que lui fournit fon entendement. C'eft dans ce fens qu'il faut entendre ce que difoit *Héraclite* touchant les pays chauds & fecs. C'eft dans ces pays, difoit-il, que la conftitution des ames eft plus parfaite (*n*).

Voyez le c. *6. art. 1. §. 4.* *Et Liv. 3.* *ch. 1. art. 1.*

Naturel des Egyptiens.

Ainfi quoique les Egyptiens foient aujourd'hui ignorans & poltrons au fouverain degré, nous fommes cependant perfuadés qu'ils confervent encore quelques étincelles de ce feu Oriental qui montroit la vérité fous le voile de l'allégorie. On les voit encore aujourd'hui enjoués, voluptueux & ne refpirant que le plaifir.

Si nous en croyons l'Auteur de la defcription de l'Egypte, le climat Egyptien produit des métamorphofes bien fingulieres. A peine un Turc naturellement férieux a-t-il fait quelque féjour dans le pays qu'il devient enjoué. Ses enfans naiffent poltrons & lâches; auffi par une loi de l'Etat ils ne peuvent poffèder aucunes charges, & ne s'élevent jamais au-deffus de l'emploi de foldat. Les animaux étrangers éprouvent un femblable changement. Les chevaux Arabes y deviennent plus beaux, mais moins vigoureux. Les lions perdent de leur courage, les lévriers y font moins vîtes, les aigles & les éperviers y font moins forts (*o*). Ces faits confirment les exemples que nous avons cités dans l'article précédent.

(*n*) *Ubi terra ficca eft, anima fapientiffima eft & optima.* Héraclit. ap. Stanl. hift. Philofop. part. 8. in Héraclit. p. 836.

(*o*) Defcription de l'Egypte compofée par Monfieur l'Abbé *le Mafcrier* fur les Mém. de M. *Maillet* Conful de France au grand Caire, Lettre 1.

ARTICLE III.

CARACTERE DES PEUPLES DES RÉGIONS TEMPÉRÉES.

Les peuples contenus dans ces régions sont renfermés entre le 35ᵉ & le 53ᵉ degré. On trouve dans cet espace les Anglois, les François, les Italiens, les Espagnols, les habitans de la Turquie en Europe, de la Grece, de la Hongrie, &c. Pour éviter la longueur ne prenons que les quatre premiers de ces peuples, & mettons-les dans le même point de vûe que nous avons mis les précédens.

Commençons par les habitans de la Grande Bretagne. Dans ce climat l'air y est assez tempéré & ne tient rien des grandes chaleurs de l'Indoustan ou des froids de la Laponie; mais il y est un peu plus froid qu'en France. Ajoutez à cela que la grande abondance des mines qui se trouvent dans cette contrée fournit à l'air une multitude de parties hétérogènes qui doivent épaissir les liqueurs. La preuve de cette influence dans l'air peut se tirer de ces brouillards qui s'y élevent très-souvent. Suivant la constitution d'un tel climat, il est certain que les corps des Anglois doivent avoir un grand rapport avec ceux de nos mélancoliques François. Aussi les Anglois sont-ils naturellement mélancoliques, & aucun peuple ne pousse la mélancolie aussi loin qu'eux. Or nous avons déja dit que personne n'étoit plus capable de réussir dans les sciences que les mélancoliques, surtout dans les sciences abstraites, dans les Mathématiques, les connoissances Physiques, la Théologie la plus profonde & les ouvrages qui demandent la plus grande force & la plus pénétrante subtilité de l'esprit. *Aristote* & *Ciceron* sont d'accord sur cet article (p). Voila sans doute la raison pourquoi ce Royaume a vû fleurir dans son sein les *Newtons*, les *Drydens*, les *Shakespeares*, les *Miltons*, les *Popes*, & mille autres génies dont un seul suffit pour immortaliser une nation.

Si vous voulez observer les nuances des couleurs que le climat donne à l'esprit, jettez les yeux sur la Normandie & la Bretagne, qui sont très-peu distantes de l'Angleterre, & qui ont fourni à la France tout ce qu'elle a eu de plus considérable en Poëtes & en Orateurs. Les Normands semblables aux Anglois, sont processifs & chicaneurs, aiment les sciences & se distinguent par leur humeur guerriere. Les exploits merveilleux du fameux *Guichard*, de *Guillaume* le conquérant, du vaillant *Richard*, & de l'intrépide *Robert* Ducs de Normandie, sont des titres immortels & incontestables de la valeur Normande. Mais sans aller fouiller dans

Caractere des Anglois.

Des Normans & des Bretons.

(p) *Aristoteles quidem ait, omnes ingeniosos melancholicos esse. Ut ego me tardiorem esse non moleste feram enumerat multos; idque quasi constet, rationem cur ita fiat, affert. Quod si tanta vis est ad* | *habitum mentis in iis quæ gignuntur è corpore ea sunt, &c.* Tullius, Tusculan. quæst. lib. 1. Voyez le Chap. des Tempéramens, ci-dessous note (c).

des siecles si reculés, vous trouverez encore mille héros qui ont été des prodiges d'intrépidité. Des champs de Mars si vous montez sur le Parnasse, vous trouverez *Daniel*, *le Gendre*, *Vertot*, *Brébœuf*, les deux *Corneilles*, *Porée*, *Fontenelle* & plusieurs autres que Rome & Athenes eussent revendiqué pour leurs citoyens.

Des François. Quelle nation noble & puissante se présente actuellement à nos regards. Ce sont les François. Que de sujets différens par leurs génies particuliers sous le même Monarque ! Quel contraste ! Si la vivacité des Gascons nous plaît, la pésanteur des Limofins nous assomme ; si l'étourderie des Picards nous choque, la bonté du Champenois nous rassure. On ne peut faire vingt-cinq lieues sous le ciel tempéré qui éclaire ce florissant Royaume, sans que l'on apperçoive des caracteres particuliers qui n'appartiennent qu'à ceux qui vivent ou qui naissent dans cette étendue de pays (*q*). Mais en général & de l'aveu de tout le monde, les François sont civils, affables, enjoués, bienfaisans, de bon goût, & propres à polir ce que les autres n'avoient encore enfanté que sous une masse informe. Ces excellentes qualités naissent sans doute de la température d'un climat où les saisons se succedent assez régulierement les unes aux autres, où les pluyes amollissent de tems en tems ce que le contact de l'air auroit pû dessécher, où les vents doux & presque jamais impétueux donnent à toute l'atmosphere un mouvement libre, proportionné & salutaire (*r*).

Des Italiens. Si le soleil qui éclaire l'Italie a aidé la nature à former les *Céfars* & les *Augustes*, il ne l'a pas moins aidé à produire dans tous les tems ces grands génies qui ont fait l'ornement & la gloire de leur siecle. En effet suite presque sans interruption de beaux esprits dans tous les genres dont l'Italie est la mere, ne prouve-t-elle pas clairement qu'il n'y a qu'une cause constante, je veux dire la nature des climats, qui différencie le génie & le caractere des nations. L'Italie, il est vrai, nous a donné autrefois un *Virgile*, un *Horace*, un *Ovide*, un *Properse*, un *Perse*, Auteurs sans égaux & dont on ne devoit pas esperer de successeurs : cependant elle nous donne aujourd'hui un *Tasse*, un *Ariofte*, un *Sannazar*, un *Marino*, & un *Guarini*. Elle a produit autrefois pour l'histoire un *Tacite*, un *Salufte*, un *Tite Live*, & dans nos siecles elle a enfanté *Guicciardin*, *Bentivoglio*, *Davila* & le savant *Baronius*.

La chaleur de ce pays bien moindre qu'en Afrique & plus forte qu'en France, volatilise les sucs, & rend les fibres très-vibratiles en les desséchant jusqu'à un certain point. De-là cette pénétration, cette vivacité, cette fécondité & cette imagination brillante, prompte, pleine de

---

(*q*) Voici ce qu'*Abélard* dit en parlant de lui-même. *Ego igitur oppido quodam oriundus, quod in ingressu minoris britanniæ construstum ab urbe Nannetica versus orientem octo credo milliariis remotum, proprio vocabulo Palatium appellatur. Sicut natura terræ meæ vel generis animo levis, ita &* *ingenio extiti ad litteratoriam disciplinam facilis. Petti Abelardi Epistola* 1.

(*r*) *Qui temperatâ regione degunt, iis est acre ingenium, insignis facultas ad quæque addiscenda, expedita oratio, ad excogitandum acuti, ad explicandum uberes, & ad eloquendum miré prompti.* Zara, *anat. ingenior. sect.* 1. *membr.*

faillies & de cafcades qu'on admire dans les Italiens. A l'égard des principaux traits du caractere, les Italiens font jaloux par tempérament, fu-
perftitieux & débauchés. Les Napolitains, les Siciliens, les Vénitiens &
les Romains fe reffemblent tous de ce côté. Ces défauts font communs
à ceux qui habitent un climat plus chaud que la France ; & vous trouverez la même chofe en Turquie & en Efpagne.

L'Efpagne qui eft la derniere terre de l'Europe du côté de l'Occident, Des Efpa-gnols.
n'eft féparée de l'Afrique que par un petit détroit. On peut la comparer aux meilleures contrées du monde : elle ne le céde à aucune autre ni
pour la bonté de l'air, ni pour la fertilité de la terre, ni pour l'abondance de ce qui eft néceffaire à la vie de l'homme & de ce qui peut contenter fa délicateffe & fon luxe. On s'attendroit volontiers à trouver
dans un pays auffi riche & auffi fécond, des habitans fimples, affables,
enjoués & diligens, mais l'expérience nous fait voir malheureufement le
contraire. Une ridicule vanité eft l'effence du caractere des Efpagnols.
Ils font férieux à l'extrême, pareffeux & arrogans à un point qui paffe
l'imagination. Quoiqu'exceffivement fiers & orgueilleux, ils font pauvres & peu inftruits. Leur amour eft furieux & intéreffé, leur dévotion
n'eft qu'une bigoterie qui les rapproche beaucoup des Italiens, avec lefquels ils fimpatifent affez ; plus adroits cependant que ces derniers, ils
foumettent avec art leur jaloufie à leur fuperftition. Leurs livres de doctrine font peu faits pout inftruire, leurs hiftoriens font vifionaires &
ridicules, leurs romanciers extravagans & connus feulement à préfent
par la cenfure ingénieufe qu'en a fait *Cervantes*, leurs poëtes font nom-
breux & généralement mauvais, leurs théologiens n'ont mérité que le
mépris de *Pafcal*.

On peut ranger les Portugais dans la même claffe que les Efpagnols. Des Portu-gais.
Jaloux à l'excès, fanfarons quoique fortement taxés de poltronerie. Au
refte ils font plus vifs que les Efpagnols, & font pour ainfi dire, les
Gafcons d'Efpagne. Je n'ai pas prétendu outrager ici aucune de ces deux
nations, je les refpecte par bien des titres, j'ai feulement cherché à faire
voir ce qui les différencioit des autres peuples. Comme les défauts font
ordinairement plus frappans que les vertus, ils fe font préfentés les premiers, & peindront mieux mon idée. Bien loin de leur refufer aucune
bonne qualité, je leur accorde toutes celles que la réflexion fur la nobleffe de fon être doit faire éclore. Mon difcours eft général & ne regarde pas le particulier. Jamais aucun François ne fe trouvera bleffé
lorfque j'avancerai que les François font volages, amateurs de la nouveauté, efclaves des modes, & un peu enclins à la médifance.

ARTICLE IV.

QUE LES CLIMATS SONT UNE DES PRINCIPALES CAUSES DE LA DIFFÉRENCE DES GÉNIES.

L E caractere & le génie propre à chaque nation différent donc entre eux, selon que la position de leur climat eft plus ou moins éloignée de l'équateur. C'eft une conséquence qui paroît juftement tirée des principes établis dans les articles précédens. La nature des climats eft donc une des principales caufes de la différence des génies : autre conféquence qui n'eft pas moins vraie que la premiere. En effet, pour produire un effet général & conftant, il faut que la caufe foit générale & conftante. Or le caractere & le génie de chaque peuple eft général & conftant. De tout tems les Ecoffois ont été vaillans & jaloux de leurs droits, les Allemands braves, francs & flegmatiques, les Hollandois fimples, naturels & d'un grand fang froid, les Provençaux vifs & ingénieux, les Savoyards lourds & péfans. Dans tous les tems un air brûlant a allumé dans le cœur un feu violent que rien ne peut éteindre. Il n'eft point de périls qu'une femme Africaine n'affronte, point de rifque qu'elle ne coure pour contenter fa paffion : la mort même ne peut l'intimider. De-là vient qu'à Alger le beau fexe eft encore beaucoup plus fufceptible de galanterie qu'à Conftantinople.

Or la conftitution du climat eft la caufe la plus générale & la plus conftante qui puiffe produire de tels effets. Ce ne fera pas le régime de vivre ? Il n'y a peut-être pas vingt perfonnes qui vivent de la même maniere dans la même contrée. Ce ne fera pas le tempérament ? il n'eft que caufe fécondaire & tient de la nature du fol où l'on eft né. Ce ne fera pas la coutume ? aujourd'hui une coutume, demain une autre. Concluons donc que la nature des climats eft une des caufes les plus efficaces pour différencier les génies.

La vérité de la thèfe que nous foutenons ne paroîtra pas moins évidemment dans le parallele des Auteurs de différens climats qui ont écrit dans le même genre. Parmi les orateurs, voyez *Ciceron* & *Démofthenes*, qui avec juftice, occupent le premier rang. » *Démofthenes*, dit » *Longin* (s), eft grand en ce qu'il eft ferré & concis : *Ciceron* au con- » traire, en ce qu'il eft diffus & étendu. On peut comparer ce pre- » mier à caufe de la violence, de la rapidité, de la force & de la véhé- » mence avec laquelle il ravage & emporte tout, à une tempête & à » un foudre. Pour l'autre, on peut dire à mon avis, que comme un grand » embrâfement, il dévore & confume tout ce qu'il rencontre avec un » feu qui ne s'éteint pas, qu'il répand diverfement dans fes ouvrages, » & qui, à mefure qu'il s'avance, prend toujours de nouvelles forces «.

(s) Traité du fublime, chap. X,

La

La différence des climats de Rome & d'Athenes n'eſt-elle pas capable de produire cette variété.

Si vous comparez *Horace* & *Deſpreaux*, vous verrez que ſi le pre-mier l'emporte par l'énergie & la gloire de l'invention, ce n'eſt que parce qu'il étoit Romain, & que ſi le ſecond lui diſpute la politeſſe & la correction, il n'en eſt redevable qu'au climat François. Si vous com-parez *Addiſſon* & *Racine*, de combien ce dernier ſurpaſſe-t-il le pre-mier ? autant que le François ſurpaſſe l'Anglois en tendreſſe & en délica-teſſe de ſentiment. Du cothurne ne paſſez pas au ſocle : *Wicherley*, *Van-brugh* & *Congréve* ſont trop au-deſſous de *Moliere*. Il n'appartient qu'au François ſeul de corriger les mœurs en badinant (*t*). L'Anglois eſt trop ſérieux pour ne pas ſortir de ſon caractere lorſqu'il veut prendre le ton badin, amuſant & comique. Mais ſi vous paſſez dans le ſanctuaire de la Philoſophie, vous trouverez *Hobbes*, *Newton* & *Locke* rivaux de *Gaſſendi*, de *Deſcartes* & de *Malebranche*. De Londres jettez un coup d'œil ſur le pays Latin, vous appercevrez un *Waller* au-deſſous de *Ca-tulle*, & un *Milton* diſputant les lauriers d'*Homere*, mais cédant les graces à *Virgile*.

Que l'on compare encore ſi l'on veut *Corneille* avec *Sophocle*, Milord *Roſcomont*, *Dorſet*, le Duc de *Buckingham* avec *Euripide* & les autres Dramatiques Grecs, *Pope* avec *Boileau*, le Comte de *Rocheſter* avec *Horace*, on ſentira toujours évidemment que la différence de leurs génies ne part que du caractere général de la nation. Chacun peut choiſir ſes termes de comparaiſon, remarquer les différences qui peuvent en réſul-ter, & s'aſſurer ſi c'eſt une vérité ou un paradoxe que nous ſoute-nons ici.

On nous objectera peut-être que ſans qu'il ſoit arrivé de changemens *Objection.* dans les climats, on a vû changer, pour ainſi dire, le caractere des peu-ples qui les habitoient. C'eſt ainſi que les Perſans abandonnés à la mol-leſſe, incapables de ſoutenir des exercices violens, inhabiles aux affaires de politique ainſi qu'à la profeſſion des armes, jouiſſent maintenant d'une réputation acquiſe par une induſtrie qu'ils ne connoiſſoient pas autre-fois. Eſclaves ſous des Rois inceſſamment plongés dans le plaiſir, ſoumis par la ſeule préſence du conquérant de l'Aſie, ils parurent ſe relever ſous le nom de Parthes, & diſputerent long-tems aux Romains l'Empire de la plus riche partie du monde. Souvent ils obtinrent des avantages aſſez conſidérables pour oſer porter la guerre juſqu'aux portes de Conſtanti-nople, & donner des fers aux Empereurs d'Orient. C'eſt donc fauſſe-ment que nous attribuons aux climats quelque pouvoir ſur l'eſprit. Celui des peuples dont nous parlons a ſans doute toujours été le même. Pour-quoi leur génie & leur caractere a-t-il paru changé ?

Il eſt aiſé de juſtifier nos principes ſur cet article. Le climat, il eſt vrai, *Réponſe.* preſqu'immuable, eſt incapable de produire ces variations : auſſi ne faut-il les attribuer qu'aux révolutions, qui, ſans changer le génie des peu-

(*t*) *Caſtigat ridendo mores.* C'eſt la deviſe que *Santeuil* a donné pour la Comédie Italienne.

R

ples, leur fourniffent quelquefois des moyens de paroître ce qu'on ne les croyoit pas. Ajoutez que les caracteres des Princes qui gouvernent, donnent fouvent le ton à celui des fujets (*u*).

C'eft ainfi que les Perfans qui ont éprouvé plufieurs changemens de cette nature dans leur gouvernement, ont été contraints de fe plier felon les faces différentes de leurs affaires. Ils avoient brillé fous les *Sapors*, les *Cofroës* & leurs fucceffeurs, ils fubirent avec le refte de l'Afie le joug des Sarrafins, & ne fe releverent que fous les defcendans d'*Hali* difciple de *Mahomet*. Leur puiffance formidable fous *Cha* le grand s'eft toujours vûe en état de tenir tête aux forces réunies de l'Empire Ottoman. Intrépides aujourd'hui, ils ont fçu reconquerir des Provinces qu'ils avoient perdu fous des Princes moins belliqueux que *Thamas-Kouli-Kam*, & fe font même rendu tributaire un Royaume plus vafte & beaucoup plus étendu que le leur.

Nous ne croyons pas qu'il foit plus difficile de rendre raifon par les mêmes principes, de l'inaction & du peu de vivacité des Grecs d'aujourd'hui. Autrefois fins & déliés dans les affaires, également propres aux fciences, aux armes & aux menées délicates de la politique, ils réuniffoient les qualités les plus oppofées. Généraux habiles, Orateurs éloquens, Poëtes fublimes, tragiques, comiques & voluptueux, ils poffédoient tous les talens qui honorent l'efprit (*x*). Soumis à l'Empire Romain ils eurent encore la gloire de former leurs vainqueurs, & d'adoucir leur férocité. Ils fe foutinrent dans les premiers fiécles de l'Églife, & l'Ecole d'Athenes donna des rivaux Chrétiens aux *Ifocrates*, & aux *Démofthenes*. Eclairés par la préfence des Empereurs, dont le plus grand vint placer au milieu d'eux le fiége de fon Empire, ils conferverent & la politeffe & les lettres.

Tant que Rome a joui de fon Etat Républicain, chaque Conful étoit un Orateur habile. Le pouvoir arbitraire y fut-il une fois introduit, qu'il peut être regardé comme l'époque de la ruine du génie & de l'extinction de la vérité & du bons fens? A peine la liberté expiroit à Rome fous la Dictature de *Jules-Céfar*, que nous voyons un des plus beaux efprits qui foient jamais fortis du fein de la République, fi embarraffé dans fa maniere d'écrire & dans le choix de fon fujet, que la crainte d'offenfer lui fait prendre le parti de fupprimer entiérement fon ouvrage. » Abandonnons tout, écrit-il à fon plus cher ami, & foyons du moins à moitié » libres. Nous ne le ferons qu'en nous taifant & en nous cachant (*y*) «. C'eft la même caufe qui a fait tomber par degrés le langage & le génie Romain, de cette parfaite élégance qu'on admire dans *Ciceron*, jufqu'à

(*u*) . . . . . . *componitur orbis*
Regis ad exemplum, nec fic inflectere fenfus
Humanos præcepta valent ac vita regentis.
Claudianus.
 (*x*) *Tribuo Græcis litteras: do multarum artium difciplinam: non adimo fermonis teporem, ingenii acumen, dicendi copiam.* M. Tullius pro Lucio Flacco.

Graiis ingenium, Graiis dedit ore rotundo
Mufa loqui, præter laudem nullius avaris.
Horatius de Arte Poëticâ v. 323.
 (*y*) *Obfecro, abjiciamus ifta & femiliberi faltem fimus: quod affequemur & tacendo & latendo.* Tull. ad Attic. 13. 31. Voyez auffi l'Hiftoire de Ciceron, liv. 8.

cette groſſiereté & cette barbarie qu'on trouve dans les productions du bas Empire.

En effet après la mort de *Ciceron* & la ruine de la République, l'éloquence Romaine diſparoiſſant avec la liberté, laiſſa ſuccéder à ſa place un phantôme qui prévalut bientôt dans toutes les parties de l'Empire (ʒ): au lieu de cette maniere noble, naturelle, abondante, qui embraſſoit librement toutes ſortes de ſujets, on ne vit plus qu'une méthode ſéche & reſſerrée, un genre ſententieux, des ſujets recherchés & des tours contraints : en un mot, une éloquence convenable aux occaſions pour leſquelles on la faiſoit ſervir ; c'eſt-à-dire, propre à faire des panégyriques & des complimens ſerviles aux tyrans. On peut obſerver cette différence dans tous les écrivains qui ont ſuivi *Ciceron*, juſqu'à *Pline* le jeune qui a porté le nouveau ſtyle à ſa derniere perfection dans ſon fameux Panégyrique de l'Empereur *Trajan*. Cette Piece eſt un chef-d'œuvre pour la beauté des penſées & la délicateſſe des complimens. Mais les lettres du même Auteur, qui méritent l'eſtime qu'elles ont obtenues par le ſçavoir & l'eſprit qui s'y font admirer, nous découvrent une ſéchereſſe & une ſtérilité qui ne peut venir que de la terreur d'un maître. Tous les récits & toutes les réflexions de l'Ecrivain ſe renferment dans la vie privée. On n'y trouve rien d'important qui appartienne à la politique. Les grandes affaires, l'explication des conſeils publics, les motifs & les reſſorts des événemens y ſont toujours des ſujets étrangers. *Pline* avoit poſſedé les mêmes emplois que *Ciceron*, dont il affecte de ſuivre l'exemple avec une eſpece d'émulation (&) ; mais tous ces honneurs n'avoient plus d'éclat que par leurs titres. Ils étoient conférés par un pouvoir ſupérieur, l'adminiſtration s'en faiſoit avec la même dépendance ; de ſorte que ſous le nom de Conſul & de Proconſul on cherche inutilement l'homme d'Etat, le Magiſtrat & le Politique.

Enfin Rome paſſée ſucceſſivement au pouvoir de pluſieurs tyrans, avec le titre de capitale du monde, avoit vû s'éteindre les arts. *Boëce* ſeul ſous un Prince barbare, faiſoit encore honneur à l'Italie par ſon eſprit & par ſa conſtance (*a*). Les Papes ſçurent bien faire revivre la dignité d'Empereur ; mais les ſciences ne ſortirent pas de leur tombeau, & *Charlemagne* fit de vains efforts pour les ranimer.

On voit un effet ſenſible de ce que nous avons déja prouvé ; & c'eſt ainſi que les Princes ſont ſeuls ordinairement les deſtinées des beaux arts, & que les ſciences ſont cultivées à raiſon de l'appui que leur prête le trône. Les Romains viennent de nous en fournir un triſte exemple, & la pareille révolution qui éteignit les arts chez eux, les enleva aux Grecs pour toujours. L'Empire d'Orient renverſé juſque dans ſes der-

(ʒ) Vie de Ciceron, liv. 12.
(&) *Lætaris quòd honoribus ejus inſiſtam quem æmulari in ſtudiis cupio*. Plin. ep. 4. 8.
(*a*) *Anicius Manlius Torquatus Severinus Boëtius*, Poëte Latin, fut Conſul ſeul l'an 510. Ses vers ſont inſérés dans ſes cinq livres de la Conſolation qu'il compoſa dans la priſon où *Théodoric* Roi des Goths, dont il étoit le principal Miniſtre d'Etat, l'avoit fait enfermer. Ses vers ſont remplis de graves ſentences & de belles penſées qui ſont ſoutenues des graces de la diction.

nieres divifions , enfevelit les Lettres dans fes ruines , & *Mahomet* maître de Conftantinople , leur porta le coup mortel. A peine les Grecs modernes favent-ils lire les caracteres anciens. Les monumens les plus précieux font négligés.

M. *de Tournefort* dans fon voyage du Levant , defcendit dans la grotte d'*Antiparos* malgré les Prêtres qui étoient fes guides , & qui étoient prefque tentés de le croire infenfé. Ils ne pouvoient s'imaginer quel motif l'engageoit au milieu des périls pour obferver des pierres. Ils concevoient avec peine quel objet digne de fa curiofité lui offroient des lettres effacées , & tracées anciennement fur des marbres prefque brifés. Ainfi l'étranger connoiffoit mieux le prix de ces tréfors échappés aux rigueurs du tems, que les naturels du pays. Tel eft l'état de ces peuples fous des tyrans ennemis des beaux arts. Tel peut-être fera la malheureufe deftinée des autres peuples de l'Europe , qui font gouvernés aujourd'hui par les mœurs. Si par un long abus du pouvoir , fi par une grande conquête le defpotifme s'établiffoit à un certain point, il n'y auroit pas de mœurs ni de climats qui tinffent : & dans cette belle partie du monde la nature humaine fouffriroit, au moins pour un tems, les infultes qu'on lui fait dans les trois autres (*b*).

Je m'arrête ici de peur d'entrer dans une carriere que je ne pourrois pas fournir. Chacun peut y fuppléer en choififfant lui-même des termes de comparaifon. Je me contenterai d'extraire ici la differtation d'un moderne qui eft du même avis que moi. Cet extrait fervira à répondre à plufieurs autres objections qu'on pourroit encore faire contre la doctrine propofée. L'efprit, dit-il (*c*) , eft tellement fufceptible des affections & des impreffions du corps auquel il eft étroitement uni , & ce corps eft fi dépendant du terrein qui le porte , de l'air qu'il y refpire , des alimens qui le fuftentent , qu'on ne peut douter que la différente température des pays n'influe beaucoup fur le génie & le caractere des hommes, & ne contribue infiniment à l'extrême différence qu'on y remarque par rapport à la beauté , l'élévation & la capacité de l'efprit dont les uns paroiffent prefqu'entierement dépourvus, pendant que d'autres en font très-bien partagés.

Il eft vrai que cette étrange difproportion fe voit auffi dans la même contrée, dans la même ville. Le peuple qui s'y trouve mêlé parmi quantité de beaux efprits, n'aura cependant rien de très-commun, & même entre les perfonnes de diftinction, on en verra plufieurs qui n'ont qu'un efprit médiocre , & quelquefois des idées fort plates.

Mais 1°. les meilleurs terreins quoique plus propres que d'autres à produire d'excellens fruits, n'en produifent pas toujours de tels. Il y a dans la nature mille exceptions, mille circonftances variées à l'infini qui l'em-

---

(*b*) Voyez le livre de l'Efprit des Loix, liv. 8 chap. 8.
(*c*) Réflexions de M. *Simonnet* Prieur-Curé d'Heur-geville , fur la queftion propofée par M. *Ancelot* dans le Journal de Verdun mois d'Octobre 1735. *Si ce n'eft pas une erreur de dire que certains cantons font plus propres à produire de beaux efprits , que d'autres.* Journ. hift. fur les mat. du tems, Janv. 1736.

pêchent souvent d'arriver à sa perfection, dans les endroits mêmes qui lui sont les plus favorables : ce qui n'a pas moins lieu à l'égard de l'esprit, qu'à l'égard de toutes les autres productions. Divers obstacles l'empêchent de se développer, divers accidens arrêtent le cours des influences qui lui seroient les plus avantageuses.

2°. Les durs & pénibles travaux auxquels se trouvent partout assujettis la plupart des hommes, particulierement ceux qui sont de vile condition ; les servitudes de la vie qui occupent les uns uniquement ; les passions déréglées qui tyrannisent les autres, ne permettent pas à l'esprit de prendre son essort & le font bassement ramper sur la terre, quelque beau qu'il soit en lui-même, ou qu'il puisse devenir.

3°. Que le canton soit le plus propre à produire de beaux esprits, si l'éducation manque, il ne les pourra mettre dans un jour favorable. Ils avorteront ; semblables à de belles fleurs, mais tendres & délicates qui dégénérent & s'abâtardisent lorsqu'on les néglige & qu'on n'a pas soin de les cultiver. Voila pourquoi dans les cantons les plus favorables aux beaux esprits il y en a tant d'obscurcis & même d'anéantis.

Il peut arriver aussi, & tous les siécles en fournissent des exemples, que les pays les plus décriés sur ce point, produisent quelquefois de beaux génies. La Béocie malgré son air épais, & la grossiereté ordinaire de ses habitans (d), porta un *Plutarque*, un *Pindare*, un *Epaminondas*, &c ; ce sont de ces événemens rares & singuliers qui passent pour des prodiges, de même qu'on voit quelquefois une belle plante croître par hazard dans un terrein sec, aride, & propre seulement à porter des ronces & des chardons.

Nous ajouterons à ce que dit ici M. *Simonnet* de la Béotie, que les Abdéritains ont été fort décriés du côté de l'esprit. *Ciceron* en parle fort mal dans ses lettres à *Atticus*. Il y fait sentir qu'à Abdere les affaires se traitoient fort sotement & sans rime ni raison (e). Il n'est pas plus obligeant pour cette ville dans un autre livre où après avoir rapporté une opinion ridicule, il ajoute qu'elle étoit plus digne de la patrie de *Démocrite* que de *Démocrite* lui-même (f). *Martial* n'a pas jugé plus avantageusement des Abderitains (g). *Juvenal* ne pouvant nier que *Démocrite* n'eut beaucoup d'esprit & de sagesse, prétend que c'est une preuve que les grands hommes peuvent naître dans un air grossier & dans le pays des sots (h). En effet il est sorti beaucoup de grands hommes de cette ville. *Protagoras*, *Démocrite*, *Anaxarque*, l'historien *Hécatée*, le poëte *Nicenætus* & plusieurs autres dont les catalogues des hommes illustres faisoient mention, étoient Abderitains (i).

___

(d) *Bœotum crasso jurares aere natum.* Horat.

(e) *Epist.* 16. *Libri* 4. & *Epist.* 7. *lib.* 7.

(f) *Quæ quidem omnia sunt patriâ Democriti, quàm Democrito digniora.* De naturâ deorum *lib.* 1. c. 42.

(g) *Abderitanæ pectora plebis habes.* Lib. X. Epigram. 15.

(h) *Democriti prudentia monstrat*
Summos posse viros & magna exempla daturos,
Vervecum in patriâ, crasso que sub aere nasci.
Sat. X. verf. 49.

(i) *Plurimi autem Abderitæ extitere, de quibus doctorum virorum indices commemorant.* Stephanus Byfant. verbo Ἄβδηρα.

Toutes ces variations qui ne font qu'accidentelles, n'empêchent pas que chaque royaume, chaque pays, chaque province même n'ait fes propriétés par rapport à l'efprit & au génie ordinaire de fes habitans. L'une porte des efprits fins & fubtils, l'autre des efprits pefans, lourds & groffiers; celle-ci des efprits bas, rampans, flatteurs, patelins; celle-là des efprits altiers, impérieux, inflexibles. Quelques-uns des efprits fatiriques, piquans, malins; d'autrés des efprits doux & paifibles : ici regne la vivacité, l'action, l'ardeur au travail; là on ne voit qu'indolence, pareffe, fainéantife.

A peine ces principes très-fenfés parurent-ils, qu'il s'éleva auffitôt un antagonifte qui prétendit que les avantages du climat fe bornoit au corps (k). Ils contribuent, ajoutoit-il, à la force du tempérament, à la bonté de la complexion & à la pureté du fang. Mais n'eft-ce pas avouer que l'ame reçoit les influences des climats, puifqu'elle eft tellement unie au corps, qu'elle en fubit toutes les modifications. Ne feroit-ce pas comme fi l'on difoit que les raifins de la Bourgogne, de la Champagne & du Languedoc reçoivent effectivement les influences du fol & du foleil, mais que le vin qu'on en retire ne s'en fent pas, & n'en obtient pas cette qualité qui les différencie tellement les uns des autres, qu'on ne pourroit pas faire en Champagne du vin qui reffemble à celui du Languedoc, & faire en Languedoc du vin qui reffemble à celui de Champagne. C'eft ainfi qu'à Paris on voit des petits maîtres & de beaux efprits. Ce feroit en vain qu'un Suiffe prétendroit les imiter, ou les égaler : il feroit rire tous ceux qui le contempleroient. Ce n'eft pas qu'un Suiffe ne puiffe avoir de l'efprit; mais le bel-efprit de France, cette aifance dans les compagnies, ces reparties agréables, ces minuties fines & polies, cette liberté qui tient quelquefois de l'étourderie, ne s'apprennent pas dans les colléges.

Après toutes ces difcuffions nous nous croyons en droit de tirer les corollaires fuivans.

COROLLAIRE I.

La différence des climats eft une des premieres caufes de la différence des génies & des caractères.

COROLLAIRE II.

Plufieurs caufes Phyfiques peuvent faire varier la nature que devroient avoir les climats relativement à leur pofition. C'eft ainfi que plufieurs caufes conjointes peuvent altérer les difpofitions primitives que nous donnent ces mêmes climats.

(k) Réfutation de l'opinion de M. *Simonnet* par M. *De La Gardette*, Prêtre du Diocèfe de Cler-|mont; Journal de Verdun, Février 1736, p. 192.

COROLLAIRE III.

Celui-là est heureux qui est né sous un climat favorable aux bonnes dispositions de l'esprit.

COROLLAIRE IV.

Celui qui est né sous un climat infortuné où l'esprit languit, peut en le quittant acquerir dans un autre les dispositions qu'il souhaite ; c'est-à-dire qu'il amollira ce caractere dur & barbare, dans ces climats où regne la politesse ; sous ce ciel où le courage réside ; qu'il bannira cette timidité qu'il changera ce peu d'aptitude pour les sciences & les beaux arts, parmi ces peuples pensifs, abstraits & profonds, &c.

COROLLAIRE V.

Ce changement de climat bien entendu doit être regardé comme un moyen Physique pour corriger les défauts de l'esprit, & acquerir une nouvelle portion de génie.

CHAPITRE IV.

DU POUVOIR DES SAISONS SUR L'ESPRIT.

L'ESPRIT humain est un vrai caméléon qui prend toutes les couleurs des objets qui l'environnent. Le soleil lance-t-il ses rayons avec plus ou moins de vigueur sur notre atmosphere ? nos ames semblent prendre des forces ou s'affoiblir. L'air est-il plus ou moins serain ? les liquides qui donnent l'action à notre machine sont plus ou moins purs.

Action de l'air sur l'ame.

Lorsque le printems semble renouveller la nature, les hommes respirent un air plus doux qui leur inspire la gaieté, & dégage l'imagination de ces frimats qui sembloient la glacer pendant l'hiver. Leurs corps éprouvent la même effervescence que celle qui agite tous les autres individus. Le sang circule avec plus de vîtesse & s'épure dans les émonctoires destinés à recevoir ses parties grossieres ou hétérogènes. La transpiration suspendue par les vents du Nord qui ont soufflé pendant l'hiver, se rétablit, pointille sous la peau & occasionne un léger chatouillement dans toute l'habitude du corps. De-là cette douceur, cette satisfaction, ce bien-être que l'on ressent lorsque le soleil commence à lancer ses rayons en entrant dans le signe du Belier. C'est précisément dans cet heureux moment où nos corps jouissent des meilleures dispositions,

Effet du Printems sur l'esprit.

que toute la nature femble parler à nos fens ; & que nous éprouvons le plus grand nombre de fenfations agréables. La terre fe couvre de verdure & de fleurs qui parfument l'air de mille odeurs gracieufes, les arbres fe parent de leurs feuilles, & offrent des retraites aux oifeaux amoureux qui par leurs chants annoncent la faifon des plaifirs & de la régénération de la nature ; le ciel devenu plus ferain ne voile plus à nos yeux par fes pluies & fes brouillards continuels ce qu'il renfermoit de plus beau. En un mot notre vûe, notre odorat, notre oüie & toute la fuite de nos fens eft enchantée & fatisfaite. Toutes ces fenfations fourniffent à l'ame une foule d'idées riantes & naturelles aufquelles elle ne peut fe refufer. Ce font mille peintures animées fur lefquelles notre efprit s'arrête volontiers, & porte fon jugement fuivant le point de vûe où il les a confideré.

Effet de l'E-
té fur l'efprit. Lorfque le tems de la moiffon approche, la chaleur du jour dilate les vaiffeaux, raréfie le fang & fubtilife les efprits. C'eft alors que le fpectacle de l'univers n'eft pas moins intéreffant que varié. Tout annonce l'abondance & promet à l'homme de fatisfaire fes defirs. Après un fommeil doux & tranquille, il apperçoit l'aurore qui colore de fes rayons l'horifon, & qui rafraîchit de fes larmes la chaleur de l'atmofphere. Il profite du calme qui regne dans la nature ; livré à la multitude de fes idées & de fes réflexions, il conçoit les plus vaftes projets, & jouit de toute l'étendue de fes connoiffances. Le foleil s'éleve infenfiblement fur l'horifon, la chaleur augmente, il eft tems de fe retirer à l'ombre. L'ame goûte un fentiment voluptueux ; en évitant une peine elle trouve encore un plaifir, & ce plaifir eft d'autant plus grand, que l'endroit où l'on eft retiré eft agréable & offre à la vûe quelque perfpective gracieufe. Enfin arrive le crépufcule, les zéphirs commencent à tempérer l'ardeur de l'air, les promenades offrent mille charmes qu'on ne découvriroit pas à une plus grande lumiere. Bientôt l'efprit fe replie fur lui-même ; ce n'eft plus le torrent de l'imagination qui l'entraîne, ce font les aiguillons du raifonnement qui l'agitent & le preffent. S'il eft impoffible que notre ame fe refufe aux impreffions que reçoivent nos corps, il eft donc impoffible auffi que parmi un fi grand nombre de fenfations que nos corps éprouvent en un feul jour d'Eté, notre ame ne conçoive des idées conformes à la nature des fentimens que nos organes ont reçu. Plus ces fentimens font vifs & multipliés, plus auffi les idées qui en doivent naître feront vives & nombreufes. Or dans cette faifon une multitude infinie d'objets frappe diverfement nos fens & excite fur eux des impreffions vives & agréables. Mille fruits délicieux & de diverfes faveurs fatisfont notre goût, mille fleurs fuaves & aromatiques flattent notre odorat, mille tableaux amufans charment notre vûe dans la campagne. Les bains tempérent la chaleur du fang, amolliffent les houpes nerveufes de la peau, qui auroient pû être deffechées, débouchent les pores, & rendent la tranfpiration plus libre. En un mot, il n'y a aucun fens qui ne puiffe être fatisfait agréablement pendant l'Eté.

Après

Après l'équinoxe de Septembre l'imagination par son inconstance, ses caprices, ses boutades, fait voir qu'elle se ressent des vicissitudes de l'automne. En effet dans cette saison tantôt les vents de l'ouest soufflent avec impétuosité & amenent des pluies longues & abondantes. Tantôt les vents du nord & du midi enfantent des orages qui portent dans leur sein la grêle, la foudre & l'épouvante. Tantôt à une chaleur modérée succédent des froids assez cuisans. Nos esprits se ressentent tellement de ces alternatives, que sans aucune cause morale ils sont gais ou tristes, enjoués ou sérieux. Il ne faut pas croire qu'il n'y ait que les ames de ces hommes dont les sentimens sont au-dessus de ceux du vulgaire, qui éprouvent ces vicissitudes. Voyez ce vigneron, qui malgré qu'une ample vendange flatte ses espérances, perd la moitié de sa gaieté si le ciel se couvre de nuages, ou si la terre est enveloppée de brouillards. Si au contraire le soleil darde ses rayons avec toute sa vigueur, bientôt vous l'entendez par ses chants d'allegresse annoncer toute la satisfaction de son ame & sa servitude aux loix générales qui entraînent toute la nature.

Effet de l'Automne sur l'esprit.

Pendant l'hiver combien le désordre de la nature ne fournit-il pas de réflexions soit pour le physique, soit pour le moral ? Le cours des ruisseaux est suspendu, & les rivieres portent les fardeaux les plus lourds sans que leurs flots glacés cédent à l'effort & à la pesanteur des masses énormes qui les compriment. Les arbres sont dépouillés de leurs feuilles, la terre est couverte de neige, les vents du Septentrion soufflent un froid vif & cuisant. Tandis que le Physicien cherche la cause de tous ces phénomênes, les papilles nerveuses de sa peau souffrent une sensation désagréable, qui, sans qu'il y pense, le dispose insensiblement à la tristesse, & l'excite à se recueillir en lui-même. Il s'apperçoit alors que la saison des plaisirs est écoulée, qu'il atteindra peut-être à l'hiver de son âge, qui sera bientôt suivi de la caducité & de la mort. S'il s'approche du feu, il semble que sa langue se délie, ses esprits ne sont plus engourdis, la chaleur lui rend sa gaieté & toute la vivacité de son imagination. Ici l'ame du physicien tient bien au physique.

Effet de l'Hiver sur l'esprit.

Pour faire sentir la connexion de nos principes, ce seroit sans doute ici le lieu de comparer les saisons avec les climats, de sorte qu'on pourroit mettre en paralléle le printems & l'automne avec les régions tempérées, l'Eté avec les contrées du Midi, l'hiver avec les climats Septentrionaux. Mais cette comparaison déja facile par elle-même, se trouve suffisamment développée par ce que nous avons déja dit. Il est plus à propos de faire voir que la vérité que nous avons établi en général, se trouve aussi prouvée par l'expérience journaliere. Le célèbre *Pope* avouoit qu'il composoit plus facilement pendant le printems que pendant toute autre saison. Cependant il y a quelques exceptions à cette regle générale, mais ces cas particuliers doivent être attribués au tempérament ou à quelqu'autre cause. *Milton* dit dans une de ses Elégies Latines que son esprit produisoit plus heureusement dans une saison que dans l'autre : & un de ses neveux raconte comme une observation de ce sublime

Cette théorie est confirmée par les exemples de *Pope*, de *Milton*, de *Tschirnaus*.

Poëte, que fon imagination étoit dans fa plus grande vivacité depuis le mois de Septembre jufqu'à l'équinoxe du printems. M. *De La Hire* a connu un enfant qui perdoit fa mémoire pendant l'Eté pour ne la retrouver qu'à l'equinoxe d'automne (*l*). Quoiqu'il en foit , ce fait confirme la théfe que nous foutenons.

Nous traduirons analitiquement ici un morceau de l'ouvrage de l'Auteur qui nous a donné la Médecine de l'ame & du corps. Il revient trop bien à notre fujet pour le paffer fous filence. Sur la fin de l'automne , dit-il (*m*) , » je réflechiffois fur le travail que je devois continuer pen» dant l'hiver. Alors je dînois peu, je ne foupois point, je m'entretenois » avec des amis inftruits des matieres que je voulois traiter, ou je lifois » des livres qui avoient quelque rapport avec mon deffein. Je me levois » de grand matin lorfque tout étoit tranquille, & je me livrois à mon » imagination, ayant toujours foin de la ramener à mon objet lorf» qu'elle s'en écartoit. C'eft ainfi que je continuois mon travail pendant » tout l'hiver. Par ce moyen j'écrivois avec une fi grande facilité, que » j'en étois étonné moi-même, & je goûtois un tel plaifir que je ne crois » pas que l'on puiffe dans la vie en goûter un plus doux. Qu'il me foit » permis de rapporter ce que j'éprouvois alors. Pendant la nuit je voyois » des étincelles de feu qui difparoiffoient lorfque j'y faifois attention. » Souvent je les appercevois lorfque je méditois , & elles devenoient » plus ou moins vives felon que j'étois plus ou moins appliqué à l'é» tude. Ce qui nous doit faire conjecturer avec quelle force & quelle » grande vîteffe les efprits animaux font agités dans ces momens «.

Jacques Dè Vallée, Seigneur *Des-Barreaux* , ce bel efprit du dernier fiecle qui nous a laiffé un fonnet fi fameux & fi devot qu'il compofa quelque tems avant fa mort, fe plaifoit à changer de domicile felon les faifons de l'année. Il alloit chercher le foleil fur les côtes de Provence pendant l'hiver & paffoit à Marfeille ces trois mois de la vilaine faifon. La maifon qu'il appelloit fa favorite , étoit dans le Languedoc chez le Comte de *Clermont Lodeve* , où il difoit que la bonne chere & la liberté étoient affifes fur leur trône ; quelquefois il alloit fur les bords de la Charente voir *Balzac ;* de-là il paffoit à Chenailles fur la Loire , maifon agréable & de plaifir ; enfin, fur la fin de fa vie il fe retira à Châlons fur Saone , le meilleur air , difoit-il , & le plus pur qui foit en France. C'étoit par des voyages auffi graçieux, qu'il fut conferver cette liberté d'ame qui lui faifoit mettre tant de fel & d'agrémens dans fes converfations (*n*).

Attention qu'il faut avoir aux Saifons , relativement à la nature de fes travaux.

Après ces obfervations nous nous croyons en droit de conclure , qu'il eft très-intéreffant de choifir la faifon où l'efprit montre le plus de vigueur, lorfqu'il s'agit de travailler à quelque ouvrage qui doit nous affurer un nom dans la poftérité. Il nous femble que l'imagination eft plus

---

(*l*) Hiftoire de l'Acad. Royale des Sc. an. 1707. (*m*) *Medicina mentis & corporis* , part. 2. fect. 3. pag. 224.

(*n*) *Voyez le D.ctionnaire* de Bayle , *Article Des* Barreaux , *note* E.

féconde depuis le mois de Mars jufqu'au mois d'Octobre. C'eſt le tems où la nature eſt plus riche, que nous éprouvons un plus grand nombre de fenſations, & que nous avons par conſéquent un plus grand nombre d'idées. Depuis le mois d'Octobre jufqu'au mois de Mars les fens font plus tranquilles. C'eſt le tems où nous pouvons revenir fur nos idées, les comparer, & en tirer des conſéquences. C'eſt fur ce principe que nous engagerions à ne fe livrer aux ouvrages qui appartiennent à l'imagination, que pendant le printems & l'été, tandis que nous conſeillerions de ne polir ces fortes d'ouvrages & de ne travailler à ceux qui dépendent du jugement que pendant l'hiver & une partie de l'automne.

Ainſi des principes déja poſés on en peut déduire ces corollaires comme autant de conféquences certaines.

COROLLAIRE I.

Les faiſons ainſi que les climats agiſſent efficacement fur les eſprits.

COROLLAIRE II.

La maniere générale dont agiſſent les climats doit nous indiquer la maniere fpéciale dont agiſſent les faiſons. Ce qui eſt une fuite néceſſaire de notre fiſtême.

COROLLAIRE III.

On doit avoir égard aux faiſons lorſqu'il s'agit d'entreprendre quelque ouvrage qui fe rapporte foit à l'imagination, foit au jugement.

COROLLAIRE IV.

Ainſi les faiſons deviennent un moyen phyſique foit pour aider le génie, foit pour regler les opérations de l'ame.

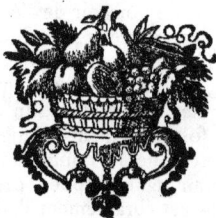

CHAPITRE V.

DU POUVOIR DE L'ÉDUCATION SUR LES ESPRITS.

LE terme d'Éducation pris dans un sens général, est équivoque. Tantôt il signifie la maniere d'instruire les jeunes enfans & de diriger leur conduite suivant une certaine morale pratique, ou suivant certains usages. Tantôt on l'applique aux soins que l'on prend pour nourrir, élever & entretenir ces mêmes enfans. L'esprit & le corps qui sont les sujets de l'éducation, ont donné lieu à ces deux sens. Mais sous quelque face que l'on considere l'éducation, elle a des droits incontestables sur la maniere d'être des hommes ; c'est ce que nous allons voir en la considérant soit comme spirituelle, soit comme corporelle.

ARTICLE I.

DE L'ÉDUCATION SPIRITUELLE.

Nécessité de l'éducation spirituelle.

L'ÉDUCATION morale d'un enfant ressemble à la culture des plantes. Celles-ci portent de plus ou de moins excellens fruits, à raison des soins que se donne le Jardinier. De même aussi la bonne ou mauvaise conduite de l'homme dépend souvent des premieres impressions qu'il a eû pendant sa jeunesse qui quelquefois se prête aux formes que l'on souhaite lui donner. Vient ensuite l'habitude qui est une seconde nature : de sorte que l'on diroit que la vertu est comme naturelle chez les uns, & que le vice est comme inné chez les autres. *Licurgue*, ce fameux Législateur, nous en donne un exemple sensible dans ces deux chiens, qui, nés du même pere & de la même mere, acquierent par l'éducation des inclinations fort différentes, l'un étant devenu fort gourmand, & l'autre bon chasseur (o). Le pouvoir de l'éducation morale sur les ames une fois établi, il doit s'ensuivre la nécessité d'une bonne éducation. Car si les premieres impressions sont si difficiles à effacer, on doit conclure qu'il faut n'en donner, ou n'en recevoir que de bonnes.

L'Education morale n'est pas indépendante des sens.

Il ne faut pas s'imaginer que l'éducation morale que l'usage fait regarder comme spirituelle, soit totalement indépendante des organes corporels. Ce seroit une erreur. Lorsque je donne des préceptes, l'air est remué par mes paroles ; cet air agité frappe l'oreille, le nerf acoustique est ébranlé, à l'occasion de cet ébranlement l'ame de celui qui m'écoute, est avertie de la maniere dont je pense. Tout ce qui vient de s'exécuter

(o) Plutarchus *de præclaris Lacedemoniorum dictis. Et de modo pueros educandi.* Voyez la Fable | 165 de la Fontaine.

chez moi, s'éxécute chez lui d'une manière inverse : car la façon de recevoir les impreſſions, les ſentimens, les penſées, eſt la méchanique renverſée de celle qui les communique. Preuve évidente que cette éducation qui paroît toute ſpirituelle, & qui paroît ne s'exécuter que par des voies immatérielles, eſt encore dépendante de nos corps. C'eſt ce point de doctrine que nous allons examiner. Il eſt trop eſſentiel à la perfection de notre ouvrage pour le paſſer ſous ſilence, ou pour ne pas y inſiſter.

Nous diviſerons donc avec *Plutarque* l'éducation morale en nature, raiſon, & uſage (*p*). La nature eſt ce champ où les connoiſſances ſont ſemées. La raiſon n'eſt autre choſe que le jugement, où les préceptes qui font germer ces précieuſes ſemences, les empêchent de ſe corrompre, & les délivrent de tout obſtacle. Enfin l'uſage eſt l'emploi du fruit qu'ont produit les plantes cultivées avec ſi grand ſoin. La nature fournit donc le principe ; les progrès & l'accroiſſement ſont dûs aux préceptes, ou au jugement ; l'uſage enfin met le dernier ſceau à l'ouvrage. Ces trois parties de l'éducation ſont aſſez intéreſſantes par elles-mêmes pour qu'on les examine ſéparément afin de découvrir la part qu'y prennent nos corps. *(Division de l'Éducation morale.)*

1. La partie la plus néceſſaire dans l'éducation c'eſt la nature. Sans elle tous les ſoins ſont ſuperflus. Elle eſt préciſément le terroir qui donne la bonne ou mauvaiſe qualité aux plantes (*q*). Suivant nos principes elle n'eſt qu'une certaine diſpoſition des organes ſur laquelle les climats, le régime de vivre & pluſieurs autres cauſes phyſiques ont un pouvoir inconteſtable. L'éducation morale qui fait abſtraction de la nature, reſſemble à la routine d'un Jardinier qui ſeme ſans faire attention à la qualité du ſol, ou de la graine. Il eſt des terreins ingrats que l'on cultiveroit en vain. Il eſt des arbres ſecs qui ſe rompent plutôt que de plier. *(De la nature.)*

Tant que l'ame demeurera unie au corps, il y a des loix auxquelles elle ſera tellement aſſujettie, qu'il n'y a que ſa diſſociation qui puiſſe l'en délivrer. L'impreſſion de l'éducation ſur les ames par le moyen des mouvemens phyſiques, eſt une de ces loix générales qui ſont à l'abri de tout anéantiſſement. Ainſi des organes plus ou moins bien diſpoſés, feront les cauſes d'une meilleure ou d'une moindre éducation ; c'eſt-à-dire, conſtitueront ce fond capable de fertiliſer ou d'étouffer les ſemences que l'on y confiera.

Or en ne conſultant que la ſaine raiſon, il paroît certain que les organes des ſens exacts & libres, un tempérament dans lequel les fibres ſoient ſuffiſamment tendues & aiſément vibratiles, un ſang qui fourniſſe des eſprits déliés, actifs, donnent cette heureuſe conſtitution où les ſoins de l'éducation ſeront récompenſés au centuple. Toutes les diſpoſitions qui varieront en quelque choſe de cette heureuſe conſtitution, ſe-

---

(*p*) *Oper. moral.* tract. 1. *de modo pueros educandi.*

(*q*) *Imprimis naturâ opus eſt, quâ repugnante irrita ſunt omnia . . . . Natura namque noſtra, agri, doctorum præcepta, ſeminum rationem habent. Inſtitutio à puero tempeſtivæ ſationi reſpondet. Locus* verò *diſciplinæ accommodatus, aëri ambienti, ex quo'iis quæ è terrâ naſcuntur alimentum ſuppeti. Diligens ſtudium agricultura eſt. Tempus autem hæc ad plenam nutritionem confirmat. Hip. Sect. 1. lib. qui inſcribitur Lex.*

ront auffi varier les fuccès de l'éducation. Ces difpofitions font-elles douteufes ? les effets de l'éducation feront incertains. Sont-elles tout-à-fait
mauvaifes ? peines inutiles, éducation vaine. De-là ce précepte que nous
donnerons dans la fuite, qu'il faut corriger la nature défeétueufe avant
que l'art cherche à l'embellir & à la perfeétionner. Jamais l'éducation
morale ne changera des fibres trop groffieres, en des fibrilles plus délicates, ni un fang fougueux en un fang plus moderé. Jettons nos regards
fur le fils de *Ciceron*. Les Hiftoriens rapportent que malgré tous les
foins qu'on avoit apporté pour le bien élever, il paya la fageffe & la
fcience de fon pere par beaucoup d'ignorance. Il fut cependant à Athenes,
le centre du fçavoir & de la politeffe ; il étudia fous *Cratippe*, le Philofophe le plus eftimé de fon fiécle ; il avoit en main les écrits de fon pere,
les livres de ces génies fi eftimés qui vivoient de fon tems, & qui
avoient vécu avant lui. Il faut donc avouer qu'on ne peut recevoir une
bonne éducation fi la nature n'a mis en nous d'heureufes difpofitions,
ou fi l'on ne fupplée par l'art aux difpofitions que la nature nous aura
refufé (*r*).

Le Centaure *Chiron*, cet ancien Médecin que *Pelée* donna pour Précepteur à *Achille*, étoit fans doute pénétré de cette vérité que la complexion des corps & les qualités du fang & des humeurs étoient requifes
avant' de donner des préceptes. Pour difpofer de bonne-heure fon éleve
aux emplois pénibles de la guerre qui devoit faire fon unique occupation
pendant toute fa vie, il le nourriffoit d'une maniere extraordinaire ; il lui
faifoit avaler la moëlle des lions & des fangliers, afin qu'il prit la force
& le naturel de ces bêtes féroces, accoutumées au fang, au carnage
& à dévorer les autres animaux (*s*).

De la raifon. I I. Dans l'éducation morale on peut entendre deux chofes par la raifon ; 1°. la maniere dont nous acquerrons nos connoïffances, 2°. les préceptes.

Si nous penfons murement à l'origine de nos connoïffances & à leurs
progrès, par quelque caufe que ce foit, nous verrons que plus nos
organes fe développent, plus notre entendement fe développe auffi : que
plus nos organes font ébranlés, plus nos connoïffances fe multiplient :
que la différente texture & les divers degrés de fenfibilité des organes
occafionnent la variété des caraéteres : que ces organes peuvent être tellement modifiés par les climats, le régime de vivre & les autres conditions
de la vie, qu'on ne fe reffemble plus à foi-même à l'âge de vingt ans & à
l'âge de quarante. Nous n'avons que deux fortes de fenfations, le plaifir
& la douleur. Ces deux fentimens excitent dans l'enfant mille mouvemens ;
il pleure, on lui préfente ce qui lui eft néceffaire ; fa nourrice lui parle,

(*r*) *Nam nihil invitâ facies, diefve Minervâ.*
Naturâ fieret laudabile carmen, an arte,
Quæfitum eft. Ego nec ftudium fine divite venâ,
Nec rude quid profit video ingenium : alterius fic
Altera pofcit opem res, & conjurat amicè.
Horatius de arte poet. verf. 408.

(*s*) Voyez l'Hiftoire Poëtique du P. *Gautruche*
corrigée par M. l'Abbé de B **⸭. *liv.* 1. *chap.* 16.

fon oreille devient attentive, elle s'accoutume aux fons & en apperçoit les différences ; la langue par la fympathie qu'elle a avec l'oïie, articule confufément quelques monofyllabes, puis des mots un peu plus longs; les yeux qui voient fouvent le même objet s'y habituent, & les diftingu:nt de tous les autres ; la mémoire lui applique le nom qu'on lui a donné, & en retient toutes les qualités; l'imagination jointe au raifonnement, verra les rapports & les différences qu'aura cet objet avec tous les autres. C'eft ainfi que nous acquerrons nos premieres connoiffances fans aucune regle réflechie de notre part, ou de ceux qui nous approchent. Tout n'eft que machinal, & il n'y a que le fenfible qui nous frappe & qui puiffe fe faire connoître de nous.

Sommes-nous plus avancés en âge ? on nous confie à des maîtres pour en recevoir les préceptes, on nous met des livres entre les mains pour en retenir les maximes. C'eft encore par la vûe & par l'oïie que nous recevons ces inftruétions. Ce n'eft qu'en faveur de telle ou telle motion excitée fur ces organes & des mouvemens conféquens, que l'ame eft imbue de tel ou tel précepte. De quelque maniere que les connoiffances foient tranfmifes, communiquées, reçues, imprimées on y apperçoit toujours une méchanique évidente. Il eft vrai que par les motions primitives que l'art excite fur les fens, les fibres acquierent une certaine facilité pour fe mouvoir, fur-tout fi ces motions font répétées : mais l'aptitude au mouvement exiftoit antérieurement. Les préceptes ne peuvent donc fruétifier que dans ce fond fertile & heureux, où la nature feroit, pour ainfi-dire, tout par elle-même; que dans ces terreins qui ne différent que de quelques degrés de ce fond fertile & heureux; que dans ces champs cultivés, préparés & améliorés par l'art. Si l'on réuffiffoit à changer les caraéteres par les préceptes, verrions-nous tant de monftres fortir du fein de la fageffe ; *Seneque, Socrate, David* : quels maîtres ! *Neron, Alcibiade, Abfalon* : quels éleves ! Perfuadés de l'infuffifance des leçons pour nous rendre meilleurs, ou plus ingénieux, nous ne parlerons pas de l'éducation fpirituelle dans la fuite de ce traité : car 1°. nous avons des moyens phyfiques qui vont direétement à la fource du mal ; tels font les climats, le régime de vivre, le changement de tempérament, toutes les parties de la Thérapeutique, &c. 2°. Ce traité n'eft pas fait pour ceux qui jouiffent de toute la liberté d'un efprit fain, mais feulement pour ceux dans lefquels une nature ingrate a mis des difpofitions contraires au libre exercice des fonétions animales, & par conféquent impénétrables à la puiffance de l'éducation morale.

III. L'ufage n'eft pas la partie la plus à négliger dans l'éducation. De l'Ufage. L'on acquiert des talens dans le fecret ; il s'agit de les mettre au jour. Il n'y a point de fcience pratique qui n'enfeigne la direétion & la fin de fon objet. La Rhétorique nous apprend à bien difcourir, la Logique nous conduit à la vérité, la Médecine nous préfente les moyens pour entretenir l'homme dans fa fanté & pour le guérir de fes maladies, la Géométrie la regle & le compas à la main, nous fait mefurer toutes les grandeurs, l'Arithmétique & l'Algebre vont jufqu'à la démonftration ; il n'eft pas en un mot, dans les Mathématiques, dans les arts, dans la morale & dans la religion, de connoiffances dont on ne puiffe tirer des conféquences pratiques. Or il eft certain que l'ufage qu'on fait de ces conféquences ne peut fe faire que par un méchanifme évident. Qu'on nous permette ici d'éviter la longueur du détail.

L'ufage peut encore être confideré relativement à l'emploi que l'on fait de fes talens dans la société. Le choix des compagnies, nous dit-on, dans les traités de l'éducation morale, eft ce qu'il y a de plus important. On connoit aifément les hommes par la fociété. Les corbeaux font fur les cadavres, & les abeilles fur les fleurs. L'exemple eft encore une de ces chofes qui nous font profpérer ou échouer dans l'ufage. Il y a tant de mauvais exemples, qu'on pourroit dire avec les Anciens : *Legibus non exemplis vivendum.* Rarement choifit-on le meilleur modéle, & le cœur humain eft fi dépravé, qu'il eft d'abord affecté de ce qui eft le plus mauvais. Je m'arrête fur ces excellentes maximes de la morale, & je ramene tout à mon principe. Notre conduite eft reglée fur nos penchans & notre façon de penfer ; nos penchans procédent de la force de nos vertus ou de nos paffions, dont nous avons mis le méchanifme à découvert en parlant de la volonté ; notre façon de penfer émane d'une certaine fuite de raifonnemens & de jugemens dont nous avons fait voir les refforts en traitant de l'entendement : l'ufage eft donc méchanique partout ; & s'il a plus de droits fur nous que les préceptes, c'eft qu'il influe plus directement fur les organes de nos fens.

Explication
de notre fen-
timent fur
l'Education
morale.

Ce que nous venons de dire fur l'éducation fpirituelle doit s'entendre dans le général. Il eft des cas particuliers où fa puiffance fe manifefte toute entiere. En général, l'éducation morale s'opere par des voies méchaniques. C'eft elle qui excite en nous des mouvemens qui n'auroient jamais été excités par d'autres moyens. C'eft elle encore qui donne aux fibres une certaine facilité pour fe mouvoir. Mais tout cela n'opere pas directement fur un naturel tout-à-fait difgracié. Il eft des pierres d'une telle effence qu'elles ne produiront jamais aucun éclat malgré tout le poli qu'on tâchera de leur donner. Dans le particulier l'éducation nous procure une infinité de connoiffances, foit pour la vie intérieure, foit pour la vie civile ; elle nous rend affables & nous fait aimer & défirer de chacun ; elle nous fait moderer certains appétits dépravés de notre nature, qui nous feroient haïr par leur impétuofité. C'eft donc avec raifon que de grands philofophes n'ont pas dédaigné de confacrer leurs veilles dans la vûe de donner aux hommes des maximes de probité, de politeffe, d'amour pour fes devoirs, & de complaifance felon la coutume, les temps & les circonftances. Ne pourrions-nous pas écrire ici les noms des *Fenelons*, des *Croufas*, des *Lokes* & des *Rollins*, qui par les fentimens d'humanité qu'ils ont voulu infpirer à tous les hommes, fe font élevés au-deffus de l'humanité même. Nous infcririons auffi volontiers ici *Jean-Jacques Rouffeau*, fi, par une métaphyfique trop recherchée & fouvent déplacée,

placée, par des leçons bifarres & infpirant fouvent la haine des hommes & des talens, il n'eut fait plutôt de fon *Emile* un fauvage raifonneur, qu'un citoyen policé (*t*).

Nous ne revoquons donc pas en doute le pouvoir particulier de l'éducation morale fur les efprits. Un feul coup d'œil fur une perfonne qui a reçu cette éducation, & fur une autre qui ne l'auroit pas reçu, nous démentiroit bien vîte. Chacun fait encore que les meilleurs terreins font ceux qui deviennent le plus aifément en friches, lorfqu'on n'a pas le foin de les cultiver. Ce que nous prétendons affurer ici, c'eft qu'elle n'eft pas indépendante de nos fens, & qu'il ne faut pas toujours tout en attendre. Il fe trouve des perfonnes dont il faut corriger la conftitution corporelle avant de leur donner des préceptes. Il y en a d'autres qui ont befoin de caufes qui agiffent directement fur le principe qui fait la différence des efprits, afin de poffeder ou de rectifier quelque talent que l'éducation morale malgré toute fa puiffance n'a pû leur donner, ou du moins perfectionner. Ce qui établit l'étendue de la Médecine & la néceffité de ce Traité. Tout ceci paroîtra d'abord tenir un peu du paradoxe, mais ce fiftême eft pris dans la nature de la chofe, & porte avec lui un caractere de vérité ineffaçable.

ARTICLE II.

DE L'ÉDUCATION CORPORELLE.

Nous appellons Éducation corporelle le régime de vivre que l'on fait obferver à un enfant depuis le moment de fa naiffance, jufqu'à un âge où la raifon commence à faire briller quelques-uns de fes rayons: car c'eft alors que devenu jeune homme, il eft livré à lui-même, & qu'il eft libre dans le choix des chofes non naturelles.

Ce que l'on doit entendre par Education corporelle.

Il femble d'abord que la nature ait ordonné à chaque mere de nourrir fes enfans. Une pernicieufe coutume établie en France, a fait défobéir les meres à cette intention de la nature. Outre que cette loi eft avantageufe pour la fanté de la mere, elle l'eft auffi pour celle de l'enfant. Nous n'avançons rien ici qui ne foit très-probable, & que la raifon ou l'expérience ne confirme (*u*).

Que les meres doivent nourrir leurs enfans, par rapport à elles-mêmes.

En effet il en eft de même de la fécrétion du lait fupprimée, comme de la fuppreffion de toutes les autres fécrétions. Le lait qui reflue dans la maffe du fang, l'aigrit, l'enflâme, l'épaiffit. La pléthore eft le moindre mal qu'il puiffe procurer : à cette pléthore fe joint ordinairement la cacochimie : de-là naiffent mille obftructions, des fiévres exanthématiques, des éréfipéles, des abfcès, des skirrhes & des cancers que les opérations les plus cruelles peuvent feules guérir, ou que la mort la plus

(*t*) Emile, ou de l Education par J. J. Rouffeau Citoyen de Geneve. Amft. 1765.
(*u*) De l'Obligation aux meres de nourrir leurs enfans, par M. Hecquet D. M. P. Voyez auffi la thése *Ergò prolem lactare matribus faluberrimum.* 11. Aprilis 1741.

T

douloureufe peut feule terminer. C'eft en allaitant leurs enfans que les meres peuvent éviter tous ces maux. N'eft-ce pas l'intention du Créateur, qui ne leur a donné deux mamelles que pour cet ufage. L'embonpoint, la fraîcheur & les graces d'un beau fein font-elles préférables à la douce fatisfaction de donner à fon fang même fon propre fang pour nourriture. Les bêtes les plus féroces préfentent à leurs petits leurs mamelles pour les allaiter. N'y auroit-il donc que les femmes qui favorifées d'un naturel plus doux, voudroient furpaffer en cruauté les bêtes les plus cruelles, & par une injuftice criante, refufer à leurs enfans ce qu'elles font obligées de leur donner? Elles feront moins fécondes fans doute, puifqu'une fois devenues nourrices, elles éviteront les voluptés de la couche nuptiale; mais au moins elles auront la confolation de voir croître une famille faine & robufte. Les femmes qui deviennent groffes fi fouvent, ne peuvent pas jouir de cet avantage. Les parties continuellement fatiguées par les travaux des groffeffes, perdent leur reffort, & ne mettent au jour que des embrions infirmes & valétudinaires. Il en eft de même de la matrice que d'un champ qu'il faut laiffer repofer, fi l'on fouhaite faire une bonne récolte; fi on l'épuife par le travail, la femence qu'on y jettera trompera l'efpérance du moiffonneur.

Et par rapport à la fanté de leurs enfans.

C'eft donc déja un grand avantage pour les familles que les meres allaitent elles-mêmes leurs enfans. Il eft encore d'autres falutaires effets que continue d'éprouver l'homme qui vient de naître. L'eftomac & les inteftins font chargés d'une lie qui s'y eft amaffée avant la naiffance, & dont il faut les débarraffer pour éloigner mille maladies qui font prêtes à fondre fur la tête de l'enfant nouveau né. Les engorgemens, la mauvaife chilification, les tranchées, les vers, le rachitis, le marafme feroient les fruits de cette terrible négligence. L'art ne trouvera jamais de purgatif plus doux, ni de mieux proportionné à la délicateffe des organes de l'enfant, que le lait de la mere qui paroît auffi-tôt après l'accouchement. Il eft alors une liqueur féreufe & légere qui débarraffe l'eftomac de fes impuretés, qui facilite l'écoulement des urines, qui provoque doucement la tranfpiration, qui nourrit autant qu'il eft néceffaire, à caufe de cette conformité qu'il trouve dans toutes les humeurs, & par cette facilité qu'il trouve à s'y mêler, tirant leur origine de la même fource. Le lait d'une autre femme fût-il en foi meilleur, il fera relativement moins bon pour l'enfant, parce que ce fera pour lui un changement de nourriture, & que ce lait aura moins d'analogie avec toutes les liqueurs qui coulent dans fes veines.

Pouvoir de la lactation fur les efprits

Tant de raifon devroient fans doute engager les meres à allaiter elles-mêmes leurs enfans. Un motif plus puiffant devroit les y engager encore plus: c'eft que le caractere des nourriffons fe trouve plié fur l'humeur des nourrices. Une nourrice colere nous préfente des éleves féroces & cruels; une nourrice voluptueufe nous offre des nourriffons lafcifs; une nourrice adonnée au vin éleve des enfans qui font enclins à l'ivrognerie. *Diodore de Sicile* rapporte que la nourrice de *Néron* aimoit le vin, & qu'en conféquence fon nourriffon fut ivrogne. Le même Auteur attribue la cruauté de *Caligula* à la coutume qu'avoit fa nourrice de s'enduire le mamelon de fang pour le faire prendre à fon nourriffon. Que tous ces faits foient apocriphes, il n'en fera pas moins vrai que les nourrices communiquent leurs tempéramens à leurs éleves, & par conféquent les qualités de leurs efprits & de leurs cœurs.

Lorfque nous difons que les meres doivent nourrir elles-mêmes leurs enfans, nous ne l'entendons que de celles qui font douées d'un excellent caractere & de talens qui fuppofent en elles un certain génie. Nous en écartons toutes celles dans lefquelles les défauts font trop remarquables & dans lefquelles on n'entrevoit que la vie végétative ou animale. C'eft alors qu'il faut avoir recours à une feconde mere qui reçoive l'enfant étranger entre fes bras, & lui tranfmette fes vertus & fon naturel. Le choix des nourrices eft ce qu'il y a de plus important pour la vie & pour les mœurs des hommes. Ce que nous avons déja dit fuffit pour en démontrer la vérité. Car fi le lait a un tel pouvoir fur le corps des enfans, qu'il opere fur eux les mêmes effets qu'il a fouffert dans les nourrices, comme on le voit par les médicamens qui, donnés aux nourrices, operent par la lactation les mêmes effets dans les nourriffons; pourquoi ne pas eftimer de-là fon pouvoir fur les efprits, puifque les différentes modalités des corps emportent effentiellement avec elles les différentes modalités des ames.

S'il eft certain comme on l'a obfervé depuis des fiecles entiers, que les paffions ou les vertus fe tranfmettoient par la lactation (*x*); il n'eft pas moins certain que les enfans allaités par leurs meres, mettant toutes chofes égales, font beaucoup plus fpirituels que ceux qui ont été confiés aux foins d'une nourrice. Sans doute cela ne vient que de cette parfaite analogie des fucs fournis & des humeurs à conferver : tandis que les enfans livrés à d'autres mains doivent reffentir les funeftes effets d'un changement fubit. Si l'économie animale ne fe trouve pas totalement dérangée dans ces conjonctures, elle eft cependant endommagée dans fes refforts. Ce n'eft plus ce jeu aifé, libre & délicat; c'eft un travail dur, pénible & ingrat. Doit-on à préfent s'étonner fi peu d'enfans reffemblent à leurs peres; & un pere courageux doit-il être furpris d'avoir engendré un lâche, de même qu'un homme fpirituel d'avoir donné le jour à un ftupide.

Déplorons donc l'aveuglement des femmes qui vivent dans ce fiécle & dans cette contrée. L'on croiroit à les entendre, que l'éducation corporelle doit être totalement reléguée dans les campagnes & bannie des villes; que des foins groffiers fuffifent à des corps délicats; que la fimplicité d'une

(*x*) Voyez *Ambroife Paré* 24. liv. de la génération, chap. 24. *Harmoniæ Gynæcior*, part. 1. ex *Mofchione*, cap. 18. Lud. Bonaccioli *enneas muliebris*, cap. 8. fub fin. Helmontius, tract. infant. nutrit. pag. 623. Ettmullerus, *Collegium pract.* tom. 2. part. 1. pag. 1066. Reyes, *Camp. Elyf.* quæft. 41. pag. 586. Fort. Licetus, *de monftror* ; caufis, nat. & diff. lib. 2. cap. 64. *Pædotrophia* Scevolæ Sammarthani, lib. 1.

payſanne ſurpaſſe la politeſſe de leurs mœurs. Laiſſons débiter cette per-
nicieuſe doctrine, & tâchons de réſiſter au torrent. Voici nos concluſions
ſur cet artile. Une mere doit allaiter ſon enfant, la nature lui dicte & lui
en fait un devoir : elle ne peut ſe ſouſtraire à ce commandement que
par des raiſons valables ; le corps de ſon enfant en ſera toujours d'une
plus heureuſe conſtitution, & ſon eſprit en ſera toujours plus excellent.
L'obſervation ſe trouve d'accord la-deſſus avec le raiſonnement.

Nous ne diſons rien ici de toutes les choſes non naturelles qui peuvent entrer dans l'éducation corporelle, telles que l'air, l'exercice, la
diéte, &c. On pourra ſoi-même voir de quelle importance ſont ces choſes, ſoit par ce que nous en avons dit juſqu'à préſent, ſoit par ce qui
nous en reſte à dire. Nous tirerons ſimplement ici quelques corollaires.

COROLLAIRE I.

Que l'éducation morale ne s'opére que par des voies méchaniques.

COROLLAIRE II.

Que l'éducation morale n'opere pas directement ſur la nature des eſprits.

COROLLAIRE III.

Que l'éducation morale n'eſt pas à négliger, puiſqu'elle procure des
mouvemens qui ne s'exciteroient jamais, ou qui ne ſeroient excités
que très-difficilement par tout autre moyen.

COROLLAIRE IV.

Que dans l'éducation corporelle la lactation eſt le premier ſoin. Que ce
ſoin ne doit pas être confié à des nourrices étrangeres, comme l'a établi la coutume ; encore moins à des animaux, comme le prétendent
quelques Novateurs ridicules : les meres ſeules doivent allaiter leurs
enfans.

COROLLAIRE V.

Que par ce moyen l'intégrité des fonctions de l'ame & du corps ſera
conſervée. De-là il n'arrivera pas des changemens ſi conſidérable dans
les familles, & l'on ne verra pas les enfans toujours héritiers des noms
de leurs ancêtres & rarement de leurs vertus.

COROLLAIRE VI.

Que cette éducation corporelle eſt un vrai moyen phyſique de diſpoſer
les enfans à jouir de toutes les richeſſes d'un entendement libre & ſain,
& d'une volonté qui ſent toute l'étendue de ſon pouvoir.

CHAPITRE VI.

DE LA PUISSANCE DES TEMPÉRAMENS SUR L'ESPRIT.

CHACUN parle de son Tempérament & presque personne n'en connoît la vraie nature. Il est varié d'une maniere infinie pour les autres, & est unique pour nous. Il est à la disposition intrinséque des corps ce que la physionomie & la variété dans les mêmes traits sont au visage; il est à la forme distinctive des esprits ce qu'est le caractere dans les ames, ou leurs manieres d'être particulieres; il a une santé qui lui est propre & des qualités différentes de celles qui conviennent à d'autres complexions. Toutes ces choses ne peuvent se concevoir aisément qu'après que l'on se sera formé une idée exacte de la nature des tempéramens en général & que l'on aura fait un examen particulier de chaque espece de tempéramens

Idée générale des Tempéramens.

ARTICLE I.

DES TEMPÉRAMENS EN GÉNÉRAL.

LES Anciens qui expliquoient tout par les quatre premieres qualités des êtres, c'est-à-dire, par la chaleur, le froid, la séchereffe & l'humidité, croyoient que la diverse aptitude pour l'exercice de toutes les fonctions ne ressortissoit que de ces qualités primitives. De-là ils ont admis neuf especes de tempéramens, quatre simples, quatre composés & un tempéré; les simples sont les tempéramens chauds, froids, secs & humides; les composés sont ceux qui renferment en eux deux des quatre premieres qualités, tels sont les tempéramens sanguins, bilieux, pituiteux & mélancoliques; enfin le tempérament dit tempéré est cette constitution dans laquelle les qualités premieres tiennent le milieu dans une juste proportion.

Sentimens des Anciens sur les Tempéramens.

Nous ne cherchons pas à nous écarter des idées déja reçues. Cependant nous pensons qu'on ne peut s'en tenir à la division que les Anciens ont fait des tempéramens, qu'avec quelque restriction. Il y a autant de tempéramens qu'il y a de personnes qui existent. Tant de causes en effet concourent pour produire les complexions, qu'il est presque impossible qu'il n'en résulte qu'un certain nombre déterminé. L'origine, le sexe, l'âge, l'air, les saisons, les climats, la force du cœur, l'élasticité des visceres, le boire, le manger & toutes les autres conditions de la vie, sont autant de causes qui, variant elles-mêmes à l'infini, différencient tous les tempéramens & donnent mille nuances à la même espece de tempé-

Observations sur ce sentiment. Infinité de Tempéramens. La constitution tempérée rejettée.

ramens. C'est ainsi que parmi les couleurs primitives il se trouve dans chaque espece une infinité de tons & de dégradations. Mais quand bien même il ne se trouveroit pas une si grande multitude de causes pour varier les tempéramens, le sang lui-même par ses diverses modalités peut seul fournir cette quantité innombrable de différences ; ses particules varient dans leur configuration, dans leur mêlange, dans leur nombre ; elles varient dans leur principe & dans leur mouvement soit progressif, soit intestin : tant de manieres d'être vont à l'infini. Comme l'esprit humain ne peut pas embrasser une aussi grande étendue, il faut lui fournir des termes de comparaison ausquels il puisse rapporter les principales différences qui peuvent s'observer. C'est pourquoi nous admettrons huit classes générales de tempéramens ; quatre simples & quatre composés. Nous rejettons absolument la constitution tempérée : car nous ne pensons pas qu'il soit possible de rencontrer cette combinaison scrupuleuse, ou plûtôt cette proportion géométrique, comme dit *Aristote*, dans des corps qui penchent tous les jours vers leur ruine. Ici ce sont les humeurs, qui, par leur continuel broiement, tendent à l'alcaléscence ; là ce sont les solides qui perdent de leur substance & de leur ressort.

Recherche sur le principe des Tempéramens. Ridiculité de l'Astrologie.

Le point le plus essentiel n'est pas de savoir le nombre des tempéramens, il est bien plus intéressant d'en connoître la cause efficiente. Quelques-uns de nos peres qui n'avoient encore vû que l'aurore de la Physique, ne pouvant appliquer leurs principes à tous les cas possibles, ont eu recours à l'Astrologie. Erreur pire que la premiere. Si l'on en excepte le Soleil, que peut sur nos corps l'influence des astres qu'ils reglent selon leur fantaisie ou selon leur besoin ? Faut-il la présence de la Lune pour faire des hinatiques ? Saturne y auroit bien mieux réussi avec ses quatre satellites. Faut-il forcer Jupiter à fabriquer ces humeurs joviales ? tandis que le Soleil par sa présence récrée toute la nature. Laissons les planettes en repos & ne les accusons pas de choses qu'elles n'ont jamais pu faire. Si Mars & Vénus sont coupables, ce n'est que de porter le nom de quelque criminel.

Opinion des Chymistes sur la nature des Tempéramens.

L'eau, la terre, le sel & le soufre sont les quatre agens que les Chymistes retirent de tous les corps par l'analyse. C'est de la combinaison de ces principes que dépendent les propriétés des mixtes. C'est aussi sur ce fondement que ces studieux observateurs des ressorts secrets de la nature ont établi toute leur doctrine sur les différentes constitutions des hommes. Si le soufre domine, disent-ils, c'est un tempérament chaud & sec, ou bilieux ; si c'est le sel, c'est un tempérament chaud & humide ou sanguin ; si c'est le phlegme qui est en plus grande abondance, c'est un tempérament pituiteux ; enfin si c'est le principe terreux qui surpasse tous les autres, c'est un tempérament mélancolique.

Notre doctrine sur la nature des Tempéramens.

Pour une plus grande exactitude nous ajouterions l'air à ces quatre premiers principes. C'est peut-être de lui que dépend l'élasticité de nos solides, & c'est sans doute de son mêlange avec nos liqueurs que dérive un grand nombre de leurs propriétés. Mais sans chercher la cause éloignéé des tempéramens, ne parlons que de leur cause prochaine. Il nous semble qu'elle n'est autre chose que la force mouvante du cœur, & la nature du liquide qui est à remuer; ce qui constitue cette organisation de nos corps propre à caractériser la maniere dont s'exercent nos différentes fonctions. En effet le pouls qui indique soit l'état présent du cœur comme premier moteur, soit la nature, la quantité & le mouvement du sang comme source générale d'où sortent toutes les autres humeurs, nous dénote en même tems la maniere dont se comportent les fonctions vitales & naturelles; & si par malheur il arrive quelque dérangement considérable à notre machine, quel autre témoin plus sincere que le pouls peut interroger le Médecin? Il en est de même pour les fonctions animales. C'est par le pouls qu'on peut connoître toute l'étendue des facultés de l'entendement & de la volonté. Un pouls élevé, tendu, vif ou fort, désigne sans doute d'autres inclinations & d'autres mœurs qu'un pouls petit, souple, lent ou foible. C'est en parlant des tempéramens en particulier que nous allons en donner des exemples.

ARTICLE II.

DES TEMPÉRAMENS EN PARTICULIER.

ON ne doit pas s'attendre à trouver une Physiologie complette sur chacun des tempéramens. Nous avons cru devoir négliger la partie qui regarde absolument le corps, pour traiter plus en détail la partie qui regarde l'esprit. Ainsi nous allons commencer par développer le caractere des tempéramens simples, ensuite nous découvrirons celui des tempéramens composés.

PARAGRAPHE PREMIER.

DES TEMPÉRAMENS SIMPLES.

PAR tempéramens *simples* nous n'entendons pas des tempéramens tellement pourvus d'une seule qualité, qu'ils en excluent toutes les autres. Ils seroient des êtres de raison. Ce que nous concevons ici, c'est que parmi les quatre premieres qualités, il peut y en avoir une seule qui prédomine, les autres étant dans un rapport à-peu-près égal. Nous avons déja dit que ces tempéramens étoient au nombre de quatre, savoir, le chaud, le sec, le froid & l'humide.

§. I. En général les personnes d'un tempérament chaud ont les cheveux blonds, épais & crépus. La partie blanche de l'œil laisse entrevoir des lacis de vaisseaux sanguins assez considérables. Les caroncules lachrimales & les lévres sont colorées d'un vermeil assez vif. La rougeur éclate sur le visage. Le pouls est élevé & fréquent, l'habitude du corps est maigre & robuste. La peau est brûlante. Les vaisseaux sont fermes,

Du Tempérament chaud.

élaſtiques & capables de pouſſer avec force un ſang compact & ſalin.

Si nous conſiderons leur caractere, nous verrons que ces perſonnes ſont promptes & emportées ; mais leur colere eſt un feu qui s'éteint à l'inſtant, & qui laiſſe à peine quelques traces de ſon ardeur. Elles ſont bienfaiſantes, portées à rendre ſervice, douées d'un eſprit aſſez propre pour les ſciences, cependant ſujet à ſe rebuter dans les difficultés & dans les recherches. La vivacité & l'impatience produiſent cet effet & les obligent de ne s'attacher qu'aux Arts qui ne ſont que le produit d'un certain arrangement d'idées ou d'images, comme ſont l'Eloquence, la Poëſie, la Peinture, le Génie, l'Architecture, &c. Si nous pénétrons plus avant, nous les verrons agir ſans réflexion, audacieuſes, téméraires, laſcives & diſſolues.

Dans une telle complexion le ſang eſt ſalin, ſubtile & circule avec une certaine activité ; les fibres ſont très-irritables & toujours dans un certain degré de tenſion. De-là les idées vives, il eſt vrai, mais les vibrations excitées étant de peu de durée, l'impreſſion ſera paſſagere, ce qui occaſionnera cette légereté que l'on remarque dans les perſonnes de ce tempérament, ce qui rendra compte auſſi de cette colere auſſitôt éteinte qu'allumée & de ce courage porté juſqu'à la témérité, qui eſt l'effet ordinaire d'une imagination vive, impétueuſe & peu ſuivie de réflexions.

La liqueur prolifique dans ce tempérament a une grande activité. Les véſicules ſéminales picotées, & pour ainſi dire, irritées procurent dans les parties de la génération un influx conſidérable de fluide animal. Source de ce penchant à la laſciveté qui devient preſque inſurmontable dans les perſonnes de la complexion dont nous venons de parler.

§. II. La chaleur eſt ordinairement ſuivie de la ſéchereſſe : mais un tempérament peut être ſec ſans être chaud. Les vieillards en ſont un exemple : car leur complexion fait voir une ſéchereſſe aſſez conſidérable ſans chaleur. Nous pouvons donc aſſurer l'exiſtence d'un tempérament ſec, ſans y admettre cette chaleur du tempérament chaud. La confuſion que quelques-uns ont tâché d'apporter dans ces deux conſtitutions eſt donc inutile & frivole. Nous avouerons volontiers que ces deux complexions ſe reſſemblent en bien des points : mais cette reſſemblance n'empêche pas qu'elles ne ſoient réellement diſtinctes.

Dans le tempérament ſec, la maigreur eſt bien plus grande que dans le tempérament chaud. Les vaiſſeaux ſont plus compactes, plus étroits & plus élaſtiques. Les liqueurs ſont en plus petite quantité, plus dépouillées d'humidité & plus âcres.

De-là les hommes doués d'un pareil tempérament ont l'eſprit plus léger & plus vif que les précédens, parce que l'activité des eſprits compenſe leur abondance, parce que la vigueur des vibrations des fibres compenſe cette eſpece de rigidité qu'elles auroient pû acquerir. Ils ſont prompts à ſe mettre en colere, à cauſe de la force avec laquelle toutes les impreſſions ſe font. Ils n'ont pas la mémoire heureuſe & ils oublient facilement ; parce que les puiſſances mouvantes qui doivent réïtérer les mêmes

mêmes oſcillations, n'ont pas aſſez d'énergie pour les renouveller dans le même nombre & avec la même vigueur, ce qui dépend de la réſiſtance des fibres plus grande que l'effort de ces puiſſances.

§. III. Le tempérament froid ſe reconnoît aux ſignes contraires du tempérament chaud. La peau eſt unie & ſans poils, les cheveux ſont fins & en petite quantité, le viſage eſt pâle, la groſſeur, la foibleſſe, la lenteur & le froid ſont l'appanage d'un corps qui s'enfle facilement. L'examen du mouvement des arteres fait appercevoir un pouls lent & tardif. Enfin par la combinaiſon du maintien extérieur on peut préſumer que les ſolides lâches & languiſſans pouſſent avec peu de vigueur des fluides aqueux & dénués de principes actifs. *Du Tempérament froid.*

L'infortune de l'eſprit ſuit de près celle du corps. La délicateſſe, la molleſſe; diſons plus, l'oiſiveté ſont la fin de tous les plaiſirs d'un homme de ce tempérament. La crainte, la timidité, les frayeurs ſont les paſſions qui aſſiégent ſon ame. Ce n'eſt point un de ces génies farouches que l'on n'oſe approcher : au contraire il eſt très-doux & très-complaiſant. Ce n'eſt pas un de ces génies dont le ſolide, ou le brillant raviſſent, c'eſt tout-au-plus une médiocrité ſupportable. Ce n'eſt point un de ces génies ſublimes qui tendent toujours au grand; la crainte de ſe gêner lui fait négliger les moyens propres à y parvenir & l'engage à ſe contenter du peu qu'il a, ou qu'il pourroit acquérir ſans peine. Tous ces phénoménes s'expliquent facilement après ce que nous venons de dire. *Caractere des perſonnes d'un Tempérament froid.*

§. IV. Si la bouffiſſure ſurvient & accompagne les ſimptômes déja énoncés, on peut aſſurer que c'eſt un tempérament humide. Dans cette complexion l'on eſt peu enclin à la colere, ou à la vengeance. On ne raiſonne point ſans peine ni embarras. L'imagination eſt lente, l'eſprit eſt rampant, preſque charnel & ne s'occupe que de choſes viles. On eſt mol, pareſſeux, dormeur, lâche & efféminé. *Du Tempérament humide. Caractere des perſonnes d'un Tempérament humide.*

Quelles vibrations doit-on attendre des fibres lâches? Quels mouvemens peut-on eſpérer d'un ſang ſéreux & qui manque d'activité? Tout ne peut être que ſans force & ſans énergie. Donc l'imagination ſera tardive, le raiſonnement embrouillé, le jugement peu certain, & la mémoire ingrate & infidéle. Voici en peu de mots toute la théorie qu'on peut donner ſur le tempérament humide qui ne différe qu'en quelques points de la complexion froide.

PARAGRAPHE II.

DES TEMPÉRAMENS COMPOSÉS.

Nous avons déja dit qu'il y avoit quatre tempéramens compoſés, c'eſt-à-dire, quatre ſortes de tempéramens qui réſultoient de l'aſſemblage de deux qualités premieres. Le tempérament chaud & humide s'appelle ſanguin, celui qui eſt chaud & ſec, ſe nomme bilieux, celui qui eſt froid & humide, reçoit le ſur-nom de pituiteux; enfin la conſtitution

V

froide & féche, s'appelle mélancolique. C'eſt chacune de ces complexions que nous allons examiner en particulier.

Du Tempérament ſanguin.

§. I. Un corps peu garni de poils ordinairement blonds ou rouſſâtres, une habitude molle & graſſe, des vaiſſeaux étroits quoiqu'en aſſez grand nombre, ou des veines aſſez larges & remplies d'un ſang qui acheve ſon circuit avec facilité, la peau colorée d'un rouge peu chargé, ſont autant de marques qui dénotent un tempérament ſanguin. Le pouls eſt égal & modéré; les ſécrétions & les excrétions ſe font librement; l'appétit, la digeſtion & la nutrition ſe dérangent rarement. Dans cette complexion la pente au ſommeil eſt fort grande, & les ſanguins peuvent être placés après les phlegmatiques, ſi on les conſidere du côté de la facilité qu'ils ont à dormir.

Caractere des perſonnes d'un Tempérament ſanguin.

À l'égard du caractere, les ſanguins ſont braves, courageux & agiſſans; ils aiment le luxe, les plaiſirs & le repos; ils banniſſent les chagrins, les ſoucis & les inquiétudes; aimables & gracieux, ils ne cherchent qu'à mener une vie délicate & ſenſuelle. Mais dans le général, ce caractere ſe trouve quelquefois gâté par des vices aſſez laids lorſqu'ils ſont trop ſenſibles: ſouvent on y remarque la pétulance, la pente aux querelles, l'emportement, l'effronterie, l'impudence & la laſciveté.

Ce ſeroit une erreur que de croire qu'on puiſſe être homme, & ſans vice. Celui-là eſt le plus parfait qui a le moins de défauts. Il ne faut donc pas tant s'attacher aux difformités de ce tempérament, qu'aux beautés qui lui ſont propres. Cette heureuſe imagination, cet eſprit enjoué, cette facilité à s'exprimer, doivent ſans doute le faire regarder comme une de ces complexions qui nous diſpoſent le plus à la vie civile & à nous rendre propres pour la ſociété.

Sans multiplier ici des raiſonnemens que nous avons faits pluſieurs fois, on peut conclure par cette heureuſe habitude du corps & par cette aiſance avec laquelle circule le ſang, que les fibres des organes ſont exactement tendues, & que les eſprits en ſuffiſante quantité ſont pouſſés avec vigueur. De-là les idées promptes, le jugement vif & l'expreſſion aiſée. De-là la gaieté & l'enjouement. S'oppoſe-t-on quelques momens à cette humeur qui ſouffre difficilement la réſiſtance, tout-à-coup on entrevoit des manieres dures & emportées? C'eſt ainſi que du choc de l'acier contre un caillou, naiſſent des étincelles. Enfin ſi l'on ajoute à ces principes l'abondance d'une liqueur ſéminale, active, on expliquera facilement ce penchant aux plaiſirs charnels, qui eſt ſi violent dans ce tempérament. Nous en avons dit ſuffiſamment pour que chacun puiſſe ſuppléer par ſon ſavoir & ſon habileté à ce qui manque à ce précis.

Du Tempérament phlegmatique.

§. II. Les marques eſſentielles auſquelles on peut reconnoître les phlegmatiques, ſont des fibres molles & détendues, une bouffiſſure preſque générale, des vaiſſeaux d'un très-petit diametre & pleins d'un ſang abondant en ſéroſité, & qui accomplit ſa courſe d'un pas lent & meſuré.

Caractere

Si dans ce tempérament les fonctions du corps ſe font d'une maniere foible & languissante, celles de l'esprit n'en sont pas plus actives pour cela. Vous ne trouverez point dans les phlegmatiques cette vivacité, ce piquant, cette subtilité de l'esprit, ce sublime, ce bon goût qui distingue du vulgaire : ils sont de ces caracteres paisibles, doux & tranquilles ; leur imagination est lente, leur mémoire est infidéle, & rarement Vénus les regarde-t-elle d'un œil favorable. *des personnes phlegmatiques.*

Il n'y a rien ici qui ne soit physique & méchanique. Tous ces effets partent du même principe. Dans ce tempérament le sang est presque limphatique. Que de conséquences à tirer de cette cause ? De-là les sels dissous dans une trop grande quantité d'eau perdent toute leur force, & ne peuvent plus se faire sentir ; de-là l'activité des soufres modérée & empêchée dans son action ; de-là les fibres amollies, lâches & détendues ; de-là l'inaction des vaisseaux sur les humeurs, & la foiblesse du choc des liquides contre les solides ; de-là le peu de ressort des organes & la foiblesse des impressions ; de-là l'imagination lente, la mémoire infidéle, la douceur innée, la tranquillité physique & la continence habituelle des phlegmatiques.

§. III. Dans le tempérament bilieux les fibres sont plus rapprochées & plus élastiques, le diamêtre des vaisseaux plus grand, le sang poussé avec plus de force & de vîtesse que dans le tempérament sanguin. Le sang divisé par l'action & la réaction des causes mouvantes, parvient facilement aux vaisseaux capillaires de la peau ; ce qui la fera paroître d'une couleur rouge, mais plus foncée que dans les sanguins. La transpiration étant abondante, il est impossible qu'une partie de la matiere qui sert à la nutrition, ne s'envole avec les autres parties qui s'évaporent ; de-là la maigreur des bilieux. *Du tempérament bilieux.*

Les personnes qui possedent un tel tempérament, ont l'esprit grand, facile, pénétrant, & tout-à-fait propre pour les Sciences, de sorte que l'on pourroit dire d'eux en faisant encore allusion à leurs tailles médiocres, ce que *Virgile* disoit autrefois des Abeilles : il y a de grandes ames dans ces petits corps. On remarque dans cette constitution une certaine sécheresse dans le sang, qui doit maintenir les fibres dans un certain degré de vibratilité. Or c'est dans cette facilité des fibres à se mouvoir, que dépend cette aptitude à saisir promptement les choses, & à en pénétrer facilement la nature, ce qui est le caractere propre de la complexion bilieuse. *Caractere des personnes bilieuses.*

Pour finir ce portrait, il faut ajouter une ferme résolution qui part plutôt de l'opiniâtreté que de la constance, & une colere qui prend plutôt son origine du tempérament que du sujet capable d'aigrir. Le premier effet dépend de la vibratilité des fibres : alors l'objet est toujours représenté à l'esprit dans le même point de vûe, & sans jamais rien perdre de la force avec laquelle il imprime ou découvre en nous son image. On rapportera donc ce phénoméne à la durée & à l'intension des oscillations des fibres & au renouvellement des mêmes oscillations en quantité & en qualité. Pour le second effet, il dépend de la seule force des motions excitées. Il eft vraifemblable que les fibres étant très-vibratiles, les motions feront très-vives; & qu'en conféquence de ces mouvemens, l'ame fera fouvent affeétée d'une maniere défagréable; c'eft ce qui lui fera concevoir des fentimens de haine d'autant plus vifs pour les objets, qu'ils la choqueront d'une maniere plus fenfible & plus outrageante. Ces difpofitions fe trouvant dans les bilieux, on ne doit pas être furpris de les voir fujets à un emportement prompt & durable.

Les perfonnes rouffes font ordinairement de ce tempérament, mais pouffé à fon plus haut degré. Ainfi il n'eft pas étonnant de les voir malignes, méchantes, fourbes, rufées, intrigantes, parlant de tout & fe mêlant de tout. On croiroit que *Juvenal* en a fait le portrait en parlant (*a*) de ce pauvre Grec auquel la faim donnoit tous les talens poffibles. Dans ce feul homme vous trouviez un Grammairien, un Rhéteur, un Géometre, un Peintre, un Médecin, un Danfeur de corde, &c. Il étoit en un mot tout ce que vous vouliez qu'il fut.

On fait par tradition que *Ronfart* étoit rouffeau (*b*). Ce Poëte étoit d'un orgueil infupportable, & tous fes contemporains s'en plaignoient. Il s'imaginoit que la poëfie étoit née en France avec lui. Il regardoit le Parnaffe avec les mêmes yeux qu'un Conquérant envifage un pays qu'il vient de foumettre; il fe croyoit en droit d'y renverfer tout & d'y établir de nouvelles loix. Malgré ces reproches il faut avouer qu'il y a de la grandeur & de la nobleffe dans fes himnes & dans fes odes. Il avoit beaucoup de talens pour les vers liriques, & l'on peut dire fans exagération, que *Ronfart* étoit un Poëte du premier mérite. Il étoit d'une complexion délicate. La goute & plufieurs autres infirmités l'attaquérent dès la cinquantieme année de fon âge; il n'eut plus depuis qu'une fanté extrêmement languiffante, fruit ordinaire d'une vie déréglée. *Voyez* la vie de *Pierre Ronfard* par *Claude Binet*.

Du Tempérament mélancolique.

§. IV. Les mélancoliques enfin font reconnoiffables par des fignes qui ne font point équivoques. Vous les verrez avec un teint brun ou d'une couleur jaune, les cheveux noirs, la peau rude, une maigreur extrême, les vaiffeaux étroits & fermes, un fang épais & vifqueux, dont les humeurs ne fe féparent que très-difficilement. Toutes ces marques diftinétives d'un tempérament mélancolique, font une fuite néceffaire de la nature groffiere des molécules du fang, de laquelle dépend auffi ce génie particulier qui caraétérife cette complexion féche & froide.

Caraétere des mélancoliques.

En effet, les mélancoliques font triftes, rêveurs, inquiets & craintifs. Quatre effets qui annoncent la caufe énoncée ci-deffus. Les vaiffeaux étant étroits & les parties du fang groffieres, la circulation ne fe fera

---

(*a*) Sat. 3. v. 72. *Martial* a auffi peint (*lib.* 12. *Epig.* 44.) un certain *Zoïle* dont il dit qu'il avoit les cheveux roux & la barbe noire, qu'il étoit borgne & boiteux & que ce feroit un grand hafard s'il avoit le cœur bon.

Crine ruber, niger ore, brevis pede, lumine cæfus,

Rem magnam præftas, Zoïle fi bonus es.

(*b*) C'eft apparemment parce que la plupart de ceux de cette famille naiffoient roux, qu'ils eurent le furnom de *Ronffart*, qu'on a depuis prononcé *Ronfart*. C'eft la remarque de M. *De La Monnoie*, jugement des Savans de *Baillet*, tom. 4.

qu'avec peine dans les vaiſſeaux capillaires à cauſe de la proportion peu exacte des molécules du fluide qui doit entrer, & du diametre du canal qui doit recevoir. De-là l'effort de ces mêmes molécules; de-là la réniſtence des parois du canal. L'action & la réaction ſe trouvent mutuellement répetées; c'eſt un choc conſécutif, c'eſt un combat perpétuel : or tout ceci ne peut s'accomplir qu'il n'y ait une douleur véritable, quoique ſourde, nous oſerions même dire inſenſible, parce que les organes ſont continuellement ébranlés par des mouvemens contraires à l'intégrité de l'œconomie animale. L'ame par rapport à ſon étroite liaiſon avec le corps, doit concevoir une vraie triſteſſe, être inquiette, & craindre ſa diſſociation.

Cette timidité & ce chagrin ne ſont pas d'auſſi grands maux qu'on pourroit ſe l'imaginer. Alors l'ame peu diſſipée par les objets qui l'environnent, ne s'occupe plus d'utiles rêveries, & eſtime tout ſelon ſa juſte valeur (*b**) On voit auſſi pour l'ordinaire, les mélancoliques toujours penſifs & toujours abſorbés dans les méditations. Par le principe déja établi, l'on expliquera encore pourquoi les mélancoliques ſont les perſonnes les plus propres à réuſſir dans les ſciences abſtraites, profondes & de longue haleine. Cette continuité & cette force des oſcillations des fibres leur fourniſſent des idées juſtes, un raiſonnement ſain & un jugement exact. Ajoutez à ces avantages, une mémoire heureuſe & fidéle, & vous aurez les principaux traits du caractere qui appartient aux mélancoliques.

Tous ces avantages ont fait dire à *Ariſtote* (*c*) que les grands perſonnages ſont de naturel mélancolique. Il cite pour exemple *Empedocle*, *Socrate* & *Platon*. *Plutarque* pour confirmer cette vérité, nomme *Liſandre*, qui fut le premier auquel les Grecs firent des ſacrifices & chanterent des himnes. *Marcuce* qui a recueilli ce que *Galien*, *Rufus*, *Poſſidonius* & pluſieurs autres Auteurs ont écrit ſur la mélancolie (*d*), ne manque pas de donner les éloges qui conviennent à la mélancolie naturelle. Il ſe trompe, il eſt vrai, ſur la cauſe prochaine qu'il dit après *Galien*, être la noirceur des eſprits. Nous ſommes ſurpris quayant reconnu un pareil principe, il entreprenne de réfuter *Averroës*, qui admettoit par la raiſon des contraires, la blancheur des eſprits pour produire la gaieté (*e*). Le tempérament mélancolique feroit l'ambition de bien des perſonnes, ſi malgré cet air ſombre qu'il répand ſur le viſage, il ne nous rendoit ſujets à une colere qui ne ſçait ce que c'eſt qu'oublier ou pardonner. Mais ce défaut eſt aſſez corrigé par cette irréſolution qui nous fait temporiſer & nous fait héſiter longtems avant de nous déterminer. Le parti eſt-il

Sentiment des Anciens ſur la mélancolie.

Sentiment de Marcuce.

(*b**) *Cor ſapientum ubi triſtitia & cor ſtultorum ubi lætitia.* Eccleſ. cap. 27.

(*c*) *Cur homines qui ingenio claruerunt, vel in ſtudiis philoſophiæ, vel in republicâ adminiſtrandâ, vel in carmine pangendo, vel in artibus exercendis, melancholicos omnes fuiſſe videamus?... annis verò poſterioribus, Empedoclem, Socratem, Platonem,*

& *alios complures viros inſignes hoc fuiſſe habitu noviſmus, atque etiam partem ordinis poëtarum ampliorem.* Ariſtoteles. *Problematum ſectio.* 30. *quæſt.* 1.

(*d*) *Quadripartitum melancholicum Gaſparis Marcucii nobilis Lucenſis Romæ* 1645.

(*e*) Idem. *Part.* 1. cap. 16.

une fois pris ? c'eſt une fermeté ſans égale , & une perſévérance immuable. En un mot, cette modération jointe à la frugalité & à la ſobriété , fait ſon panégyrique , auſſi-bien que cette honte de ſes erreurs & ce repentir des fautes paſſées qu'il inſpire. Nous pouvons donc aſſurer :

COROLLAIRE I.

Qu'en général il y a une infinité de tempéramens que l'on peut abſolument réduire à huit claſſes diſtinctes & réelles.

COROLLAIRE II.

Que la nature du tempérament tire ſon origine de la nature du ſang.

COROLLAIRE III.

Que la nature du ſang régle ſon mouvement.

COROLLAIRE IV.

Que le mouvement du ſang régle les mouvemens de l'ame , puiſqu'on vient de voir que la circulation libre , aiſée , rapide , diſpoſoit à la colere , à l'impatience , à la bravoure , à la témérité ; tandis qu'un circuit lent & difficile du ſang , nous rendoit triſtes , timides , irréſolus , craintifs , &c. (f).

COROLLAIRE V.

Que le pouvoir des tempéramens ne s'étend pas ſeulement ſur les corps & ſur les mœurs , mais qu'il diſpoſe encore à telle eſpece de génie , & donne plus ou moins d'aptitude pour telle ou telle ſcience.

COROLLAIRE VI.

Que les climats , le régime de vivre , l'éducation corporelle , ayant un pouvoir efficace ſur la nature du ſang , il eſt évident que ces cauſes doivent produire les mêmes effets ſur les tempéramens. Donc par ces cauſes méchaniques , on peut apporter un changement notable à ſon tempérament , l'altérer , peut-être même l'échanger ; donc l'on peut ſe procurer telle eſpece de caractere ou de génie ; donc l'on peut permuter un fond ingrat & ſtérile , avec un fond abondant & fécond ; donc les tempéramens ſont un moyen phyſique pour acquérir de l'eſprit , ou pour remédier à ſes vices.

(f) *Vid.* Fred. Hoffman. *lib.* 1. *ſect.* 1. *cap.* 9. §. 30.

CHAPITRE VII.

DU POUVOIR DU RÉGIME DE VIVRE SUR LES ESPRITS.

VOYEZ ce laboureur accoutumé aux travaux les plus durs ; cet homme qui ne se délasse de ses fatigues que par d'autres tourmens ; ce mercenaire, qui le front en sueur se contente de vils légumes à ses repas. On diroit que leurs ames s'épuisent par les peines de leurs corps. C'est presque toujours l'instinct qui les dirige. Si le génie paroît quelquefois, ce n'est que comme cet éclair qui sort d'un nuage fort obscur. Considerez maintenant cet homme délicat qui mesure son travail sur ses forces, ce citoyen des villes policées, qui choisit des alimens aussi agréables à son palais, que propres à sa constitution, ces profélites des sciences, qui dans le sein de la retraite compensent par leurs veilles, l'exercice nécessaire pour l'entretien de la vie & de la santé. C'est dans ces corps où la raison & le jugement jamais obscurcis par les vapeurs des sucs grossiers & indigestes, & jamais éteints par l'épuisement des forces, se montrent dans toute leur vigueur, & jouissent de tous leurs droits. Pouvoir étonnant du régime de vivre sur les esprits. Ce seroit en vain que l'on prétendroit le contester : l'expérience, maîtresse de tous les arts, & le sceau de la vérité, tireroit bientôt de l'erreur. Faites abstraction des climats, du sexe, des tempéramens, de l'une & l'autre éducation, &c. vous trouverez quelques faces de l'esprit, que le seul régime de vivre aura le pouvoir de colorer.

Ce n'est pas ici un dogme nouveau ; c'est une vérité reçue dans les siecles les plus reculés. Nous avons dans *Hippocrate*, une savante Dissertation sur cette matiere. L'on diroit volontiers que cet homme divin auroit connu aussi bien les différens états de l'ame que ceux du corps. Nous serions trop longs, s'il falloit transcrire ici la Doctrine de ce sage observateur sur cet article ; nous nous contenterons de copier quelques endroits qui servent à prouver notre thèse. *Quod si*, dit-il (*a*), *recta adhibeatur victûs ratio, prudentiores & acutiores præter naturam evadant. His autem conducit ut victûs ratione quæ ad ignem magis accedat, utentur, & neque cibis, neque potionibus expleantur.* Après avoir examiné un autre tempérament, il ajoute : *Et hâc sanè curâ ejusmodi animus prudentissimus evaserit : prudentis igitur & imprudentis animi hæc contemperatio causa est, velut à me scriptum est, victûs tamen ratione melior & deterior fieri potest.* Telle fut la façon de penser de ce savant Médecin sur le régime de vivre ;

Effet du Régime de vivre sur les esprits.

Autorité d'Hippocrate.

_____
(*a*) Lib. 1. *de salubri victûs ratione , sub fin.*

laquelle fut adoptée par *Socrate*, par *Platon*, par *Xenophon*, par *Galien* & par tous les autres Philofophes qui ont vécu après lui (*b*).

Nous examinerons dans ce Chapitre ce que peuvent fur l'efprit les alimens, l'éxercice & le repos, les récrémens & les excrémens, la veille & le fommeil. Toutes ces chofes non naturelles entrent dans le régime de vivre (*c*), & font les feules dont il nous refte à parler, puifque nous avons fuffifamment difcuté les propriétés de l'air fur l'efprit en parlant des climats & des faifons, & que nous avons décrit les effets des paffions en traitant de la volonté.

ARTICLE I.

DES ALIMENS.

Néceffité de la nourriture & de la boif-fon.

DE l'action & de la réaction continuelle des folides & des fluides du corps humain, il doit s'en fuivre néceffairement le détriment des uns & la diffipation des autres. La nature, cette mere fage & prévoyante, nous offre des alimens tant folides que liquides, pour réparer ces pertes. Lorfqu'il s'agit d'en faire ufage non feulement pour maintenir nos corps dans un état fain, ou pour les rétablir lorfqu'ils font attaqués de maladies, mais encore pour procurer quelques avantages à l'efprit, ou le conferver dans la même affiéte, l'on doit examiner fcrupuleufement la quantité & la qualité de la nourriture & de la boiffon que l'on prend. Nous allons propofer notre fentiment fur chacun de ces chefs affez intéreffans pour mériter de notre part quelques détails.

PARAGRAPHE PREMIER.

DE LA QUANTITÉ DES ALIMENS.

ON peut divifer les alimens en deux claffes générales; c'eft-à-dire, en alimens folides & en alimens liquides. C'eft de leur jufte quantité que dépend l'intégrité de toutes les fonctions tant vitales & naturelles, qu'animales. Cette quantité doit être proportionnée à l'âge, au fexe, aux forces, aux faifons, au tempérament, à l'exercice & au tems. Il y a même encore une proportion à garder entre le boire & le manger, fans laquelle il eft difficile de fournir au corps une exacte réparation.

(*b*) Plato, *lib.* 2. & 5. *de legibus, affirmat plurimum momenti ad perveftiganda hominum ingenia victûs rationem adferre folere. Idem prorfûs Galenus, lib. de cibis boni & mali fucci.* Item, *lib. Quod animi mores, corporis temp. feq. cap.* 9. Averroës, *lib.* 5. *colleftan. cap.* 32. Plinius, *lib.* 11. *cap.* 37. Cælius Rhodiginus, *lib.* 3. *cap.* 13. Marfilius Ficinus, *lib.* *de fanitate tuendâ.* Ant. Zara, *Anat. ingenior. fect.* 1. *membr.* 6.

(*c*) *Sex funt res non naturales:* 1. *aër*, 2. *cibus & potus*, 3. *motus & quies*, 4. *animi affectus*, 5. *retenta, excreta*, 6. *fomnus, vigiliæ. Hoc nomine donatæ, quia ufu vel abufu, bonæ naturales, aut malæ contra naturales fieri queunt.* Boërhaave, *inftit. med. n.* 745.

TITRE

TITRE PREMIER,

DE LA QUANTITÉ DES ALIMENS SOLIDES.

EN général la quantité des alimens solides doit toujours être médiocre. La sobriété est une de ces vertus qui conduit certainement à la perfection de l'entendement. La crapule au contraire, l'affoiblit, le gâte & souvent même l'éteint. L'estomac peu chargé de nourriture, a bientôt dissout par l'action de ses sucs le peu qu'on lui a confié. Toutes les parties du chile qui passent dans le sang sont suffisamment travaillées. Il ne reste rien dans les premieres voies qui puisse troubler une seconde digestion. Rien ne peut donc gêner alors ni les fonctions du corps, ni l'action de l'ame. L'estomac au contraire est-il surchargé d'alimens? il n'exécute son devoir qu'avec peine. Un chile épais, mal travaillé, quelquefois aigri, passe dans les veines, & y cause un trouble qu'il est souvent bien difficile d'appaiser. Alors l'ame languit & semble être assoupie par les fumées des viandes & des mets que la volupté a préparé, & que la gourmandise a fait dévorer. Il est des peuples qui se contentent de peu, & dont la frugalité devroit nous servir d'exemple. Ils vivent plus longtems que nous, ils jouissent d'une meilleure santé & sont plus robustes, plus agiles, plus ingénieux, & plus infatigables que ceux qui sont moins tempérans. Les Allemands toujours voraces & toujours insatiables, craignent de mourir de faim, s'ils ne se remplissent de viandes, & appréhendent de mourir de soif, s'ils ne boivent à la Grecque. C'est cette maniere de vivre qui donne à la plupart des peuples du Nord cette rudesse dans leurs mœurs, & cet engourdissement dans leur esprit.

> *Celui qu'un noble esprit anime*
> *A s'élever jusqu'au sublime,*
> *Doit suivre avec austérité*
> *Les loix de la frugalité.*
> *Qu'il se garde d'aller en lâche parasite,*
> *A la table des Grands encenser leur mérite.*
> *Qu'il évite avec soin les débauchés fameux;*
> *Le vin que l'on boit avec eux*
> *Offusque de l'esprit cette chaleur subtile (d).*

C'est *Pétrone* qui parle ici, & ce Romain voluptueux doit être écouté lorsqu'il recommande la modération dans les plaisirs. Ce que nous venons de dire, on doit seulement l'entendre de la tempérance, & non pas d'une diéte trop sévere. Nos corps qui transpirent continuellement, ont

---

(d) *Artis severæ si quis amat effectus*
Mentemque magnis applicat, &c.

| Tit. Petron. *Satyric.*

X

befoin d'une réparation continuelle ; fans elle ils feroient bientôt détruits : femblables au feu qui ne vit que par le détriment d'autres corps, & qui s'éteint fi l'on ne lui fournit fa proie ordinaire. Par l'abftinence trop rigide les efprits fe trouvent en très-petite quantité, & les fibres dans un tel état de langueur qu'à peine l'ame peut-elle exercer aucune de fes fonctions.

On nous objectera peut-être que la faim rend ingénieux. *Nova artificia fames edocuit* (*e*). Cette objection n'eft vraie que dans un certain fens : car il faut diftinguer la faim paffagere d'une faim prefque continuelle, telle que peut être l'abftinence abfolue dont nous parlions dans l'inftant. Il faut encore diftinguer ce génie propre aux rufes que donne l'appréhenfion de mourir de faim, de cette aptitude aux fciences, qui n'ait du concours de mille caufes différentes. Ici ce ne font que les derniers efforts d'une machine prête à fe déranger, ou qui craint fa deftruction : là c'eft un arrangement & un ordre permanent. On compareroit avec raifon tout ce à quoi peut nous engager la faim paffagere à ces mouvemens que fait faire la nature fans que nous y faffions réflexion. Tels font ceux d'un homme qui chancelle & qui eft prêt à tomber. Sans qu'il faffe attention que c'eft le défaut d'équilibre qui fera la caufe de cette chûte, il porte un pied, ou un bras, la tête même en avant, ou en arriere pour reftituer l'équilibre où il manque. Tels font ceux d'un homme qui appercevant quelque corps dur qui vient le frapper à la tête, préfente fon bras pour le parer, fans y réfléchir dans ce moment ; aimant mieux que fon bras reçoive l'impreffion du coup, que fa tête dont les bleffures font plus dangereufes. Ou bien il fe retire en arriere, quoiqu'il ne faffe pas pour lors attention que la force diminuera d'autant plus, que le corps aura plus de chemin à parcourir. On peut auffi ajouter que dans la faim paffagere les efprits ne manquent pas encore & qu'ils font en affez grande quantité. L'eftomac feul fouffre dans ces momens & les autres parties du corps ont encore beaucoup de vigueur. Au lieu que dans cette diéte févere dont nous venons de parler, les efprits font en très-petite quantité. D'ailleurs il ne s'agit pas ici de vibrations momentanées, telles qu'il en faudroit pour imaginer quelque fubtilité : mais il s'agit d'ofcillations conftantes, durables & marquées, en un mot telles qu'elles font néceffaires aux perfonnes qui veulent faire un ufage fuivi de leurs idées. Ces ofcillations ne peuvent pas exifter pendant l'abftinence abfolue (*f*).

Nous difons donc que fi l'on fait fe prefcrire la jufte quantité d'alimens qui convient à fon corps, laquelle a été mife par *Hippocrate* en propor-

---

(*e*) Senec. Epiſt. 15.
Famem fuiſſe fuſpicor matrem mihi.
Nam illa omnes artes edocet ubi quem attigit.
Plaut. Stichi Act. 1. Scen. 3.
Omnia novit

Graculus efuriens, in cœlum juſſeris, ibit.
Juvenal. Sat. v. 77.
Vid. etiam Auli Perſii Prologum.

(*f*) Commodo enim alimento ammixto, ſtabilior longe animus evadit, quàm alimenti indigens. Hipp. De victûs ratione.

tion avec l'exercice (g), & par le célèbre *Sanctorius* en proportion avec la diffipation, ce qui revient au même, les digeftions doivent fe bien faire, le fang être d'une bonne nature & le fuc nerveux en fuffifante quantité. Les folides acquéreront une groffeur proportionnée & une tenfion exacte. Difpofition tout-à-fait convenable à celle que nous requérons pour le libre exercice des fonctions de l'ame. Nous ne pouvons nous empêcher de propofer pour exemple *Socrate*, qui s'étoit accoutumé à une vie fi fobre, qu'il croyoit qu'on approchoit d'autant plus près de la Divinité qu'on fe contentoit de moins de chofes (h). *Platon* étoit auffi un exemple de fobriété (i). Tout le monde loue la témpérance de *Caton*, & chacun fait qu'il parvint à un tel degré d'éloquence, qu'on l'appelloit le *Demofthene* Romain. Le Poëte & l'Orateur les plus eftimés & les plus eftimables, *Virgile* & *Ciceron*, étoient d'une fobriété fans égale (k). *Galien* ce fubtile Péripatéticien & ce fameux Commentateur d'*Hippocrate*, fut fi fobre qu'il parvint à une extrême vieilleffe fans avoir eu aucune grande maladie. Il obfervoit un régime fi exact qu'il n'a jamais ni trop mangé ni trop bû, ce qui lui procura une fanté non feulement continuelle, mais auffi ce qui lui donna une haleine douce & fort fuave & une grande préfence d'efprit jufqu'à la fin de fes jours (l). *Gaffendi*, ce célèbre Philofophe, étoit très-fobre (m). *Barthole*, ce fameux Jurifconfulte, pefoit fes alimens & mefuroit fa boiffon, afin d'avoir toujours l'efprit égal & toujours bien difpofé. Les avantages que la fobriété procure à l'efprit font donc réels, & le point où fe trouve cette vertu eft le milieu qui eft entre la crapule (n) & l'abftinence abfolue (o).

Louis Cornaro, Vénitien, nous a laiffé un traité de la fobriété. C'eft par le moyen de cette vertu qu'il parvint à une extrême vieilleffe & qu'il conferva jufqu'à la mort la fineffe & la vivacité de fes fens. Auffi ne manque-t-il pas de faire un éloge complet de cette vertu qui préferve nos corps de mille infirmités, & qui donne plus de vigueur à notre efprit. C'eft de cette fource pure, dit-il, que naiffent la vie, la fanté, l'allégreffe, l'application à l'étude des chofes honnêtes, & les actions

---

(g) *Si enim inventa fuerit præter hæc cujufque naturæ conveniens ciborum menfura & laborum numerus ; ita ut neque fuprà, neque infrà modum excedat, inveniri exacte poterit in hominibus fanitas.* lib. 1. de victûs ratione. Il ajoute encore *Videndum eft num cibus labores fuperet, aut labores cibos, an verò moderatè inter fe habeant. Utrumcunque enim fuperetur, indè morbi oriuntur . . . . qui comedit nifi etiam labore fe exerceat fanus effe nequit.*

(h) Xenophon memorab. lib. 1. pag. 731. Diog. Laërt. lib. 2. in vitâ Socratis, Hiftoire Ancienne par M. Rollin, liv. 9. chap. 4. §. 1.

(i) *Vixit autem cælebs & fobrius admodum.* Platonis vita auctore Marfilio ficino.

(k) *Cibi, vinique minimi.* Tit. Claud. Donatus in vitâ. P. Virgilii Maronis. Voyez auffi la Vie de Ciceron, liv. 12. *jam cis.*

(l) Cælius Rhodiginus *lectionum antiquarum.* lib. 16. cap. 40.

(m) Lettres de Guy Patin. tom. 1. lettre 17.

(n) *Immodici fenfus perturbat copia cibi*

Indè quis enumeret quot mala proveniant ;

Corporis exhaurit virtutem animique vigorem

Opprimit, ingenium ftrangulat atque necat. Schol. Salernit.

(o) *Quantum decedit cibo & potui tantum decedit fpiritibus & viribus, quantum fpiritibus tantum ftudiis.* Wedelius de *Diætâ litteratorum. Non temerè tamen cibo & potui aliquid demendum eft, fed ipfo fatiendum corpus ; non onerandum, ut fpiritus ad ftudia neceffarii reficiantur, & aptè illud refarciatur ac reftauretur, quod tùm caloris vi, tùm aëris circumfufi neceffitate diffipatum à corpore fuit.* Frid. Hoffmannus de *prolongandâ litteratorum vitâ* cap. 5.

X ij

dignes d'une belle ame. La réplétion, la satiété, la crapule, les humeurs superflues, les vapeurs nuisibles, les intempéries, les fievres, les douleurs, les ennuis, les périls de la mort s'enfuient devant elle comme les petits nuages devant le soleil. Par sa beauté elle attire les esprits généreux, elle promet à tous la conservation d'une vie douce & longue. Par la facilité dont elle est accompagnée elle invite chacun à obtenir des victoires sans beaucoup de travail. Enfin elle est la bénigne conservatrice de la santé du riche comme du pauvre, de l'homme comme de la femme, du vieillard comme des jeunes gens. Elle enseigne la modestie au riche, l'économie au pauvre, au mari la continence, à la femme la chasteté, au vieillard les moyens de se défendre de la mort, aux jeunes gens la maniere de s'assurer une longue vie. La sobriété épure les sens, rend le corps agile, l'entendement vif, l'esprit prompt, la mémoire bonne, les mouvemens souples, les actions faciles. Par elle l'ame comme dégagée de la matiere qui l'embarrasse, jouit de sa pleine liberté, le sang circule librement, une chaleur douce & tempérée est le fruit qui en résulte. Enfin toutes nos puissances par un ordre très-beau conservent un ordre très-beau.

Cornaro se cite lui-même comme une preuve authentique de ce qu'il avance. Ma vieillesse, ajoute-t-il, est préférable en tout à la jeunesse & à la vieillesse d'un autre, parce que la sobriété l'ayant rendue exempte des troubles de l'ame & des maladies du corps, elle ne se ressent pas des incommodités dont une infinité de jeunes gens & de vieillards languissans sont assaillis. Pour faire comprendre combien je suis sain de corps & d'esprit, on peut remarquer qu'ayant quatre-vingt trois ans, j'aurois composé une Comédie aussi gaie & aussi pleine de plaisanteries & de bons mots, que le jeune homme le plus jovial auroit pû le faire. Dois-je donc être estimé moins heureux & plus foible de jugement, que ce Poëte Grec qui composa une Tragédie à l'âge de soixante-treize ans; ouvrage dont le stile férieux convient beaucoup mieux aux vieillards que le stile enjoué de la Comédie. Afin que rien ne manque au contentement de ma vieillesse, j'ai toujours devant les yeux comme un certain objet de l'immortalité en la succession de ma postérité. Je trouve chez moi onze garçons nés d'une même mere, très-vigoureux & très-propres aux belles lettres. C'est avec plaisir que je les entens chanter, & c'est avec le même plaisir que je mêle souvent ma voix avec la leur, ma voix étant plus claire & plus harmonieuse qu'elle n'étoit auparavant.

On nous pardonnera une citation aussi longue, elle doit servir d'exemple du nerf des pensées & de l'élocution d'un homme qui a atteint un âge fort avancé par la sobriété. Ce livre de *Cornaro* a été traduit en Latin par *Leonard Lessius* qui a accompagné d'un commentaire sa traduction (*p*). C'est ainsi qu'il apprécie les avantages de la sobriété. Cette

(*p*) *Traité du Régime de vivre pour la conserva-tion de la santé du corps & de l'ame jusqu'à une ex-trême vieillesse.* Traduction Françoise du Latin du | R. P. *Leonard Lessius* de la Compagnie de Jesus; par *Sebastien Hardy* Parisien, sieur de la Tabaize & Receveur des Aides & Tailles du Mans. *Paris.* 1623.

vertu, dit-il, chasse les maladies, rend le corps agile, sain & pur, l'exempte de toute infection, donne une longue vie, rafine notre goût, conserve nos sens & notre mémoire, aiguise nos esprits, maitrise nos passions, bannit loin de nous la colere & les ennuis, rabat les efforts de la concupiscence. Enfin elle remplit l'ame & le corps de plusieurs biens, ensorte que ce seroit avec justice qu'on l'appelleroit mere de la gaieté, de la sagesse, & de toutes les vertus.

L'intempérance au contraire charge l'estomac, détruit la santé, introduit les maladies, rend le corps sale & plein d'excrémens, excite à la paillardise, assujettit l'ame aux passions, émousse les sens, affoiblit la mémoire, obscurcit l'imagination & le jugement, rend stupide & moins propre à l'exercice de toutes les fonctions animales.

Ces traités particuliers confirment les regles générales que nous avons donné en parlant de la tempérance, lorsque nous avons fait voir qu'elle tendoit à la perfection de l'entendement. Ce qui fait voir en même tems que si un seul des principes que nous avons établi pour l'avantage de l'esprit, peut procurer par lui-même un si grand nombre de secours, combien à plus forte raison la complexion de plusieurs principes qui tendent au même but, & dont l'étendue n'est pas limitée.

TITRE SECOND.

DE LA QUANTITÉ DES ALIMENS LIQUIDES.

LA nécessité de boire est assez prouvée par la quantité de nos fluides, qui surpasse de beaucoup celle des solides, & par cette facilité que les liqueurs ont à s'exhaler. Mais quelle doit être la quantité de la boisson? C'est ce qu'il s'agit d'examiner.

La juste proportion que l'on doit établir entre le boire & le manger, doit être la regle que l'on doit suivre. De sorte qu'une personne qui mange beaucoup, doit boire beaucoup; de même qu'une personne qui mange moins, doit boire moins. Cependant comme dans la composition de nos corps il entre plus de matiere fluide que de solide, il paroît que la boisson doit surpasser en quantité la nourriture solide. C'est une chose à laquelle les personnes appliquées à l'étude ne font pas assez d'attention, & c'est aussi une des causes principales pour laquelle elles sont si sujettes à la mélancolie

La quantité de la boisson doit encore être reglée sur la qualité de la liqueur. On ne boit pas dans la même proportion l'eau, le vin, la bierre, l'eau-de-vie, &c. Il faut de plus avoir égard au tempérament, à l'âge, à la saison : de l'eau pure seroit nuisible à un estomac froid, à un corps pituiteux, à un homme d'un tempérament phlegmatique, dans une saison ou dans un lieu trop humide. Le vin qui conviendroit dans ces cas, seroit contraire à ces constitutions vives & qui ont beaucoup de feu, aux enfans, aux jeunes gens, à ceux qui s'exercent beaucoup, sur-tout l'Eté, ou dans un lieu fort fec. La bierre feroit mal à ces perfonnes dans lefquelles elle fermente, s'aigrit & produit beaucoup de vents ; tandis qu'elle eft falutaire à ceux aufquels elle donne la liberté du ventre, provoque les urines, & fournit au fang une grande abondance de fucs nourriciers. Mais nous réfervons tous ces détails pour l'article où nous parlerons de la qualité des boiffons ; nous y ferons voir en même tems ce qui peut en réfulter pour l'efprit.

PARAGRAPHE II.

DE LA QUALITÉ DES ALIMENS.

COMME il y a une infinité d'alimens tant folides que liquides, nous ne parlerons que des alimens les plus ufités, & de leurs propriétés à l'égard des fonctions de l'ame : car ce feroit vouloir écrire d'amples volumes, que de prétendre examiner toutes les qualités de chacun en particulier.

TITRE PREMIER.

DE LA QUALITÉ DES ALIMENS SOLIDES.

LES alimens folides font ou fimples, ou compofés. Les fimples font ceux que les hommes mangent tels que la nature leur préfente, ou fans autre préparation que la cuiffon. Les compofés font ceux qu'un art plus rafiné a joint à différens mixtes, foit pour en augmenter la faveur, foit pour plaire davantage au goût.

MEMBRE I.

DE LA QUALITÉ DES ALIMENS SOLIDES SIMPLES.

TROIS regnes fourniffent nos alimens folides fimples. C'eft ainfi qu'il a plû à nos peres d'appeller les fources où nous puifons notre nourriture. Les végétaux, les animaux & les minéraux ; c'eft-à-dire, les plantes, les viandes & les fels font les objets aufquels nous avons recours lorfqu'il s'agit de fatisfaire notre faim.

Du regne végétal. Le pain. §. I. D'abord fe préfente le regne végétal. Le pain étant la nourriture la plus ordinaire, nous confeillons de faire ufage de celui qui eft fait avec la farine de froment la plus pure, & qui a bien fermenté. Les autres fortes de pain donnent un chile plus groffier ; par conféquent font moins propres à fournir cette matiere déliée qui fe filtre dans le cerveau & que les nerfs fucent pour donner la vie, la force, la vivacité à l'animal.

Les légumes. Les légumes font encore des alimens très-communs. En général nous les condamnons tous comme fourniffant un fuc trop épais. *Pithagore,* à ce qu'on prétend, défendit à fes éleves de manger des féves parce qu'elles nuifoient à l'entendement & à la tranquillité d'un efprit qui cherche la vérité (q). Les haricots & les pois peuvent bien nourrir les corps : mais les puiſſances de l'ame font comme enchaînées par ces ali- mens trop terreſtres. Nous rejettons également la lentille, quoique le Poëte *Sopater* fût furnommé lenticulaire (r) à caufe qu'il aimoit beau- coup ce légume. C'eſt un fait particulier dont on ne peut rien conclure pour le général.

Les plantes aromatiques que l'on regarde comme céphaliques dans l'u- fage, ne peuvent qu'animer la circulation & aiguifer les efprits. Telles font le poivre, le gerofle, la mufcade, le thin, le ferpolet, la farriette, l'origan, le laurier, le romarin, le bafilic, &c. Les plantes ſtomachiques doivent auſſi procurer le même effet. On peut ranger dans cette claſſe l'ab- finthe, le baume, l'eſtragon, le perſil, le cerfeuil, la chicorée, la fauge, & les plantes carminatives, telles que l'anis, la coriandre, le chirouïs, la carotte, le panais, &c. *Les plantes échauffantes.*

Les plantes rafraîchiſſantes doivent avoir un effet contraire, puifqu'elles rallentiſſent les mouvemens du fang & diminuent la force tonique des fibres. Telles font la laitue, l'ofeille, le pourpier, la citrouille, le con- combre, le melon, les cerifes, les fraifes, les framboifes, les mûres & tous les fruits aigrelets. Les herbes émollientes approchent beaucoup de la nature de celles-ci, comme, par exemple, les épinars, la poirée, l'arroche, les choux, &c. Elles doivent être rangées dans la même claſſe & produire le même effet. Dans le cours de cet Ouvrage nous parlerons plus en particulier de quelques-unes de ces plantes ; il fuffifoit pour le préfent de les montrer fous un point de vue général, afin d'éviter la longueur, les répétitions & l'ennui qu'occafionnent ordinairement ces fortes de détails. *Les plantes rafraîchiſſan- tes.*

§. II. Nous paſſons donc aux alimens que fournit le regne animal. On doit regarder la chair de porc comme trop nourriſſante. Les Athlétes s'en fervoient autrefois pour devenir extrêmement robuſtes. Mais toutes les extrêmités font vices. Par cette nourriture trop abondante, les fibres de- viennent trop groſſieres & moins mobiles. Les Prêtres d'Ifis, dit *Plu- tarque* (s), cherchent à ne point devenir trop gras & tâchent que leurs ames foient renfermées dans des corps légers & difpos, afin que la partie divine ne foit pas opprimée, ni accablée par le poids & la forme de celle qui eſt mortelle. La chair de porc étant de difficile digeſtion, elle ne peut convenir qu'aux perfonnes robuſtes & accoutumées à la fatigue ; tandis qu'elle feroit nuifible aux gens de cabinet, dont l'eſtomac foible & pareſſeux pour l'ordinaire, peut à peine digérer les meilleurs alimens. Cette qualité ſi nourriſſante ne peut provenir que d'un fuc lent & vif- queux, & par conféquent incapable de produire un chile d'une bonne nature. *Du regne animal. Le porc.*

Quoique la chair de porc n'approche des tables les mieux fervies, *Des prépa-*

<hr>

(q) Tullius *lib.* 2. *de divinat.*
(r) τέχνις *apud* A. Gellium *lib.* 4. *cap.* 11.   (s) De Iſide & Oſiride.

ra·lons du porc.

qu'endurcie à la fumée, ou bien falée & épicée, elle n'en eſt pas pour cela plus eſtimable : au contraire elle eſt encore plus préjudiciable à la ſanté. Elle procure alors aux humeurs une âcreté muriatique qui doit nuire à l'intégrité des fonctions. Ainſi banniſſez de vos repas, les jambons, les andouilles, les ſauciſſes & les autres préparations du cochon, ſi vous voulez jouir de la vigueur de cette condition dans laquelle l'idée qu'on ſe forme des choſes eſt la plus intime.

Le bœuf & le veau.

La viande de bœuf eſt un aliment que l'on ſert par tout. Le ſuc en eſt moins groſſier que de celle du porc : mais elle n'a pas encore cette fineſſe propre à entretenir les fibrilles dans leur délicateſſe , & le ſuc nerveux dans une fluidité parfaite. Le veau eſt bien plus capable de remplir cette double indication, & par conſéquent bien plus eſtimable de ce côté.

Le mouton, les brebis, les agneaux.

Les moutons, comme plus ſulphureux, doivent fournir des eſprits plus vifs. La chair des brebis eſt trop coriaſſe & trop malaiſée à digérer : celle des agneaux eſt beaucoup plus tendre & par conſéquent préférable.

Le lievre, les lapins.

Les Anciens eſtimoient beaucoup le liévre, & le préféroient à toutes les autres viandes. Une ſeule choſe les retenoit dans l'uſage qu'ils en faiſoient. C'eſt qu'il engendre, diſoient-ils, un ſang mélancolique. Cette raiſon ſeroit trop frivole pour s'abſtenir du liévre, ſi par le régime de vivre on vouloit tendre à une plus grande perfection dans l'exercice des fonctions animales : au contraire ce ſeroit un motif plus preſſant pour en faire uſage, puiſque la mélancolie nous diſpoſe à un certain recueillement intérieur dans lequel nous appercevons plus immédiatement les actions combinées des deux ſubſtances hétérogènes de notre être. Les lapins de garenne ſont d'une qualité aſſez ſemblable à celle des liévres. Les lapins nourris dans les villes ſont moins eſtimés.

La volaille, les œufs.

La volaille paroît remporter le prix ſur tous les autres alimens lorſqu'il s'agit d'obtenir une certaine conſtitution où l'ame puiſſe déployer ſes facultés avec la plus grande liberté poſſible. Les poulets, les chapons, les pigeons, la perdrix, la caille, la grive, les allouettes, la bécaſſe, le faiſan tiennent le premier rang. Les oies, les canards tant ſauvages que domeſtiques, les dindes, ayant une chair d'un tiſſu plus compact, viennent après. On peut encore ranger ici les œufs qui ſont un aliment de facile digeſtion & qui fourniſſent au corps une ſuffiſante réparation pour les pertes qu'il auroit pû faire.

Les poiſſons.

Ce ſeroit ici le lieu d'examiner les différens vivres que nous donnent les mers, les fleuves & les étangs : mais ce ſeroit nous jetter dans des diſſertations de longue haleine, & qui deviendroient fatiguantes par les diſcuſſions dans leſquelles il faudroit entrer. Nous nous contenterons de dire en général que les poiſſons ſont peu favorables à la digeſtion, ſoit parceque les uns ſont coriaſſes, ſoit parceque les autres ſont viſqueux, d'ailleurs il y en a beaucoup dont on ne peut retirer qu'un ſuc aqueux, & par conſéquent peu capable de ſervir à la nourriture des corps, ou à une plus grande activité dans les fonctions animales.

§. III.

§. III. Le regne minéral nous offre les sels qui font plutôt aſſaiſon- Du regne
minéral.
Le ſel.
nemens qu'alimens. Nous voulons que l'uſage en ſoit modéré. Alors
les digeſtions en feront plus promptes, les liqueurs plus actives & les
fibres plus élaſtiques; par conſéquent, l'eſprit bien plus libre dans toutes
ſes opérations.

En réfléchiſſant ſur ce que nous venons de dire ſur la qualité des ali- Concluſions
ſur la qualité
des alimens
relative à l'eſ-
prit.
mens ſolides ſimples, on en peut tirer deux conſéquences très-vraies
pour la qualité de tous les alimens relative à l'eſprit. La premiere c'eſt
que les alimens groſſiers engendrent des humeurs épaiſſes & des eſprits
peu déliés, & que les nourritures plus délicates fourniſſent au contraire
des ſucs plus rafinés. La ſeconde c'eſt que les alimens de facile digeſtion
donnent un ſang plus ſubtil & des ſucs plus épurés, & par conſéquent
plus convenables aux perſonnes qui s'adonnent aux ſciences, ou qui
menent une vie ſédentaire.

MEMBRE II.

DE LA QUALITÉ DES ALIMENS SOLIDES COMPOSÉS.

PARMI ceux qui ont examiné avec le plus de ſoin les moyens qui Pluſieurs Mé-
decins con-
damnent les
alimens ſoli-
des compoſés.
paroiſſent les plus efficaces pour conſerver la ſanté, il s'en trouve qui
poſent un principe auquel ils donnent autant d'étendue qu'aux regles générales que nous venons d'établir. Les alimens les plus ſimples, diſent-
ils, ſont les meilleurs. Par cette loi ils condamnent tous les ragoûts,
tous les mets que la délicateſſe ou la luxure ont inventés ; en un mot,
tous les alimens compoſés où les trois regnes confondus enſemble ne
connoiſſent plus de maîtres que le goût ou l'appétit.

Outre que cette loi ne ſeroit point favorable pour l'eſprit, elle n'eſt pas
encore exacte pour la ſanté des corps. Les motifs qui ont fait proſcrire le
régime de vivre varié, ſont fort bons; mais les objections qu'on a fait
contre lui ne ſont pas ſans replique. *Hippocrate* (*t*), apporte pour raiſon
que par ce régime l'on mange beaucoup plus, & que la digeſtion ſe fai-
ſant en différens tems à cauſe de la diverſe nature des alimens, il doit
s'exciter de grands troubles dans l'eſtomac.

A cela nous répondons qu'il y a un milieu dans tout, que tout eſt
relatif, & qu'en général un homme qui uſera modérément des alimens
compoſés, ſe portera mieux qu'un homme qui uſera d'un régime ſimple & cependant ſuperflu. Il faut donc mettre toutes choſes égales. Nous
avouons que les mets divers ſont bien plus attrayans qu'un mets ſimple
dont l'on fait tous les jours uſage : mais l'homme n'a-t-il pas ſa raiſon
pour guide, & ne ſeroit-ce pas lui faire injure que de ſe méfier d'elle
continuellement.

(*t*) *Eſt prava victûs ratio, primùm quidem cum* | *cibos immittat. Diſſimilia enim ſeditionem excitant,*
quis copioſiores cibos corpori exhibeat, quàm ipſum | *& alia otiùs alia tardiùs concoquuntur. lib. de fla-*
ferre poſſit, neque labore aliquo ciborum copiam | *tibus.*
compenſat : Deindè cum varios & diſſimiles inter ſe |

Y

Les alimens
folides fim-
ples ne font
pas toujours
les plus falu-
taires.

Nous avons dit que cette loi n'étoit pas trop exacte pour la fanté des corps : *Hippocrate* lui-même recommande de s'accoutumer à tout, afin que devenu robufte par ce régime, on ne fe trouve pas incommodé lorfque dans certaines occafions l'on eft contraint de manger des chofes toutes contraires à celles aufquelles on s'étoit accoutumé (*u*).

Les liqueurs du corps humain étant fi diffemblables, & les parties folides qui le compofent étant fi différentes, un régime qui feroit toujours le même, ne feroit pas capable de prendre tant de formes, & de nourrir ces parties exactement. En vivant d'un régime varié, on fuit la regle de la nature. Ne voyons-nous pas les animaux manger toutes fortes de chofes fans que leur fanté en foit altérée ? Un bœuf, par exemple, mange une infinité de plantes diverfes. Une poule ne fe contente pas d'une feule efpece de grains ; elle mange de l'orge, du bled, du feigle, du millet, des mouches, des araignées, des vers, &c. Concluons donc que pour la fanté des corps il faut un régime de vivre varié que la raifon doit diriger. Concluons encore que les alimens compofés qu'on n'a pas cependant rendu poifons par la mauvaife préparation, ne font pas auffi à craindre qu'on pourroit fe l'imaginer.

Ils ne font
pas toujours
les plus avan-
tageux pour
l'efprit.

Nous avons ajouté que cette loi n'étoit pas favorable pour l'efprit. En effet les alimens dont on peut ufer journellement, ne font ni falins, ni fulphureux. Ceux-mêmes qui foutiennent le plus vivement la regle dont nous parlons, les défendent. Le fuc nerveux ne pourroit acquérir une certaine fubtilité, & les fens cette énergie qui les rend attentifs à la moindre impreffion. Concluons donc encore qu'un régime de vivre fimple & toujours uniforme, n'eft point favorable pour l'efprit. Partant de ce principe, on doit permettre aux gens de Lettres l'ufage modéré des ragoûts & de quelques mets fucculens & épicés, foit pour aiguillonner la lenteur de leurs digeftions, foit pour volatilifer leur fuc nerveux qui fe fixe peu-à-peu. Ces fortes d'alimens rempliffent exactement deux indications principales dans le régime de vivre. La premiere la confervation de la fanté du corps ; la feconde le libre exercice des fonctions animales.

TITRE II.

DE LA QUALITÉ DES ALIMENS LIQUIDES.

LES boiffons peuvent fe divifer en deux claffes générales ; c'eft-à-dire, en boiffons naturelles & en boiffons artificielles. Les unes & les autres ont des propriétés qui tendent par l'ufage qu'on en fait, foit à la perfection, foit à la dépravation de l'efprit.

(*u*) Sect. 1. aphor. 5. *Sanis parùm tuta eft tenuis & certò præfcripta & accurrata victûs ratio, parùm tuta eft, quoniam errata gravius ferunt. Eam igitur ob caufam tenuis & accurratus victûs pleniore maximâ ex parte periculofior eft.*

MEMBRE I.

DE LA QUALITÉ DES ALIMENS LIQUIDES NATURELS.

LA nature préfente aux hommes l'eau pour fe défaltérer. Quoique cette boiffon foit la plus fimple, il y a cependant un choix à faire lorfqu'on veut conferver les fonctions animales dans leur intégrité (x). Une eau claire, pure, coulante, légere, fans goût, fans odeur ; en un mot, telle qu'on la puife au milieu des rivieres, eft fans doute préférable à une eau trouble, bourbeufe, croupiffant dans les marais ou les étangs. Il n'y en a pas de plus nuifible que celle qui a paffé au travers des plombs, à caufe des particules qu'elle en détache, & qu'elle entraîne avec elle. *De l'eau.*

L'eau eft la boiffon la plus convenable pour entretenir la fanté des corps. Toutes les autres boiffons font altérantes ; tandis que celle-ci eft nouriffante & pofféde mille vertus dont une feule fuffit pour faire fon éloge. Si cet élément maintient les corps dans leur état naturel, il maintient auffi l'ame dans fon affiéte ordinaire. L'efprit alors libre & tranquille, ne s'éleve pas au-deffus de fa fphére, & juge fainement des chofes. C'eft ce calme & cette prudence de l'efprit, qui fait qu'on a regardé jufqu'à préfent les buveurs d'eau comme peu difpofés au génie ; c'eft-à-dire, à ces émotions fecrettes qui font fentir toute l'activité d'un être penfant, & à ces troubles qui forment l'entoufiafme. Auffi voit-on prefque tous les buveurs d'eau paifibles, taciturnes, & d'un tempérament un peu froid. *Qualité de l'eau à l'égard du corps & de l'efprit.*

Mais on leur a fait des reproches plus vifs. Souvent on les a taxé d'avoir un génie languiffant & incapable d'enfanter quelque ouvrage qui puiffe prétendre à l'immortalité (y). Ces reproches tombent fur l'abus de l'eau prife en trop grande quantité, ou à contre-tems. Il eft des perfonnes dont l'ame a befoin d'être agitée pour concevoir ou pour fentir. Il en eft d'autres d'une conftitution phlegmatique dans lefquelles les impreffions font foibles. Par l'abus de l'eau les fibres font continuellement relâchées & amollies par un fang qui devient de plus en plus aqueux, & l'on conferve ce tempérament pituiteux, qui eft de tous les tempéramens le moins propre pour les fciences. *Voyez le chap. 6. de ce livre.*

Ces perfonnes doivent donc faire quelquefois ufage du vin pur, ou du moins corriger les mauvais effets que l'eau peut produire fur elles en la mêlant avec le vin. D'un côté le fang acquérera la fluidité qu'il doit avoir ; de l'autre le ton des fibres fera animé par les aiguillons du vin. Mais qu'elle doit être la proportion du vin & de l'eau dans leur mêlange ? C'eft *Mélange de l'eau avec le vin.*

(x) *Ut autem ingenia præclara evadant, maximè intereft callere, quo in loco quis degat, quibufve aquis utatur* Ant. Zara fect. 1. *Membr.* X.

(y) *Nulla placere diù nec vivere carmina poffunt Quæ fcribuntur aquæ potoribus.* Horat. epift. lib. 1. ep. 19.

ce qui ne peut être décidé que fuivant les conftitutions, les âges, les faifons, les climats, le fexe & fuivant la qualité des vins.

Les mauvais effets de l'eau peuvent encore être corrigés dans ces cas, en y faifant infufer quelques plantes aromatiques, en y ajoutant du caffé, comme nous le dirons en parlant des boiffons artificielles. Alors l'eau chargée de parties ameres, augmentera le reffort des fibres, animera la circulation, & facilitera l'exercice des fonctions animales.

MEMBRE II.

DE LA QUALITÉ DES ALIMENS LIQUIDES ARTIFICIELS.

LES boiffons artificielles font de deux efpeces. Elles font fermentées, ou non fermentées.

§. I. Les boiffons fermentées produifent toutes le même effet. Prifes à une certaine dofe elles font toutes enivrantes, c'eft-à-dire, que par la rarefcence qu'elles produifent dans le fang, elles occafionnent ce trouble de la raifon qu'on appelle ivreffe.

Du vin.

Parmi les boiffons fermentées ou enivrantes, le vin doit tenir le premier rang. Ses qualités font différentes felon l'année & felon le terroir où il a été fait. Le vin rouge nourrit beaucoup, & répare bien les forces. Le vin blanc eft plus léger & paffe facilement par les urines. Les vins de liqueur fermentent ordinairement dans l'eftomac; & portent à la tête. On doit éviter ces fortes de vins. Ils ne fomentent que la gourmandife, & détruifent la fanté.

Quoiqu'en difent les Pythagoriciens, nous fouhaitons que l'on faffe un ufage modéré du vin. Cette liqueur eft trop utile aux hommes pour la condamner par un excès de févérité. C'eft l'abus qu'il faut interdire & non le vin. Il aide la digeftion, il facilite la circulation, il brife les fucs groffiers, il rend la tranfpiration plus abondante, il rétablit les forces fubitement; en un mot, il poffède toutes les vertus propres à entretenir les corps en fanté, & à prévenir un grand nombre de maladies.

Les corps ne font pas les feuls objets des bienfaits du vin : les efprits fe reffentent auffi de fes benignes influences. *Homere*, ce chantre immortel des Dieux & des Héros, animoit quelquefois la vivacité de fon imagination par l'ufage de cette précieufe liqueur (ζ). *Efchile* ne compofoit fes Tragédies que lorfqu'il étoit échauffé par le vin (&) : & l'ancien *Lamprias* ne fe montroit jamais fi riche & fi fertile en inventions, que lorfqu'il avoit bû plus qu'il ne faifoit en tout autre tems. C'eft pourquoi il avoit coutume de dire qu'il reffembloit à l'encens auquel la chaleur fait

(ζ) *Laudibus arguitur vini vinofus Homerus.* Horat. *lib.* 1. *ep.* 19.

(&) Athenæus *lib.* 1. *pag.* 22. & *lib.* 10. *pag.* 428.

exhaler son odeur agréable (*a*). *Ennius*, *Caton* (*b*) & le facétieux *Rabelais* (*c*), ont prêché d'exemple. Cette gaieté que le vin communique, cet oubli des chagrins les plus cuisans qu'il procure, cette hardiesse qu'il inspire, ce génie vif & brillant qu'il donne, sont autant de marques de son excellence pour disposer l'ame à jouir de tous ses droits.

Nous recommandons simplement l'usage moderé du vin. L'ivrognerie, bien loin de donner des forces à l'esprit, ne fait que lui ôter sa vigueur ; bien loin de le rendre plus brillant, elle ne fait que l'obscurcir. *Per ebrietatem*, dit *Hippocrate* (*d*), *aucto repentè sanguine, animi functiones, ejusque intellectus concidunt*. Il ne faut que jetter les yeux sur un homme ivre. Sa langue embarrassée montre évidemment le trouble de ses esprits. La perte de sa mémoire, son peu de retenue, ses discours insensés, font assez voir que la violence du vin assiége l'ame jusques dans son sanctuaire (*e*). Cet homme a-t-il coutume de s'enivrer ? bientôt il devient stupide & semble n'avoir pas plus de raison qu'un outre qu'on emplit & qu'on désemplit.

Quand l'expérience ne viendroit pas à notre secours, la saine Physique feroit pressentir ces effets. Les parties spiritueuses & inflammables du vin pris immodérément, allument le sang & y causent un trouble étonnant. Par l'habitude les fibres se desséchent, les sens languissent & les fonctions de l'ame sont abolies. Tandis que par l'usage moderé de ce néctar, le sang circule aisément, les nerfs obtiennent & conservent cette irritabilité qui est le premier mobile de tout leur jeu. De-là ces bons mots, ces conversations pleines d'un sel attique, ces propos agréables que l'on entend à ces tables que sert la prudence, & qui bannissent la lésine ou la prodigalité.

L'eau-de-vie, l'esprit de vin, les ratafiats, toutes les liqueurs spiritueuses sont très-contraires à la santé. Quand même on en feroit sobrement usage, si l'on en contracte l'habitude, la santé y est encore intéressée. Ces liqueurs racornissent les fibres de l'estomac, émoussent le goût, diminuent l'appétit, obliterrent les petits vaisseaux limphatiques & lactés du méfenteré & disposent à l'hydropisie. Mais prises rarement & à petite dose, elles ne sont pas dangereuses à ceux qui ne sont pas valétudinaires, elles donnent de la gaieté, augmentent les saillies de l'imagination, & la facilité d'exprimer ses idées.

Des liqueurs spiritueuses.

(*a*) Plutarchus, *lib.* 1. *Symposiac. quest.* 3. & *lib.* 7. *quæst.* 10.

(*b*) *Narratur & prisci Catonis*
Sæpe mero caluisse virtus.
Horat. *lib.* 3. *Ode* 15.

(*c*) Vid. tom. 3. des Œuvres de François Rabelais, Prologue. Et sa Vie par M. l'Abbé *Perrau*, nouvelle édit. 1752.

(*d*) *Lib. de Flatibus.*

(*e*) Nous ne pouvons nous empêcher de citer ici ces beaux vers de *Lucrece* qui peignent si bien l'état de l'ame & du corps d'un homme ivre.

Denique cur, hominem cum vini vis penetravit
Acris, & in venas discessit diditus ardor,
Consequitur gravitas membrorum? præpediuntur
Crura vacillanti? tardescit lingua? madet mens?
Nant oculi? Clamor, singultus, jurgia gliscunt?
Et jam cætera de genere hoc quacumque sequuntur,
Cur ea sunt, nisi quod vehemens violentia vini
Conturbare animam consuevit corpore in ipso.
T, Lucretius *de rerum nat. lib.* 3.

De la bierre.   La bierre est une boisson très-ancienne puisqu'on prétend qu'*Osiris* en a montré le premier l'usage aux Egyptiens. L'expérience journaliere fait voir qu'elle produit les mêmes effets que le vin. *Pline*, à cette pensée s'est écrié, » *ó admirable adresse des hommes ! ils ont trouvé le moyen* » *de s'enivrer avec de l'eau* (*f*). On retire de la bierre un esprit ardent assez semblable à l'esprit de vin, mais moins gracieux au goût & à l'odorat; ce qui vient de son huile empireumatique, dont on peut à peine le délivrer. La bierre blanche est plus légere que la rouge, & par conséquent préférable. On doit encore la choisir d'un moyen âge; car ou trop ancienne ou trop nouvelle, elle nuit à la santé.

De tout tems la bierre a été regardée comme inférieure en qualité au vin, & c'est avec raison. Les personnes qui en font un usage habituel, sont assez grasses ordinairement; mais on remarque une espece de lenteur dans leurs actions. Les Flamands peuvent être cités pour exemple. Le sang qui résulte d'une pareille boisson est épais, se meut difficilement dans ses vaisseaux, & est cause que les fonctions animales ne s'exécutent point avec toute la vivacité réquise, Ainsi en considérant la bierre selon son pouvoir relatif à l'esprit, elle doit être bien moins estimée que le vin.

Nous ne prétendons pas en rejetter l'usage passager & moderé, quoique nous en proscrivions l'usage continuel & immodéré. Par l'usage passager qu'on en fait, elle produit les mêmes effets que le vin à l'égard de l'esprit. Elle donne plus de forces au cœur, elle anime la circulation & donne plus de vigueur aux sens. Un plus grand nombre d'idées se présente alors à l'imagination, les raisonnemens sont plus hardis; en un mot, toutes les puissances de l'ame ont plus de force & d'énergie.

Du cidre.   Le cidre est le suc des pommes exprimé & fermenté. La Normandie est la Province de la France qui fournit le meilleur. Les humeurs qui naissent de l'usage de cette boisson, sont beaucoup plus épaisses que celle que peut produire le vin. De-là celles-ci doivent par leur propre pesanteur séjourner longtems dans les parties inférieures; tandis que celles-là plus volatiles doivent affecter davantage le cerveau. L'observation n'y est pas contraire. La saignée du pied est plus dangereuse à Caën qu'à Paris. En Normandie les plaies des jambes se guérissent très-difficilement, & se changent très-souvent en ulceres de mauvaise nature; tandis que dans les pays où l'usage du vin est fort commun, les blessures de la tête sont fort à craindre, & les maux des jambes fort négligés.

Ainsi nous ne croyons rien hazarder ici en affirmant que le cidre donne moins d'avantage à l'esprit que le vin & la bierre même. Cette vertu incrassante qu'il possede dans un degré éminent, est la cause de cet effet. Par l'usage habituel qu'on en peut faire, les fibres élémentaires des nerfs deviennent trop grosses, & par conséquent inhabiles au mouvement: le fluide animal devient trop épais, nous pourrions même dire glutineux:

(*f*) *Ægyptus quoque è fruge sibi potus similes ex* | *est quemadmodum aqua quoque inebriaret.* lib. 14. *cogitavit . . . , heu mira hominum solertia ! inventum* | cap. 22. ad fin.

car d'où peut naître cette ivreſſe ſi opiniâtre, qu'il faut preſque deux jours pour la diſſiper.

Avant de terminer ce qui concerne les liqueurs fermentées, nous ferons mention des boiſſons faites avec le miel. Ce n'eſt pas qu'elles ſoient fort en uſage, mais c'eſt que *Pline* en préconiſe les excellentes qualités pour l'eſprit. Ce ſavant Naturaliſte conſidére trois eſpeces de boiſſons faites avec le miel. La premiere eſt celle qu'on fait avec le miel & l'eau ſoit froide ſoit chaude, & que l'on boit à l'inſtant, c'eſt ce qu'on nomme *eau miellée ;* la ſeconde eſt également faite avec le miel & l'eau, mais on la garde & on la laiſſe fermenter, c'eſt ce qu'on nomme *hydromel.* La troiſieme enfin ſe fait avec le miel & le vin, c'eſt ce qu'on appelle *hypocras.* Voici ce qu'il dit de l'eau miellée. Il faut en donner à ceux qui ſont d'un tempérament froid, qui ont l'ame baſſe & ſans courage, & qu'en un mot on appelle des poltrons. Comme ſa propriété eſt d'adoucir, il faut auſſi en donner à ces caracteres durs qui ſeront rendus plus ſouples par une liqueur auſſi douce : car chacun peut ſavoir par ſa propre expérience combien la nourriture eſt propre à temperer la colere, les chagrins, la triſteſſe, & à réfréner les emportemens des paſſions. C'eſt pourquoi on doit avoir attention aux choſes qui ſont non-ſeulement des remedes pour les corps, mais qui deviennent auſſi des correctifs pour les mœurs (g). L'hypocras fait avec le vin vieux a toujours été fort utile.... Pluſieurs ſont parvenus à une extrême vieilleſſe avec cette ſeule boiſſon & ſans autre nourriture. *Pollion Romulus* qui avoit cent ans paſſés, en eſt un fameux exemple. Un jour l'Empereur *Augufte* étant chez lui, lui demanda comment il avoit fait pour conſerver juſqu'à cet âge cette vigueur de corps & d'eſprit qu'on lui voyoit encore. Il répondit qu'il n'avoit pas uſé d'autre ſecret, ſinon que de ſe ſervir intérieurement d'hypocras, & d'huile extérieurement (h).

§. II. Toutes les boiſſons non fermentées ſont altérantes, c'eſt-à-dire, qu'elles changent la conſtitution actuelle des ſolides & des liquides du corps humain, ſans aucune évacuation ſenſible. Nous allons choiſir parmi ces boiſſons celles qui ſont le plus en uſage, & nous examinerons particulierement leurs propriétés relatives à l'eſprit.

Le chocolat eſt une compoſition faite avec le cacao & la vanille. On y ajoute du ſucre, de l'ambre-gris & de la canelle ; cela varie chez les différens peuples. Le cacao eſt une eſpece d'amande fort huileuſe aſſez ſemblable aux piſtaches. La vanille eſt une gouſſe étroite & longue qu'on apporte du Pérou & du Mexique. Par l'analiſe chimique on en tire une huile eſſentielle, aromatique, d'une odeur très-ſubtile.

(g) *Hunc potum bibendum alſioſis : item animi humilis & præparci, quos illi dixere micropſychos.... Ergò & hæc animi aſperitas, ſeu potius animæ, dulciore ſucco mitigatur.... Experimenta in ſe cuique : nullius non ira, luctus que, triſtitia, & omnis animi impetus cibo mollitur. Ideoque obſervanda ſunt quæ non ſolùm corporum medicinam, ſed & morum habent. Plinius lib. 21. cap. 14.*

(h) *Semper mulſum ex vetere vino utiliſſimum.... Multi ſenectam longam mulſi tantum nutritu tolera-vere, neque alio ullo cibo, celebri Pollionis Romuli exemplo ; centeſimum annum excedentem cum divus Auguſtus hoſpes interrogavit, quânam maximè ratione vigorem illum animi corporiſque cuſtodiſſes, At ille Reſpondit : intùs mulſo, foris oleo. id. ibid.*

De ces deux fubftances triturées enfemble, on en forme une pâte que l'on referve pour l'ufage. Quelques-uns la délayent dans l'eau; d'autres la délayent dans le lait pour en faire une boiffon qui eft fort gracieufe au goût, fort nourriffante, mais pleine de foufres qui augmentent confidérablement le mouvement inteftin du fang. C'eft de cette fource que coulent toutes les propriétés qu'on accorde au chocolat, comme d'augmenter la force de l'imagination, de fortifier la mémoire & de donner plus d'activité aux paffions.

Du caffé.　Le caffé eft une plante qui croît naturellement à Moka & dans le refte de l'Arabie. On l'a cultivée depuis dans les Ifles de Bourbon, de Saint-Domingue, de la Martinique & de Cayenne. Il n'y a pas longtems que l'on fe fert de fon infufion en France. Cet ufage eft beaucoup plus ancien parmi les Arabes, les Ethiopiens, les Egyptiens & les Turcs.

Il eft certain que l'infufion de cette femence brûlée ou plutôt rôtie, facilite la digeftion, augmente le mouvement du fang, le fubtilife & en envoye une plus grande quantité à l'organe fécrétoire du fluide nerveux. De-là ce tribut de louange qu'on lui paye tous les jours. Le caffé, dit-on, donne de la férénité à l'efprit; il réveille les fonctions animales endormies, il eft d'un fecours admirable pour les gens de lettres, qui peuvent en ufer prefqu'à toutes les heures du jour. Le matin il difperfe les pavots d'un fommeil opiniâtre, & donne de l'invention à l'ame épuifée par les fatigues de la veille. Après le dîner il appaife tous les troubles que pourroit caufer le travail de l'eftomac, & redonne à l'efprit toute fa liberté. Sur le foir il prévient les maux de tête, & donne une nouvelle vigueur à l'ame qui femble fe laffer. Après le fouper il éloigne le fommeil prêt à fondre fur les paupieres, & prête à la mémoire de nouvelles forces pour foutenir les travaux de la nuit. Toutes ces bonnes qualités font fondées fur l'expérience, & font voir combien le caffé eft avantageux pour l'exercice des fonctions animales.

Du Thé.　Le thé eft une petite feuille féche & roulée qu'on apporte de la Chine & du Japon. L'on en fait une infufion qui eft fort agréable au goût. Comme les perfonnes de cabinet en font ufage affez fouvent, il ne fera pas hors de propos d'examiner ici fes vertus.

Plufieurs ont penfé que tous les bons effets du thé provenoient de la quantité d'eau chaude qu'on buvoit alors. Ce n'eft pas là notre fentiment. Quoique nous fçachions bien que l'eau chaude ne contribue pas peu à la vertu du thé, cependant cette douce amertume qu'il préfente au goût, cette odeur fubtile qui flate l'odorat, nous font foupçonner en lui une terre légerement aftringente & un fel volatil huileux qui ne peuvent être fruftrés de leurs effets. D'ailleurs fa qualité diurétique fait entrevoir des principes dont l'eau chaude feule fe trouve par ellemême fouvent privée.

Le thé nettoie l'eftomac, le délivre des reftes de la digeftion & lui donne par fon amertume plus de force pour un nouveau travail. Ses parties les plus tenues paffant avec le chile dans la route commune de la circulation

culation , communiquent aux vaiſſeaux la même aſtriction qu'elles ont procuré à l'eſtomac , ce qui augmentera leur énergie. Alors les liqueurs ſont plus broyées & coulent plus rapidement dans tous les canaux qu'elles ont à parcourir. Pendant ce même tems le ſel volatil huileux cauſe une eſpece de rareſcence dans le ſang , briſe la limphe & la rend plus ſpiritueuſe. Alors l'origine des nerfs eſt plus tendue par cette légere raréfaction produite dans les vaiſſeaux, qui ſouleve inſenſiblement le cerveau. Alors le ſang plus diviſé laiſſe échapper dans la ſubſtance corticale une grande quantité d'eſprits animaux prêts à obéir à l'empire de l'ame. Toutes ces diſpoſitions dont nous ſommes redevables au thé, nous font conclure qu'il a un pouvoir aſſez efficace pour aider nos ames dans leurs opérations.

Nous ferions trop longs s'il falloit encore examiner ici les infuſions qui ſe font avec les feuilles des plantes aromatiques ou ameres, telles que la ſauge, la menthe, le pouillot, le ſerpolet, l'origan, la véronique, le fenouil, le caſſis, l'hiſſope, le tilleul, &c. On peut dire que toutes ces boiſſons facilitent la ſécrétion d'un ſuc nerveux d'une bonne nature , & par conſéquent l'exercice des fonctions animales. On peut appliquer à chacune de ces boiſſons ce que nous venons de dire ſur le thé. Infuſions théiformes.

ARTICLE II.

DU MOUVEMENT ET DU REPOS.

TOUT ſubſiſte , tout eſt conſervé, tout périt par le mouvement. Sans le mouvement nos organes ne ſe feroient pas développés, ſans lui nos liqueurs croupiroient & laiſſeroient deſſécher les parties ſolides : mais auſſi ſans lui nos fluides ne feroient pas continuellement diviſés & altérés , & nos parties ſolides ſans ceſſe ébranlées & détruites. Ce qui fait voir d'un côté la néceſſité du mouvement , & de l'autre la néceſſité du repos.

PARAGRAPHE PREMIER.

DE L'EXERCICE.

LES Médecins, lorſqu'ils traitent de l'hygiene, entendent par l'exercice un certain mouvement. Il y a différentes ſortes d'exercices, les uns plus forts, les autres plus doux. Les forts conviennent à des corps robuſtes, quelquefois même, avec une certaine proportion, aux perſonnes délicates qui veulent acquérir plus de vigueur. La danſe, la chaſſe, la courſe ſoit à pied , ſoit à cheval , l'eſcrime , le jeu de paume, le mail, &c. ſont de cette premiere claſſe. La promenade, la navigation; en un mot, différens jeux & différentes occupations forment la ſeconde eſpece d'exercice qui convient aux foibles pour les entretenir dans un état ſain.

Z

Par l'exercice les liqueurs arrêtées qui s'alcalisoient, coulent librement dans leurs canaux, celles qui étoient trop épaisses sont atténuées, celles qui manquoient d'activité ont leurs sels & leurs soufres plus développés. Par l'exercice les fibres se déplient, elles acquérent de nouvelles forces pour pousser les fluides & empêcher les engorgemens, les liquides poussés avec plus de vigueur parviennent aux tuyaux excrétoires de la peau, la transpiration devient plus abondante, & transformée en sueur, elle entraîne avec elle les sels âcres & un grand nombre de parties hétérogènes qui gâteroient la masse du sang. Par l'exercice enfin les liqueurs parvenant plus de fois aux organes sécrétoires qui ont reçû eux-mêmes une récente énergie, les sécrétions se font librement & délivrent le sang d'une infinité de parties étrangeres. C'est pour toutes ces raisons que les Médecins de la plus haute antiquité même ont toujours regardé l'exercice comme le conservateur de la santé (*i*) & le plus grand préservatif des maladies.

Exellence
de l'exercice
pour les es-
prits. Exem-
ples.

L'exercice ne peut procurer tant d'avantages au corps, que l'ame ne se ressente en même tems de ses bons effets. Aussi la sécrétion de la limphe qui se sépare dans le cerveau serat-elle facile, & d'une bonne qualité? Les nerfs seront exactement tendus & obéiront facilement à toutes les impressions des sens. De-là cet état parfait de l'ame pour sentir & agir avec la plus grande force possible. *Scimus enim experientiâ certò certiùs, eos, qui corpus habent ad plurimas actiones aptius, etiam possidere plerumque mentem ad plurima cogitanda aptiorem* (*k*). Ajoutez encore à cette aptitude de concevoir les choses, cette facilité que la récréation donne au travail, cette gaieté qu'elle donne à l'imagination, le pouvoir qu'elle a de chasser les ennuis & les chagrins même les plus cuisans. Puissance qui lui est donnée par les distractions qu'elle occasionne & qui donne le tems à l'ame de se reposer de ses fatigues. Puissance qui lui est donnée par la transpiration qu'elle rétablit au moment qu'elle avoit été arrêtée par un travail trop long & trop appliquant. *Socrate*, que nous avons déja cité pour sa sobriété & sa continence, un des plus beaux esprits de l'antiquité, avoit un soin extrême d'exercer son corps. (*l*). *Ciceron* avoit coutume d'employer quelques momens à la promenade: & dans le mouvement même de cet exercice, il dictoit ses pensées à ses sécrétaires qui marchoient près de lui (*m*). *Galien* recommande le jeu de bale, tant pour entretenir la santé du corps & la souplesse des membres, que pour délasser l'esprit & lui procurer plus de force (*n*). *Milton*, ce

(*i*) *Valetudinem excolunt extrà satietatem cibis vesci, & impigrum esse ad laborem.* Hippocrat, de morbis vulgar. lib. 6. sect. 4. aphor. 10.

(*k*) Tschirnhaus *Medicina mentis & corporis.* part. 2. pag. 251.

(*l*) *Cura illi vehemens fuit corporis exercitationis, enatque praeclari habitûs . . . frugi item erat & continens. . . . Saepius saltabat, eam exercitationem plurimùm ad tuendam bonam valetudinem conducere existimans, sicut & Xenophon in symposio testatur.* Diogenes Laert. lib. 2. in vitâ Socratis.

(*m*) *Ita quidquid conscio aut cogito in ambula-* tionis fere tempus confero. ad Quint. 3. 3. *Nam cum vacui nihil temporis haberem & cum recreandae voculae causâ mihi necesse esset ambulare, haec dictavi ambulans.* ad Att. 2. 23.

(*n*) *Exercitium igitur id potissimum commendaverim, quod bonam corporis valetudinem, ac partium concinnitatem unàque animi virtutem praestare possit: quale illud est quod in parvâ pilâ consistit. Animum etenim undique juvare potest, omnisque corporis partes pari modo maximè exercet.* Galenus de parvâ pilâ exercitio.

génie fublime, ayant perdu la vûe, & ne pouvant plus vaquer à fes occupations ordinaires, fit conftruire dans fa chambre une machine dans laquelle il pouvoit fe balancer.

L'Auteur du Spectateur Anglois, après avoir établi que l'exercice débarrafoit l'imagination & purifioit toutes les facultés de l'ame, dit que lorfqu'il étoit à la ville, faute d'occafion d'aller à cheval, il s'exerçoit pendant une heure tous les matins à tirer une cloche qui étoit fufpendue dans un des coins de fa chambre. » Lorfque j'étois plus jeune, » ajoute-t-il (o), je me divertifois à un exercice plus fatiguant qui confifte à tenir dans chaque main un gros bâton court garni de plomb » aux deux bouts & à les fecouer l'un & l'autre vigoureufement. Cette » agitation dégage la poitrine, exerce les membres & donne à un homme » tout le plaifir d'un combat réel fans l'expofer aux coups... En un mot » puifque j'ai une ame & un corps, je me trouve engagé à deux fortes » de devoirs, & je ne crois pas m'en être acquitté, fi je n'occupe l'un » au travail & à l'exercice, de même que l'autre à l'étude & à la médita- » tion «.

Qu'on ne nous objecte pas que ces hommes qui font continuellement occupés à des ouvrages grofiers & qui exercent par conféquent leurs corps fortement, devroient avoir beaucoup d'efprit; tandis que l'expérience fait voir le contraire. Cette objection porte à faux, puifque nous ne demandons pas un travail, mais un exercice modéré; puifque nous ne demandons pas une laffitude, mais un vrai délaffement (p).

Objection contre l'exercice relatif au bien de l'efprit. Solution.

C'eft pourquoi, amis des Mufes, quittez vos livres pour quelque tems, difpofez-vous à de nouveaux travaux par des plaifirs licites & un exercice modéré. La campagne vous préfente fes prés, fes bois, fes montagnes, fes vallons à parcourir : elle vous livre différens inftrumens deftinés à la chaffe & au jardinage : elle vous offre une multitude d'objets propres à vous diffiper & à vous exercer. La ville vous préfente des promenades divertifantes, des jardins agréables, des compagnies amufantes, des récréations auffi aimables, que variées; elle vous offre des fpectacles intéreffans foit par la déclamation foit par la mufique; en un mot des délaffemens felon vos intentions, felon vos goûts, même felon vos caprices.

Alors retournez à vos livres, vous les reverrez avec joie; ils ne vous paroîtront plus dégoûtans, ni ennuyeux. Vous travaillerez avec une nouvelle ferveur & vos productions ne fentiront pas ce travail gêné & fâcheux, qui fatigue le Lecteur, parce que l'Auteur femble fatigué luimême. On croiroit volontiers que les efforts des efprits font d'autant plus grands, qu'ils ont pris d'autant plus de terrein pour s'élancer (q). Une terre que l'on force toujours à produire s'épuife enfin; fi elle a joui au

(o) Le Spectateur, ou le Socrate moderne, par Richard Steele. tom. 2. Difcours 20.
(p) Platon difoit que le fommeil & la laffitude font contraires à apprendre les fciences. Plutar-

que. Comment il faut nourrir les enfans.
(q) Vegeta & ftrenua ingenia, quo plus receffus fumunt, eo meliores impetus edunt. Valerius Maximus. lib. 3. cap. 6. pag. 140.

contraire d'un repos néceſſaire, elle produit au centuple. Il en eſt de même des eſprits, il faut qu'ils ſe repoſent pour que leurs productions ſoient abondantes, faciles & agréables. C'eſt par ce moyen qu'on travaille ſans ſe rebuter, c'eſt la maniere de travailler ſans altérer, ſoit la ſanté de l'ame, ſoit la ſanté du corps (r).

PARAGRAPHE II.

DU REPOS.

Du repos du corps & ſa puiſſance à l'égard de l'eſprit.

IL y a deux ſortes de repos, l'un du corps & l'autre de l'eſprit. Le repos du corps eſt très-néceſſaire pour lui donner le tems de réparer les pertes qu'il a pu faire (s). Sans lui l'intégrité des fonctions ne pourroit ſubſiſter, la ſanté ſeroit bientôt détruite, & l'ame ſeroit dans une langueur qui empêcheroit le libre exercice de ſes opérations. Un corps toujours agité reſſemble à cette liqueur qui eſt ſur le feu; elle ſe tarit, & ſes eſprits ſont diſſipés. Il faut donc accorder au corps quelques momens de tranquillité, afin qu'il devienne plus robuſte. Il eſt la demeure de l'ame qui ſe trouve mieux ou plus mal logée ſelon que les fondemens de cet édifice ſont plus ou moins ſtables.

Du repos de l'eſprit.

La ceſſation d'étude dont nous avons parlé dans le paragraphe précédent eſt un vrai repos pour l'eſprit des gens de lettres, quoiqu'ils exercent leurs corps pendant cet intervalle : mais ce repos doit avoir un milieu comme toutes les autres choſes non naturelles. Par une tranquillité qui ſouvent dégénére en pareſſe, ou en indolence, l'eſprit ſe rouille & perd ſon éclat. Il a paru quelquefois que l'eſprit acquéroit des forces par le travail, & que plus il ſembloit s'épuiſer, plus il s'enrichiſſoit.

Il eſt un autre repos pour l'eſprit, c'eſt le calme des paſſions. Cette paix du cœur eſt auſſi rare, que l'homme qui ſait commander aux mouvemens déréglés de ſa nature. Celui qui eſt préoccupé par les inquiétudes de l'amour, par les ſoins de l'ambition, par les tourmens de la crainte, par les ſupplices de la jalouſie, eſt toujours dans un exercice violent (t) & devient peu propre à de certaines études profondes. Il ne parle que de ſa paſſion; il en a tout le langage; il lui eſt impoſſible de dire ou de faire autrement, tout ſon eſprit eſt dans ſon cœur. C'eſt dans la Morale & la Philoſophie que l'on puiſera les ſecours capables de rendre l'homme à lui-même, & de lui faire jouir de toute la liberté de ſon ame.

Le changement d'étude eſt quelquefois un délaſſement pour l'eſprit. Par le paſſage d'une application ſérieuſe à une occupation plus agréa-

(r) Studentes inordinatè intrò ſentiunt ſatietatem compoſitam ex vertigine & anxietate cum ſuſpiriis & manu os ſtomachi demonſtrant. Indè verò dolores capitis accuſant. Quod ſi demum perſeverando inſtent, percipiunt circa os ſtomachi lipopſychin quamdam ae dein imaginationem ſibi inverti, ideòque niſi promptè à ſtudendo deſiſtant totâ vitâ amentiam per intervalla recurrentem ſervant. Helmont. Jus Duumviratus.

(s) Quod caret alternâ requie durabile non eſt, Hæc reparat vires feſſaque membra levat. Ovidius in Epiſt. Heroïd. epiſt. 4. verſ. 88.

(t) Cura ac meditatio hominibus pro animi exercitatione eſt. Hipocrat. de morbis vulg. lib. 6. ſect 5. aphor. 10.

ble, l'attention eſt moins ſoutenue, & l'ame n'a beſoin, pour ainſi dire, que de la moitié de ſes forces pour ſupporter ce travail. C'eſt ainſi que ceux qui s'adonnent à l'étude des Loix, des Mathématiques, de la Médecine, de la Théologie, ſe délaſſent par la lecture d'une Comédie, de Poëſies amuſantes, de l'Hiſtoire, des Ouvrages Polémiques, &c.

Quelquefois on entend par repos cette tranquillité, ce ſilence, cette paix que cherchent les gens de lettres lorſqu'ils veulent étudier & méditer. Peu de perſonnes ſont en état de ſoutenir leur attention au milieu du tumulte & du bruit. Il faut pour cela avoir une grande habitude de réfléchir, & que l'ame ſoit fortement occupée de l'objet ſur lequel elle médite. Le parti le plus ſage lorſqu'on veut être avec ſoi-même, & faire l'examen de ſes penſées, c'eſt de ſe retirer pour quelque tems dans la ſolitude afin d'éviter les diſtractions. Deſcartes dit lui-même qu'il a fait un grand nombre de ſes méditations dans le lit. Là privé de la lumiere & à l'abri des impreſſions de tous les corps environnans, on eſt dans cet état de recueillement où l'ame porte une ſinguliere attention à toutes les nuances de ſes penſées. Nous adoptons bien cette méthode de Deſcartes & nous réſervons pour le moment que nous ſommes dans le lit les ſujets abſtraits ſur leſquels nous avons à méditer parce que la moindre diſtraction fait perdre la filiation des idées, & écarte abſolument de l'objet qu'on veut approfondir. Nous parlerons plus amplement de ce repos lorſque dans la ſuite nous parlerons des ſens comme cauſes de nos diſtractions. *Livre* 3, *Chap.* 1. *Art.* 3.

Claude de L'Etoile, un des premiers Membres de l'Académie Françoiſe ; qui a fait quelques bonnes Comédies, faiſoit fermer les fenêtres de ſa Chambre & apporter des lumieres, afin d'être moins diſtrait, lorſqu'il vouloit travailler de jour (*u*). On dit la même choſe du grand *Corneille.*

ARTICLE III.

DES RÉCRÉMENS ET DES EXCRÉMENS.

LES Médecins entendent par le terme de *récrémens*, des humeurs qui ſéparées dans les couloirs particuliers, & qui après avoir ſervi aux différens uſages auſquels elles ſont deſtinées par la nature, rentrent encore dans la maſſe du ſang. Telles ſont la bile, la liqueur pancréatique, les ſucs digeſtifs, la ſemence & pluſieurs autres humeurs.

Définition des récrémens & des excrémens.

Les *excrémens* au contraire ſont toutes les matieres qui ne pouvant ſervir ni à la nourriture ni à l'accroiſſement du corps humain, en ſont chaſſées par des voies particulieres. Telles ſont les matieres fécales, les urines, les ſueurs ou la matiere de la tranſpiration, l'humeur muceuſe des narines & pluſieurs autres réſidus des ſécrétions.

(*u*) Voyez la Biblioth. franç. de l'Abbé *Goujet* tom. 16. pag. 153.

PARAGRAPHE PREMIER.

De la bile. LA bile sert dans le corps humain à un si grand nombre & à de si essentiels usages, qu'elle ne peut être interceptée par quelque cause que ce soit, sans produire une foule de maux rebelles & funestes. La digestion est dérangée, la chilification se fait mal, le sang séjourne dans la veine porte, les veines hémorroïdales se gonflent, le foie ressent une douleur sourde, le bas-ventre en un mot est le théâtre de mille affections, qui, par leurs variétés & leurs inconstances, trompent quelquefois la sagacité des *Esculapes*. De l'assemblage de tant de maux naît la mélancolie, qui est un délire fixe & permanent sur le même sujet. Si cette maladie dure longtems, elle dégénére enfin en manie, ou en une espece de folie dans laquelle le malade rit, pleure, chante, soupire sans aucun sujet, a des idées singulieres, merveilleuses, extravagantes, compte avoir des révélations & prétend être inspiré par la Divinité même.

Tout ceci tend à faire voir combien le seul empêchement de la sécrétion ou de l'écoulement de la bile est capable de pervertir l'ordre & la nature des fonctions animales qui ne peuvent être rétablies dans leur intégrité qu'en donnant au foie plus d'action, ou en diminuant son ressort, qu'en procurant plus de fluidité à la bile, ou en adoucissant son acrimonie. Mais c'est au Médecin à connoître toutes ces différences; & à appliquer les remedes suivant les cas, les circonstances & la cause du mal.

Si la bile retenue procure tant de maux, elle n'en excite pas moins lorsqu'elle coule trop abondamment. Alors elle cause des diarrhées, le flux hépatique, l'obstruction des visceres, le dégoût, la perte de l'appétit, des fievres lentes, l'ammaigrissement de tout le corps, l'abattement & une langueur universelle. Tandis que le corps perd insensiblement ses forces, l'ame perd aussi peu à peu sa vigueur. Non susceptibles d'application dans ces momens, les idées passent sans laisser aucunes traces, & rarement fait-on l'effort de les retenir & de les comparer ensemble.

Un seul remede seroit incapable de guérir ce mal qui peut être produit par mille causes différentes & quelquefois opposées entr'elles. Ici il faut prescrire les purgatifs, là les astringens, ici il faut ordonner les relâchans, là les remedes toniques; tantôt on met en usage les vomitifs, tantôt les cordiaux. On doit donc dans ces circonstances s'en rapporter absolument à la prudence & à la sagacité de ceux qui, par état sont obligés de connoître par les simptômes, par l'examen particulier, par le récit des malades, le foyer & les causes du mal, & par conséquent la nature du remede qu'il faut appliquer.

On peut conclure de tout ce que nous venons d'avancer, que c'est déja un grand avantage pour l'esprit lorsque la bile se trouve d'une bonne qualité & qu'elle est séparée du sang en suffisante quantité: ce qui ne peut arriver qu'en ne supposant aucun vice soit au foie, soit à la vésicule du fiel.

Ce fera auſſi le même avantage pour l'eſprit ſi le pancréas fait exactement ſa fonction : car il ne peut ceſſer de fournir cette limphe douce, inſipide & ſemblable à la ſalive qu'il doit ſéparer, ſans laiſſer trop d'empire à la bile ſur le chile, ſans rendre incomplet l'amalgame chileux, ou ſans lui ôter la fluidité qu'il doit avoir pour pénétrer dans les vaiſſeaux lactés. Il en réſulte de nouveaux inconvéniens ſi cette limphe eſt d'une mauvaiſe qualité ou en trop grande quantité. Dans ces cas les corps ſouffrent des altérations ſenſibles qui dérangent l'ame de cet état dans lequel elle pouvoit exercer ſes fonctions plus librement. De l'humeur pancréatique.

Les ſucs digeſtifs tels que la ſalive, la liqueur gaſtrique & l'humeur muceuſe qui ſe ſépare dans les glandes des inteſtins, doivent avoir des qualités eſſentielles & propres à remplir les uſages auſquels les a deſtinés la nature, & être mêlés avec une certaine proportion dans la maſſe des alimens que nous prenons pour réparer les pertes qu'a ſouffert notre machine. Sans cela la digeſtion ſe fait avec peine ; quelquefois même elle ne ſe fait point du tout, & il paſſe dans la maſſe du ſang les parties d'un chile aigri, groſſier, mal travaillé, qui excitera par-tout des troubles, & occaſionnera des fièvres, des inflammations, la gangrene, la mort même. Parmi tant de ravages l'ame peut-elle être tranquille ? Non ſans doute. Dès le commencement de cette guerre inteſtine le cerveau eſt affecté ; la douleur de tête, la migraine, l'inſomnie, l'ennui, la mauvaiſe humeur, ſont preſque toujours des ſimptômes qui annoncent certainement que l'eſtomac fait difficilement ſa fonction. Tarde-t-on à tarir la ſource de tant de maux ? on accumule mauvaiſes digeſtions ſur mauvaiſes digeſtions, & les fondemens de l'ame qui n'étoient qu'ébranlés, ſont prêts à être détruits : car ſurviennent les vertiges, l'apoplexie, l'épilepſie, la léthargie & pluſieurs autres maladies, dont les attaques empêchent ſûrement l'action de l'ame, qui rarement reprend ſes mêmes droits après leur guériſon. C'eſt un vaincu qui cede preſque toujours de ſon terrein à ſon vainqueur. Des ſucs digeſtifs.

Les gens de Lettres ſur-tout doivent avoir une ſinguliere attention ſur la maniere dont ſe fait leur digeſtion. Ils ont preſque tous l'eſtomac d'un ſentiment exquis & d'une nature aſſez foible, ſuivant le témoignage de *Celſe* (x). *Ariſtote*, un des plus beaux génies de l'antiquité, avoit cette partie ſi délicate, qu'il étoit obligé de tems en tems de la fortifier par l'application d'une huile aromatique. Un Médecin aſſez bon juge dans cette partie, a ſoutenu qu'on pouvoit eſtimer la capacité des eſprits par la délicateſſe de l'eſtomac, d'autant plus qu'il ſe rencontre peu d'hommes d'eſprit qui n'aient l'eſtomac délicat (y).

La matiere ſéminale retenue avec trop de réſerve, ou prodiguée avec trop d'intempérance, eſt également capable de nuire au corps & à l'eſprit. Il n'y a que celle qui eſt épanchée ſans prodigalité, ou réſervée De la ſemence.

(x) *Imbecilli ſtomacho, omnes penè cupidi litterarum ſunt* Cornel. Celſus. *lib. 1, cap. 2.* Voyez la note (r) ci-deſſus.

(y) Examen de l'examen des eſprits par Jourdain Guibelet, chap. 10. pag. 203.

fans trop d'économie qui puiffe procurer de falutaires effets. C'eft ce dont on peut être déja convaincu par ce que nous avons dit fur la continence.

En effet dans les perfonnes trop chaftes, l'orgafme des parties naturelles fe communique à toute la famille des nerfs. Le cœur fe contracte avec violence, le fang bout dans les veines, il fait des ruptures dans les vaiffeaux pulmonaires. De-là les crachemens de fang & la phthifie ; de-là ces palpitations du cœur, ces rêves terribles, l'incube ou le cochemar & plufieurs maladies longues & quelquefois funeftes par le défaut du fecours effentiel (*z*). Que fera-ce fi le fujet eft jeune, robufte, d'une complexion bouillante, ufe d'alimens fucculens, mene une vie fédentaire, & vit au milieu de fujets voluptueux qui le portent fans ceffe à la tentation. L'imagination déja émue par le prurit des parties naturelles, s'enflamme & augmente encore l'orgafme de ces parties, deforte qu'il fe fait un cercle d'action & de réaction entre ces parties & l'imagination ; deforte que le malheureux auquel le tempérament livre tant de combats eft toujours au milieu des ennemis craignant fa défaite, ou fans l'efperer. Il devient comme ftupide, & ne penfe qu'à un feul objet, ou bien s'il a affez de courage pour fe confoler par l'efpoir du foulagement & des plaifirs, il rit fans en avoir un fujet apparent, de maniere qu'on le prendroit pour un extravagant. De-là ces pleurs involontaires, & cette gaieté folle ou déplacée ; de-là cette mélancolie profonde & cette efpece de ftupidité ; de-là cette brutalité, cette mifantropie, cette dureté dans le caractere, cette impoliteffe de ceux qui n'ont jamais fait d'offrandes à Venus, ou négligé par orgueil fes facrifices : tandis que ceux qui ne s'effraient pas du commerce avec les femmes, & qui leur payent avec modération le tribut néceffaire & ordonné par la premiere de toutes les loix, font gais, civils, pleins d'indulgence & d'humanité. (*&*).

Confiderez maintenant cette jeune fille parvenue à l'âge de puberté, ou pour mieux dire de nubilité. Si par des loix trop féveres elle refufe d'obéir à la voix de la nature, l'*uterus* entre dans une efpece de fureur & l'accable de mille fimptômes auffi finguliers qu'effrayans. Quel fpafme

(*z*) *Michel Verin*, natif de Florence, mourut l'an 1614, âgé d'environ 19 ans. On dit que ce jeune Poëte ne voulut pas fuivre le confeil des Médecins qui lui ordonnoient de fe marier s'il vouloit recouvrer fa fanté, facrifiant ainfi fa vie à l'amour qu'il avoit pour la chafteté. Ce Poëte s'eft rendu célébre par fes Diftiques moraux dans lefquels il a fçu renfermer les plus belles fentences des Philofophes Grecs & Latins, & particulierement celles de *Salomon*. La verfification de fes diftiques eft facile, & le ftile eft net & élégant. *Ange Politien*, Florentin ; à fait cet Epitaphe fur ce jeune homme.

Sola Venus lento poterat fuccurrere morbo,

Ne fe pollueret maluit ille mori.

(*&*) *Si attendamus ingenia eorum qui venere vel jufta nunquam ufi funt, facile intelligemus quid poffit*

& moderata Venus ad leniendam indolem, & neglecta prorfus ad efferandam exacerbandamque mentem. Quicumque enim, abfit ut dicam effufæ veneri indulferunt, fed honeftæ & caftæ litaverunt, ii folent effe naturâ & ad mifericordiam procliviori, & ad comitatem urbaniori, & ad modeftiam compofitiori ; dum verò quidam licitas voluptates quafi fceleratas aut refugere, aut refugiffe volunt videri, ii fectantur afperitatem gravem & inconcinnam, quæ fe commendat rugofâ fronte, mente implacabili, fermone horrido, geftuque toto effero. Adeò valet cafta Venus ad vitia vitanda, ad virtutes ipfas colendas ! ipfa enim virtus blando, non afpero, leni non trifti, modefto non fuperbo, dulci non amaro nos jugo addicere amat. Thefis propugn. in Scholis Med. Par. 22. Febr. 1722. Ergo *ex negato veneris ufu, morbi coroll.* 3.

dans

dans les nerfs! quel defordre dans les fonctions & souvent dans la raison. Vous la verrez trembler, suer, pâlir, rougir, pleurer, rire, dans un très-court espace de tems. Bientôt vous la verrez bâiller, tomber dans un ennui mortel, avoir des sincopes, des mouvemens convulsifs, des vapeurs de toutes les especes. A une fievre lente succederont les pâles couleurs, la suppression du tribut lunaire, & la mort même qui est le terme de tous ces maux (a). L'ame alors sera soumise à tous les troubles de l'économie animale, ce qu'il est facile de connoître par la mauvaise humeur, par les bisarreries & les caprices de la volonté, par l'attachement opiniâtre à des objets dont on rougiroit si l'on pouvoit faire usage de sa raison. Le mariage dissipe tant de simptômes parce qu'on se soumet au commandement de croître & de multiplier, parce qu'on s'instale dans l'honorable emploi d'être mere (b).

Au contraire si la liqueur séminale peu ménagée se trouve continuellement épuisée, le sang s'appauvrit, le corps devient foible & tombe dans le marasme, la vûe s'éteint, les membranes du cerveau deviennent douloureuses, l'ame peu active est incapable de penser & de raisonner, & n'est plus susceptible de ces mouvemens des passions qui lui font sentir sa force & son existence (c).

Maintenant jettez les yeux sur cet homme qui n'est ni trop avare ni trop prodigue de cette liqueur vivifique qui s'échappe avec tant de vîtesse. Il jouit de toute la vigueur de sa nature ; son corps est ferme & robuste, son ame est hardie & prompte dans ses opérations. Il est susceptible de tous les desirs. L'amour, la gloire, l'ambition remuent diversement son cœur & lui causent mille émotions plus vives & plus agréables les unes que les autres. Enjoué, badin, éloquent, il développe le caractere de son affection, en exprime le génie & parle le langage qui lui est propre.

PARAGRAPHE II.

DES EXCRÉMENS.

L E ventre peut être trop resserré ou trop lâche soit par un vice qui soit propre aux solides, soit par le défaut des fluides qui y abondent continuellement, comme nous l'avons fait remarquer en parlant de la bile & des sucs digestifs. Dans chacun de ces états les matieres rejettées par les selles sont de différente nature, de différente couleur, de différente consistance, de différente odeur, &c. souvent l'on peut juger par elles de l'état des visceres du bas ventre, & même de ceux qui se trouvent logés dans les autres cavités du corps humain. Nous renvoyons tous ces détails aux Traités Pathologiques,

Des matieres fécales.

(a) *Vid. Thesim propugn.* 14. Novembr. 1726. Ergò innuptis mulieribus summa vitæ brevior.
(b) *Sic autem se res habent mulierum, si quidem cum viris rem habeant, magis sanæ sunt ; sin contrà, minùs benè habent.* Hippocrates. *lib. de genitura.*

(c) Voyez le Livre de l'*Onanisme*, ou Dissertation sur les maladies produites par la Masturbation, par M. *Tissot*, Docteur en Méd. in-12. troisieme édit. Lauzanne 1764.

Lorfque le ventre n'eft pas libre, il arrive à-peu-près les mêmes fimptômes que ceux que l'on apperçoit dans les hypocondriaques. Ces perfonnes fe plaignent de vents, de borborigmes, de coliques, de chaleur d'entrailles, de fumées qui montent à leur cerveau, de douleur de tête, d'hémorrhoïdes & de plufieurs autres maux qui afferviffent les ames dans la guerre qu'ils livrent aux corps

Un ventre habituellement trop libre produit encore des effets plus dangereux que la conftipation qui eft fouvent la marque d'un tempérament fort & vigoureux. Tantôt cette diarrhée habituelle eft produite par un vice particulier de la limphe, de la mucofité de l'œfophage & de l'eftomac, de l'humeur pancréatique & de toutes les autres liqueurs préparées pour le grand œuvre de la chilification. Tantôt elle eft caufée par un vice particulier du foie, de la rate, du méfentére, de l'eftomac, des inteftins mêmes. Si elle dure trop long-tems, ou fi elle augmente, elle affoiblit les entrailles, les enflamme, les excorie, les épuife. De-là naiffent la maigreur, la foibleffe, l'atrophie, les difenteries, l'épaiffiffement des humeurs, le relâchement des fibres, la leucophlegmatie, l'hydropifie, le dépériffement total de la machine. Un feul de ces maux eft capable d'accabler l'ame & de la forcer à ne penfer qu'à fa douleur, ou à fon exiftence ennuyeufe & chagrinante : que fera-ce lorfque plufieurs de ces ennemis réunis enfemble viendront la percer de leurs traits, & la rendront infenfible aux fentimens qui étoient autrefois pour elle les plus flatteurs & les plus confolans.

De l'urine. L'urine eft une certaine quantité de férofité féparée de la maffe du fang par les reins. Elle eft de la nature des matieres favoneufes & contient un fel très-volatil, une huile très-fubtile & une terre très-fine. Ce fel eft prefque alcalin, cette huile eft très-âcre, cette terre peut s'unir & former des concrétions pierreufes. De-là vient la néceffité de cette excrétion qui produit des maux cruels fi elle eft arrêtée. Il ne faut que jetter un coup d'œil fur les peintures effrayantes & véritables que nous ont fait d'habiles Médecins, de la *dyfurie*, de la *ftrangurie* & de *l'ifchurie*. Mais fans parler ici de ces fortes de fuppreffions d'urine, elle eft encore en état de procurer mille infirmités lorfqu'elle n'eft point féparée en fuffifante quantité. Elle communique au fang une acrimonie qui piquote les nerfs & les irrite. De-là ces inquiétudes, ces fentimens triftes, ces engourdiffemens dans l'exécution des fonctions animales, ces anxiétés, ces infomnies, ces vertiges, & toutes ces chaînes qui empêchent l'ame dans fes actions. Sans parler non plus ici du *diabetes* & de l'incontinence de l'urine, fi cette liqueur coule trop abondamment elle deffeche le fang & l'appauvrit, elle occafionne la maigreur, l'*atrophie* & une foif extrême, elle prive les nerfs de ce fuc qui leur eft néceffaire pour fentir vivement les impreffions & pour fournir à l'ame une fuite d'idées fur la même matiere.

De la tranfpiration. Ce que nous avons dit fur les climats a dû faire concevoir les effets qui réfultoient pour l'efprit, d'une tranfpiration abondante, médiocre,

ou très-petite. Ces effets font fusceptibles de démonftrations, & *Sancto-*
rius la balance à la main, pefe la quantité furabondante, moindre, ou
jufte de la tranfpiration qui difpofe les ames à la joie ou à la triftesse,
à la colere ou à la tranquillité, à l'amour ou à l'indifférence (*d*). C'eft
dans la proportion fuffifante de la tranfpiration que fe trouve la fource
du plaifir d'un exercice modéré, l'attrait fecret d'un travail mefuré à nos
forces, le charme qu'on goûte dans les promenades, dans un air ferain,
dans la danfe & la chaffe, dans les jeux qui exigent un certain mouvement de nos corps. Cette excrétion falutaire eft-elle fupprimée ? il n'y a
pas de maux qu'elle ne foit en état de produire, de même qu'il n'y a
pas de maladies qu'elle ne puiffe guérir lorfque la nature, maitreffe de
fes droits, accélére cette excrétion d'autant plus qu'elle avoit été retardée, l'augmente d'autant plus qu'elle avoit été diminuée, & fait paroître
fous la forme des fueurs cette vapeur qui devoit être infenfible.

L'humeur muceufe des narines retenue dans fes canaux excrétoires gêne
la circulation dans la membrane pituitaire & dans les parties voifines,
occafionne des pefanteurs de tête très-incommodes, des migraines, des
céphalalgies, & difpofe infenfiblement à la triftesse & à la mauvaife humeur. Lorfqu'elle coule trop abondamment comme dans les *catharres*,
elle devient âcre, falée, limpide, elle excite de fréquens éternumens
accompagnés de tintemens d'oreilles, & de violens maux de tête qui appliquent l'ame à fa douleur & l'intéreffent fort peu fur tout ce qui pourroit être l'objet de fes confidérations.

*De l'hu-
meur mu-
ceufe des na-
rines.*

Ce feroit ici le lieu de parler de la fuppreffion du tribut lunaire dans les
femmes, & du flux périodique des hémorrhoïdes dans les hommes : mais
l'expérience journaliere fait tellement voir la puiffance de ces excrétions
interceptées fur l'efprit, que ce feroit vouloir prouver qu'il fait jour
en plein midi. Dans le premier cas les vapeurs, dans le fecond cas la
mélancolie font des fimptômes tellement attachés à ces fortes de fuppreffions, qu'ils frappent les yeux les plus inattentifs & leur font foupçonner la caufe de ces défordres. Si ces efpeces d'évacuations font trop abondantes, les efprits en reçoivent également une atteinte remarquable :
puifque les corps ne peuvent perdre une quantité notable de fang qui eft
le tréfor de la vie, fans quelque altération fenfible, & que les ames
fe plient fur les modifications que reçoivent les corps.

*Des regles
& d s hémor-
rhoïdes.*

(*d*) *Ars* Sanctorii, *de Staticâ medicinâ.* Vide Sectionem *fextam & feptimam.*

A R T I C L E I V.

D U S O M M E I L E T D E L A V E I L L E.

ON peut comparer en général le fommeil au repos, & la veille à l'exercice. Si ce n'eft que le fommeil répare les forces avec beaucoup plus d'efficacité que le repos, & affecte davantage le cerveau ; & que la veille caufe dans tout le genre nerveux un érétifme plus confidérable que celui qu'auroit produit l'exercice.

P A R A G R A P H E P R E M I E R.

D U S O M M E I L.

Pouvoir du fommeil fur les fonctions vitales & animales.

LE fommeil eft une mort qui nous redonne la vie. S'il eft renfermé dans de juftes bornes, les actions vitales reçoivent une nouvelle énergie, les organes des fens font tendus de la manière la plus efficace pour recevoir les impreffions & en fentir les plus légeres différences ; il s'eft féparé une nouvelle quantité de fuc nerveux pour furvenir à tous les befoins dans l'occafion. Si au contraire il paffe les limites que lui prefcrivent l'âge, le fexe, les tempéramens, la faifon, le tems, la nature des travaux, tant s'en faut que fes effets foient falutaires, ils font préjudiciables, alors la chaleur naturelle diminue fenfiblement, le fang devient plus féreux & eft chargé d'un grand nombre de parties qui devroient être enlevées par les fécrétions, tous les mouvemens fe font avec moins de facilité & de foupleffe ; les organes des fens font engourdis, & l'ame affoiblie par la pareffe, languit dans une oifiveté dont elle eft incapable de fe retirer par elle-même. Auffi Platon difoit-il, qu'un trop long fommeil nuifoit autant à l'ame qu'au corps. Perfuadé de cette vérité, il fe levoit dès le grand matin & ne dormoit que le tems qu'il falloit pour éviter les maux qu'entraîne avec elle une trop longue veille. Pline le naturalifte, cet homme dont la multitude des connoiffances étonne les plus curieux, dormoit peu & paffoit fouvent les nuits à étudier (e).

De la durée du fommeil.

Reglez donc la durée de votre fommeil fur votre âge, votre tempérament & les autres états de vos corps, ou du ciel qui vous environne. Reglez-la fur-tout fur le genre & l'efpece de vos travaux : car plus on fatigue, plus on a befoin de repos. C'eft fur cette maxime que nous accorderons aux gens de Lettres un fommeil plus long qu'aux perfonnes qui exercent davantage leurs corps que leurs efprits : mais il ne faut pas qu'il foit trop étendu. Le fommeil d'Epimenides qui dura cinquante ans au rapport de Plutarque & de cinquante-fept au rapport de Diogene

---

(e) Erat acre ingenium, incredibile ftudium, non nunquam inter ipfa ftudia inftantis & deferentis, fumma vigilantia .... Erat fané fomni parciffimi, in illius vitâ à C. Plinio cæcilio ejus nepote fcriptâ.

Laërce, eſt un vrai ſonge (f). Ce n'eſt pas en dormant, comme on veut le faire accroire, qu'il s'inſtruiſit des myſteres de la Philoſophie, c'eſt en voyageant chez des peuples inſtruits & qui avoient déja jetté les fondemens de la Morale. L'abſence de ce Philoſophe pouvoit être à l'égard de ſes concitoyens comme ſon ſommeil.

PARAGRAPHE II.

DE LA VEILLE.

L A veille eſt cet état dans lequel les organes des ſens tant internes qu'externes ſont facilement affectés par les objets, & dans lequel les mouvemens volontaires s'exécutent avec liberté. Cet état requiert une ſuffiſante quantité de ſuc nerveux & une certaine tenſion dans les fibres. La quantité de ſuc nerveux & la tenſion des fibres diminuent-elles ? les muſcles s'affaiſſent peu-à-peu, les organes des ſens languiſſent inſenſiblemĕnt, on s'endort. Un ſommeil doux & paiſible ramene tout au premier état, & l'ame, pour ainſi dire, réveillée de ſon aſſoupiſſement, agit, penſe & ſe reſſouvient ſelon ſon bon plaiſir.

Si les veilles ſont trop prolongées, elles ruinent la ſanté. Les fibres ſe tendent de plus en plus, & deviennent de plus en plus irritables. C'eſt pour cette raiſon que moins on dort, moins on veut dormir. C'eſt par cette raiſon auſſi que les veilles aiguiſent nos eſprits, les rendent moins lourds & nous rendent plus propres à concevoir les choſes. C'eſt une obſervation que nous ferons dans la ſuite de cet Ouvrage, que ſouvent ce qui altére ſenſiblement la ſanté, diſpoſe auſſi à avoir les ſenſations & l'imagination beaucoup plus vives. Ici les veilles prolongées occaſionnent les mêmes accidens qu'un exercice forcé. Toutes les fibres ſont tendues audelà de leur ton, le ſang s'alcaliſe ; état prochain de la fievre & de l'inflammation. Ainſi quoique les veilles diſpoſent efficacement à avoir de l'eſprit, nous croyons que c'eſt un moyen à ménager avec beaucoup de circonſpection, puiſque la ſanté y eſt ſi fort intéreſſée. Il eſt vrai que quelquefois en le négligeant on en penſe moins ſubtilement ; mais on a l'avantage de penſer plus longtems & de jouir d'une meilleure ſanté ; ce qui équivaut aux avantages d'une brillante réputation, ou d'une grande fortune.

Nature de la veille.

Pouvoir de la veille ſur les fonctions animales. Voyez le liv. 3. part. 1. chap. 5. art. 1. parag. 3.

(f) Voyez Plutarque, ſi le vieillard doit encore ſe mêler des affaires publiques. Et Diogenes Laërce *in vitâ Epimenidis.*

ARTICLE V.

COMBINAISON DES CHOSES NON NATURELLES.

Combinai-
son des cho-
ses non na-
turelles.

LES choses non naturelles peuvent tellement être combinées entre elles, qu'elles concourent toutes:

1º. A produire le même effet. C'est ainsi qu'un régime de vivre rafraîchiffant, un trop long repos, ou un sommeil trop long, des passions peu vives occasionnent l'épaississement du sang & un relâchement considérable dans les vaisseaux. Il en est de même d'un régime échauffant joint à un travail pénible, à des veilles prolongées & à des mouvemens de l'ame trop impétueux. Il s'ensuit nécessairement une certaine àcreté dans les humeurs & un érétisme considérable dans les fibres de toute l'habitude du corps.

2º. Si toutes les choses non naturelles sont arrangées entre elles ainsi que nous venons de le dire, il en résultera plus vîte tel effet que si elles étoient combinées en moindre nombre.

3º. Si le mélange est égal de sorte qu'il y ait une exacte compensation de part & d'autre, le corps conserve son même tempérament & il ne lui arrive aucun changement. Tandis que si toutes choses ne sont pas dans la même proportion, la constitution du corps panche du côté que se trouve l'excès.

4º. Parmi les choses non naturelles une seule suffit pour produire certains effets, quoique toutes les autres soient rangées sous les loix les plus austéres que prescrit l'hygiene. C'est une conséquence nécessaire du troisieme principe. Ces effets sont ceux que nous avons détaillé en examinant séparément chaque chose qui entroit dans le régime de vivre.

5º. Une cause contraire peut détruire des effets produits avant par une des choses non naturelles. C'est ainsi que des alimens humectans, une boisson délayante, un exercice modéré détruisent la sécheresse qu'avoient occasionné des alimens trop âcres, des boissons spiritueuses, un exercice trop laborieux.

6º. La chose peut aller encore plus loin : par l'usage continuel & immodéré qu'on fait des choses qui entretiennent la vie & la santé, on peut tomber dans le vice opposé. En insistant trop sur les causes qui remédient à la sécheresse, on procure trop de relâchement aux vaisseaux & on rend les humeurs trop aqueuses. C'est pourquoi si l'on n'y prend garde, en combattant avec trop de vigueur & pendant trop de tems un tempérament chaud, bien loin d'obtenir cette constitution tempérée qui étoit l'objet de tous les souhaits, on acquiert un tempérament froid & humide.

On sent assez que ces différentes altérations des corps apportent des changemens notables dans les esprits & dans les caractéres. Il seroit trop long de les détailler ici, les conséquences en sont trop évidentes après les principes que nous avons établis. Qu'il nous suffise de répéter ici que le pouvoir du régime de vivre sur les esprits est une de ces vérités frappantes qui doivent être mises hors de doute. C'est ce que nous avons tâché d'établir dans ce chapitre. On ne peut pas non plus raisonnablement douter que les choses non naturelles ne soient autant de causes Physiques qui agissant directement sur les organes des sens, agissent indirectement sur les facultés de l'ame, & qu'en les employant bien ou mal, on donne plus ou moins d'étendue à son génie. Voici donc l'abrégé de notre doctrine sur cet article.

COROLLAIRE I.

Que la tempérance est toujours la voie la plus sûre soit pour la santé du corps, soit pour l'intégrité des fonctions animales.

COROLLAIRE II.

Que parmi les alimens ceux qui fournissent un suc moins grossier & qui ont quelques parties spiritueuses, légerement salines & sulphureuses, mobiles & volatiles, sont ceux qui nous mettent en état d'exercer les fonctions animales avec plus de facilité & de liberté.

COROLLAIRE III.

Que parmi les boissons l'eau simple maintient l'esprit dans son assiette ordinaire, & est peu capable de lui procurer aucun éclat : le vin pris modérément lui donne plus de force, la bierre & le cidre lui fournissent un feu qui n'est que passager. On doit encore regarder le chocolat, les décoctions de caffé, les infusions théiformes comme autant de boissons qui facilitent l'exercice des opérations animales.

COROLLAIRE IV.

Que l'exercice & le repos justement ménagés donnent beaucoup d'avantages à l'esprit.

COROLLAIRE V.

Qu'il faut apporter une singuliere attention sur la maniere dont se font les sécrétions & les excrétions de nos corps : car c'est de-là que dépend la plus grande partie de nos passions & la vigueur ou la foiblesse de nos esprits.

COROLLAIRE VI.

Que l'on peut esperer autant de secours du sommeil & de la veille, que l'on a droit d'en attendre du repos & de l'exercice.

COROLLAIRE VII.

Enfin que le régime de vivre est un moyen incontestable soit pour corriger les défauts de l'entendement & de la volonté, soit pour avoir un génie heureux, facile & propre aux sciences auxquelles on veut s'appliquer.

CHAPITRE VIII.

DU POUVOIR DE L'AGE SUR L'ESPRIT.

LES changemens que l'âge apporte à nos esprits, seroient-ils en proportion avec ceux qui arrivent à nos corps par la suite des tems? Il y a tout lieu de le croire. L'un & l'autre ont leur enfance, leur adolescence, leur maturité & leur vieillesse (a). Il n'y a aucun âge qui ne produise des révolutions dans l'esprit de l'homme: les idées de l'enfance se perdent dans celles de la jeunesse; les unes & les autres prennent un autre tour dans l'âge viril jusqu'à ce que la vieillesse nous ramene enfin dans notre premier état (b).

De l'enfance & de la jeunesse.

Dans le premier âge nos corps foibles & délicats ne décelent qu'une nature totalement occupée de sa conservation & de son accroissement. L'ame peu agitée de passions, attend, pour ainsi dire, pour se manifester, que les instrumens qu'elle doit mettre en œuvre, aient acquis un certain point de perfection. Le raisonnement ne paroît que par éclairs;

(a) Voyez les belles descriptions qu'en ont donné *Lucrece*, Livre 3. de *rerum naturâ*.

Praetereà gigni pariter cum corpore & unâ Crescere sentimus, pariterque senescere mentem, &c.

Horace, dans son Art Poëtique vers 156.

Ætatis cujusque notandi sunt tibi mores, &c.

Boileau, Art Poëtique, chant 3. vers la fin.

» Le tems qui change tout, change aussi nos humeurs; » Chaque âge a ses plaisirs, son esprit & ses mœurs &c.

Le Lecteur aura un singulier plaisir à comparer ces tableaux faits par trois grands Maîtres sur le même sujet.

(b) En parlant de la différente façon de penser dans chaque âge, voici ce que dit *Bayle* de lui-même dans sa continuation des pensées diverses, tom. 1. pag. 179. §. 39.

» Il y a des doctrines qui me paroissent aujour- » d'hui très-incertaines, dont je ne croyois pas autre- » fois que l'on put douter sans extravagance, & je » trouve beaucoup de probabilité pour le moins dans » des opinions qui me sembloient si absurdes il y a

» quelques années, que je ne comprenois pas qu'on » osât les soutenir. Vingt ans d'étude peuvent pro- » duire de grands changemens dans une tête, & font » bien voir du pays. Je sai bien que certains Doc- » teurs . . . ne démordent jamais de leurs premiers » sentimens, ils jettent l'ancre pour toute leur vie » partout où l'engagement de la naissance, le ha- » sard, ou l'intérêt les ont conduit (*). Et comme » la passion est la principale source de la lumiere » qu'ils suivent, ils s'enracinent de plus en plus dans » leurs préjugés, desorte qu'ils y tiennent plus ferme- » ment sous les cheveux gris, qu'à la fleur de leur » âge. Je laisse à dire qu'un faux point d'honneur » est cause que bien des gens ne voudroient pas re- » noncer dans leur vieillesse à des sentimens qui leur » ont fait acquérir un nom & une longue réputation. » Ils craindroient qu'on n'attribuât leur changement » à quelque foiblesse d'esprit & que l'on ne s'écriât: *N'ont-ils donc tant vécu que pour cette infamie.*

» Ils auroient honte de reconnoître le besoin qu'ils » auroient eû de vieillir pour discerner une vérité.

(*) *Ad quamcumque disciplinam quasi tempestate delati, ad eam tanquam ad saxum adhærescunt.* Cicero *Academicar. Quæstionum lib. 4. fol. 202.*

Ce

ce n'eſt pas jugement, c'eſt plutôt imprudence; & ſi la mémoire ſe préſente, ce n'eſt que pour faire voir ſa légereté & ſon infidélité. Bientôt le ſpectacle change : ce calme eſt ſuivi de la tempête la plus redoutable. Les paſſions ſe font ſentir avec toute leur vivacité & ne veulent recevoir aucun frein. Les deſirs troublent ſans ceſſe la paix de l'ame. A peine la raiſon ſe reconnoît-elle ; toujours flotante dans les doutes, ou préoccupée des objets, ſouvent elle embraſſe le plus mauvais parti. Preſque toujours terraſſée par l'imagination elle eſt obligée de céder l'empire, juſqu'à ce que les années aient diminué la fougue du ſang, ou pour mieux dire juſqu'à ce que les corps ne prennent plus d'accroiſſement & que la ſeve qui les nourrit ſoit moins active. Alors l'eſprit devenu plus tranquille, & enſeigné par l'expérience, ſe replie ſur lui-même, & à l'aide de la réflexion, il ne craint plus de s'écarter du vrai chemin ; il évite les écueils, & au travers de mille dangers il arrive au port qu'il cherchoit depuis longtems.

Cet état de l'ame pendant la jeuneſſe & l'âge de conſiſtance, auroit-il quelque analogie avec les états du corps pendant ces deux ſaiſons de la vie ? La reſſemblance n'eſt que trop exacte. Le ſang bout dans les veines & n'eſt fruſtré d'aucun effet que doit produire ſon activité. Les ſolides jouiſſent du plus grand reſſort dont ils ſoient capables : Par-tout ils le déploient avec la derniere vigueur ; partout l'énergie des fibres répond à la force des fluides qui viennent ſe heurter contre elles. Les maladies aiguës dont les jeunes gens ſont attaqués, ſont une preuve de ce que nous avançons. Les hémorrhagies, la pleuréſie, les fievres ardentes & toutes les maladies inflammatoires, ſont le triſte partage de ce bel âge, & il eſt à remarquer que ces funeſtes affections font d'autant plus de progrès, & ſont par conſéquent d'autant plus à craindre, que les corps ſont plus robuſtes & annoncent une ſanté plus parfaite & une vie plus longue.

L'homme a-t-il atteint l'âge viril ? il eſt comme à l'abri des orages. Le corps parvenu à ce point de perfection auquel tendoit la nature, ne fait plus entrevoir ces intempéries ſi marquées de chaleur & de froid, ces viciſſitudes de violence & de relâchement, d'apathie & de ſenſibilité extrême, de mouvemens trop lens & trop vifs. Tout eſt meſuré, tout tend à l'équilibre. La ſanté eſt rarement inſultée par les maladies ; elle eſt à l'épreuve des choſes non naturelles qui tendent à la faire ſortir de ſes retranchemens. Cette exemption de guerres inteſtines eſt tout-à-fait déſirable & peut-être peu goûtée ; on la ſent mieux qu'on ne peut la décrire. C'eſt à elle que l'on doit l'attention que l'ame apporte à ſes conceptions, & la gloire de cet âge d'être le plus beau pour le raiſonnement. *De l'âge viril.*

Que pouvons-nous ajouter aux tableaux reſſemblans qu'on nous a préſenté de la vieilleſſe ; c'eſt la derniere phaſe de l'eſprit & du corps, qui ne tarderont pas à s'éclipſer. Un eſſaim de maladies chroniques accablent le dernier terme de la vie. L'aſthme, les catares, les rhumatiſmes, la goûte, les flux de ventre, aſſiégent les vieillards. Toutes les fonctions s'exécutent *De la vieilleſſe.*

avec lenteur ; chaque partie refufe tour à tour fon fervice , les fens s'affoibliffent, la mémoire devient infidéle , la volonté eft opiniâtre , la timidité & l'avarice font les paffions dominantes , le mépris des plaifirs
annonce des organes qui par leur foibleffe & leur peu de délicateffe
font peu fenfibles aux attraits de la volupté. Si au milieu de ce défordre
l'on entrevoit encore un jugement fain , peut-être ne le doit-on qu'à
une nature qui veut périr en héroïne affife fur fes propres ruines.

Nous n'avons préfenté jufqu'à préfent qu'une efquiffe générale des différences notables que l'âge donnoit à l'efprit; cette efquiffe ne fera pas
moins frappante fi on veut la faire de quelques fujets particuliers. Jettez
un coup d'œil fur les Auteurs les plus connus. L'Odiffée qui eft le fecond des Poëmes d'*Homére* , a moins de force que l'Iliade. L'un eft le
fruit de fa jeuneffe, ou du moins d'un âge encore vigoureux , l'autre n'a
été compofé que dans fa vieilleffe. C'eft le fentiment de *Longin*. La fuite
des Piéces de P. *Corneille* repréfente ce qui doit naturellement arriver à
un grand homme qui pouffe le travail jufqu'à la fin de fa vie. Ses commencemens font foibles & imparfaits , mais déja dignes d'admiration
par rapport à fon fiecle. Enfuite il va auffi haut que fon art peut atteindre. A la fin il s'affoiblit, s'éteint peu-à-peu , & n'eft plus femblable à
lui-même que par intervalle. (*c*).

Les premieres Comédies de *Moliere* ne font pas de la force de celles
qu'il donna après avoir effayé le goût du public & étudié davantage
le cœur humain. Et fi ce Coriphée des Poëtes comiques eut vécu au-delà
de cinquante-trois ans, peut être aurions-nous eu dans le déclin de fon
âge des ouvrages inférieurs même à fes effais. Ne pourrions-nous pas dire
qu'il en eft du génie des grands hommes , comme du foleil : le matin
quand il fe leve , il eft très-près de l'horifon ; peu-à-peu il s'éleve jufqu'au Midi qui eft le moment de fa plus grande hauteur ; enfuite il fe rapproche de la terre , jufqu'à ce qu'enfin elle le cache à nos yeux.

Il eft vrai que ces viciffitudes de l'entendement humain font plus remarquables dans les perfonnes qui fe font adonnées aux ouvrages d'imagination, que dans celles qui fe font appliquées à un travail qui ne demande que de la réflexion. Cependant on les apperçoit encore dans ces
ouvrages philofophiques enfantés par le feul raifonnement. Nous n'en citerons qu'un exemple. *Plotin* Philofophe Platonicien qui a fleuri au troifieme fiecle, étoit un efprit fort au-deffus du commun des Philofophes,
& dans lequel on remarquoit des idées d'une grande fingularité. Il avoit
honte d'être logé dans un corps, au rapport de *Porphyre* fon difciple qui
nous a donné fa vie & qui en parlant de fes ouvrages dit que les premiers & les derniers qu'il compofa font fort au-deffous des autres. On
voit dans les premiers une force qui n'a pas encore toute fa crue, &
dans les derniers une force qui n'a plus toute fa crue. C'eft dans les
écrits du moyen âge qu'on voit une force montée au plus haut degré,
Voila donc trois ordres de livres. Il y en a vingt-un dans le premier,

(*c*) Vie de *Pierre Corneille* , par M. *De Fontenelle*. Elle eft à la tête du Théâtre de *Corneille*.

vingt-quatre dans le fecond, & neuf dans le dernier. De ces neuf les cinq premiers étoient moins foibles que les quatre autres (d). Tant il eſt vrai généralement parlant que l'eſprit paſſe par les mêmes viciſſitudes que le corps. On connoît l'âge d'un Auteur aux traits de ſa plume preſqu'auſſi facilement qu'aux traits de ſon viſage (e).

Domitius Afer, célebre Orateur ſous *Tibere*, perdit beaucoup de ſa gloire en plaidant dans ſa vieilleſſe ; & peu s'en fallut que celui qui avoit tenu le premier rang dans le barreau par ſon éloquence ne paſſat pour un radoteur (f).

Nous n'ignorons pas que dans chaque âge on a vû des phénomenes qui ſembloient ne pas ſuivre l'ordre naturel ; mais cela ne dérange rien au ſiſtême général. C'eſt ainſi que l'on a vû *Hermogène* de Tarſe Profeſſeur de Rhétorique à quinze ans (g), Auteur à dix-huit, & oublier à vingt-quatre tout ce qu'il ſavoit. C'eſt de lui qu'*Antiochus* le Sophiſte diſoit qu'il avoit été vieillard en ſa jeuneſſe & enfant dans ſa vieilleſſe. Quel prodige que le jeune *Sylvio Antoniano* (h), quel étonnement n'ont pas excités *Abo-Ali* fils de *Sina*, que nous appellons par corruption *Avicenne* (i), *Jean Pic de la Mirande* (k), *Théodore de Béze* (l), *Jean-Baptiſte Lalli* (m), *Hugues Grotius* (n), *Claude Saumaiſe* (o), *Blaiſe*

(d) *Porphyrius in vitâ Plotini.* Nous nous ſervons de la traduction Latine qu'en a donné *Marſile Ficin.*

(e) Baillet *au 1. tome des Jugemens des Savans, pag.* 381. *& ſuiv.* rapporte beaucoup de choſes curieuſes ſur ceci.

(f) *Niſi quod ætas extrema multum eloquentiæ dempſit, dùm feſſâ mente retinet ſilentii impatientiam* Tacit. *lib.* 4. *cap.* 52.

Vidi ego longè omnium, quos mihi cognoſcere contigit ſummum oratorem, Domitium Afrum*, valdè ſenem, quotidie aliquid ex eâ, quam meruerat, auctoritate perdentem, &c.* Quintilianus *inſtitut. lib.* 11. *cap.* 11. *init.*

(g) Traité hiſtorique des enfans devenus célebres par leurs études, ou par leurs écrits, par *Adrien Baillet*. Paris, 1688. vol. *in-*12. *pag.* 389. A ſa mort on trouva qu'il avoit le cœur velu & d'une grandeur prodigieuſe.

(h) A l'âge de dix ans il faiſoit des vers ſur quelque matiere qu'on lui propoſât, qui étoient ſi bons & ſi juſtes, quoique ce fuſſent des impromptus, qu'un habile homme n'en auroit pû compoſer de ſemblables qu'avec beaucoup de tems & beaucoup de peine. Quoique d'une vile naiſſance il devint Cardinal & mourut en 1603, âgé de 63 ans. *Fam. ſtrada. Prolus. Academ.* 3. *lib.* 1. Dictionnaire *de Bayle*, Article *Antoniano.*

(i) A l'âge de dix ans il ſavoit l'Alcoran & la plus grande partie de ce que nous appellons humanités. Il mourut l'an 1036. *Greg. Abul Pharagius hiſt. dynaſt. ex verſione Eduardi Pocock. pag.* 229. *& ſeq.*

(k) Il n'avoit pas dix-huit ans lorſqu'il compoſa un abrégé des Décrétales, & un traité qui porte le nom d'*Heptaple*, en 1494.

(l) Etant fort jeune il compoſa des Epigrammes & des vers Latins qui lui acquirent la qualité de bon

Poëte. On peut même dire à l'avantage de ſa jeuneſſe, que ceux qu'il a fait au-deſſous de vingt ans ſont plus vifs & plus aiſés que ceux qu'il fit depuis. Il mourut âgé de quatre-vingt ſix ans en 1605. *Baillet, lib. cit. p.* 181.

(m) Natif de Norcia en Ombrie. *Nicius Erythræus* dit (*in pinacothec.* 1. *num.* 73.) que par un preſſentiment infaillible les Muſes ſe trouverent aux couches de ſa mere, & qu'après lui avoir ſervi de Sages-femmes ; elles ſe firent les nourrices de l'enfant dont elles firent un Poëte. Il compoſa dans ſon bas âge deux Poëmes, l'un en Italien contenant les avantures de la maîtreſſe de S. *Euſtache* ; l'autre en Latin ſur la mort d'*Alexandre Farneſe. Baillet* (*liv. cité pag.* 199) dit ſérieuſement qu'il auroit vécu plus de ſoixante-quatre ans, s'il n'eut pas été ſujet à l'apoplexie, dont les attaques réitérées l'emporterent de ce monde. N'eſt-ce pas comme ſi l'on diſoit qu'un certain *Arthur De Lalli* eut vécu longtems ſi le 9 Mai 1766, on ne lui eut pas coupé la tête.

(n) Il naquit à Delft en Hollande le 10 Avril 1583. Il n'avoit encore que huit ans lorſqu'on vit paroître le lui une piece de vers fort eſtimée ; à quatorze ans il ſoutint avec les plus grands applaudiſſemens des Théſes publiques ſur les Mathématiques, la Philoſophie & la Juriſprudence. *Meurſius, Heinſius, Barlæus, Pontanus*, &c, en font les plus magnifiques éloges. Le Préſident de *Thou, Caſaubon, Voſſius, Juſte Lipſe & Scaliger* témoignerent dans leurs écrits une juſte eſtime pour ſes ouvrages. *Baillet* dit qu'il étonna tout l'univers. Il plaida ſa premiere cauſe à ſeize ans. *Vie de Grotius, avec l'Hiſtoire de ſes ouvrages & des négociations auxquelles il fut employé, par M. De Burigny.*

(o) Fils de *Benigne Saumaiſe*, Conſeiller au Parlement de Bourgogne. Il fit une verſion exacte de *Pindare* à dix ans. Il publia avec les notes le Traité de *Nile* & de *Barlaam* ſur la primauté du Pape, à

Pafcal (*p*), *Henry Heineckem* (*q*), *Julienne Morel* (*r*) & plufieurs autres (*s*) que l'on doit plutôt regarder comme ces feux paſſagers qu'on voit briller dans le ciel pendant une nuit ſeraine, que comme ces aſtres reſplendiſſans qui ne ceſſeront de fournir leur lumiere que lorſque le monde ſera anéanti (*t*). Si nous paſſons à l'autre extrêmité de la vie, on a vû des vieillards malgré le poids des années conſerver toute la vigueur de leur eſprit (*u*). *Platon* écrivoit encore à l'âge de quatre-vingt ans. *Iſocrate* avoit quatre-vingt-quatorze ans quand il acheva ſon Oraiſon Panathénaïque, & il en avoit quatre-vingt-ſeize lorſqu'il écrivit celle qui ſe nomme Panégyrique. *Gorgias* l'Orateur malgré un ſiecle révolu, s'adonnoit encore à l'étude. *Varron* dit de lui-même au commencement du livre des occupations ruſtiques, qu'il a entrepris cet Ouvrage à quatre-vingt ans paſſés (*x*). *Sophocle* plus vieux que tous ces Auteurs, lorſqu'il compoſa ſa Tragédie d'Œdipe en colone, étant appellé en Juſtice pour être interdit à cauſe de ſon grand âge, employa pour toute défenſe le premier chœur de cette Tragédie, qu'il venoit d'achever. Il gagna ſa cauſe & fut reconduit favorablement chez lui. *Théophraſte* entreprit de traiter de toutes les vertus & de tous les vices à l'âge de quatre-vingt dix-neuf ans. Nous n'avons que le commencement de l'exécution de ce grand projet ſous le titre de *Caractere* ; ouvrage ſi eſtimable qu'on lui a donné le ſurnom de *Livre d'or.* Mais qu'avons-nous beſoin d'aller chercher des modeles parmi les Anciens, nous avons de nos jours l'exemple de la vieilleſſe la plus eſtimable : l'immortel *Fontenelle*, plus que vétéran ſur le Parnaſſe, cueilloit encore à quatre-vingt dix-neuf ans des lauriers dans le ſacré vallon.

Comparaiſon de l'âge avec les climats. Si nous rapprochons cette théorie de nos principes, nous ne trouverons pas une grande diſtance des âges aux climats. Un ciel froid & pluvieux, & ſous lequel on ne ſe nourrit par conſéquent que d'alimens dénués de

---

quatorze ans. Loin de ſe repentir d'avoir fait cet ouvrage, il le jugeoit capable de faire honneur à ſa vieilleſſe. A peine avoit-il quinze ans qu'il fit paroître ſon *Florus* accompagné de Commentaires. Il mourut aux eaux de Spa le 3 Septembre 1652, âgé de cinquante-huit ans ſelon *Antoine Clement. Ant. Clem. de Laude & vitâ Cl. Salmaſii.* Cette mort eſt retardée d'un an dans les Lettres de *Guy Patin*, tom. 1. lettre 75, datée du 21 Octobre 1653 ; il lui donne ſoixante-cinq ans paſſés, étant né, dit-il, au mois de Mai 1588.

(*p*) Par la ſeule force de ſon génie à l'âge de douze ans, il parvint ſans livres & ſans maîtres juſqu'à la 33e. propoſition du premier livre d'*Euclide* ; à ſeize ans il fit un Traité des *Coniques* qui paſſa au jugement des plus habiles pour un des plus grands efforts d'eſprit qu'on puiſſe imaginer. *Deſcartes* fut ſi étonné qu'il ne pouvoit pas le ſe perſuader. Il mourut en 1662, âgé de trente-neuf ans. *Voyez* la Préface du *Traité de l'équilibre des liqueurs*, &c ; & *la Vie de Blaiſe Paſcal*, par madame *Perier*, ſa ſœur.

(*q*) Il naquit en 1711 à Lubec, & mourut avec toute ſorte de talens en 1725. M. *Chrétien de Schoneick* Précepteur de ce merveilleux enfant, a écrit ſa vie. M. *Behm* a auſſi publié une brochure ſur ſon ſujet. M. *de Seelen* a parlé de lui dans un article de

l'Ouvrage intitulé *Selecta itineraria*. M. *Marchini* a expliqué les raiſons naturelles de cette capacité prématurée. Mémoires de Trévoux, Janvier 1731 ; Mercure de France, Mai 1731.

(*r*) *Juliana Morella Barcinonenſis virgo*, *duodecimo ætatis anno*, *Chriſti verò* 1604, *Latinæ*, *Grecæ & Hebraicæ utcunque perita*, *Lugduni-Galliarum Theſes tùm Logicas*, *tùm Morales*, *à ſe tuendas in ædibus paternis propoſuit*, *quas vidimus Margaritæ Auſtriæ Hiſpaniarum Reginæ inſcriptas : ex bibliotb. Andr. Schoti*, pag. 343.

(*s*) *Paſquier* décrit la ſcience prodigieuſe d'un jeune homme âgé ſeulement de vingt ans. *Recherches*, liv. 6. cbap. 39 ; &c. Voyez le Livre de *Baillet* ſur les enfans célebres.

(*t*) *Volo eſſe in adoleſcente undè aliquid amputem. Non enim poteſt in eo eſſe ſuccus diuturnus, quod nimis celeriter eſt maturitatem aſſecutum.* Cic. de Orat. lib. 2. *Obſervatum ſemper ferè eſt celerius occidere feſtinatam maturitatem.* Quintil. Præm. lib. 6.

(*u*) Cic. de *Senectute*, Valer. Maxim. lib. 8. cap. 7. Lucian. de *longæv*. Plin. lib. 7. cap. 48. Ælian. 2.

(*x*) *Annus octogeſimus admonet me ut ſarcinas colligam, antequam proficiſcar è vitâ. De re ruſticâ, lib. 1. in init.*

principes actifs, ne peut-il pas entrer en paralelle avec la puberté. Une terre brûlée par les ardeurs du foleil, doit offrir des habitans femblables à ceux qui éprouvent la vivacité de la jeuneffe. Un climat plus chaud que froid, plus fec qu'humide, nous préfentera des peuples qui comparés avec les perfonnes d'un âge mur, feront égaux pour les qualités de l'efprit. La vieilleffe enfin dont nous avons annoncé la conftitution froide & féche, reffemblera aux habitans de ces contrées où fouffle continuellement le vent du Nord.

Le paralelle fera encore plus exact fi vous rapprochez les âges de chaque tempérament. En effet, auffitôt que l'homme monte fur le théâtre du monde, il paroît d'abord fanguin; enfuite bilieux, de-là mélancolique, enfin pituiteux : véritables métamorphofes que l'on fubit pendant l'enfance, la jeuneffe, l'âge viril & la vieilleffe. Il eft facile d'appercevoir que cette permutation de tempérament n'eft pas une alternative avantageufe pour les corps, puifqu'ils paffent d'une bonne à une moindre complexion. Au refte il n'en eft pas de même à l'égard de l'efprit; il femble que fa conftitution devienne meilleure : car il paroît que l'âge amene avec lui le difcernement, la fageffe & la prudence. On peut rendre raifon de ce fait par le fait même de la viciffitude des tempéramens dans l'ordre que nous venons d'expofer. Ce que nous avançons ici, nous ne le difons que dans le général. Nous ne prétendons pas en faire une regle certaine & invariable. Un tempérament fanguin peut devenir pituiteux, ce qui fait une grande différence pour l'efprit. Il peut en arriver autant aux autres, & l'obfervation n'y eft pas contraire.

Par un examen fcrupuleux, mais qui feroit trop long, il feroit aifé de s'affurer que les âges ne changent pas toujours les tempéramens pour le fond : mais qu'ils ont un pouvoir furprenant pour en colorer la furface & en varier les afpects. Cependant fi malgré la courfe rapide de l'âge, quelqu'un, content de fon tempérament, vouloit en fixer l'inftabilité, ou mécontent de fa condition en défiroit une plus parfaite, il y a des moyens pour atteindre à ce but : ces moyens font ceux qui agiffent immédiatement fur les tempéramens. Tels font les climats & le régime de vivre; lefquels différemment ménagés, peuvent conferver, perfectionner, changer nos conftitutions (y), c'eft-à-dire, maintenir la nature de nos liqueurs, ou leur en conférer une nouvelle & modifier nos folides de telle ou telle façon. C'eft ainfi qu'on peut imiter toutes les modalités de l'âge, puifqu'elles ne confiftent que dans la maniere d'être de nos fluides & de nos folides. Donc on peut empêcher la dépravation des tempéramens; donc on peut conferver les tempéramens dans leur entier malgré la

(y) Plufieurs prétendent que le changement de tempérament eft impoffible. Sans doute qu'ils n'ont pas fait attention à ce qu'Hippocrate, homme dont toute la pratique eft fondée fur l'expérience, dit à la fin du livre de morbo facro. Hoc igitur Medicum ... noffe convenit ... ab eo enim quod eft confuetum viget & augetur, ab eo verò quod eft inimicum extenuatur & retunditur. Quifquis autem hujufmodi mutationem in hominibus adhibere noverit, & per victûs rationem hominem humidum & ficcum, calidum autem & frigidum reddere poterit, is fanè hunc morbum cirâ expiationes & artes magicas ... fi eorum quæ conferunt opportunitatem dignofcat, curare poterit. Je fai bien que ce changement eft très-difficile; mais je fuis bien éloigné d'affirmer qu'il foit impoffible.

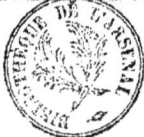

puiffance deftructive des tems ; donc on peut acquérir un nouveau tempérament.

Des principes établis dans ce Chapitre, il s'enfuit :

COROLLAIRE I.

Que l'âge a un pouvoir furprenant pour varier les caractères & les génies.

COROLLAIRE II.

Que cette variation doit fon origine au changement de tempérament.

COROLLAIRE III.

Que l'âge malgré fa tyrannie ne change pas toujours les tempéramens pour le fond. Ce qui n'eft dû qu'à des caufes Phyfiques.

COROLLAIRE IV.

Que ces caufes Phyfiques bien ménagées peuvent altérer, retarder ou fixer les effets de l'âge.

COROLLAIRE V.

Que ces caufes Phyfiques operent immédiatement fur les tempéramens, ce qui leur donnent un rapport de caufalité avec l'âge.

COROLLAIRE VI.

Que l'âge par ce moyen devient une maniere Phyfique & méchanique d'acquérir de l'efprit & de remédier à fes défauts. C'eft ainfi que nous pouvons tirer les avantages les plus confidérables de nos plus grands ennemis.

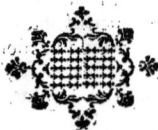

CHAPITRE IX.

DU POUVOIR DE LA SANTÉ ET DES MALADIES SUR L'ESPRIT.

LA Santé est un de ces etats de la vie, qui font également distribués aux pauvres comme aux riches. Le Berger & le Monarque peuvent se porter également bien. A quoi servent les richesses? sinon à nous rendre quelquefois sujets à un plus grand nombre d'infirmités. A quoi servent les honneurs sans la santé? sinon à envier le corps rustique de ce Laboureur qui souffre les injures de toutes les saisons sans en être incommodé. A quoi sert la puissance? sinon à nous inquiéter davantage du bien être des autres, que du nôtre même. Il n'y a donc pas de bien audessus de la santé. C'est un tréfor précieux dont on ne connoît jamais mieux le prix que lorsqu'on en est privé; & souvent on le dissipe comme s'il étoit toujours en notre pouvoir de le recouvrer sans perte.

Prix de la santé & ses efpeces.

Il y a différentes especes de santé. Elle peut être foible, délicate, chancelante, robuste, parfaite. Il y a différens degrés dans la santé. Depuis ce foible moment de la convalescence, jusqu'à cette force athlétique qui touche de si près à la maladie, on peut compter divers intervalles. Il y a une sorte de santé affectée à chaque tempérament : de maniere que peut-être l'état sain d'une certaine constitution seroit une maladie réelle pour une autre. Cette santé particuliere a été appellée par les Grecs *Idiosyncrasie.* Dans tous les cas possibles cette *Idiosyncrasie* dépend de l'action & de la réaction libre des fluides & des solides, & c'est d'elle que dépendent le caractere & le génie spécifique de chaque tempérament. Nous avons suffisamment détaillé précédemment en parlant des diverses constitutions des corps, toutes les causes qui modifioient différemment les actes de l'entendement & de la volonté; il ne nous reste plus qu'à comparer l'état sain de toutes ces constitutions avec leurs mauvaises dispositions & à faire voir dans l'un & l'autre cas la part qu'y prennent les esprits.

Supposer l'action & la réaction libre des fluides & des solides, c'est supposer en même tems la liberté de toutes les fonctions, & par conséquent l'exécution libre des fonctions animales. On peut donc dire en général que c'est pendant le tems que les corps jouissent de la meilleure santé que les esprits ont plus de force & plus de vigueur (*a*).

Liberté des fonctions animales pendant le tems de la santé.

Qu'on ne croie pas comme plusieurs pourroient se l'imaginer, que

De l'embon-

___

(*a*) *Sapientiæ cognitionem Medicinæ sororem & familiarem esse duco. Sapientia si quidem animi perturbationes exhaurit. At Medicina corporum morbos pellit. Mens autem increscit cum adest janitas, cujus curam habere eos qui recte sentiunt præclarum est, ubi corporis habitus dolet, mens ad virtutis exercitationem nullam adhibet diligentiam. Præsens enim morbus animam vehementer hebetat & intelligentiam in affectus cognationem secum adducit.* Democritus *Hippocrati de naturâ humanâ.*

par une bonne santé nous entendions cette corpulence, cette graisse, cette habitude fleurie du corps, qui, si elles n'annoncent pas toujours un état sain, en sont du moins un heureux présage. Cet embonpoint n'est pas essentiel à chaque *Idiosyncrasie*. Il se trouve des constitutions qui ont la maigreur en partage & dans lesquelles la santé est plus ferme que dans celles où l'on voit de ces corps bien nourris & pleins de sucs. Ceux-là, dit *Pline* (b), qui sont chargés de graisse, sont stériles, & ne vivent pas longtems. Cet embonpoint n'est pas non plus avantageux pour l'esprit, & il étoit passé en proverbe chez les Grecs qu'un gros ventre ne pouvoit pas procurer un esprit délié. Cependant *Anaximéne* le Rhéteur avoit le ventre si gros, que *Diogene* le prioit de lui en donner une partie; d'autant plus, lui disoit-il, que vous serez déchargé d'un fardeau, & que ce que vous me donnerez ne me sera pas à charge (c). Sans doute que par son régime *Anaximéne* entretenoit ses organes dans cet état où l'ame maitresse d'elle-même fait attention à toutes ses conceptions. *Platon* étoit aussi fort replet, & avoit les épaules fort hautes : mais il choisit exprès l'Académie, le lieu le plus mal sain d'Athénes, pour y demeurer avec ses disciples, afin de réprimer cet embonpoint qu'il regardoit comme le superflu de la vigne qu'on doit ôter (d).

Les Lacédémoniens, cette nation sage, punissoient sévérement ceux qui s'engraissoient trop par la bonne chere, parce que cette voracité faisoit soupçonner dans ces hommes peu de prudence & d'entendement. *Averroës* un des plus subtils Philosophes qui aient paru parmi les Arabes au douzieme siecle, étoit excessivement gras quoiqu'il ne mangeât qu'une fois par jour (e). Quelques-uns prétendent cependant que son esprit étoit médiocre (f). Aujourd'hui nous ne faisons pas grand cas de ses écrits, & c'est avec raison. Mais on dit des merveilles de sa libéralité, de sa patience & de sa douceur (g).

Ces exemples particuliers ne nous empêcheront pas de conclure avec *Hippocrate*, que les hommes gras sont peu propres pour les sciences, & qu'il est bon d'être maigre pour acquérir de la prudence & de l'adresse. Pourrions-nous, sans craindre de nous attirer la haine d'une grande partie des hommes, justifier ici les soupçons de *César*, ce capitaine aussi vaillant qu'éclairé. Il craignoit *Brutus* & *Cassius*, hommes extrêmement maigres qui furent en effet ses assassins ; tandis qu'il se méfioit peu d'*Antoine* & de *Dolabella* qui avoient beaucoup d'embonpoint (h).

(b) *Hist. nat. lib.* 11. cap. 37.
(c) Diog. Laërt. *lib.* 6. *in vitâ* Diogenis.
(d) *Plutarque*. Comment on pourra distinguer le flatteur de l'ami. Voyez aussi *vitam* Platonis, *authore* Marsilio Ficino.
(e) Journal des Savans du 1. Juillet 1697. pag. 475. *édit.* de Hollande.
(f) Louis Vivès de *causis corruptarum artium*. lib. 5. pag. 167.
(g) Hottinger. *Bibliotheca Theologica.* lib. 11. cap. 3. pag. 173 & 274.

(h) Le grand *Rousseau* n'étoit-il pas imbu de ce principe lorsqu'il disoit :

Toujours ces sages hagards,
Maigres, hideux & blafards
Sont souillés de quelque opprobre ;
Et du premier des Césars
L'assassin fut homme sobre.

Si dans ce que nous venons de dire en général ſur la ſanté & de ſon pouvoir ſur l'eſprit, on entrevoit déja les apparences de contradiction avec nous mêmes, ce qui ſuit confirmeroit davantage les doutes. Un pareil préjugé enleveroit bientôt toute la confiance que pourroit mériter notre doctrine. Il faut donc entendre avec quelque reſtriction ce que nous venons de dire. On peut joüir de la meilleure ſanté & avoir l'eſprit faux ; parce que, ſans qu'il arrive aucun dérangement dans l'économie animale, les organes peuvent manquer de cette irritabilité exquiſe qui donne tant de pouvoir à l'ame, de même qu'on peut exiſter & vivre en fort bonne ſanté quoiqu'on ait un viſage fort laid, & des yeux de travers. Rarement voit-on que ceux qui ſont ſtupides, ſoient foibles & délicats. Les fous ſont moins ſujets à la fievre & aux autres maladies que le reſte des hommes, quoiqu'on les expoſe à mille infirmités par la façon dure & preſque inhumaine dont on les traite. Les hommes d'un eſprit borné ſe portent mieux, & vivent plus longtems que les perſonnes les plus ſpirituelles (i). Il y a une compenſation de bien & de maux dans cet univers. Nous regardons les hommes peu ſpirituels comme les étalons de la nature. Ce ſont ceux qui peuplent le mieux, & qui ſont toujours prêts à célébrer les miſteres amoureux. Leur charge eſt pour ainſi dire de dépenſer leur corps, & de reproduire de nouveaux corps.

Exceptions. Santé robuſte quelquefois peu avantageuſe pour l'eſprit.

Il y a ſans doute de forts tempéramens hors de cette regle, tel que pouvoit être celui d'*Ovide* (k). On rapporte auſſi que le fameux *André Tiraqueau* donnoit tous les ans à l'Etat un livre & un enfant (l). Ce ſont des exemples rares que les gens de lettres ne doivent pas ſuivre ſans s'expoſer à éteindre la lumiere qui les anime. Nous placerons ici un fait qui autoriſera ce que nous avançons. *Jules Zarabella* fils d'un célébre Mathématicien s'abandonna à la débauche des femmes avec tant d'excès qu'il en contracta une grande foibleſſe de nerfs, qui l'obligea de garder le lit cinq ans avant ſa mort (m).

D'un autre côté on peut être foible & infirme, & avoir un eſprit ſupérieur : ce qui ne ſeroit pas arrivé ſi l'on eut joüi de toute la force de ſon tempérament, parce qu'alors le ſang & les ſens ſont agités par la fievre. Tout le ſiſtême nerveux eſt ému par la rapidité de la circulation. Combien de prodiges la fievre produit-elle en occaſionnant le tranſport. *Pline* rapporte de *Zoroaſtre*, ce roi des Bactriens qu'on croit inventeur

Santé foible ſouvent avantageuſe à l'eſprit, ainſi que certaines maladies.

(i) Voyez les Théſes ſoutenuës aux Ecoles de Médecine de Paris, *Ergò ingenioſi brevioris vitæ.* 1687 ; & celle *Ergò fatui diutiùs & feliciùs vivunt ſapientibus.* 20. Januar. 1689.

(k) Il nous apprend lui-même les forces qu'il avoit reçu de la nature pour les combats amoureux.

Exigere à nobis anguſtâ nocte Corinnam,
 Me memini numeros ſuſtinuiſſe novem.

Amor. lib. 3. *eleg.* 7. *verſ.* 25.

Il ſe ttouvoit frais & gaillard le matin après avoir paſſé toute la nuit entre les bras de l'Amour. Il ſouhaite même de mourir dans le ſein de la volupté.

Sæpè ego, laſciva conſumpto tempore noctis,
 Utilis & forti corpore manè fui.
Felix quem veneris certamina mutua perdunt !
 Di faciant lethi cauſa ſit iſta mei.

Id. ibid. *lib.* 2. *eleg.* 10. *verſ.* 27.

(l) *Æquè ingenii ut corporis numeroſâ fæcundus prole, cum ſingulis annis ſingulos libros ac liberos reipublicæ daret,* Thuanus *lib.* 21. *pag.* 432. *ad an.* 1558.

(m) Thomaſius in *elogior. part.* 1. Teiſſier additions aux éloges. *tom.* 2. *pag.* 124.

C c

de la magie, que les artéres de son cerveau battoient avec tant de violence, qu'elles repoussoient la main qu'on appliquoit sur sa tête ; ce qui
fut un pronostic de sa science (*n*). *Antipater* de Sidon dont la facilité pour la
poësie étoit si grande qu'il faisoit à l'instant des vers sur toute sorte de
sujets, avoit régulierement la fievre le jour de sa naissance qui fut aussi
celui de sa mort (*o*). La même chose à-peu-près arrivoit à *Pétrarque* auquel l'Italie & l'Europe entiere doivent la renaissance des belles-lettres.
Ce fut le lundi 26 Avril 1327, que ce Poëte vit pour la premiere fois la
belle *Laure*. Ce même jour il sentoit un feu dans ses veines, & un redou-
blement de sa passion qui lui faisoit répandre un torrent de larmes. Il est
vrai que l'ame de *Pétrarque* étoit tournée à la mélancolie, & nous avons
dit que les passions jettent de profondes racines dans un pareil terrein (*p*).
Guillaume De Brébœuf composa ses ouvrages non dans le feu d'un entousiasme poëtique, mais dans la chaleur d'une fievre opiniâtre qui ne le
quitta pas pendant vingt ans. C'est peut-être à ce sang toujours fougueux
qu'il devoit son goût pour la pharsale de *Lucain*, cet Auteur si ampoulé
& sur lequel il a renchéri par son stile enflé & semé d'hyperboles (*q*).

Il est des fievres qui inspirent des délires ingénieux, des transports
agréables & suivis. Rien n'est plus étrange que la maladie qui, du tems
de *Lisimacus*, regna pendant quelques mois à Abdere (*r*). C'étoit une
fievre chaude qui se dissipoit au septieme jour par quelque crise ; mais,
pendant sa durée, elle causoit un tel trouble dans l'imagination des malades, qu'elle les convertissoit en comédiens. Ils ne faisoient que réciter
des morceaux de tragédies, & surtout de l'Andromede d'*Euripide*, comme
s'ils eussent été sur le théâtre : desorte qu'on voyoit dans toutes les
rues une multitude d'acteurs pâles & maigres qui faisoient des exclama-
tions tragiques. Cela dura jusqu'à l'hiver suivant qui fut fort froid, &
par-là plus propre à faire cesser cette rêverie.

Parmi un grand nombre d'exemples plus modernes de ces frénésies
savantes, nous citerons celui de Mademoiselle *Autheman*, rapporté par
M. *Pomme* (*s*). Pendant le délire son visage étoit riant, son humeur agréable. Les facultés de la main droite étant interdites par la paralisie, elle
peignoit de la gauche, & brodoit avec une dextérité incroyable. Les
productions de son esprit n'étoient pas moins surprenantes que celles
de sa main. Elle récitoit des vers où l'on remarquoit toute la vivacité
& la délicatesse possibles, quoiqu'ils fussent ses premiers nés.

Jourdain Guibelet rapporte une histoire à-peu-près semblable au sujet
d'une Demoiselle qu'il traitoit de suffocations histériques (*t*). Dans ses

(*n*) *Eidem cerebrum ita palpitabat, ut impositam
repelleret manum ; futuræ præsagio scientiæ.* Plin.
Hist. nat. lib. 7. capi 16.
(*o*) *Valerius Maximus.*
(*p*) Mémoires pour la vie de *François Petrarque,*
tirés de ses œuvres & des Auteurs contemporains avec
des notes & les pieces justificatives, in-4°, 1764.
(*q*) Né à Rouen en 1618, & mort de cette fievre à

l'âge de quarante-trois ans. *Bibliothéq. Franç. tom.*
17. pag. 38.
(*r*) Lucianus *Quomodo historia sit conscribenda
initio.* Voyez la-dessus une très-belle note de *Bayle,*
dans son Diction. crit. Art. *Abdére*, note H.
(*s*) Traité des affections vaporeuses des deux
sexes. pag. 58.
(*t*) Examen de l'examen des esprits. chap. 20. pag.
358.

accès qui duroient ordinairement plus de vingt-quatre heures, sans aucune apparence de mouvement ni de sentiment, quoique la langue ou les autres parties qui servent à la formation de la voix ne fussent point empêchées, elle discouroit avec tant de jugement, qu'il sembloit que sa maladie lui fût beaucoup plus libérale que la santé. On pourroit dire, ajoute notre Auteur, que le corps étant comme mort pendant la violence de ce mal, l'ame se retiroit chez elle & jouissoit de tous ses priviléges. Les conceptions de l'ame sont souvent d'autant plus nettes & plus relevées, qu'elle est débarrassée des liens du corps & de la matiere.

L'ame acquiert donc quelquefois d'autant plus de force, que le corps est plus prêt de sa destruction. On observe tous les jours que les enfans qui sont rachitiques, ont cela de particulier, qu'ils ont l'esprit plus mûr à cinq ans, que les autres à quinze (*u*). On remarque dans les phthisiques plus de pénétration, & une sagesse qui n'est pas ordinaire à leur âge (*x*). Vous voyez encore ces enfans qui à peine sortis du sein de la terre, vont y rentrer; quoique l'usage ne leur ait pas encore appris à juger exactement des choses, vous les entendez cependant raisonner avec un bon sens qui est presque toujours le fruit de l'étude & de l'expérience. Ils ne seroient pas sans doute aussi éclairés, si leur état de langueur ne mettoit leurs organes dans un degré compétent de sensibilité. Consultez ces personnes qui par devoir, ou par piété, vont recueillir les derniers soupirs de ceux qui descendent dans le tombeau; elles vous diront toutes, & leur témoignage est respectable, que souvent elles ont vu des hommes qui pendant le cours de leur vie avoient paru de foibles génies & n'avoient jamais donné de marques de sentimens nobles & élevés, montrer la plus haute grandeur d'ame, tenir les discours les plus pathétiques, & tirer des assistans des larmes qui étoient moins le fruit de la tristesse & du regret, que des mouvemens qu'excitoient dans le cœur une certaine assurance dans une situation terrible & au milieu des douleurs les plus aiguës, une expression vive, frappante & naturelle, & l'éloquence d'orateurs aussi sinceres & aussi persuasifs. On pourroit justement comparer alors ces hommes aux cignes du Caïstre ou du Méandre qui chantent beaucoup plus agréablement lorsqu'ils sont prêts de mourir (*y*).

Je n'avois plus dans le monde d'autre espérance & d'autre joie que celle que je trouvois dans mon fils, dit *Quintilien* (*z*), lui seul me suffisoit

<hr>

(*u*) Traité des maladies par M. *Helvetius*, page 306.

(*x*) *Boerhaave*, Aphorism. 1198.

(*y*) *Ciceron* compare l'admirable discours que fit *Crassus* dans le Sénat peu de jours avant sa mort, à la voix mélodieuse d'un cigne mourant. *Illa tanquam Cycnea fuit divini hominis vox & oratio. lib.* 3. *de orat. n.* 6. Et *Socrate* disoit qu'il falloit que les gens de bien imitassent les cignes qui, par un instinct secret & une espece de divination, sentant l'avantage qui se trouve dans la mort, meurent en chantant. *Providentes quid in morte boni sit, cum cantu &*

voluptate moriuntur. cic. tuscul. quæst. n. 73. *vide etiam Platonem in Phædone circa medium.*

Ce sera là que ma lire
Faisant son dernier effort,
Entreprendra de mieux dire
Qu'un cigne près de sa mort.

Poësies de *Malherbe*, liv. 2. Ode à *Henri* le Grand.

(*z*) *Una post hæc* Quintiliani *mei spe ac voluptate nitebar : & poterat sufficere solatio. Non enim flosculos, sicut prior, sed jam decimum ætatis in-*

pour me confoler de la perte que j'avois fait de fa mere & de fon frere.
Il ne préfentoit pas feulement de fimples fleurs comme fon frere, mais il
montroit des fruits déja murs, & il ne faifoit que d'entrer dans fa dixieme
année. J'en jure par ma douleur, par mon trifte fouvenir, par les mânes
de mon fils, c'eft-à-dire par les divinités de ma douleur, que non feulement j'ai remarqué en lui toute la force du génie pour apprendre les
fciences, mais encore la probité, la piété, l'humanité, la libéralité ....
Au milieu de fi douces efpérances on lui voyoit encore de plus grandes
parties, telle que la conftance, la gravité & un courage à l'épreuve de
la douleur & de la crainte. Avec quelle grandeur d'ame, avec quel
étonnement des Médecins, n'a-t-il pas fupporté pendant huit mois les
tourmens de la maladie ? avec quelle préfence d'efprit cherchoit-il à me
confoler dans les derniers momens de fa vie.

Ces anecdotes ne font pas rares dans les annales de la Médecine. Vous
y trouverez mille exemples frappans de cette puiffance étonnante des
maladies fur l'efprit. *Olaus Borrichius* raconte qu'un jeune homme
d'un efprit lourd & indocile aux leçons d'un Précepteur qui avoit déja
fait germer les fciences dans le fein d'un de fes freres, fut attaqué d'une
fievre maligne. Le troifieme jour fans aucune apparence de délire il rai-
fonnoit fur le mépris de la mort, fur la fragilité de la vie, fur le néant
des chofes périffables de ce monde, avec tant de bon fens, qu'on l'auroit cru animé de l'efprit de *Sénéque* (*a*).

Après ces obfervations il eft facile de comprendre que fouvent les facultés intelleéïuelles s'affoibliffent par la force des organes, & que fouvent elles acquierent plus de vigueur par la foibleffe du corps. De-là vient
que ceux qui ont la chair dure, ont l'efprit dur ordinairement ; & que
ceux qui l'ont délicate, ont auffi l'efprit délicat. On a pu remarquer que
les hommes les plus favans & doués du plus beau génie étoient d'une
conftitution foible, & étoient fouvent infirmes. C'eft ce que nous apprend l'hiftoire au fujet de *Chryfippe* (*b*), de *Prodicus* le Sophifte (*c*), de
Philétas le Poëte (*d*), de *Cicéron* ce grand Orateur (*e*), de *Plotin* ce Philofophe Platonicien (*f*), de Saint *Bafile* juftement furnommé le Grand (*g*),

greffus annum, certos atque deformatos fruéïus
oftenderat. Juro per mala mea, per infelicem conf-
cientiam, per illos manes numina doloris mei, has
me in illo vidiffe virtutes ingenii non modo ad perf-
piciendas difciplinas ....fed probitatis, pietatis,
humanitatis, liberalitatis ....fed hæc fpes adhuc :
illi majora, conftantia, gravitas, contra dolores
etiam ac metus robur. Nam quo ille animo, quâ
Medicorum admiratione, menfium oéïo valetudinem
tulit ? ut me i.ı fupremis confolatus eft, &c. Fabii
Quintiliani inftitutiones oratoriæ. lib. 6. in præmio.
pag. 267. ex edit. Genevæ. 1637. in-8°.
(*a*) Th. *Bartholini* aéïa Hafnienfia. vol. V. pag.
162.
(*b*) Diogenes Laertius in vitâ Chrifippi. *Erat au-*
tem imbecillo, tenuique corpufculo.
(*c*) Plutarchus. *An feni fit gerenda refpublica.*
(*d*) Id. ibid. en parlant de Prodicus & de Philétas,

(*e*) Ciceron avoit la taille haute, mais mince, le
col d'une longueur extraordinaire, le vifage mâle &
les traits réguliers. Son tempérament étoit foible,
mais il l'avoit fortifié fi heureufement par fa frugalité, qu'il l'avoit rendu capable de toutes les fatigues
d'une vie laborieufe, & de la plus conftante application à l'étude. Le foin qu'il prenoit de fa fanté étoit
de fe baigner fouvent, de fe faire frotter le corps, &
de prendre chaque jour dans fon jardin l'exercice de
la promenade. Le principal foudement de fa fanté
étoit la tempérance. *Vie de* Ciceron *par* Midleton.
liv. 11.
(*f*) Porphirius in vitâ Plotini.
(*g*) Il étoit continuellement malade. *Voyez la vie*
de S. Bafile,

d'*Erafme* judicieux Littérateur (*h*), de *Pafcal* ingénieux Auteur des Let-tres provinciales (*i*), de *Saumaife* profond critique (*k*), de *Fernel* illuftre Médecin (*l*), de *Charleval* Poète françois d'affez bon goût (*m*), de *Boileau* digne émule d'*Horace* (*n*). Mais il eft inutile d'accumuler ici les noms des favans qui étoient toujours valétudinaires; les exemples ne doivent être allégués que pour des chofes rares ou douteufes.

Il eft des conftitutions vicieufes des corps, fans lefquelles les ames qui les habitent, n'auroient jamais été ce qu'elles ont paru. *Ariftote* (*o*), *Éfope* (*p*), *Hipponax* (*q*), n'auroient peut-être pas été de fi grands hom-mes s'ils euffent été mieux conformés. Ce n'eft pas fans raifon qu'on accorde plus d'efprit aux boffus qu'à des perfonnes bien faites. Ils ont la tête enfoncée dans les épaules, le cerveau eft plus près du cœur, le fang y monte avec plus de force & de vîteffe. Ces différences doivent néceffairement changer les qualités de l'efprit. Ajoutez à cela que les boffus peuvent entrer dans la claffe des valétudinaires. Leurs poulmons fe trouvent gênés par la mauvaife conformation de la poitrine, la refpira-tion eft difficile, la diftribution du fang eft inégale : ce qui dérange toute la fuite des fonctions vitales & naturelles.

Galba, célèbre Orateur du tems d'*Augufte*, de qui l'on a dit que l'ame étoit mal logée, étoit boffu. Avant d'époufer fa femme *Livia Ocellina*, il eut la précaution de lui découvrir fon dos, voulant lui ôter par la fuite tout fujet de reproches. Pareille chofe étoit déja arrivée à *Cratès* le Thébain, Philofophe cinique & homme de beaucoup d'efprit. Quoiqu'il

Des confti-tutions vi-cieufes des corps.

(*h*) Erafmi *valetudo femper fuit tenera* , *unde crebrò tentabatur febribus* , *præfertim in quadrage-fimâ ob pifcium efum* , *quorum folo odore folebat offendi.* in vitâ *Erafmi.*

(*i*) Vie de *Pafcal* , par Madame Perier. pag. 44.

(*k*) Il étoit délicat & mal fain, dit *Guy Patin* dans fes lettres imprimées à la Haye en 1707. 3. vol. in-12. tom. 1. lettre 6.

(*l*) *Verum tamen in eo videtur iniquior tanto viro contigiffe fortuna quod imbecillâ fanitate ex ftudiorum vigiliis potius , lienofus , decolor perpe-tuò vixit. Unde fuamet amarius indulgens indoli , conceptum ex uxoris obitu dolorem diutius tolerare non potuit ; trigefimo namque ab eâ fubreptâ die , adauctâ ejus vifceris inflammatione , urgente febre ac interiori morbo exanimatus interiit anno* 1558. *ætatis* 52. Mufæum hiftoricum Joannis imperialis. pag. 73.

(*m*) Il étoit né avec une complexion fi foible que chaque année fembloit devoir terminer fa vie. Cepen-dant il cultiva les beaux arts avec foin. La nature qui lui avoit donné un corps fi délicat, lui avoit fait l'efprit de même, & tout ce qu'il a produit eft mar-qué à ce coin. Bibliotheque Françoife. tom. 18. arti-cle Jean-Louis Faucon de Ris Seigneur de Charleval. pag. 343.

(*n*) Voici ce qu'il dit de lui-même, épître 10. vers 90.
Libre dans mes difcours, mais pourtant toujours fage ;
Affez foible de corps, affez doux de vifage,
Ni petit, ni trop grand, très-peu voluptueux,
Ami de la vertu plutôt que vertueux.

L'enfance de *Boileau* fut confiée à une noürrice de campagne où il refta près de trois ans. Un jour il voulut battre un dindon qui étoit en colere. L'animal furieux s'élança fur lui, le jetta par terre, & à grands coups de bec le bleffa à l'endroit dont fut privé le malheureux *Abailard.* Le critique qui rapporte cette anecdote dit qu'on trouve dans cet accident la caufe immédiate de l'humeur chagrine de cet Auteur.

(*o*) Il paroît qu'il n'étoit pas trop beau garçon. *Fuit Ariftoteles unus ex omnibus Platonis difcipulis qui præceptoris doctrinam optime imbiberet. In lo-quendo balbutiens , ut Thimotheus Athenienfis ait in libro de vitis. Crura etiam habuit gracilia , ut aiunt , oculos parvos.* Ariftotelis vita à Diogene Laërt. interprete Ifaaco Cafaubono.

(*p*) Chacun fait par tradition qu'*Efope* étoit mal fait. *Planude* dans fa vie qu'il a écrit de ce fameux Fabulifte dit qu'on ne fauroit dire s'il eut fujet de remercier la nature, ou bien de fe plaindre d'elle, car en le douant d'un très-bel efprit, elle le fit naître laid & difforme, ayant à peine la figure d'homme, jufqu'à lui refufer prefqu'entierement l'ufage de la parole. *Voyez* la vie d'*Efope* le Phrygien, qui eft à la tête des Fables de *La Fontaine* , au commence-ment.

(*q*) Poëte Grec, natif d'Ephèfe, il avoit le corps petit, menu & la figure très-difforme. Il fe fignala dans le même genre de poëfie qu'*Archiloque* , & ne fe rendit pas moins redoutable que lui. *Plinius* lib. 36. cap. 5.

fut boſſu & tout contrefait, il épouſa une très-jolie femme, nommée *Hipparchia* devant laquelle il ſe mit tout nud pour la guérir de la paſſion qu'elle avoit pour lui : mais la paſſion l'emporta ſur le remede (*r*). *Pope*, un des plus grands Poëtes & un des plus beaux génies qu'ait eu l'Angleterre, étoit boſſu & fort dégoûtant. On ne peut manquer de mettre encore parmi les gens contrefaits le célèbre *Scarron* qui diſoit de lui-même. » J'ai trente ans paſſés, ſi je vais juſqu'à quarante, j'ajouterai » bien des maux à ceux que j'ai ſoufferts depuis huit à neuf ans ; j'ai eu la » taille bien faite, quoique petite, ma maladie l'a raccourcie d'un bon » pied. Ma tête eſt un peu groſſe pour ma taille.... & ſe penchant ſur » mon eſtomac je ne repréſente pas mal un Z.(*s*) «.

Privilege des gouteux.

On prétend que c'étoit la goute qui le mettoit dans cette triſte ſituation. Beaucoup de ſavans ont été gouteux. Nous ferons en leur faveur une remarque que nous fournit *David Abercromby*, c'eſt que les gouteux qui parviennent à une vieilleſſe avancée, ne radotent pas comme il arrive aux autres vieillards, & qu'ils conſervent toujours leur bon ſens (*t*). Si d'un côté la goute les tourmente par de vives douleurs, ils lui doivent au moins de la reconnoiſſance pour un ſi grand avantage.

De la grandeur & de la petiteſſe de la taille.

La grandeur & la petiteſſe de la taille peuvent donner des différences eſſentielles à l'eſprit. Nous en avons donné les raiſons morales & phyſiques dans nos Mémoires (*u*). *Homère* donne un petit corps à *Uliſſe* qui étoit un homme fin, & ruſé. *Alexandre*, le plus grand de tous les conquérans, étoit de petite ſtature. Dans le tems même de ce roi de Macédoine, vivoit un Poëte élégiaque, nommé *Philetas* né dans l'iſle de Cô, & dont nous venons de parler. Ce Poëte fut Précepteur de *Ptolomée Philadelphe* ; il étoit ſi petit & ſi menu, qu'il étoit obligé de porter du plomb ſur lui de peur d'être emporté par le vent (*x*). *Horace* (*y*) & le *Dante* étoient deux grands Poëtes d'une très-petite taille. La nature en les formant prodigua l'eſprit & économiſa la matière. *Alypius*, Philoſophe d'Alexandrie, contemporain de Jamblique & l'un des plus ſubtils Dialecticiens de ſon tems, étoit petit comme un nain (*z*). *Albert* le Grand étoit fort petit. Quelques-uns écrivent que baiſant les pieds de ſa Sainteté, le Pape lui commanda de ſe lever le croyant encore à genoux, quoiqu'il fut ſur ſes pieds (*&*). En ce cas il a écrit plus haut que lui de livres : car ils montent à vingt-un volumes *in-folio* dans l'édition de Lyon en 1651,

(*r*) Diogenes Laërtius *in vitâ* Hipparchiæ.

(*s*) Voyez la peinture qu'il fait lui-même de ſon état, dans *La Relation véritable de tout ce qui s'eſt paſſé dans l'autre monde au combat des Parques & des Poëtes ſur la mort de Voiture.*

(*t*) *In podagricis pulſus eſt liber, & expeditus ; hinc forte quod podagrici cæterorum ſenum more vix unquam delirent, ſed ad extremam uſque ſenectutem liberâ diſcernendi, dijudicandique de rebus facultate potiuntur* Davidis Abercrombii M. D. de *variatione ac varietate pulſus obſervationes.* Londini 1680. ſectione primâ de morbis.

(*u*) Mémoires ſur différens ſujets de Médecine,

imprimés à Paris chez Ganeau 1760 ; dernier Mémoire intitulé, *Projet pour conſerver l'eſpece des hommes bien faits.*

(*x*) Athenæus *lib.* 12. *cap.* 13. *pag.* 552. Ælianus *variar. hiſt.* 9. *cap.* 14. & *lib.* 10. *cap.* 6.

(*y*) *Corpore brevis, obeſus, lippus, præcanus fuit.* in vitâ *Horatii* quæ extat initio operum.

(*z*) Eunapius *in vitâ* Jamblici.

(*&*) Voyez *Bullart*, Académies des Sciences, *tom.* 2. *pag.* 148. On conte la même choſe de quelques autres perſonnes. Voyez la remarque H. de l'art, *Jean André*, célèbre Juriſconſulte. Dict, de *Bayle.*

procurée par *Pierre Jammy* Jacobin de Grenoble. *Pierre Pomponace* un des plus célèbres Péripatéticiens du seizieme siecle étoit si petit, qu'il tenoit plutôt du nain que d'un homme ordinaire (*a*). *Voiture* disoit que c'étoit dans les plus petites boëtes qu'on mettoit les meilleures essences. Par cette maniere fine & détournée il excusoit sa taille & élevoit son esprit. *Charles Coypeau d'Assouci*, Poëte burlesque mort en 1678, étoit de très-petite stature & d'une foible complexion (*b*).

On sent bien que des théses aussi générales, & qui ne peuvent être soutenues qu'en admettant le concours d'un grand nombre de causes, sont sujettes à beaucoup d'exceptions. Car si d'un côté nous avons cité plusieurs exemples de grands esprits qui étoient logés dans de petits corps, on pourroit aussi nous opposer plusieurs exemples de grandes ames qui animoient des corps d'une grande stature. Le satirique *Juvénal*, le Pape *Leon* X, *Jules Scaliger* ont été de grands hommes. Il suffit dans l'un & l'autre état d'avoir la tête bien conformée, les organes des sens pleins de vigueur, la docilité, l'attention & la mémoire pour retenir les leçons des maîtres.

Si dans chacun de ces états nous supposons la tête bien conformée, c'est qu'elle est le magazin où l'ame trouve les instrumens pour exercer ses facultés. Nous condamnons avec les autres Naturalistes, les têtes trop pointues, trop rondes & serrées vers les tempes. Elles supposent un trop grand rétrécissement des ventricules du cerveau. Il y a déja longtems que les têtes trop grosses sont décriées & qu'il est passé en proverbe que les grosses têtes n'ont pas d'esprit. On voit à Marseille dans le Couvent de l'Observance la tête d'un nommé *Borduni*, laquelle est d'une grosseur prodigieuse. Cet homme qui vivoit au commencement de ce siecle, n'avoit que quatre pieds de haut & sa tête faisoit le quart de cette hauteur & avoit trois pieds de circonférence. Il avoit si peu d'esprit, que lorsqu'on vouloit parler d'un homme qui n'a pas de bon sens, on disoit il a l'esprit de Borduni (*c*). On voyoit en 1751 à Paris un certain *Gerard Vaweick* Hollandois, âgé de trente-six ans, haut de deux pieds trois pouces. La grosseur de sa tête faisoit la longueur de son corps. Cet homme avoit très-peu d'imagination & de jugement (*d*).

Un pareil accroissement de la tête qui se fait toujours aux dépens des autres parties du corps, annonce que toute la nourriture se portant au cerveau, cette masse moëlleuse s'est gonflée, que ses vaisseaux lymphati-

Que la tête doit être bien conformée.

(*a*) *Erat pusillus corpore homuncio quodammodo nanus.* Lucas Gauricus *in Schemat. tract. 4. folio 57. versa.*

(*b*) Il dit de lui-même dans ses *rimes redoublées*, pag. 134, en présentant une requête à *Christine* reine de Suede :

Je ne suis, je vous certifie,
Gueres plus grand qu'un champignon.

Ensuite dans sa plainte à la France avec l'histoire de sa prison, il ajoute :

Cet homme un doigt plus grand qu'une aune,

Que la fureur de Tisiphone

N'a jamais pû mettre à quia.

(*c*) Voyages historiques de l'Europe, tom. 1. pag. 32.

(*d*) *Stanislas* I. roi de Pologne, surnommé à juste titre le *Bienfaisant*, avoit un petit nain appellé Bébé qui n'avoit que trente-deux pouces de haut. On ne remarquoit en lui que fort peu d'intelligence, & malgré tous les soins qu'on prit de son éducation, il ne put pas même apprendre à lire.

ques se sont dilatés & que ses fibres sont devenues plus grosses. Quoique cet organe soit plus ample, il ne s'en sépare pas pour cela une plus grande quantité d'esprits animaux. C'est un crible au travers duquel la limphe passe sans avoir été suffisamment travaillée & sans avoir acquis ce degré d'affinement nécessaire pour devenir un fluide animal d'une bonne qualité. Si cependant par le concours de plusieurs causes physiques la chose arrivoit, les hommes qui se trouveroient dans le cas de cette exception, jouiroient des mêmes priviléges que ceux qui ont la tête bien conformée. Ces cas sont rares, il est vrai : mais ils ne sont pas sans exemple. *Periclès*, homme sage & savant dans le maniement des affaires, avoit la tête fort grosse & si mal faite, qu'il donnoit occasion à ses ennemis de s'en mocquer. Quoique *saint Thomas d'Aquin* eût la tête fort grosse, il avoit l'esprit si sublime & si divin, qu'il fut nommé l'Aigle & l'Ange de l'Ecole. Il est vrai que pendant le cours de ses études il étoit tellement tardif, que ses camarades l'appelloient *bœuf muet* (*e*).

De toutes ces réflexions concluons avec *Epicure*, que toute habitude du corps n'est pas propre à faire un homme sage, ou un homme d'esprit (*f*). C'est ainsi qu'autrefois on ne pouvoit pas faire de tout bois la statue de *Mercure*. Concluons encore que dans certains tempéramens la santé n'est pas toujours le mode des corps le plus avantageux pour l'esprit; que souvent il faut des mouvemens extraordinaires pour mettre en jeu des organes trop lâches ou trop grossiers. La fievre est à ces constitutions, ce qu'est un mouvement de colere dans les phlegmatiques, elle les anime, les échauffe & leur fait étendre les limites de leur imagination. On pourroit encore la comparer à cette fievre, qui, levant les obstacles survenus dans le cerveau, dissipe une attaque d'apoplexie & rend l'ame maîtresse de tous ses droits.

Mais, hélas! s'il est quelques maladies qui donnent des avantages à l'esprit, il en est un plus grand nombre qui l'oppriment & lui font subir la plus dure servitude. Qu'est devenu l'empire de l'ame dans l'apoplexie, dans la catalepsie, dans l'épilepsie, dans la manie & dans toutes les affections soporeuses du cerveau ? Il ne reste aucunes traces de sa liberté, & l'homme n'est tout-au-plus dans ces momens que cette belle machine dont les ressorts rouillés retardent les mouvemens, & dont le balancier trop pesant empêche l'action. Mais personne ne doute que ces tristes & funestes maladies ne portent une terrible atteinte à la plus noble partie de nous-mêmes, & que quand bien même nos complexions seroient assez robustes, ou les remedes assez puissans pour repousser & terrasser des ennemis aussi redoutables, nos ames sortent toujours fatiguées du combat, & perdent toujours quelque peu de leur vivacité & de leur éclat. C'est pourquoi nous n'entrerons ici dans aucun détail, & nous renvoyons aux Traités Pathologiques de nos *Hippocrates*, où l'on trouvera les causes, les signes diagnostiques, l'explication physique des simptômes & la cure

Maladies qui empêchent l'exercice des fonctions animales.

(*e*) Dictionnaire de Bayle. Art. *Erasme*, note E. [*in omni gente fieri sapientem.* Diog. Laërt. *lib.* **X.**
(*f*) *Non tamen ex omni corporis habitu, neque* | *in vitâ* Epicuri.

raisonnée

raifonnée de ces cruelles maladies. Il nous fuffifoit de faire remarquer ici que fi les efprits acquéroient quelques qualités par certaines indifpofitions des corps, ils en perdoient auffi, & quelquefois toutes leurs facultés par les attaques d'autres maladies longues & opiniâtres. Tant il eft vrai que l'ame fuit tous les penchans du corps, & que peut-être la tête garnie ou dégarnie de fes cheveux donne des différences effentielles à la fubftance fpirituelle qui l'anime.

En refumant en peu de mots tout ce que nous venons de dire, voici les corollaires les plus importans qu'on en peut tirer.

COROLLAIRE I.

En général la fanté eft l'état de nos corps le plus propre pour l'exercice des fonctions animales.

COROLLAIRE II.

Il y a des efpeces d'*Idiofyncrafies* qui font exceptées de cette regle gé-nérale.

COROLLAIRE III.

L'embonpoint eft fouvent nuifible à l'exercice des fonctions animales; tandis que la maigreur rend l'ame plus agile, plus adroite & plus pré-voyante.

COROLLAIRE IV.

C'eft ainfi que la foibleffe des corps eft préférable à leur force, lorfqu'il s'agit de s'adonner aux fciences & aux belles-lettres, les efprits en font plus libres & plus fubtils.

COROLLAIRE V.

Un grand nombre des maladies qui attaquent le cerveau oppriment l'imagination, renverfent le raifonnement, le jugement & la mémoire, détruifent même quelquefois le fentiment; mais auffi il fe trouve certaines infirmités qui font rentrer l'ame dans tous fes droits & lui donnent plus de force & d'activité.

COROLLAIRE VI.

De même qu'il y a certaines conftitutions vicieufes des corps qui alte-rent la beauté de l'ame, il y en a auffi qui lui fournissent plus de moyens de paroître tout ce qu'elle eft; mais dans ces cas la tête doit être bien con-formée.

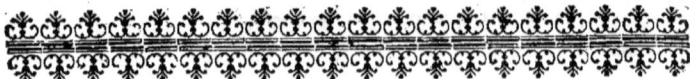

CONCLUSION
DE CE SECOND LIVRE.

Conféquences de tout ce que nous venons de dire pour la Médecine , le Médecin & le genre de vie qu'on embraffe.

Nous avons, à ce que nous penfons, fuffifamment prouvé la puiffance des climats, de l'éducation tant morale que phyfique, du régime de vivre, des tempéramens, des faifons, &c, fur l'efprit. En développant la maniere d'agir de toutes ces caufes, nous avons vû en mêmetems combien elles contribuoient à la diverfité des génies, des caracteres, des vertus, des vices, des paffions & des mœurs. C'eft fur ces principes que nous établiffons le pouvoir de la Médecine fur les ames, & le pouvoir du Médecin pour regler les penchans & les fonctions animales des hommes. On pourroit ajouter de plus, que ce feroit fur l'examen & les rapports de toutes ces caufes qui forment les inclinations & la maniere de penfer de tous les hommes, qu'on devroit les foumettre comme d'euxmêmes à de certaines loix, les ranger à un certain genre de vie felon leur force & leur humeur ; en un mot, fonder fur ces importantes vérités le choix & le bonheur des états. Cette carriere eft immenfe & épineufe à parcourir, & ces conféquences quoique liées à notre fujet, fortent du plan que nous nous fommes propofés. Ainfi contens de connoître cette admirable union qui regne entre l'homme & toute la nature, nous excitons les autres à monter fur un théâtre où les rôles qu'on doit jouer font de difficile exécution & de longue haleine, mais qui font en même-tems dignes de la curiofité des fages. Sans étendre donc notre Ouvrage au-delà de fes bornes, nous parlerons feulement de ce qui regarde l'efprit ; & de tous les divers fujets que nous venons de traiter dans ce fecond Livre, nous en déduirons les moyens phyfiques & méchaniques de rectifier les défauts de l'efprit, d'en augmenter la mefure & d'en conferver les bonnes qualités. C'eft pourquoi il faut avoir les principes que nous venons de pofer bien préfens à la mémoire, afin de comprendre ce que nous dirons dans le Livre fuivant, & de voir la connexion de ces mêmes principes. Voici en peu de mots nos conclufions.

Les vices & les vertus des parens fe communiquent aux enfans.

I. Nous héritons des vices & des vertus de nos peres, & par conféquent de leur efprit & de leurs mœurs. C'eft un problème que propofe l'expérience & que réfout la raifon. Mais nous ne pouvons par nous-mêmes atteindre à cette fource vivifique, qui faine & pure, donne le germe de la fageffe & de la prudence, ou qui troublée & empoifonnée, tranfmet foit le feu primitif des folles paffions, foit le principe de l'ignorance & de la ftupidité. C'eft donc aux parens qui defirent avoir une lignée fpirituelle & vertueufe, à faire attention à la qualité & à la quantité de leurs humeurs. Les peres doivent avoir un sang bien tempéré & abondant en parties spiritueuses, non pas de celles que lui fourniffent le vin ou toute autre liqueur fermentée, plus propres à porter à l'incontinence, que ce mouvement naturel qui excite à se perpétuer dans son espece : mais de celles qui résultant d'une bonne nourriture, font comme un baume qui échauffe, ranime les organes & fait fentir un nouvel être à celui qui se prépare à donner la vie à un nouveau germe (*a*). Les meres doivent avoir ces égards non feulement avant de se livrer aux transports de leurs époux, & pendant qu'elles jouiffent de leurs tendres embraffemens ; mais encore après la conception. La formation de l'homme eft le plus grand ouvrage de la nature : pourquoi n'en livreroit-on la conduite qu'au plaifir & jamais à la raison ? Qu'elles ufent donc fur-tout d'un bon régime de vivre pendant le tems de leur groffeffe ; qu'elles se livrent peu à ces paffions vives qui altèrent la conftitution de leur fang ; qu'elles prennent garde de donner une mauvaife conformation à l'enfant, foit par imprudence, foit par le fot orgueil de conferver la fineffe de leurs tailles ; qu'elles fongent enfin qu'elles nourriffent un innocent qui portera l'empreinte des fautes d'une mere coupable, & qui l'accufera juftement de fa négligence ou de fa vanité.

II. C'eft à leur premiere conftitution organique que les femmes font redevables de ce naturel plus doux, plus gai & plus enjoué que celui des hommes. Elles font plus vives, plus badines, plus volages que les hommes : leur imagination eft plus riante & plus gracieufe ; mais leur jugement eft moins folide. Les hommes ont la gravité & même la févérité en partage ; ce n'eft que par le commerce avec les femmes qu'ils perdent cette rudeffe dans la fociété, & qu'ils acquiérent cette politeffe des mœurs qui fe manifefte dans tous leurs travaux ; de même que les femmes par l'habitude qu'elles ont avec un certain cercle de gens éclairés, approchent infenfiblement du génie des hommes & perdent peu-à-peu ce goût qu'elles avoient pour le futile & le clinquant. C'eft-là un des principaux nœuds qu'a formé la Providence dans la chaîne qui doit lier les hommes avec les femmes. *(margin: Le fexe différencie les efprits.)*

III. Les climats ou trop chauds ou trop froids, font peu favorables aux organes deftinés à l'exécution des fonctions animales. Les premiers confument le fuc nerveux en le volatilifant trop, & deffèchent les fibres par le mouvement trop accéléré d'un fang échauffé & prefque brûlé. Les derniers rendent la limphe trop maffive en la coagulant, & les fibres trop roides en les tendant ou les nourriffant trop. C'eft pour cette raifon que dans les pays chauds les hommes ont plus d'efprit que de courage, & que dans les pays froids les hommes ont plus de courage que d'efprit. *(margin: Les climats trop chauds ou trop froids font peu favorables pour l'efprit.)*

(*a*) *Pythagore* repréfentoit aux Crotoniates que le but qu'on doit fe propofer dans l'union d s deux fexes eft de produire légitimement un autre foi-même. Il condamnoit hautement ceux qui fe portent à cette action après avoir trop mangé, & plus encore ceux qui s'y portent pendant qu'ils font ivres. Omeifius *in Ethica Pythagoræ pag.* 39. *Ex* jamblico *in vita Pythag. lib.* I. *cap.* 31.

D d ij

Les climats tempérés font les plus propres pour modifier avantageuse-
meut les esprits. Les uns, tels que les plus chauds parmi les tempérés,
disposent à la vivacité ; les autres, tels que les plus froids dans cette
zone tempérée, insinuent la force. Ceux qui tiennent le milieu entre ces
deux especes, donnent naissance à la politesse. Nous avons donné les raisons de ces différences, & c'est de-là que nous avons conclu le pouvoir
autentique, universel & immuable des climats sur les esprits, les caracteres,
les coutumes & les mœurs. C'est de-là que nous tirerons aussi cette facilité d'acquérir tel ou tel génie par la puissance qu'on a d'habiter sous un
tel climat plutôt que sous un autre.

IV. Mais tandis qu'au-dessus du même climat le soleil parcourt les
douze signes du Zodiaque, l'année se trouve divisée en quatre saisons,
à la puissance desquelles les esprits de telle nature qu'ils soient, ne peuvent échapper. Lorsque les zéphirs annoncent le printems, l'imagination est plus féconde & plus brillante, & le sentiment plus vif & plus
voluptueux. Pendant l'été, l'imagination quoique vive & agréable, n'est
pas aussi soutenue que dans le printems. On amasse un si grand nombre
d'idées pendant ces deux premieres saisons, que presque toujours dans
les plus belles heures de l'automne, on raisonne davantage & avec plus
de facilité. Dans ces tristes jours de l'hiver où l'imagination est rallentie
& plus froide, le jugement acquiert de nouvelles forces, & fait appercevoir les conséquences certaines de chaque chose. Le mois d'Avril est fait
pour les Poëtes ; & le mois de Décembre est fait pour les Philosophes.

V. Toutes ces causes qui forment la base de notre caractere, peuvent
être retardées, ou empêchées dans leurs effets par la puissance de l'éducation. Ainsi joignons autant qu'il sera possible, une bonne éducation
spirituelle à une bonne éducation corporelle. Un homme sans éducation
ressemble à cet homme nud qui peut avoir, il est vrai, un beau corps ;
mais s'il a des défauts, ils sont bientôt apperçus, & frappent la vûe d'une
façon désagréable. Celui qui est bien éduqué, ressemble à cet homme
qui est habillé. Il joint les charmes de la parure aux graces de son corps,
& souvent les habits cachent bien des défauts. Ce qui exige toujours la
main adroite d'un habile tailleur, de même que la bonne éducation morale
exige tous les soins d'un sage précepteur. Nous n'avons donc pas prétendu renverser le pouvoir des préceptes pour donner tout à la nature.
Nous soutenons seulement que lorsque la doctrine est jointe à la vigueur
naturelle de l'esprit, elle pousse encore plus avant ses racines & étend
plus loin ses branches. Une heureuse éducation augmente & fortifie le
courage, & pour peu qu'elle vienne à manquer, les ames les mieux nées,
font sujettes à se deshonorer par des fautes irréparables.

En effet sans décrire ici tous les avantages réels qu'on peut retirer
d'une bonne éducation, qu'on en juge par ceux qu'on reçoit de la lecture,
qui est une de ses parties. Par son moyen des richesses immenses qui
étoient dispersées nous deviennent propres. Elle fait de nous pour ainsi
dire, des hommes nouveaux. Ici les Philosophes nous dévoilent l'univers

(marginalia:)
Les climats tempérés sont les plus avantageux.

Les saisons influent beaucoup sur les esprits.

Avantages que l'on retire de la bonne éducation morale.

entier, nous délivrent du joug des préjugés & de l'erreur, nous ouvrent les sentiers les plus droits de la morale, & nous montrent l'étoile qui doit y diriger nos pas. Là les historiens nous découvrent l'inconstance des choses humaines, nous font voir la vertu récompensée & le vice puni ; d'autres fois la vertu gémissante dans les fers & le crime sur le trône. Ils nous donnent des modeles à imiter, des exemples à fuir, des préceptes à pratiquer. Enfin ils éclaircissent mille faits importans sur lesquels nous nous serions toujours trompés. Ici les orateurs nous font pénétrer les replis du cœur humain, nous indiquent les routes par lesquelles il faut marcher pour le toucher, nous relevent le secret d'instruire sans ennui, de plaire sans flaterie, de se défendre sans animosité, de déployer ses armes avec efficacité, d'attaquer, de blesser & de remporter la victoire. Là les Poëtes nous découvrent les ressorts qui mettent en jeu les passions humaines, remuent toutes les puissances de l'ame, & nous enlevent par la beauté de l'expression, la cadence & l'harmonie du stile.

C'est sur des motifs aussi puissans que nous concluons que l'éducation morale est absolument nécessaire pour nous rendre vraiment spirituels. Ce n'est pas aussi sur des motifs moins puissans que nous concluons en même tems que ceux sur lesquels l'éducation morale ne fait aucune impression, doivent avoir recours aux puissances qui operent directement sur le fond de l'esprit, afin d'acquérir des dispositions propres à profiter d'une bonne éducation morale, qui, quoique méchanique par la façon dont elle se communique, n'agit pas cependant directement sur les causes qui constituent essentiellement la différence des esprits.

A l'égard de l'éducation corporelle, il est certain que les enfans nourris par leurs propres meres, doivent être plus spirituels que ceux qui sont confiés aux soins d'autres femmes. Motif bien puissant pour engager les meres à nourrir elles-mêmes leurs enfans. Quant à l'usage des choses non naturelles, qui concerne l'éducation corporelle, nous en avons parlé lorsque nous avons traité du régime de vivre. C'est pourquoi les conséquences que nous tirerons sur cet article, pourront encore se rapporter ici. — *Avantages qu'on retire de la bonne éducation corporelle.*

VI. De même que la force des corps ou la pente qui les dispose à telles affections dépendent des tempéramens, de même aussi la vigueur où les inclinations des esprits reconnoissent pour principe ces mêmes tempéramens. C'est une conséquence nécessaire des premisses que nous avons déja posé. Parmi les tempéramens simples le chaud est préférable au sec; vient ensuite le froid, & le dernier de tous est le tempérament humide. Parmi les tempéramens composés, le mélancolique obtient la palme, le bilieux est un des premiers disputans, & le phlegmatique suit le sanguin. On doit entendre ce que nous disons ici dans le vrai sens de cet Ouvrage; c'est-à-dire que l'on fait ici abstraction de tous les autres rapports, pour n'avoir égard qu'aux relations qu'ont les tempéramens à l'esprit: car nous n'ignorons pas que le tempérament sanguin est le meilleur pour la santé, & qu'il faudroit suivre tout un autre ordre si nous faisions attention à cette maniere d'être de nos corps. — *Quels sont les tempéramens les plus avantageux pour l'esprit.*

Quel genre d'occupations est le plus propre pour chaque tempérament.

Par les diverses couleurs avec lesquelles nous avons représenté les différens genres d'esprit de chaque tempérament, on pourra juger à quelles occupations seront propres les personnes qui les possedent. Celles qui ont un tempérament chaud ou sec, peuvent s'adonner aux sciences & y espérer un certain succès. Celles qui sont d'un tempérament froid ou humide, doivent différer de se mettre à l'étude jusqu'à ce qu'elles aient corrigé leur mauvaise complexion. Les mélancoliques ne doivent pas négliger leurs heureuses dispositions. Par leur jugement exact, par leur patience & leur assiduité au travail, ils réussiront dans les Sciences les plus profondes, telles que les Mathématiques, la Philosophie, le Droit, la Médecine, la Métaphysique & la Théologie. Nous réservons les bilieux pour être Historiens, à cause que les faits interressans font beaucoup d'impression sur eux, & qu'ils doivent par conséquent mieux les retenir & en parler mieux que d'autres. Ils pourront encore se distinguer dans le Barreau ou dans la Chaire par rapport à cet admirable subtilité qu'ils ont à saisir les choses, à les éclaircir & à les ranger à leurs places. Les sanguins ayant l'imagination assez vive & la mémoire heureuse, ils pourront faire de grands progrès dans les Belles-Lettres, dans l'Architecture, dans la Géographie, dans la Chymie, &c. Nous ne voyons pas à quoi l'on puisse employer les phlegmatiques : ils ont une complexion si ingrate, que les germes des Sciences doivent plutôt y être étouffés qu'y fructifier.

Il faut encore entendre dans un sens général ce que nous venons de dire, car dans chaque espece de tempérament il y a des degrés sensibles. Ces degrés proviennent de la quantité du sang, de même que la nature de la complexion naît de sa qualité. Les passions, par exemple, d'un bilieux qui a beaucoup de sang, seront plus vives que celles de celui qui en a moins. Ce qui n'empêche pas que la qualité de ce fluide ne soit à-peu-près la même dans tous les bilieux. Nous disons à-peu-près la même, puisque celle-ci peut-être plus saline, celle-là plus sulphureuse, &c : mais elle porte toujours le caractère d'un sang propre aux bilieux.

Quels sont les alimens les plus propres pour l'esprit.

VII. Nous avons examiné en général & en particulier le pouvoir du régime de vivre sur l'esprit, & il nous paroît que nous avons suffisamment établi & développé nos preuves. Parmi les alimens solides nous avons préféré ceux qui pouvoient produire un chile d'une bonne nature, délicat & un peu actif. Les raisons que nous en avons donné nous paroissent évidentes. C'est du chile que toutes nos humeurs prennent leur source ; ces humeurs ne peuvent-être d'une bonne qualité qu'autant que la source elle-même est pure. L'intégrité des fonctions dépend de la bonne qualité des humeurs, & il est certain que l'ame jouit de sa plus grande liberté lorsque toutes les fonctions s'exécutent sans gêne & sans peine. C'est donc requérir une condition avantageuse pour l'esprit que d'exiger une nourriture de facile digestion & qui fournisse un suc proportionné aux forces des organes & analogue aux humeurs à réparer.

Quelle est

Il nous a paru constant aussi que la boisson qui fournissoit au sang des parties plus déliées, plus actives, plus volatiles, sans être pour cela contraire à la constitution foible de nos corps, comme le sont l'eau-de-vie, l'esprit de vin & les autres liqueurs fortes, étoit celle qui mettoit en nous les dispositions les plus propres à faire usage de notre esprit. La liberté & la promptitude des fonctions animales dépend de la juste tension des fibres & de l'irritabilité des organes. Cette juste tension peut être l'effet d'une boisson telle que celle que nous demandons; cette boisson doit donc nous disposer efficacement à jouir de toute l'étendue de notre entendement & de toutes les prérogatives de notre volonté.

Une partie des alimens tant solides que liquides, laisse après la chilification un marc qui doit être expulsé hors de nos entrailles. L'autre partie entre dans les vaisseaux lactés, parvient dans les routes de la circulation, nourrit les parties qui avoient besoin de réparation, subit différentes métamorphoses & est aussi chassée du corps par diverses routes ouvertes par la nature. C'est ce qui forme les excrémens & les récrémens auxquels il faut apporter une singuliere attention lorsqu'on veut entretenir soit la santé du corps, soit la liberté de l'ame. Imaginez-vous un palais où tout est entretenu dans la plus exacte propreté, & d'un autre côté une noire prison où l'on respire l'air le plus infect. L'état de l'homme dans l'une ou l'autre de ces demeures seroit bien différent.

C'est encore sur l'exacte vibratilité des solides & le mouvement facile des liquides que nous avons proportionné l'exercice & le repos, la veille & le sommeil. La regle la plus générale qu'on puisse établir sur cet article, c'est qu'il faut dans la jouissance de ces choses non naturelles, observer un scrupuleux milieu afin d'obtenir la plus grande aptitude pour la pratique des opérations de l'ame. Nous n'ignorons pas que cette loi quoique générale, n'est que relative, & qu'elle est sujette à mille exceptions par rapport au tempérament, à l'âge, au sexe, à la saison, aux circonstances de la vie, &c : mais c'est à l'homme prudent de combiner tellement les choses, qu'il n'en puisse retirer que ce qu'il jugera lui être utile.

VIII. Tandis que le corps subit toutes les différentes altérations que lui occasionnent les diverses causes physiques qui l'environnent, il reçoit différens changemens par l'âge qui par degrés le conduit à sa destruction. Ces degrés sont l'enfance, l'adolescence, la jeunesse, l'âge viril, la vieillesse & la décrépitude. Pendant ces divers espaces de la vie, la nature de nos corps panche vers un certain tempérament. D'abord phlegmatiques, nous devenons insensiblement sanguins, bientôt nous devenons bilieux & nous finissons par être mélancoliques. C'est sur cette variation des tempéramens que nous avons présumé que l'on pourroit imiter les effets de l'âge sur l'esprit, & se disposer à cueillir dans un certain âge des fruits qui étoient réservés pour une autre saison.

IX. Il paroîtroit d'abord vrai que dans quelques circonstances que nos corps se trouvent, la santé seroit toujours le mode le plus avantageux pour l'esprit : car il est difficile que les fonctions tant naturelles que vitales foient lefées, fans que les fonctions animales languiffent. Il y a cependant des cas où cette regle fouffre des exceptions, & qu'elle n'eft relative qu'aux tempéramens. La vigueur de nos conftitutions nous difpofe plutôt aux exercices du corps, qu'à ceux de l'efprit ; & fouvent la foibleffe de nos organes prête de nouvelles forces à nos ames.

Diverfes autres caufes Phyfiques dont on n'a pas parlé dans le II. livre.

Nous aurions pû encore ajouter dans ce fecond Livre différentes caufes Phyfiques qui agiffent fur les efprits par les effets qu'elles produifent fur les corps. C'eft ainfi que certains lieux, certaines promenades, certaines expofitions, certains fpectacles affectent plus ou moins, & impriment dans nos ames un caractere qui leur eft propre. C'eft ainfi que les matins on fe trouve plus difpofé à l'étude qu'après les heures du repas. C'eft ainfi que certaines converfations, certains tons de voix, certains geftes, réveillent en nous de nouveaux fentimens. Mais toutes ces chofes auroient été d'une trop longue difcuffion ; il fuffira d'en rapporter des exemples dans notre troifieme Livre, où nous ferons voir auffi quel genre d'efprit eft attaché aux vertus & aux paffions.

Précis des deux premieres parties de cet Ouvrage, & matiere du III. livre.

Les principes que nous venons de pofer étant fuffifamment difcutés, nous allons commencer la troifieme Partie de notre Ouvrage, qui eft l'accompliffement de notre deffein. Car 1°. Nous avons vû le méchanifme des fonctions animales. 2°. Nous avons examiné les caufes qui pouvoient faire varier le méchanifme de ces mêmes fonctions. Il ne nous refte donc plus maintenant qu'à confiderer les divers changemens qu'il faut apporter à nos corps pour corriger certains vices de l'efprit, en augmenter la mefure & l'entretenir dans un bon état. ∎

Fin du fecond Livre.

LIVRE

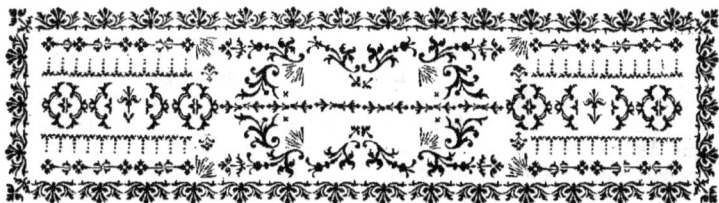

LIVRE TROISIEME.

LA MÉDECINE DE L'ESPRIT.

Mentis, memoriæ, odoris, &c. Medico cura esse debet.

Hippoc. *de morbis vulgaribus. lib. 6. sect. 6. aphorism. 4.*

INTRODUCTION.

Nous ne parlerons pas ici des vices de l'entendement & de la volonté qui partent des maladies réelles du corps. Nous renvoyons nos lecteurs aux Traités Pathologiques, dans lesquels ils verront la maniere dont l'ame est affectée dans la manie, dans l'apoplexie, dans les vapeurs, &c, & de quels moyens on peut se servir pour la délivrer du poids qui l'accable dans ces sortes d'affections. Notre projet est plus hardi puisque nous sommes les premiers qui osons le tenter. Il est peut-être aussi d'une plus difficile exécution par la pente naturelle qu'ont les hommes à éviter tout remede lorsqu'ils n'apperçoivent aucune altération sensible dans leurs constitutions. Nous considerons les hommes jouissant d'une pleine santé, mais privés d'une partie de la capacité & de l'action dont pourroient jouir leurs ames si elles n'étoient enchaînées dans des liens trop pesans, & si les rayons lumineux de ces mêmes ames pouvoient se manifester au travers des corps trop opaques.

Si la trempe des esprits dépend de l'organisation des corps; c'est à ceux qui ont la noble ambition de jouir de toute la liberté de leur entendement & de se rendre propres aux Sciences & aux Beaux-Arts, à tellement disposer leur constitution organique, que leurs fibres soient très-sensibles & que leur sang ne reçoive que des sucs purs & subtiles (*a*). C'est

Objet de cette troisieme Partie.

Maxime fondamentale de notre sistême.

(*a*) *Qui nobile, & ad sublimitates rerum capiendas aptum sibi conciliare instituit ingenium, imprimis curet ut ingeneret spiritum sanguini ac corpori benignum, purum atque temperatum.* Fred. Hoffman. *tom. V. in-fol. cap. 3. de prolongandâ litteratorum vitâ per regulas diæteticas.*

E e

cette maxime fondamentale de notre fistême que nous allons étendre depuis l'imbécille, jufqu'au favant; depuis l'homme qui fe contente d'un efprit fociable, jufqu'à celui qui veut communiquer aux autres fes réflexions ou par écrit, ou de vive voix; depuis celui qui veut ne s'occuper que des chofes fenfibles, jufqu'à celui qui prenant un vol plus hardi, fonde la nature abftraite des chofes. Enfin nous prétendons par des voies purement méchaniques faire de tout homme un homme d'efprit, ou, ce qui revient au même, procurer à fon ame tout le folide & tout le brillant qu'il fouhaitera.

Ce qu'on doit entendre ici par le terme d'un homme d'efprit.

Par le terme d'un *homme d'efprit*, nous n'entendons pas ce favant, qui, tout hériffé de grec, ne décide rien que fur l'autorité de quelque ancien Philofophe, ni cet autre qui, toujours emporté par l'entoufiafme & foutenu par les aîles du fublime, quitte notre fphere pour être admiré d'un autre monde. Nous n'appellons pas feulement un homme d'efprit, celui qui, prompt en heureufes reffources, fait cacher adroitement fes défauts, celui qui enrichit le Libraire de fes productions, celui qui fait tellement affaifonner les confervations du fel de l'enjouement, qu'il fe fait défirer dans toutes les compagnies. Mais en général nous appellons un homme d'efprit, *celui qui ne cherche pas avec peine fes idées, qui raifonne facilement & qui juge exactement.*

Moyens qu'on doit employer pour avoir de l'efprit.

Les moyens phyfiques pour acquérir ces excellentes qualités ne font pas au-deffus de notre portée. On fait conféquemment aux principes établis ci-deffus, qu'elles ne dépendent que de la difpofition des organes, de la qualité & des mouvemens du fang. On peut modifier différemment ces êtres matériels & par conféquent affecter l'ame d'une telle ou telle maniere. C'eft pourquoi *Ciceron* dit, » qu'il eft fort important à l'ame » d'être logée dans certains corps: puifque de cette machine terreftre s'élè- » vent ou des fumées qui l'obfcurciffent, ou des principes de lumiere » qui la rendent plus éclatante (*b*).

Ceux qu'on emploie ordinairement font infuffifans.

Nous ne fommes pas furpris que tous les hommes cherchent à avoir de l'efprit, c'eft le plus bel ornement & la partie qui les approche le plus de la divinité; mais nous fommes furpris de la maniere dont ils veulent l'acquérir. Ils fe livrent tout-à-coup aux préceptes, à la lecture, aux réflexions des maîtres: & fort fouvent de tous leurs travaux ils n'en recueillent qu'un fruit vil, de peu de valeur & quelquefois méprifable. Il eft donc des fonds ingrats & pareffeux que la Médecine doit défricher avant d'y confier aucune femence. Les fleurs de la Rhétorique font bientôt étouffées dans ces champs où il ne croît que des ronces & des épines. Il faut la main d'un Jardinier habile & vigilant pour engraiffer avant cette terre, & la rendre fertile. C'eft ainfi qu'avec une certaine induftrie l'on vient à bout de fe former un efprit plus fubtil & plus actif, que celui qu'on avoit reçu des mains de la nature (*c*).

(*b*) *Et ipfa animi magni refert quafi in corpore locati fint, multa etim è corpore exiftunt quæ acuunt mentem: multa quæ obtundunt. Tufcul. quæft. lib.* 1. (*c*) *Ex ipfa hominum folertia effe aliquam mentem & eam quidem acriorem & divinam exiftimare debemus. Id. de natura Deorum lib.* 2.

Nous n'ignorons pas qu'il y a certains avantages naturels qui, s'ils ne nous rendent pas spirituels, annoncent au moins de l'esprit. Tels sont ceux dont jouissent quelques mortels fortunés; une physionomie qui plaît, des yeux où étincelle l'esprit, un air fin, noble & prévenant, ce sont des faveurs de la nature, & personne n'est en droit de reclamer contre elle lorsqu'elle les refuse, parce qu'elle est libre dans la distribution de ses bienfaits. L'art médical, malgré toute sa puissance, ne peut pas les procurer, & nous abuserions de la crédulité de nos Lecteurs, si nous leur faisions une pareille promesse. Mais il y a des talens acquis, qui font honneur à l'entendement humain, & qui ne dépendent pas de la force du destin. Tels sont ceux qui naissent de la culture des dispositions que l'on a reçu du ciel. L'art de conserver la santé & de guérir les maladies peut atteindre à ce point, & produire des effets inattendus jusqu'à présent, parce que les hommes se servent ordinairement du même instrument pour les mêmes usages, ne prévoyant pas toujours à combien d'autres usages ils pourroient l'employer.

Mais dira-t-on, pensez-vous de bonne foi faire un homme d'esprit d'un stupide ? Oui, nous le croyons. Modifiez d'abord différemment ses organes, ensuite instruisez-le, & donnez-lui les mêmes soins que ceux que vous apporteriez aux personnes qui jouiroient des meilleures dispositions. Que les changemens arrivés aux organes puissent procurer des changemens si étonnans dans l'ame, c'est une chose que l'expérience confirme. Nous en rapporterons quelques exemples des plus sensibles avant d'entrer en matiere, afin qu'on ne lise pas ce qui suit avec un certain pyrrhonisme qui engageroit à se méfier de nos preuves mêmes les plus constantes. *Objection contre notre sistême, & solution.*

Un jeune homme tout-à-fait disgracié de la nature du côté des talens, presque imbécille, à charge à sa famille, fut renfermé dans un cloître. Son emploi étoit de sonner les cloches. Un jour remplissant cet emploi de son mieux, il se laissa tomber. La chûte fut si violente, que tout le cerveau en fut ébranlé. Mais cet événement, bien-loin d'être malheureux pour le Moine, lui fut des plus favorables. Il devint tout-à-coup intelligent, & fit un des plus grands hommes de lettres de son siécle. *Exemples qui confirment ce que nous avançons.*

Baudouin Ronsseus rapporte qu'on avoit tenté toute sorte de remedes pour guérir une femme de la folie (*d*). L'art fut inutile, elle ne se trouva pas soulagée. Un jour elle se débarrassa de ses liens, & se jetta par la fenêtre dans la rue. Cette chûte violente la guérit de sa folie.

Le Pape Clément VI avoit une mémoire si prodigieuse, qu'il ne pouvoit, quand il l'auroit voulu, oublier rien de tout ce qu'il lisoit. On prétend qu'une blessure à la tête lui avoit causé ce talent singulier (*e*).

Nous ne prétendons pas indiquer de pareils moyens ; le remede seroit pis que le mal. Tout ceci n'a été allégué que pour détruire la pensée d'impossibilité, qui pourroit naître contre notre sistême. En effet ce que

(*d*) *In suis Miscellaneis epist.* 3.
(*e*) *Petrarca lib.* 1. *rerum memor. & lib.* 8. *rerum* | *familiarium.*

le hazard a produit, l'art raifonné & dirigé par une main habile peut y atteindre. L'art dont nous parlons ici, n'eft que les moyens conféquens des principes que nous avons déja établis. Ce font les caufes Phyfiques qui agiront fur l'efprit en opérant fur les corps. C'eft ainfi que le choc de l'acier contre un caillou en fait fortir une étincelle en brifant les liens qui la retenoient captive. Entrons donc en matiere.

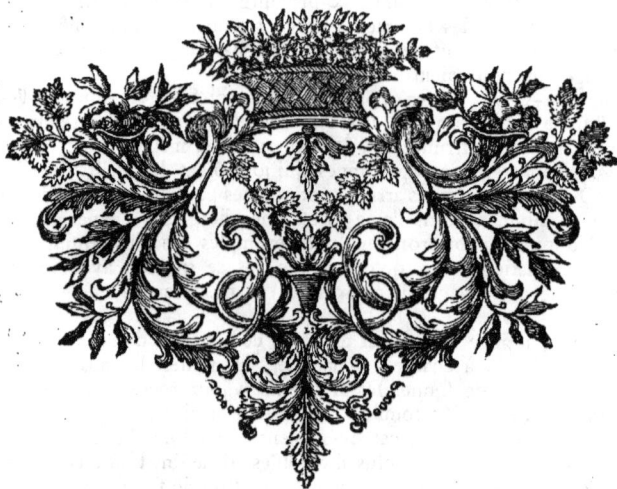

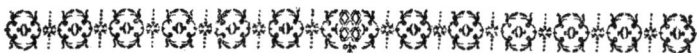

PREMIERE PARTIE.

DE L'ENTENDEMENT.

Nous reprenons le même ordre que nous avons tenu dans notre premier Livre, afin que l'on foit en état de comparer les principes avec les conféquences. Dans l'une & l'autre partie nous avons parlé du méchanifme de l'entendement & de la volonté ; il s'agit maintenant de mettre l'ame à portée de faire un plein ufage de ces deux facultés, en n'emploiant que des caufes phyfiques, foit pour les rectifier, foit pour les maintenir dans un jufte état fi elles s'y rencontrent. La fenfibilité & les fenfations étant les propriétés les plus fimples de nos corps, qui contribuent le plus aux opérations de l'entendement, & étant liées néceffairement avec elles, nous allons commencer par elles.

CHAPITRE PREMIER.

DE LA SENSIBILITÉ ET DES SENSATIONS.

Nous féparerons encore ici des fenfations la fenfibilité afin d'examiner plus en détail les reffources qu'elles fourniffent à l'ame, les vices qui les font dégénérer & les moyens qui peuvent les rétablir, ou les conferver dans un bon état.

ARTICLE I.

DE LA SENSIBILITÉ.

Qui pourra raconter tous les avantages que donne la fenfibilité à l'efprit ? Elle eft la fource de toutes nos connoiffances, ainfi qu'elle eft la fource de toutes nos paffions. Qu'on nous ôte la fenfibilité, nous ne fommes plus que des pierres ou des métaux. Elle eft la marque d'un efprit intelligent, de même qu'elle eft la marque d'un bon cœur. C'eft elle qui donne de la tendreffe pour les parens, de la pitié pour les miférables, de la piété pour le Créateur, de l'amitié pour fes femblables, de l'amour pour un fexe différent, de l'humanité pour fon prochain, de la reconnoiffance pour les bienfaicteurs, du reffentiment pour les affronts, du refpect pour la vertu. Quelle foule d'idées différentes & fouvent combinées doivent naître de tous ces mouvemens ? Quels éclats brillans de lumiere doivent en rejaillir fur l'ame qui fait alors fentir toute la vigueur de fon exiftence & de fes droits.

Ecoutez celui qui parle lorfque c'eſt le fentiment qui lui dicte fon difcours. Quelle éloquence ! elle entraîne avec elle la perfuafion & la conviction. Si c'eut été la feule imagination qui eût tracé les tableaux, le coloris eut été froid, languiffant, peu varié, & n'eut pas touché le fpectateur. Le fentiment bien ou mal exprimé vaut mieux que les plus belles réflexions, il occupe plus agréablement. C'eſt avec raifon qu'on reproche à *Ovide* d'être trop ingénieux dans la douleur. Il fait voir de l'efprit lorfqu'on n'attend que du fentiment ; ce qui fait qu'il n'excite qu'une légere compaffion, dans le tems qu'il devroit tirer des larmes. On feroit prefque fâché de ne le pas voir fouffrir, parce que fans fes fouffrances on n'auroit pas le plaifir de l'entendre raconter agréablement fes peines. Rien ne touche que ce qu'on fent, & l'on n'eſt content qu'à proportion de ce que le fentiment eſt plus vif & plus profond.

Quel eſt-il ce fentiment ? quelle eſt fa nature ? Queſtion vraiment philofophique & du reffort d'un ouvrage où l'on traite des fens & de toutes leurs dépendances. C'eſt la fenfibilité mife en action, c'eſt l'impreffion même qu'a, ou reçoit l'ame au fujet d'un objet qui la touche ou qui l'émeut. Le fentiment eſt à raifon de la fenfibilité ; il eſt plus ou moins vif felon que la fenfibilité eſt plus ou moins grande. On le confidere dans un fens plus étendu & plus général que la fenfation ; car la fenfation eſt prefque toujours deftinée à une partie, comme la vue, le toucher, &c ; le fentiment appartient à tous les organes, & eſt la complexion de tous les fens. Il appartient auffi aux mouvemens propres de l'ame & peut être excité par la réflexion. Puifque la fenfibilité & le fentiment qui en réfultent, font la bafe des idées tant directes que réfléchies, tout ce qui pourra leur nuire, nuira auffi aux opérations de l'entendement & de la volonté : & on ne deviendra ingénieux qu'à proportion qu'on éloignera les obſtacles qui les gênent. Ces obſtacles confiftent dans un trop grand relâchement, ou dans une trop grande rigidité des fibres qui l'amortiffent, ou dans une trop grande irritabilité qui fans le pouffer tout-à-fait jufqu'à la douleur, le dérange cependant de fon état naturel. Vices fur lefquels les moyens moraux ont peu de prife, & qu'il faut abfolument combattre par des moyens phyfiques fi l'on veut atteindre à ce jufte point de fenfibilité qui n'admet dans les chofes que ce qui s'y trouve véritablement. Car celui qui eſt trop fenfible par la trop grande irritabilité des fibres, eſt fans ceffe agité par le moindre bruit ; la moindre réflexion fur des événemens l'allarme & lui fait tout craindre. Il eſt fufceptible des plus grands égaremens, & avec un cœur excellent il peut fe produire & occafionner aux autres les plus grands maux. Celui qui eſt infenfible par la rigidité ou le relâchement des fibres, eſt un naturel dur & farouche qui n'entend ni la voix du plaifir, ni les cris de la douleur. Il ne connoit pas la douceur de la compaffion. On croiroit même qu'il ne connoît pas la moitié des chofes à connoître, puifqu'il y a prefqu'autant

de chofes que noûs connoiffons plus par fentiment, que par les efforts de
la raifon. Les moyens que nous allons enfeigner pour remedier au relâchement, à la rigidité & à la trop grande irritabilité des nerfs, comme
caufes de l'altération de la fenfibilité & du fentiment, doivent donc être
regardés comme des moyens phyfiques propres à nous rendre meilleurs
& plus ingénieux.

TITRE PREMIER.

DU RELACHEMENT DES FIBRES COMME CAUSE PROCHAINE DE L'ALTÉRATION DE LA SENSIBILITÉ ET DU SENTIMENT.

IL eft évident que l'impreffion faite fur des fibres trop lâches, doit
être moindre que celle qui eft faite fur des fibres exactement tendues.
Il faut donc que ceux qui ont le genre nerveux trop relâché, remédient
à ce vice pour parvenir à cette délicateffe de fentiment qui tranfmet à
l'ame la vraie nature des impreffions que font fur les corps les qualités fenfibles des objets.

Le relâchement des fibres dépend ordinairement ou de la conftitution
propre des fibres, ou d'un fang trop fereux. Les enfans, les femmes, les
perfonnes qui vivent dans un climat pluvieux ou fur le bord des rivieres & des marais, qui menent une vie fédentaire & oifive, qui fe nourriffent d'alimens gras & aqueux, qui font d'un tempérament froid &
humide, ont naturellement la fibre molle & relâchée. Outre que le fentiment fe trouve émouffé par cette feule caufe, elle eft auffi la racine
d'une infinité de maux auffi terribles par leur iffue, que difficiles à guérir.
Souvent on en voit naître la cachexie, la cacochimie, la phthifie, la
leucophlegmatie, l'hydropifie, &c, double motif qui doit d'autant plus
engager à y apporter remede, que les fuites en font plus funeftes.

On remédiera à cette conftitution en évitant d'abord toutes les caufes
qui ont pû la produire, en habitant dans un air chaud & fec, par une
diéte féche & échauffante, par l'exercice fréquent & un peu dur, par le
fommeil plus court dans des appartemens bien aérés, par les cordiaux,
les aromatiques, les âcres, les ftimulans, les irritans. C'eft dans cette derniere claffe de remedes qu'on doit placer les antifcorbutiques, les véficatoires & les émétiques, qui fouvent réveillent le reffort & l'action
tonique en excitant des fecouffes dans tout le genre nerveux.

Si c'eft par la trop grande quantité de férofité dans le fang que provient
le relâchement des fibres, on y remédiera par le régime ci-deffus indiqué & en faifant ufage des diurétiques, des diaphorétiques, des purgatifs. Les diurétiques dans le cas préfent doivent être chauds : tels font
les racines de perfil, d'afperge, de petit houx, &c, le favon, les fels
neutres comme le fel de glauber, &c. Si l'on ne veut pas tenter de deffécher le fang par la voie des urines foit parce que l'on craigne que la
nature ne s'y prête pas, foit parce que des circonftances particulieres

exigent un autre traitement, on effaiera d'exciter une tranfpiration plus abondante. Alors on commencera par les plus legers diaphorétiques pour venir par degrés aux fudorifiques. Nous ne difons rien ici des purgatifs ; il faut beaucoup de fageffe & de prudence pour les employer à propos, & l'on doit s'en rapporter aux maîtres de l'art dans ces conjonctures. Nous paffons auffi fous filence les remedes aftringens , âcres, échauffans, fpiritueux, falins & fulphureux pour les mêmes raifons.

Souvent auffi c'eft par le vice des digeftions que le fang recevant un chile mal travaillé devient trop féreux ; alors il faut remédier à ces mauvaifes digeftions , foit en prenant des alimens faciles à digérer & d'une bonne nature , foit en prenant des médicamens qui donnent du reffort à l'eftomac.

Les alimens que nous confeillerions comme les plus utiles , font le lait, les œufs , les bouillons , les confommés , les gelées , les potages , les viandes des jeunes animaux ; en un mot tout ce qui peut fournir de bons fucs & un chile prefque préparé. A l'égard de la boiffon , elle doit être de bon vin vieux , pur , ou mêlé avec fuffifante quantité d'eau.

Les médicamens les plus convenables dans ce cas , font les amers & les aromatiques. On peut commencer d'abord par les plus foibles pour finir par les plus forts. La chicorée fauvage , la centaurée , la garence , la rhubarbe, le quinquina , &c , font de très-bons ftomachiques amers. Les principaux aromates peuvent fervir à affaifonner les mets, tels que font la canelle , la mufcade , l'écorce d'orange & de citron , le gérofle , le poivre , le gingembre , l'anis , la coriandre , le thim , le ferpolet, l'origan , la farriette , &c. La confection d'hyacinthe , la thériaque , l'opiat de Salomon , &c , font les meilleurs remedes que préfentent les pharma-copées.

TITRE SECOND.

DE LA ROIDEUR DES FIBRES COMME CAUSE PROCHAINE DE L'ALTÉRATION DE LA SEN-SIBILITÉ ET DU SENTIMENT.

L ES fibres trop roides font moins flexibles ; par conféquent moins propres au mouvement & moins difpofées à communiquer les impreffions qu'elles reçoivent. Plufieurs caufes peuvent produire cet effet. 1°. Tout ce qui eft capable de remedier au relâchement des fibres. 2°. Tout ce qui peut tendre à racornir les nerfs , comme la féchereffe & un genre de vie trop dur. 3°. Tout ce qui peut donner un trop grand degré de tenfion au genre nerveux & le conduire au point de n'être prefque plus vibratile, comme l'abus des liqueurs fpiritueufes, des médicamens échauffans, les veilles prolongées, l'exercice immoderé. 4°. Tout ce qui peut dépouiller le fang de fa férofité, l'épaiffir & le difpofer à s'enflammer.

Il eft facile de voir que cette rigidité des fibres doit être plus familiere

aux

aux hommes qu'aux femmes, aux vieillards qu'aux enfans; à ceux qui sont doués d'une constitution forte & robuste, qu'aux tempéramens foibles & flegmatiques; à ceux qui s'exercent à des travaux pénibles, qu'à ceux qui menent une vie molle & oisive; à ceux qui habitent des climats chauds & secs, qu'à ceux qui vivent dans des régions tempérées. Il est facile de voir qu'avec ces dispositions l'on doit être enclin aux maladies inflammatoires & à cette multitude de maladies aiguës qui entraînent toujours avec elles une longue suite de douleurs, & souvent une mort rapide. Ainsi quand bien même l'intérêt de l'esprit n'exigeroit pas qu'on réformât une constitution aussi dangereuse, l'intérêt du corps qui est toujours le plus intime, le plus vif & le plus pressant, engageroit à y apporter remede.

Après cet exposé on verra qu'il y a plusieurs moyens d'obvier à toutes les causes qui doivent procurer la rigidité des fibres. 1°. En évitant toutes les choses capables d'augmenter leur ressort. 2°. En se servant des contraires. Les bains, un air humide & temperé, le repos, le sommeil rempliront exactement toutes les indications. Il faut aussi que le régime de vivre soit approprié. Les humectans, les adoucissans, les émolliens, les antispasmodiques, les délayans sont très-convenables. Presque toutes les herbes potagéres, tous les fruits soit doux, soit aigrelets sont rangés dans ces classes. 3°. En diminuant quelquefois le volume du sang par la saignée qui ne doit être pratiquée qu'ayant égard à l'âge, au tempérament, à la saison, au sexe, aux circonstances. Chacun sait avec quelle promptitude la saignée détend les solides & que quand elle est trop répétée elle les fait tomber dans une atonie difficile à réparer. Ainsi il ne faut pas en user sans avis, ou en mésuser par caprice. 4°. En diminuant la densité du sang; ce que l'on obtiendra par une ample boisson d'eau soit simple, soit chargée des plantes rafraîchissantes, favoneuses, incisives, par l'usage continué du petit lait, des eaux minérales, acidules, &c.

TITRE TROISIEME.

DE L'EXCÈS DE SENSIBILITÉ.

SI le sentiment peche par défaut il peut aussi pecher par excès & les exemples n'en sont pas rares. Lorsque les causes ci-dessus indiquées n'ont pas tendu les nerfs au point d'en empêcher la vibratilité, elles peuvent cependant leur occasionner un degré de tension qui sera au-dessus du ton naturel. Tension qui leur laissera cette irritabilité, c'est-à-dire cette facilité extrême d'être irrités par la moindre cause, telle qu'on la remarque dans les femmes vaporeuses, dans les hypochondriaques, dans la plûpart des personnes qui ont été agitées par de longues & violentes passions. Cet excès de sensibilité est un vice qui nuit beaucoup à l'esprit, ou qui le jette dans des désordres que blâme la saine raison. Il suffit de connoître quelques personnes affligées de vapeurs pour s'en convaincre. Ce

F f

font des allarmes continuelles pour la fanté & pour la vie ; c'eſt une inaptitude réelle de s'appliquer à aucune étude, ou à aucun ouvrage qui demande quelque contention d'eſprit ; ce font des emportemens involontaires, une gaité hors de faiſon, une triſteſſe profonde pour des objets
frivoles, une apathie blamable pour des ſujets eſſentiels ; en un mot,
on y remarque un dérangement manifeſte dans les fonctions de l'entendement & de la volonté.

Cet état reconnoiſſant les mêmes cauſes que celles qui font énoncées
dans le titre précédent, il exige le même traitement ; peut-être un peu
plus mitigé, parce que le vice n'eſt pas auſſi fort. Nous nous expliquerons davantage à ce ſujet lorſque nous parlerons des vapeurs dans notre traité des maladies de la tête.

Senſibilité
plus g ande
donne plus de
connoiſſance.

Quelqu'un objectera que c'eſt à tort que nous cherchons à remédier
à cet état de plus grande ſenſibilité puiſqu'il paroît donner plus d'étendue à nos ſens, & qu'il peut nous mettre à portée de connoître diverſes propriétés de la matiere, que nos ſens dans leur état naturel ne dé-
couvriroient jamais. C'eſt peut-être cet état de plus grande irritabilité
qui eſt cauſe que le linx voit plus clair que nous, que le lievre entend
plus diſtinctement, que le chien a l'odorat plus fin, le ſinge le goût plus
pénétrant, l'araignée le tact plus exquis.

Il eſt vrai que nous jugerions plus promptement des choſes, mais en
jugerions-nous plus ſainement ? un ſeul ne peut avoir tout : & ne ſuffit-
il pas à l'homme d'avoir la raiſon qui l'éleve au-deſſus de tous les animaux, ſans envier encore la ſtructure de leurs organes, qui leur donne
un peu plus d'activité pour certains ſens ! Que voudroit-il cet homme,
» s'écrie *Pope* (g) : tantôt il s'éleve, & moindre qu'un Ange, il vou-
» droit être davantage. Tantôt baiſſant les yeux il voudroit avoir la force
» d'un taureau & la fourrure de l'ours : s'il dit que toutes les créatures
» ſont faites pour ſon uſage, de quel uſage lui ſeroient-elles s'il en avoit
» toutes les propriétés ? .... Pourquoi l'homme n'a-t-il pas un œil mi-
» croſcopique ? en voici la raiſon : l'homme n'eſt pas une mouche. Et
» quel en ſeroit l'uſage ſi l'homme pouvoit conſiderer un ciron, &
» que ſa vue ne pût s'étendre juſqu'aux cieux ? quel ſeroit l'uſage
» d'un toucher plus délicat, ſi ſenſibles & tremblans de tout, les dou-
» leurs & les agonies s'introduiſoient par chaque pore ? d'un odorat plus
» raſiné, ſi les parties volatiles d'une roſe nous faiſoient mourir de peines
» aromatiques ? d'une oreille plus fine ; la nature tonneroit toujours &
» nous étourdiroit par la muſique des ſpheres roulantes. O combien nous
» regretterions alors que le ciel nous eut privé du doux bruit des zé-
» phirs & du murmure des ruiſſeaux ! Qui peut ne pas reconnoître la
» bonté de la divine providence également & dans ce qu'elle donne &
» dans ce qu'elle refuſe «

(g) Eſſai ſur l'homme, *Epitre*. 1. Voyez auſſi l'Eſſai Philoſophique de *Locke*, liv. 2, chap. 33. §. 1.

En un mot, les bêtes dépourvues d'un certain jugement n'ont befoin de fenfations auffi fortes que pour la confervation de leur individu ; tandis qu'il fuffit à l'homme d'être poûrvû d'une certaine dofe de fentiment pour en tirer une fuite de conféquences par la vertu de fa raifon. Quelques animaux peuvent avoir, il eft vrai, certains fens plus vifs que ceux de l'homme : ce qui doit leur donner des notions plus exactes des qualités de certains objets ; mais l'action plus vive de ces fens ne fe fait peut-être qu'au détriment d'autres fens qui font plus foibles & plus languiffans : tandis que l'homme par cette jufte proportion de fenfibilité qui fe trouve répandue dans tous fes organes, combine entre elles les qualités des objets, raifonne fur leur compatibilité & leur incompatibilité, juge enfin de tous les différens attributs connus de la matiere.

Il eft un état d'irritabilité que nous ne blâmons pas, & que nous préconifons au contraire ; c'eft celui de ces caractéres qui font nés fenfibles, & qui font bons par effence. Ils ne pourroient pas être méchans quand même ils en prendroient la réfolution. Vous les voyez verfer des larmes fur les malheurs publics, foulager le miférable en fe privant euxmêmes du néceffaire, fe réjouir de la profpérité commune & ne fe croire heureux que lorfque chacun jouit d'un bonheur tranquille. Vous les voyez joindre leurs pleurs & leurs foupirs aux vôtres, frémir aux récit du fupplice de quelque malfaiteur, & s'évanouir en écoutant attentivement la defcription d'une opération de chirurgie. Ils ne conçoivent pas comment il fe trouve des bourreaux & des êtres affez durs pour commettre des meurtres de fang froid ou regarder d'un œil fec & fixe les opérations les plus cruelles & les châtimens les plus terribles. Vous les voyez reculer d'horreur lorfqu'ils apperçoivent l'humanité fouffrante, ou les moindres dépouilles fanglantes qui annoncent qu'il y a un être qui a fouffert. Il leur femble à l'inftant fouffrir les mêmes maux que les autres éprouvent. Ils préféreroient quelquefois d'être plutôt le fujet de la douleur, que celui qui en a le fentiment actuel (*h*). Toute la nature animée intéreffe leur bonté & partage leurs bienfaits. Ce cœur tendre foigne un chien dans fes maladies, il réchappe une mouche du naufrage, il fouftrait l'agneau au couteau du boucher ; en fuivant même le régime Pithagoricien il craindroit encore de trouver quelque fentiment dans les plantes. O mille fois heureux les hommes s'ils pouvoient poffeder tous un pareil caractère. Il n'y auroit plus ni violence, ni procès, ni guerre, ni affaffinats. Ils jouiroient tous d'une paix profonde, on ne manqueroit d'aucuns fecours, on ne verroit plus que des témoignages d'amitié ; la terre feroit le féjour de la félicité.

Malheureufement cette fenfibilité ne fe trouve pas dans tous les hommes, & quand elle s'y rencontre, elle s'émouffe avec le tems. Une trifte

Senfibilité mere de la bonté.

(*h*) *Marie-Catherine Hortenfe Des Jardins*, connue fous le nom de Madame de *Ville-Dieu*, & fi fameufe par fes ouvrages pleins de délicateffe & d'efprit, difoit d'elle-même » J'ai une fi grande »compaffion des malheureux, que bien fouvent la »pitié qu'ils me caufent me met de leur nombre». Cette penfée fe trouve dans le portrait qu'elle a tracé d'elle-même, imprimé dans *la Galerie des Peintures*, ou recueil des portraits, ou éloges en vers & en profe, feconde Partie, *pag. 4 2. in 12. 1663*.

expérience nous fait voir qu'à mesure qu'on acquiert de l'âge on devient moins fenfible. Les fibres nerveufes fe durciffent, fe raccorniffent même au point qu'elles ne font prefque plus irritables. Il eft des vieillards qui ne font plus touchés que de leur exiftence. Ils voient le refte des hommes périr avec une indifférence qui tient de l'apathie. L'habitude émouffe auffi en nous le fentiment. Combien de gens s'ennuient au milieu des plaifirs trop fréquemment répétés. Toujours du plaifir, dit-on, n'eft pas du plaifir. De-là vient le dégoût de la poffeffion. On a pourfuivi un objet avec acharnement, c'étoit la fin de tous nos defirs, de tous nos foins, de tous nos travaux. On l'obtient, on en jouit pendant quelque tems avec fureur, le zéle fe ralentit peu-à-peu, on n'en eft plus touché, on s'en dégoute même, on s'en ennuie & fouvent ce que l'on avoit cru devoir faire tout le fujet du bonheur devient le fujet de la déplaifance, de la trifteffe & quelquefois du malheur. C'eft par le même méchanifme que nos yeux s'accoutument infenfiblement à voir des chofes qu'on ne pouvoit appercevoir auparavant fans tomber en fincope; & que nos oreilles s'habituent à des cris qui auparavant leur faifoient horreur. Un jeune homme qui fe deftine à la Chirurgie entre dans un hôpital où il voit de pauvres infortunés gémiffans & moribonds. Son courage en eft d'abord ébranlé. Il fe raffure, & veut voir accomplir les opérations qui concernent fon art. Son cœur palpite, fon vifage devient pâle, une fueur froide s'empare de tous fes membres, il tombe en foibleffe. On le ranime, fon courage lui donne de l'opiniâtreté; c'eft de cette opiniâtreté que dépend fon aifance & fa fortune, il s'accoutume peu-à-peu à voir couler le fang, bientôt il le verra couler à grands flots fans être ému, les cris des malades ne le toucheront plus, & armé d'un fer tranchant il ofera lui même entreprendre d'une main hardie les opérations les plus cruelles.

Nous avons examiné les effets de la fenfibilité lorfqu'elle eft mere de la bonté qui eft l'aggrégation de toutes les vertus douces & tranquilles, telles que l'humanité, la charité, la clémence, la générofité, la compaffion, la pitié, la douceur, la politeffe, l'affabilité. Ce n'eft donc pas un être fimple que la bonté; c'eft le tréfor de toutes les vertus bienfaifantes; c'eft un diamant qui a plufieurs facettes & qui de tout côté réfléchit des rayons de lumiere différemment colorés. Elle doit donc fournir à l'ame toutes les émotions qui font propres à chacune de fes parties. L'efprit en tirera les plus grands avantages pour les connoiffances métaphyfiques & morales. C'eft donc à tort que fes détracteurs l'ont fi fouvent affocié avec la bétife. Elle a fa force, fon courage, fa fermeté & fon choix. » Nul, dit la *Rochefoucault* avec raifon, ne mérite d'être loué » de bonté, s'il n'a pas la force d'être méchant; toute autre bonté n'eft le » plus fouvent qu'une pareffe, ou une impuiffance de la volonté (i) «. C'eft donc à tort que le naïf *Montagne* met la bonté au-deffous de la vertu, difant que pour être vertueux il faut furmonter des obftacles, &

(i) Penfée 372.

que pour être bon il ne faut que de l'inclination (*k*). Quoique Dieu soit bon, & qu'on ne puisse pas le dire vertueux, parce qu'il ne fait aucun effort, il n'est bon que relativement à la vengeance qu'il pourroit exercer, & aux récompenses qu'il seroit le maître de ne pas accorder.

Nous nous sommes arrêtés peut-être un peu trop de tems sur le tableau de la sensibilité mére de la bonté ; mais il méritoit toute notre complaisance & on ne sauroit employer trop de motifs pour engager les hommes à être bons. Nous allons maintenant jetter un coup d'œil sur la trop grande sensibilité comme mère de la colère, & nous dirons les avantages & les désavantages qui en résultent pour l'esprit, lorsqu'elle est considérée sous ce point de vue.

La colere est une émotion de l'ame qui la fait agir avec impétuosité & sans réflexion contre tout ce qui l'offense, ou qui lui fait de la douleur. Ce sentiment est naturel ; les personnes promptes y sont fort sujettes ; il part de l'activité de l'esprit, de l'agitation du sang & de l'irritabilité des nerfs. Aussi appelle-t-on la colere simplement vivacité lorsqu'elle est à ce premier degré. On n'en peut blâmer que la fréquence qui devient un vice dans la société ; mais on ne peut en faire un crime lorsqu'elle ne va pas plus loin. Elle échauffe l'imagination, elle ranime les esprits engourdis, elle tient lieu d'enthousiasme : *facit indignatio versum*, disoit *Horace*, que *Boileau* a si bien traduit par ces vers :

> Non, non, sur ce sujet pour écrire avec grace,
> La colere suffit, & vaut un Apollon.

Elle use d'un ton fier, brusque & piquant, son expression est vive, ses pensées sont saillantes & uniques par leur tournure.

Lorsque la colere dégénere en emportement, elle ébranle la droiture de nos jugemens. » C'est la passion qui nous commande alors, disoit » *Montagne* (*l*), c'est elle qui parle, ce n'est pas nous ; au travers d'elle » les fautes nous aparoissent plus grandes, comme les corps à tra- » vers d'un brouillard «. L'esprit ne peut tirer aucun profit d'une impulsion qui fait sortir l'ame hors des bornes de la raison. Que sera-ce si cet emportement est porté jusqu'à la fureur, mouvement fougueux où l'ame égarée ne se possede plus, ou bien jusqu'à la rage qui est une agitation si excessive & si tumultueuse, qu'on est réputé n'avoir pas plus de raison que ceux qui ont été mordus par un chien enragé ? l'intérêt de l'esprit exige donc qu'on ne se livre pas à ces excès & qu'on modere peu-à-peu la trop grande sensibilité pour tout ce qui choque, afin de ne jamais y tomber. De pareils excès deshonorent un homme sage qui veut toujours entendre la voix de la justice & de la vertu. Doit-il jamais se mettre en danger de perdre sa raison, sa santé, & quelquefois la vie par de pareilles ivresses.

(*k*) Essais de *Michel* Seigneur *De Montagne*, *liv.* 2. *chap.* XI. de la cruauté *pag.* 263. *édit. in-fol.* Paris 1640.
(*l*) Essais *liv.* 2. *chap.* 31. *pag.* 466.

La vengeance eft la fille chérie de la colere ; elle en eft la fuite ; auffi eft-ce le reffentiment d'une offenfe reçue qui porte à outrager avec réflexion l'ennemi qui nous à fait injure. Ce reffentiment eft doux parce qu'il nous confole en nous repréfentant toute notre puiffance de nuire. Nous nous y arrêtons volontiers parce qu'il flatte notre amour propre ; on le careffe & fouvent on le conferve des années entieres avec une efpece de complaifance. Il fournit mille expédiens , mille reffources pour réuffir. Il donne de l'invention aux plus fots pour parvenir à leurs fins. Il feroit malféant d'animer à un pareil prix fes conceptions ; il vaut mieux avoir moins de talens , paffer même pour imbécille, pourvu qu'on fache pardonner , & ennoblir fon cœur par des fentimens généreux. Pardonnez tout aux autres , difoit le Philofophe *Cléobule* (*m*) , & ne vous pardonnez rien.

ARTICLE II.

DES SENSATIONS.

Connexion des Senfations avec toutes les facultés de l'ame.

NOTRE raifon eft fujette à toutes les viciffitudes qui arrivent à nos fens. Sont-ils dans leur plus grande vigueur ? c'eft alors que notre entendement eft le plus parfait. Viennent-ils à s'affoiblir ? on voit auffi toutes les facultés de l'ame s'affoiblir infenfiblement. Nous en avons un exemple frappant dans les deux extrêmités de la vie ; l'enfance & la vieilleffe. Les chofes doivent être ainfi puifque toutes les facultés de notre entendement & de notre volonté dépendent abfolument des fens, & qu'il n'y a aucune connoiffance diftincte & pofitive qui ne nous vienne des fens. Sans eux nous manquons d'évidence dans chacune des opérations de notre ame, & fans eux toute certitude eft renverfée. Ecoutons *Lucrece* ce fameux difciple d'*Epicure* , dont nous blâmons l'athéifme ; mais dont nous refpectons le jugement lorfqu'il prête un nouveau jour à la vérité. » Vous trouverez, dit-il (*n*), que toute connoiffance du vrai tire fon » origine des fens, que nous n'avons aucune faculté capable de refuter » leur témoignage , & que rien ne mérite plus de confiance qu'eux…. » Ce qui s'apperçoit dans les objets, ajoute-t-il , eft véritable. Si notre » efprit ne peut réfoudre cette difficulté, pourquoi une tour quarrée » nous paroît ronde lorfqu'elle eft vûe de loin, il vaut mieux que celui » qui n'a pas une bonne folution à donner de ce phénomene, explique » imparfaitement les caufes de l'une & l'autre figure , que de porter » atteinte aux notions manifeftes, de violer la premiere regle de toute » vérité, & de ruiner entierement les fondemens fur lefquels notre vie » & notre confervation font étayées. Car non feulement toute raifon » tombe ; mais la vie même eft détruite fans la confiance aux fens, qui » nous fait éviter les précipices & les autres chofes nuifibles «.

(*m*) Cleobulus Lindius *in dictis fapient. ex Aufonio*, | *Notitiam veri , nequ e fenfus poffe refelli* , &c. dict. 4. | Lib. 4. v. 479 & feq.
(*n*) *Invenies primis ab fenfibus effe creatam*

Ciceron prétend (*o*) que » c'eſt une opinion injurieuſe aux Dieux, que » de refuſer toute confiance aux ſens, » comme ſi nous n'avions reçu des » Dieux que des organes faux & trompeurs pour ſervir aux fonctions de » l'entendement «. Que ces Philoſophes qui reconnoiſſant *Parmenides* pour chef, ſe recrient continuellement ſur l'illuſion des ſens, ceſſent leurs vaines objections. Ce n'eſt pas ſur les ſens mêmes qu'elles portent; c'eſt ſur quelques opérations mixtes de nos ames. Nous n'avons pas de connoiſſances plus évidentes que les connoiſſances *ſenſibles*, comme nous l'avons démontré dans notre premier Livre. Les connoiſſances ou *réfléchies* ou *mixtes* n'ont pas le même degré de certitude quoiqu'elles émanent des ſens; mais elles ſont compoſées d'un principe qui affecte moins & qui peut par conſéquent nous induire en erreur. C'eſt pourquoi nous n'en parlerons que par occaſion dans ce troiſieme Livre, puiſqu'il nous ſuffit de chercher à procurer le libre exercice des fonctions animales qui tirent immédiatement leur origine des ſens, pour rendre en même-tems plus parfaites celles qui n'en ſont que des émanations adoptées par la réflexion, ou combinées avec elle. Imaginez-vous un homme qui apperçoit la lumiere d'un flambeau ſans aucun intermede : tel eſt l'homme qui ne connoît que par ſes ſens. Imaginez un autre homme qui apperçoit la lumiere de ce même flambeau dans une glace : tel eſt l'homme qui fait uſage de ſes connoiſſances réfléchies. C'eſt toujours le flambeau qui éclaire; c'eſt toujours l'organe de la vûe qui eſt affecté. La lumiere ne peut pas être augmentée ou diminuée ſans que tous les deux ne s'en apperçoivent. Mais il ſe trouve cette différence entre l'un & l'autre ſpectateur, que le premier voit bien plus ſûrement que le ſecond qui ne voit pas directement & qui ne peut par conſéquent avoir de ſon côté une auſſi grande certitude : parce que la glace peut être inégalement polie & multiplier les rayons de lumiere, parce que la glace peut être plus ou moins tranſparente & d'un verre plus ou moins compacte, parce que la glace peut être altérée de quelque couleur qui change la nature des rayons lumineux. C'eſt ainſi que celui qui ne connoît que par le retour qu'il fait ſur lui-même, peut par la réflexion groſſir, diminuer, ou multiplier les objets ſuivant ſon beſoin, ſon intérêt, ſes diſpoſitions, ſa prévention.

Nous ne craignons ici que les conſéquences trop précipitées de quelques eſprits inquiets par zèle pour leur foi. Nous reſpectons leur zèle, & bien loin de vouloir les allarmer nous cherchons à les raſſurer. Qu'on deſcende un moment en ſoi-même & qu'on examine les choſes ſans partialité, on verra que c'eſt d'abord par les ſens qu'on reçoit les principes les plus inébranlables de ſa Religion, c'eſt ſur l'ordre admirable & fixe de cet univers, c'eſt ſur l'organiſation de nos corps indépendante de notre volonté, c'eſt ſur le développement des ſemences que ſont fondées les preuves les plus convaincantes de l'exiſtence d'un Dieu. La

Toutes les connoiſſances ſenſibles ſont évidentes.

Ce principe n'eſt pas incompatible avec ceux de la morale.

(*o*) *Qui omnem ſenſibus denegant fidem in Deos vel contumelioſiſſimi exiſtunt, quaſi rebus intelli-* | *gendis vel diſpenſandis fallaces ac mendaces internuncios præfecerint.* Acad. quæſt. lib. 4.

créature nous fait penſer à un Créateur qui ne doit tenir l'exiſtence que de lui-même. C'eſt ce même Créateur, cette premiere cauſe intelligente & bienfaiſante, qui nous a donné préciſément la meſure de ſenſibilité qui convenoit le mieux à nos beſoins & à notre bonheur. Nous ſommes avertis tout-à-coup par un ſentiment de douleur de ce qui nous ſeroit nui-ſible : au contraire un ſentiment agréable nous attire vers tout ce qui peut favoriſer la conſervation de notre être, la perfection & le bon état de nos facultés. Or cette ſenſibilité qui eſt indiviſible par elle-même, eſt un attribut qui ne peut convenir à la matiere qui eſt diviſible à l'infini. Elle nous force donc à reconnoître en nous un être qui en eſt le ſujet, qui ne peut être que ſpirituel, qui doit être la même choſe que la ſubſtance qui penſe en nous, ou qui veut par un mouvement qui lui eſt propre. Ainſi bien-loin de vouloir donner atteinte ici à la ſpiritualité & à l'intelligence de nos ames, en ſoutenant que la plus grande certitude que nous puiſſions avoir en cette vie, eſt celle qui nous eſt donnée par les ſens : nous briſons les armes des Spinoſiſtes & des Athées qui reſtent alors ſans défenſe. Tout ce que nous avons prétendu ſoutenir ici, c'eſt que les ames ne peuvent pas jouir d'une conception pure, tant qu'elles ſeront attachées à la matiere, & que nos ames étant unies à nos corps, notre intelligence & notre perception ſeront tellement jointes enſemble, que la lumiere céleſte de l'une aura toujours beſoin du feu matériel de l'autre pour agir & ſe faire ſentir.

L'état des ſens le plus propre pour avoir des idées confor-mes à la na-ture des ob-jets.

Qu'on nous pardonne cette digreſſion ; il s'agiſſoit de défendre contre des attaques ſérieuſes un des principaux fondemens de notre ſiſtême. Car ſi les idées qui nous ſont communiquées par les ſens ſont incertaines, & ſi nous ne concevons dans les objets d'autres qualités que celles que les ſens nous préſentent, il ne nous reſte plus aucun ſigne de la vérité, aucune marque de nos erreurs, ni aucune voie ſûre pour remédier aux vi-ces de l'entendement & de la volonté. Si au contraire les idées qui nous viennent par les ſenſations ſont évidentes, la plus grande partie des maté-riaux de nos connoiſſances eſt démontrée, toutes les opérations ſoit ré-fléchies, ſoit mixtes de nos ames, ſont appuyées ſur une baſe certaine, toutes les facultés intellectuelles peuvent recevoir un nouveau degré de perfection en opérant immédiatement ſur les ſens. Or ce degré de per-fection conſiſte à avoir des organes délicats, ſuffiſamment tendus & ſuſ-ceptibles de la plus grande impreſſion. Alors les ſenſations ſeront vives, diſtinctes & ſe féront aſſez remarquer pour que l'ame ſoit exactement inſtruite de tout ce qui l'environne. Alors nous ſerons à portée de juger des objets tels qu'ils ſont, en eux-mêmes, & des relations qu'ils ont entre eux, ou avec nous. Cette délicateſſe, cette vivacité, cette diſtinction dans les impreſſions, eſt donc abſolument néceſſaire pour que l'eſprit jouiſſe de tous ſes droits ; puiſque la repréſentation des objets eſt d'autant plus marquée que leur impreſſion eſt plus forte. Auſſi remar-que-t-on tous les jours que les ames ſont plus ou moins affectées, ſelon

que

que le fentiment eft plus ou moins exquis. Des perfonnes font tou-
chées d'un fpectacle, tandis que d'autres n'en font nullement émues. Un
concert ravit celui-ci, tandis que celui-là refte tranquille.

L'action de chacun des fens qui font le fujet des fenfations, peut être *Sentiment aboli.* abolie & par conféquent l'ame privée du fentiment qui lui fourniffoit
les idées archétipes des chofes. Cette abolition peut être générale com-
me dans l'apoplexie & dans la léthargie. Cette abolition peut être particuliere comme dans la paralyfie, la furdité, l'aveuglement. Ces privations du fentiment que les Grecs ont connu fous le nom d'*anaifthéfie*, &
que nous pouvons rendre par celui d'*infenfibilité*, regardent abfolument
la Pathologie, & fortent de notre Traité où nous ne confiderons les hommes que dans l'etat de fanté.

Cette action des fens peut auffi diminuée, & cette diminution doit *Sentiment diminué.* être regardée comme une dégradation du fentiment, fi l'on part de ce
point de perfection qu'il doit avoir. Cette dégradation reconnoît les mê-
mes caufes qui font dégénérer la fenfibilité; c'eft pourquoi pour le
traitement général nous renvoyons à ce que nous avons dit fur les vices de la fenfibilité.

Il s'agit maintenant d'entrer dans un plus grand détail, de décompofer *Anatomie des fens.* l'homme & d'examiner les connoiffances qu'il tient de chaque fens. Ces
connoiffances font fi particulieres & tellement attachées à chaque fens,
qu'il n'eft pas poffible de les recevoir d'ailleurs que par ces fens. De
forte que fuppofant une fociété de cinq perfonnes, qui n'auroit chacune
qu'un fens différent, il eft certain qu'elles ne pourroient ni s'entendre entre elles ni fe communiquer leurs idées. L'une n'auroit que les notions de
lumiere & de couleurs, & l'autre que celles des fons: ce que ne pourroit
comprendre la perfonne qui n'auroit que le goût, l'odorat ou le tact pour
juger des chofes. Cependant elles auroient deux fentimens qui leur feroient
communs, le plaifir & la douleur; mais elles raifonneroient encore différemment fur la nature de ces modes généraux & univerfels.

Les organes des fens reçoivent les impreffions foit immédiatement, foit *Ils font de deux efpeces.* médiatement. Ceux qui reçoivent les impreffions immédiatement, ont
des houpes nerveufes plus ou moins avancées & recouvertes de l'épi-
derme. Tels font les organes du tact, du goût & de l'odorat. Les autres
plus délicats, tels que font les yeux & les oreilles, ne reçoivent les
impreffions que par l'entremife de l'air, & n'ont que des membranes liffes
& polies qui font les expanfions des nerfs qui tranfmettent au cerveau
le mouvement imprimé à l'organe.

Gg

TITRE PREMIER.

DES SENS QUI REÇOIVENT IMMÉDIATEMENT L'IMPRESSION DES OBJETS.

CES sens ont entre eux des diversités & des ressemblances ; c'est ce que l'on verra par l'examen particulier que nous en allons faire. Nous commencerons d'abord par le tact, qui est le sens le plus étendu, le plus général & en même-tems le plus simple.

PARAGRAPHE PREMIER.

DU TOUCHER.

Connoissances qui nous sont données par le toucher :....

Les Mathématiques.

COMBIEN le toucher a-t-il aidé à faire des découvertes dans les Sciences ? Il suffit de considerer les aveugles nés qui n'ont presque que cette maniere d'acquérir leurs connoissances. Avec combien d'art & de dexterité parviennent-ils à leurs fins ? Ils mesurent, ils comptent, il combinent & ne se trompent point. On pourroit dire en un mot que le tact est de tous les sens le plus Mathématicien & le plus Philosophe. En effet avec lui seul nous pouvons posséder presque toutes les Sciences qui ont la grandeur & la quantité pour objet ; c'est-à-dire, tout ce qui se peut concevoir composé de parties. Ces parties sont-elles séparées ? Elles forment un nombre ; & c'est l'objet de l'Arithmétique. Sont-elles continues ? Elles forment une étendue ; & c'est l'objet de la Géométrie. Par le toucher nous connoissons le nombre, nous jugeons de la longueur, de la largeur & de la solidité des objets, nous pouvons donc avec lui seul devenir Arithméticiens & Géometres (*p*).

La Physique.

Ce n'est pas là les seuls avantages que l'ame retire du toucher. C'est par lui qu'elle connoît la distance ou la proximité des objets, leur mouvement ou leur repos, leur chaleur ou leur froid, leur sécheresse ou leur humidité, leur dureté ou leur mollesse, leur superficie rude ou polie, leur forme & leur situation. Ne diroit-on pas que ce seroit du toucher que nous recevrions les premiers élémens de la Physique ? Ne diroit-on pas aussi que c'est de lui que nous viennent ces premieres perceptions qui font éviter certains objets & desirer les autres lorsque nous tendons machinalement à notre conservation.

Le tact est l'organe du plaisir & de la douleur, & donne les

Si le tact est le plus savant de tous les sens, il est aussi le plus voluptueux. On ne se contente pas toujours d'entendre ou de voir un objet ; on veut encore le toucher. L'ame reçoit, il est vrai, un grand plaisir par l'ouie & par la vûe : mais c'est sur l'organe du toucher que se fait le plus

---

(*p*) Voyez ce que dit M. *Buffon* Hist. Nat. en parlant du sens de la vûe, de l'ouie & des sens en général. Voyez aussi la Bibliographie Médicinale, | *pag.* 135. par M. *Dumonchaux*, Médecin de l'Université de Douay, *in-12*. 1756, chez Gancau.

grand chatoüillement, & c'eſt par lui qu'on éprouve cette ſinguliere dé-mangeaiſon qui entraîne vers la volupté. Cependant ce bonheur eſt contrebalancé par un mal. Cet organe du plaiſir eſt en même tems le ſiege de la douleur. Sage précaution de la nature! A peine penſerions-nous à nos beſoins ſi pendant l'ivreſſe de nos plaiſirs, la douleur ou un ſenti-ment preſque douloureux ne nous avertiſſoit de ſonger à notre conſerva-tion. Quelle foule d'idées ſe préſente alors à l'imagination lorſque l'ame ſe repliant ſur elle-même, conſidere ces ſentimens, ſoit triſtes, ſoit agréa-bles! Tantôt elle rejette le paſſé, ou le regrette : bientôt elle goûte le pré-ſent, ou cherche à l'éloigner. Tantôt elle eſpere l'avenir, ou le regarde comme un ſujet d'inquiétude. C'eſt le tact qui nous fournit par conſéquent les idées du bien & du mal, de notre félicité & de notre malheur. C'eſt donc avec raiſon que nous le regardons comme le plus Philoſophe de tous les ſens.

premieres i-dées de la morale.

C'eſt pourquoi ſi quelqu'un veut acquérir certaines connoiſſances con-ſéquentes aux idées qui dépendent de la ſenſibilité du toucher, il doit entretenir ce ſens dans toute ſa délicateſſe, ou tâcher d'atteindre à ſon point le plus exquis ſi l'on s'apperçoit qu'il ſoit émouſſé ou preſque aboli. Nous avons déja propoſé des moyens en parlant de la ſenſibilité. Si ce ſont des vices particuliers, ſoit de la peau, ſoit de la maſſe du ſang qui produiſent cet effet, il faut conſulter des perſonnes verſées dans l'art des *Machaons.*

Vices du tact. Remé-des.

PARAGRAPHE II.

DU GOUT.

LE goût eſt un tact fort ſenſible qui ſe fait dans la bouche, parce que c'eſt-là la porte par où paſſent les alimens dont les ſaveurs agréables doivent exciter l'appétit, & engager les hommes à réparer les pertes que leurs corps ont ſouffert, & dont les ſaveurs diſgracieuſes doivent les éloigner d'une pareille nourriture. Il peut être regardé comme la première & la derniere ſenſation à laquelle l'ame porte ſon atten-tion. Les enfans n'ont pas d'abord d'autre plaiſir que celui de manger, ils ſont preſque tous gourmans. Les jeunes gens ſont détournés par d'au-tres paſſions, ou d'autres ſenſations plus fortes, & ſe ſoucient peu des bons morceaux. Les vieillards au contraire aiment la table, & n'ont guéres d'autres reſſources pour ſe dédommager des plaiſirs que leur procu-roient autrefois les autres ſens qui s'amortiſſent & qui s'éteignent. Auſſi pluſieurs périſſent-ils par des indigeſtions.

Nature du goût & ſes rapports avec l'eſprit.

Plus ou moins de ſenſualité pour les plaiſirs de la table, un diſcerne-ment plus ou moins exquis des mets & des liqueurs montre ſouvent la qualité du jugement. *Paul Jove* remarque ſur le Pape *Adrien* VI (q)

(q) *Merluceo Plebeio admodum piſci Adrianus VI. adeò delectatus ut ſuprà mediocre pretium, ridente ficut in adminiſtrandâ republicâ hebetis ingenii, vel toto foro piſcatorio, fuerit. in Adrian. VI. depravati judicii, ita in eſculentis inſulſiſſimi guſtûs*

que comme il avoit le difcernement faux en ce qui regarde le gouverne-ment, auffi avoit-il le goût dépravé en ce qui concerne la bonne chere, & qu'il aimoit la merluche au point que tout le marché de Rome fe mocquoit de voir cette vile denrée extraordinairement renchérie par le goût du Pape. Nous ajouterons encore qu'on peut obferver tous les jours que ceux qui prennent les alimens fans choix, fans difcernement & qui les avalent d'une façon vorace, font pour la plupart des hom-mes froids & de peu de génie.

Science du goût. On conçoit aifément comment à l'occafion des faveurs l'ame reçoit des fentimens de plaifir ou de peine : mais peut-être ne conçoit-on pas avec la même facilité comment on peut difcerner la capacité des efprits par l'impreffion que font les faveurs fur la langue ou fur les parties qui l'environnent. La difficulté eft réelle, & fubfiftera toujours fi l'on ne fait pas attention que le goût qui a été donné à tous les hommes, & dont ils ne fondent pas affez la nature, peut être réduit en une fcience auffi pofitive que la Mufique ou la Peinture. L'oreille nous a donné la fcience des fons, les yeux ont fait un art des couleurs, pourquoi la bouche ne formeroit-elle pas une fcience de goûts. Peut-être n'y a-t-il que fept goûts primitifs dans la nature, de même qu'il n'y a que fept couleurs & fept tons. Sans doute qu'il fe trouve auffi des femi-tons dans les fa-veurs, de même qu'il fe trouve des femi-tons tant dans les fons que dans les couleurs. Obfervez la progreffion des faveurs & vous les ren-contrerez. Prenez pour exemple ces goûts douçâtres, doux, aigres-doux, aigrelets, aigres, &c. Il feroit poffible d'avoir dans les faveurs une har-monie plus réelle encore, que celle que pourroit former le claveffin des couleurs (r). Ces fauffes où il entre différens affaifonnemens, ne font-elles pas un concert de faveurs dont nos palais font les juges ? Cet art dont nous efquiffons ici la théorie, n'étoit autrefois connu dans la pratique que fous le nom de cuifine. Encore cette pratique eft-elle reléguée à de viles fervantes, ou à des gens peu inftruits ? On a fenti de nos jours que cet art pouvoit être exercé par des mains plus nobles, & s'embellir par des

(r) C'eft ainfi que M. l'Abbé *Poncelet*, ci-devant Recolet, copie & paraphrafe notre idée fans nous en faire honneur, ou plutôt fans nous citer ; dans fa *Chymie du goût & de l'odorat*, imprimée à Paris chez Piffot 1756. *Differtation préliminaire fur la falubrité des liqueurs & l'harmonie des faveurs*, pag. 18. » Pour l'agrément des liqueurs, il dépend du » mélange des faveurs, dans une proportion harmo » nique. Les faveurs confiftent dans les vibrations plus » ou moins fortes des fels qui agiffent fur le fens du » goût, comme les fons confiftent dans les vibrations » plus ou moins fortes de l'air qui agit fur le fens de » l'ouïe : il peut donc y avoir une mufique pour la » langue & pour le palais, comme il y en a une pour » les oreilles ; il eft très-vraiffemblable que les faveurs » pour exciter différentes fenfations dans l'ame, ont » comme les corps fonores, leurs tons générateurs, » dominans, majeurs, mineurs, graves, aigus, leurs » coma même & tout ce qui en dépend, par confé-

» quent leurs confonances & leurs diffonances. Sept » fons pleins font la bafe de la mufique fonore ; pareil » nombre de faveurs primitives font la bafe de la mu » fique favoureufe, & leur combinaifon harmonique » fe fait en raifon toute femblable &c. Ici il donne une » échelle des goûts ainfi compofée : acide, fade, doux, » amère, aigre-doux, auftère, piquant. Il donne quel- » ques exemples de combinaifons pour compofer un air » favoureux. Enfuite il ajoute » Parmi les productions » fingulieres d'une imagination badine, le fameux » claveffin des couleurs mérite une place diftinguée ; le » fuccès n'en étoit pas impoffible, fans doute, puif- » qu'il y a fept couleurs primitives, qui comme les » fons & les faveurs, peuvent fe combiner dans une » proportion harmonique, & conféquemment faire » la bafe d'une mufique oculaire &c. Peut-on une plus » grande conformité entre les deux textes ? le plagiat n'eft-il pas manifefte.

goûts plus délicats. *Comus* a des éleves qu'il peut avouer, & va nous enrichir de *ses dons* (s). Difputant de gloire avec Apollon il aura à fa fuite des hommes qui joignant une certaine capacité à une étude profonde, connoîtront la vertu des alimens, le choix qu'il en faut faire, les réfultats de leur mixtion, le degré de cuiffon qu'il leur faut pour les rendre plus faciles à digérer, les qualités qu'ils doivent avoir pour entretenir la fanté, pour coopérer à la guérifon des maladies, pour reftaurer les convalefcens, pour convenir aux perfonnes maigres ou graffes, foibles ou robuftes, oifives ou qui fatiguent beaucoup, aux enfans, aux jeunes gens, aux vieillards, aux filles, aux femmes groffes, aux femmes en couche, en un mot à tous les hommes dans toutes les circonftances de la vie. Nous avons tous les jours befoin de nourriture, la cuifine eft donc un art néceffaire, fort étendu par le nombre de matériaux qu'il emploie, & par les connoiffances qu'il exige de celui qui le poffede, utile à tous les hommes, qui, trompés par les apparences, prendroient un poifon comme quelque chofe de falutaire, ou un aliment indigefte au lieu d'un aliment facile à digérer.

C'eft au goût feul que nous fommes redevables de toutes ces notions. Voyez les animaux dont le goût eft le feul inftinct, c'eft par lui qu'ils connoiffent la vertu des plantes & les alimens les plus analogues à la nature de leur être. Pourquoi les hommes doués d'organes auffi délicats feroient-ils dénués de ce privilége ? L'expérience ne leur apprend-t-elle pas que tous les acides font rafraichiffans, temperent l'âcreté des humeurs, en appaifent l'efferverfence, diminuent la foif & facilitent l'excrétion des urines ? Que tous les amers font ftomachiques, fébrifuges, apéritifs, vermifuges ? Que tous les aromatiques font échauffans, cordiaux, carminatifs, emménagogues ? Il n'y a point de claffe de faveurs qui n'ait fa vertu fpécifique & déterminée. Ne fait-on pas encore par expérience, que les mets que nous défirons fe digérent beaucoup mieux que ceux que le raifonnement nous feroit accroire plus convenables dans ces cas ? N'a-t-on jamais remarqué que dans certaines maladies la nature excitoît un appétit extraordinaire pour des chofes qui devenoient alors le remede de ces maladies.

Par le goût on connoît la qualité des alimens.

Mais nous ne finirions pas s'il falloit détailler ici toutes les utilités du goût & les avantages qu'il procure à l'efprit. Il paroît que le Public en eft fuffifamment perfuadé, puifqu'il a fait paffer le mot de goût, du fens phyfique dans le fens moral, & qu'il appelle un homme *de goût* celui qui a un difcernement fin & un choix jufte. Cette conviction générale, qui ne, vient fans doute que de ce qu'il eft évident que l'efprit fuit les modifications des fens, fuffit pour prouver notre thcfe. Ce qui prouve en même tems la néceffité d'une certaine délicateffe dans le goût qui varie fuivant les âges & les tempéramens. Si cette délicateffe eft altérée par

Vices du goût. Remédes.

(s) Suite des dons de Comus, ou l'Art de la Cuifine réduit en pratique, par M. Le Comte de C * *. *Paris*, 1741, 3 *vol. in-12.* On en attribue la Préface qui eft regardée comme un chef-d'œuvre, au célèbre M. *Meunier de Querlon.*

l'ufage des chofes exceffivement chaudes, trop froides ou trop aigres, il faut s'abftenir de ces chofes & ufer de leur contraire. Si ce vice provient des caufes que nous avons cité en parlant des fens en général, il faut y appliquer les remedes indiqués. Le fcorbut, les fumigations mercurielles, la carie & la noirceur des dents, les aphtes, la pourriture des gencives, les ulceres du nez occafionnent auffi une certaine dépravation dans le goût. Il faut attaquer la caufe de toutes ces maladies & l'on voit bientôt les fimptômes s'évanouir. L'eftomac chargé de mauvais levains rend la bouche pâteufe ou amere, ce qui indique prefque toujours la néceffité des émétiques ou des purgatifs. La perte du goût eft fouvent l'effet de la paralyfie des nerfs de la langue, & quelquefois du défaut d'action des fucs falivaires, comme il arrive aux vieillards. Il faut tâcher d'y remedier par les céphaliques & les remedes qui peuvent pénétrer jufqu'à l'originc des nerfs. On fe fert avec fuccès des femences de moutarde, du gingembre, de la pyrethre, de la décoction de roquette dans du vin. On recommande beaucoup le fuc de fauge & de mâcher du raifort avant le repas.

PARAGRAPHE III.

DE L'ODORAT.

Siége de
l'odorat.

Outre que le nez fert à modifier la voix, il fert auffi à la refpiration. La limphe mucilagineufe dont il eft enduit, empêche que d'air par fon paffage continuel ne deffeche la membrane pituitaire & ne la rende par-là incapable de recevoir les impreffions que doivent faire fur elle les odeurs. C'eft dans la portion véloutée de cette membrane que fe diftribuent principalement les nerfs olfactifs, & c'eft cette portion qui doit être regardée comme le fiége de l'odorat.

Son utilité.

Ce fens nous a été donné par la nature, non-feulement pour notre plaifir, mais encore pour notre utilité. Les uns fe pâment fur une rofe & goûtent la plus douce volupté en refpirant les exhalaifons de l'ambre ou du mufc, tandis que d'autres doivent fuir de pareilles odeurs. Elles donnent des vapeurs, des convulfions, des maux de tête aux perfonnes qui ont le genre nerveux fort fenfible. Il s'échappe de tous les corps odorans une quantité étonnante de particules fi déliées & fi fines, qu'il peut en émaner pendant un grand nombre d'années fans que ces corps diminuent fenfiblement de leur poids. Ces particules peuvent également fervir à notre confervation, comme à mettre le trouble dans nos efprits. Démocrite fçut retarder pendant trois jours l'heure de fon trépas en refpirant la vapeur du pain chaud (t). Certaines odeurs volatiles & fpiritueufes rappellent à la vie en un inftant. Nous fommes avertis par l'odorat des qualités bonnes ou mauvaifes de la plupart des chofes qui fervent à notre nour-

(t) Diogenes Laërtius in ejus vitâ. lib 9. num. 43. feule odeur du miel qu'il entretint fa vie pendant
Athenée. lib. 2. cap. 7. pag. 46. dit que c'eft par la quelques jours.

riture. Un aveugle n'a pas d'autre moyen de connoître les alimens avant de les porter à fa bouche. Il fuit le principe général de la nature, qui a attaché un fentiment de plaifir à tout ce qui nous convient, & un fentiment défagréable à tout ce qui nous eft nuifible. C'eft une impreffion douce qui caractérife l'odeur des alimens qui font de nature à fe changer en notre propre fubftance, tandis que les alimens dangereux répandent des exhalaifons défagréables. C'eft ainfi que toutes les plantes fuaves à l'odorat font analeptiques, & que celles qui font d'une odeur vireufe, font ou des poifons, ou fomniferes. On pourroit établir ici la même doctrine que celle dont nous avons donné les élémens en parlant du goût.

Cardan croit qu'un odorat excellent eft une marque d'efprit (u). Parce que la qualité chaude & féche du cerveau eft propre à rendre l'odorat plus fubtil, & que ces mêmes qualités rendent l'imagination plus vive & plus féconde. C'eft pourquoi les Latins appelloient un homme d'efprit *Vir emuncta naris*, & que *Martial* donne aux Romains la fineffe de l'odorat du Rhinoceros (x). Cette opinion fondée fur l'expérience, eft très-conforme à la raifon. En effet ces émotions que l'ame reffent par la préfence des corps odorans, font fi douces qu'elles ne peuvent que lui rappeller les idées de fon bien être. Elle ne les regarde pas comme des fecours propres à la foulager dans fon indigence; mais elle les confidere comme de nouveaux biens qui augmentent le tréfor de fes plaifirs. Leur jouiffance eft une fource de volupté pour elle : & leur abfence n'eft point un mal. Nos peres qui ont aimé les odeurs jufqu'à la fuperftition, fe procuroient de douces extafes par la vapeur des parfums. Ils parfumoient leurs corps, leurs habits, leurs maifons pour fe difpofer à l'étude & tenir leurs ames éveillées par l'attrait du plaifir. Dans cette fameufe ville qui domine fur le Bofphore de Thrace, on a bâti un temple à l'Amour. Sur les autels de ce Dieu on brûle continuellement l'encens le plus exquis, & le grand Prêtre de ce temple croiroit au milieu de fes amufemens les plus fenfuels, qu'il manqueroit quelque chofe à fa félicité, fi l'air qu'il réfpire n'étoit chargé des plus fuaves aromates. Ceux qui ont les organes trop épais, font privés de fentimens auffi doux & leur ame eft privée par conféquent de ces charmantes émotions qui lui fourniffent mille idées gracieufes & qui font le fceau de fon bonheur.

Si malheureufement vous êtes privé de l'odorat par quelque paralyfie où qu'il foit dépravé par quelque rhume de cerveau, il faut être très-attentif à y apporter remede. *Ettmuller* recommande dans l'un & l'autre cas (y) la marjolaine de quelque maniere qu'on l'emploie, comme le remede le plus efficace pour procurer le rétabliffement de l'odorat. On fe fert de la graine de nielle (z) pour réfoudre la matiere glaireufe qui

Ses rapports avec l'efprit.

Ses vices. Remedes.

(u). *Qui olfactu præftant, ingeniofiores, quia calida & ficca cerebri temperies olfactu præftat. Telis verò ad imaginandum prompta & imaginum tenax ob ficcitatem eft. De fubtilit.* 13. Voyez auffi Duncan du fens commun. pag. 316.

(x) . . . . . . *Juvenefque, fenefque,*

Et pueri nofum Rhinocerotis habent. Lib. 1. Epigram. 3.

(y) *Opera medica* tom. 2. part. 1. pag. 790. in-fol. (z) *Nigella arvenfis cornuta* C. B. pin. 145. ou *Melanthium Sylveftre* J. B. 3. 209. Dod. pempt. 305.

s'amaſſant dans les ſinus frontaux, forme l'enchifrenement. On peut en-core faire uſage du pouillot, du romarin, du parfum de ſuccin ou de gomme animé ; en un mot de tous les remedes qui conviennent au ca-tharre. L'ozène eſt un ulcere ſordide caché dans les narines, qu'il faut traiter méthodiquement pour recouvrer l'intégrité de l'odorat qui dans cette maladie eſt continuellement frappé par les émanations de corpuſcules pourris & infects. Le polype du nez eſt encore un mal qui empêche la liberté de cet organe, & qu'il faut détruire pour jouir de toute la bonté du ſens dont nous parlons.

Enfin par l'habitude qu'on a de reſpirer des eaux ſpiritueuſes, ou par l'uſage continuel du tabac, l'odorat peut être émouſſé & n'être plus ſuſceptible des impreſſions que devroient faire ſur lui des corps odorans moins vifs & moins pénétrans. C'eſt ainſi qu'en ſortant d'un grand jour à peine appercevons-nous les objets éclairés par une foible lumiere. De même auſſi les ſternutatoires font à peine leur effet ſur les perſonnes qui uſent habituellement du tabac ; tandis qu'ils picotent vivement la membrane pituitaire & excitent de violens éternumens dans ceux qui s'abſtiennent, ou qui uſent très-peu de cette poudre qu'on prend ſouvent plutôt par caprice, que par néceſſité. Il n'y a pas d'autre moyen pour combattre efficacement cette cauſe, que de ſe priver de ces eaux vola-tiles, & de rompre l'habitude qu'on a de prendre du tabac, ou au moins de n'en uſer que modérément.

TITRE SECOND.

DES SENS QUI NE REÇOIVENT PAS IMMÉDIA-TEMENT LES IMPRESSIONS DES OBJETS.

Il faut auſſi faire attention au mi-lieu qui com-munique les impreſſions.

L'AIR, ce fluide élaſtique qui environne tous les corps ſublunaires, doit avoir pour tranſmettre les mouvemens des objets juſqu'aux organes, certaines qualités dont il ne peut être privé ſans que les impreſ-ſions changent de nature. Eſt-il trop rare ou trop condenſé, trop hu-mide ou trop ſec, trop chaud ou trop froid, trop peſant ou trop léger ; la maniere dont les mouvemens font communiqués, eſt plus promte ou plus lente, & l'impreſſion faite ſur les organes qui ſont encore différem-ment modifiés par les différentes qualités de l'air, eſt plus vive ou plus foible ? Un air pur, ſerain & tempéré eſt celui qui eſt le plus propre pour agir ſur les ſens & pour les conſerver dans cette vigueur & cette ſoupleſſe néceſſaires afin de communiquer au cerveau tous les ébranle-mens qu'ils reçoivent. Il ne s'agit donc pas dans l'examen des ſens tels que la vue & l'ouie, de faire ſeulement attention à l'organe ; il faut encore avoir égard au milieu qui communique l'impreſſion. Mais nous abandon-nons cette partie aux Phyſiciens pour ne nous occuper que de ce qui doit exiger les ſoins du Médecin Métaphyſicien.

PARAGRAPHE

PARAGRAPHE PREMIER.

DE LA VUE.

L'AME reçoit tant de connoissances par les yeux, qu'être privé de la vûe, c'est déja avoir fait la moitié du chemin qui conduit au tombeau. Ne connoître ni la lumiere ni les couleurs, c'est être une créature d'un rang inférieur à l'homme. C'est en vain que le Ciel roule sur nos têtes ces spheres brillantes qui achevent leurs cours dans des tems prescrits. C'est en vain que les campagnes se parent de verdure & de fleurs. C'est en vain que les quadrupedes sont vêtus de peaux diversement bigarrées & que les oiseaux sont couverts de plumes dont le divers assortiment de couleurs forme le plus agréable spectacle. C'est en vain que la beauté est répandue sur les membres du corps humain, & que les graces se sont épuisées à former un beau visage. Toujours craignant d'être surpris ou de se tromper soi-même, la vie n'est qu'une suite d'inquiétude, d'ennui & de tristesse. Semblable à ces hommes ausquels on enleve la liberté & qu'on précipite dans les cachots les plus obscurs, on ne vit qu'avec soi-même ; & encore est-ce vivre lorsque la mort est une consolation ? Il est vrai qu'il se trouve des aveugles moins tristes & moins sombres, qui se croient par les avantages de la conversation dédommagés de la perte qu'ils ont faite : mais c'est un effort particulier de leurs ames, qui se contentent du peu de bien restant, & qui mettent à profit les délabremens de la fortune.

Ouvrons les yeux à cet aveugle né : quel enchantement ! C'est une seconde naissance pour lui. Il ne se reconnoît pas dans cet univers. Il croit être transporté dans un nouveau monde. Son ame se multiplie ; il n'a cependant qu'une sensation de plus. Il admire l'ordre, la simetrie, la forme, l'agrément de tous les objets. Une rose est non-seulement faite pour son odorat, mais encore pour ses yeux. Les fruits frappent non-seulement son palais agréablement, mais encore ils rejouissent sa vûe. Les ruisseaux qui par leur murmure n'avoient de charmes que pour son oreille, lui plaisent encore par la transparence de leurs eaux & l'aménité de leurs rives. Toutes les qualités des objets sont doublées, & l'imagination est enrichie d'un si grand nombre d'idées, qu'elle en est presque accablée dans le premier moment.

Les yeux charmés de la beauté d'un tableau si magnifique & si varié, excitent dans l'ame le désir d'en conserver la mémoire, & pour la rendre plus durable, ils l'engagent à faire des efforts pour en tirer une copie exacte. C'est de-là que prennent leur origine la Peinture, la Sculpture, l'Architecture, l'Optique & toutes ses parties. Dites-nous, savans Disciples des *Apelles*, des *Phidias*, des *Vitruves*, quels ont été vos guides dans ces chefs-d'œuvre qu'a admiré votre postérité ? Ne sont-ce pas vos yeux qui frappés de la simetrie, de l'accord, de la juste proportion

H h

Avantages de la vûe.

Elle donne naissance à la Peinture, à la Sculpture, à l'Architecture, à l'Optique, &c.

des chofes, ont formé en vous l'image de ces enfembles réguliers &
agréables dont l'exécution hardie & mefurée fait d'admiration de tout
l'univers. Illuftre *Perrault*, l'honneur de la Médecine & de l'Architecture,
toi que j'ai célébré autrefois dans mes vers (&), découvre-nous les tréfors où tu as puifé toute ta fcience ! N'eft-ce pas dans cette divine harmonie que tu as trouvé dans le corps humain, dans ces nobles proportions que tu as apperçu dans tous fes membres, que tu as conçu ces
idées fublimes qui t'ont rendu pere de ces productions vraiment grandes
& vraiment belles ?

S'il n'eft pas poffible de douter que toutes ces connoiffances ne foient
parvenues à nos ames que par l'entremife des yeux, on ne peut pas nier
non plus que c'eft le même organe qui nous a fait découvrir les loix de
l'Optique & des autres parties de cette Science, qui confiderent foit les réflexions, foit les refractions de la lumiere, & qu'il a plû à nos peres de
nommer dioptrique & catoptrique. De combien de découvertes ne fommes-nous pas redevables aux lunettes, aux téléfcopes & aux microfcopes.
C'eft par leur moyen que les hommes ont apperçu clairement ce qu'ils
ne voyoient que dans l'ombre ; qu'ils ont découvert dans cet univers
mille phénomenes à jamais ignorés fans ces inftrumens ; qu'ils ont été
enrichis d'un nouveau monde plus petit que celui qu'ils habitent, mais
qui par fa propre petiteffe prouve la grandeur de l'ouvrier qui l'a formé.

Toutes ces obfervations font oculaires, il eft vrai ; mais qui feroit
affez injufte pour ne pas reconnoître dans les *Keplers*, les *Caffinis* & les
Bernouillis une fupériorité de jugement qui les a conduit à l'immortalité?
Ces obfervations font oculaires ; mais qui feroit affez ftupide pour refufer à *Newton* cette pénétration & cette intelligence qui l'ont diftingué
des autres hommes? Les verres lenticulaires, ajoutera-t-on, font plus
propres à favorifer la fubtilité des yeux des obfervateurs, qu'à prouver
leur fagacité : mais ne feroit-ce pas être aveugle ou bien peu clairvoyant,
que de ne pas appercevoir une vafte étendue de génie dans les *Leewen-
noecks*, les *Malpighis* & tant d'autres qui ont couru la même carriere avec
tant de fuccès.

Elle donne des idées de Poli- tique, de l'Im- primerie, de la Gravure, des Pantomi- mes.

Une vûe perçante eft donc bien propre à favorifer toutes les opérations de l'entendement. C'eft par elle que nous jugeons même de toutes
les fituations de l'ame, & que nous pouvons connoître fes vices & fes
vertus. Regardez les vifages & fur-tout les yeux qui font les vrais mi-
roirs de l'ame ; ils vous en peignent toutes les affections. Ceux-ci ne peuvent vous céler la colere, la fureur, le courage, la hardieffe, la douleur,
la trifteffe de l'être qui les anime. Ceux-là vous indiquent la joie, la timidité, la peur, la nobleffe, le bon naturel du principe qui les fait mouvoir. C'eft là-deffus que vous pouvez établir la regle de votre conduite,
mefurer les difcours que vous devez tenir dans la fociété ; connoître les
égards que vous devez avoir dans la vie civile. Les yeux font donc encore des précepteurs qui nous avertiffent de nos devoirs, & qui nous

(&) *Amphitheatrum Medicum. Poëma pro folemni reftaurati Amphiteatri inauguratione , an.* 1745.

conduisent dans nos actions. Que pourroient faire de mieux des Philosophes suffisamment instruits des préceptes de la morale, & qui seroient continuellement assis à nos côtés.

Au reste, si nos mouvemens intérieurs se manifestent au-dehors malgré nous par des traits que notre front ne peut démentir; notre ame n'a-t-elle pas cherché elle-même à peindre à notre vûe ses sentimens les plus secrets & ses pensées les plus intimes? Par l'écriture nos yeux jouissent des mêmes privileges que nos oreilles, & les paroles qui n'étoient qu'un son fait pour l'organe de l'ouïe, par une étrange métamorphose, prennent un corps & deviennent sensibles à la vûe. C'est donc à cet organe qu'il faut rapporter l'invention & la connoissance de cet art admirable & presque magique qui fut trouvé à Mayence, qui multipliant à l'infini les Ecrits des Auteurs, les préserve de l'oubli, les transmet à la postérité & porte le dernier coup à l'ignorance. C'est à cet organe qu'il faut rapporter l'invention du geste qui confere au discours une vertu particuliere par laquelle l'acteur ou l'orateur remuent plus ou moins fortement les passions. Par le geste on peint tellement sa pensée ou le mouvement qui agite, qu'on se fait entendre des sourds & des nations qui parlent un autre idiome que nous. C'est-là sans doute la langue universelle, il ne s'agit que de la réduire en art. En vain l'a-t-on cherché dans des abstractions métaphysiques. Le geste peut rendre tous les sentimens, & le langage n'est fait que pour exprimer les sentimens. *Roscius* étoit si excellent pantomime, qu'il paroît contre *Ciceron* exprimer par le geste tout ce qu'il pourroit mettre dans ses harangues. C'est encore à cet organe qu'il faut rapporter l'invention du jeu des pantomimes, qui par leurs gestes & leurs postures représentent les actions & les personnes. Les Anciens avoient poussé cet art à un plus haut degré de perfection que nous.

De tout ceci il en résulte la nécessité d'un bon organe pour bien voir & bien distinguer les objets. C'est une conséquence qu'on peut tirer l'esprit le moins attentif. Mais, hélas! si la vûe est un des sens qui a le plus d'utilités, c'est aussi celui qui est accablé du plus grand nombre d'infirmités. Ces infirmités sont communes ou particullieres, & demandent toute la sagacité d'un Médecin pour y remédier. Cette multitude de maux n'est enfantée que par le grand nombre de parties qui servent à la vision. Ici les humeurs transparentes de l'œil doivent modifier par différentes refractions les rayons de lumiere: ces humeurs peuvent être épaissies par un vice général des liqueurs, ou par un vice qui leur est particulier. Là une membrane fine & déliée doit recevoir les impressions des rayons visuels, & le nerf optique communique les impressions qu'elle reçoit. La prunelle doit se dilater dans l'éloignement des objets & dans l'obscurité, & doit se rétrécir à la proximité des objets & à la clarté. Les muscles du globe & ceux des paupieres doivent approcher ou éloigner le cristallin de la rétine. Toutes ces parties peuvent-être trop foibles ou trop fortes, paralysées ou trop tendues, enflammées ou œdemateuses.

Tantôt la glande lachrymale doit humecter le devant du globe, le cli-

Vices de la vû. Remédes.

H h ij

gnotement de la paupiere fupérieure étendre cette férofité, & la rencontre des deux paupieres la diriger vers les points lachrimaux. Mais cette glande peut être obftruée, l'humeur qui en coule être d'une mauvaife nature, les points lachrimaux & le fac nafal être bouchés. Tantôt les fourcils doivent détourner la fueur & l'empêcher de tomber fur l'œil, & les cils empêcher la pouffiere & les infectes d'entrer dans les yeux pendant qu'on les tient ouverts. Mais les fourcils peuvent tomber & les cils être renverfés en dedans ou être collés par une chaffie dure & féche. Les noms, les définitions, les différences, l'étiologie, les caracteres de ces maladies fuffifent feuls pour remplir d'amples volumes; & leur cure exige les foins les plus particuliers des hommes les plus verfés dans l'anatomie & la pratique Médicale. Ce font ces hommes qu'il faut confulter lorfqu'il s'agit de remédier aux vices de la vûe. Nous ne pourrions en donner ici qu'une notion fort légere, infuffifante par conféquent pour les perfonnes qui font peu initiées dans les mifteres de la Médecine & inutile pour ceux qui ont confacré leur vie entiere à l'étude & à la guérifon des maux qui attaquent la race humaine.

PARAGRAPHE II.

DE L'OUIE.

Avantages de l'ouie. Connoiffance de la Mufique.

IL n'eft pas befoin pour prouver les charmes des fons & le pouvoir de la Mufique fur les cœurs, de rappeller ici l'hiftoire d'*Orphée* qui attiroit les animaux & les chofes inanimées aux fons de fa lyre, & de faire defcendre ce puiffant Chantre de la Thrace aux enfers pour en retirer fa femme *Euridice* en attendriffant le cœur peu flexible de *Pluton* par la douceur de fon harmonie. Il n'eft pas befoin de retracer ici la fable d'*Amphion* qui rebâtit les murs de Thebes en attirant les pierres au fon de fon luth, ni le prodige d'*Arion* qui par les accords touchans de fa harpe rendit un dauphin fenfible à fa difgrace & fe fauva des eaux porté fur le dos de ce poiffon. Il fuffit de fe rappeller ces doux raviffemens qu'on a éprouvé dans un concert, ou cette volupté qu'on a reffenti au chant d'une voix mélodieufe. La mufique donne du courage aux foldats qui vont affronter les périls de la guerre, elle répand l'allegreffe fur les convives les plus févéres, elle charme les cœurs tendres & exprime les plaintes & les foupirs des amans. On rapporte même qu'elle excita la fureur, & que par un admirable enchantement elle ramena le calme dans tous les efprits agités.

Avantages de la Mufique.

Tranfportons-nous dans ce palais bâti par la main des Fées, où tout femble fait pour plaire à nos fens. Quelle aimable troupe de Nimphes fe préfente à notre vûe; le chœur enjoué des Graces forme des danfés légeres & badines, les Jeux & les Ris les enchaînent avec des guirlandes de fleurs, les Sirenes mêlent leurs voix aux accords des inftrumens les plus touchans. Tantôt ce font des jardins éclairés par l'Aurore qui fuit

les embraſſemens du vieux Titon pour ſe précipiter dans les bras du jeune
Cephale. Tantôt c'eſt la Cour brillante de Venus entourée des plaiſirs &
recevant les hommages les plus purs des mortels. Ici c'eſt un temple dont
les colonnes d'or maſſif ſoutiennent un toît d'ivoire, les portes ſont d'argent parſemé des pierres les plus précieuſes & les plus brillantes, dans le
fond s'éleve un trône où eſt aſſis le Soleil environné de toute ſa gloire
& de toute ſa lumiere. L'imprudent *Phaëton* ſe proſterne à ſes pieds
pour obtenir de lui la permiſſion de gouverner ſon char pendant un jour.
Ici c'eſt *Armide* qui uſe de tout le pouvoir de la magie ; elle change
les rochers en palais magnifiques, les torrens en caſcades agréables, les
deſerts en campagnes fleuries & abondantes. Si vous fermez vos oreilles,
tout ce ſpectacle devient muet, le charme eſt diſſipé, & ce n'eſt qu'un
jeu de l'imagination que la moindre réflexion détruit. Tous ces palais ne
ſont plus que de ſimples décorations, & toutes ces Divinités ne ſont que
des automates qu'on croiroit agir par reſſort, ou plutôt des pantomimes
dont les geſtes ridicules amuſent pour un inſtant. Si au contraire vous
rendez la liberté à votre ouie, tout s'anime. Vous entendez le ramage des
roſſignols, les gémiſſemens des tourterelles, le murmure des oiſeaux,
les mugiſſemens de la mer, le ſifflement des vents. Vous n'êtes plus ce
ſpectateur froid & déſintéreſſé qui ne prend aucune part à ce qui ſe paſſe
ſur la ſcène. Malgré vous la conſonance de pluſieurs ſons bien propor-
tionnés, excitent dans vous des ſentimens de joie & de magnificence. Le
chromatique vous diſpoſe à la douleur & à la triſteſſe. Les diſſonances
non préparées & réitérées annoncent la ſurpriſe, la fureur, le déſeſpoir.
L'agitation des eſprits ſemble être conforme aux mouvemens différens des
airs. La meſure eſt-elle vive & animée? l'allegreſſe & la gaieté s'emparent de votre ame. La meſure eſt-elle précipitée ? l'ame participe à cette
vivacité. Elle manifeſte ainſi ſon dépit & ſa colere, de même que la
nature annonce ſon courroux par la tempête & les orages. La meſure
eſt-elle grave ? elle éleve vos ſentimens : eſt-elle lente ? elle vous diſpoſe à la molleſſe & au repos : eſt-elle languiſſante ? elle peint la douleur d'une perſonne affligée. Cette image paſſe dans votre cœur, émeut
ſa pitié & lui fournit le germe de la mélancolie & de la triſteſſe.

Pour peu que vous ſoyez Phyſicien, vous comprendrez comment la
danſe naît de la muſique, & pourquoi même à ce villageois groſſier il
faut au moins un Coridon qui faſſe gémir ſous l'archet les cordes d'un
inſtrument enroué pour le faire entrer en cadence, & lui faire inventer
mille poſtures plus biſarres les unes que les autres. La portion dure des
nerfs qui ſe font diſtribués à l'oreille, communique avec les nerfs de toutes les extrêmités. C'eſt de-là que dans un concert vous battez des pieds
& des mains la meſure ſans vous en appercevoir. C'eſt de-là que cet
enfant ſans connoiſſance, s'agite ſur les bras de ſa nourrice aux ſons d'un
air badin & enjoué. C'eſt donc à l'oreille que nous devons les premieres notions de la danſe. Des démarches compaſſées, des attitudes étu-

Origine de la danſe.

diées exécutées fans la muſique, font de froides momeries & des tours inſipides de foupleſſe.

Les nerfs de l'ouie communiquent non-feulement avec les nerfs des extrêmités; ils envoient encore des rameaux à la langue & communiquent avec ceux qui fe diſtribuent aux organes de la voix. Ce qui lie entre eux un commerce fort étroit, & ce qui rend leurs intérêts communs. C'eſt pourquoi ce ſourd de naiſſance eſt muet; c'eſt pourquoi vous n'entendez qu'avec peine les ſons qui fe prononcent avec quelque difficulté; c'eſt pourquoi vous avez la démangeaiſon de vouloir chanter un air qui vous eſt connu, & que vous entendez chanter par une autre perſonne. Il faut donc rapporter à l'oreille tous les avantages de l'art de communiquer fes penſées par la parole. C'eſt elle qui a enfanté l'Eloquence, la Poëſie, & la Déclamation. L'Eloquence qui eſt cette Muſique naturelle qui ravit les eſprits & ſubjugue les cœurs. Elle eſt douce dans *Iſocrate*, vive dans *Demoſthene*, nombreuſe dans *Ciceron*, concife dans *Tacite*, mâle dans *Boſſuet*, ornée dans *Flechier*. La Poëſie, cette autre fille de l'oreille, cette ſœur de la Muſique, mais plus ornée & plus brillante que l'Eloquence, ne marche qu'en meſure & qu'en cadence. Faite pour chanter les Dieux, les héros, la vertu, elle foupire avec les infortunés, elle prête fes plus doux accens aux plaiſirs & à la volupté.

C'eſt à la muſique qui nous donne de la gaieté, c'eſt à la gaieté qui nous donne du goût pour les ſons cadencés & meſurés que nous devons l'art de faire des odes, des chanſons, en un mot toute la Poëſie lirique. Et où eſt-elle mieux exprimée cette gaieté que dans les chanſons des François? On les croiroit volontiers inventeurs de ce genre de poëme par la naïveté, la variété & l'élégance qu'ils y mettent. Ils y ont fait paſſer tout l'enjouement, toute la légereté & la délicateſſe qui forment le caractere propre de la nation. De ſorte que la chanſon moins élevée que l'ode, eſt preſque toujours une fuite de madrigaux, ou d'épigrammes. A peine en a-t-on entendu chanter quelques couplets, qu'on eſt diſpoſé à rire & qu'on fe trouve plus à l'aiſe dans une compagnie où l'on annonce par ce ton que doit y regner la liberté.

Si la parole exprime la penſée, le ton donne la force, l'agrément & la valeur à la parole. Ce talent de donner le ton qui convient à chaque choſe dans un diſcours, nous le nommons Déclamation. Un récit oratoire toujours monotone, ennuie & endort. Les ſons mêmes les plus agréables trop ſouvent répétés, deviennent déſagréables par la continuité fatigante de leur action ſur les mêmes fibres. Les accens de la voix doivent donc varier ſelon les parties qui compoſent le diſcours, ſelon les paſſions qui y regnent & ſelon les figures qui l'embelliſſent.

Suivant la doctrine que nous venons d'expoſer, on peut conclure qu'un des plus grands avantages pour les hommes, eſt de poſſeder un organe de l'ouie, ſenſible, fin & délicat. Leur eſprit en eſt beaucoup meilleur, & leur ame en retire mille notions qu'elle n'auroit pas, ſi les corps

Origine de l'éloquence, de la poëſie, de la déclamation.

étoient privés de cet organe, ou si cet instrument étoit défectueux. De-là vient que ceux qui ont l'oreille fine, ont presque toujours les opé-rations de l'entendement faciles, & que les enfans qui ont cet avantage, montrent ordinairement plus de raison qu'on n'en devroit espérer à leur âge. On auroit pû augurer que cet homme dont parle *Petrarque* (*a*), qui étoit moins charmé du chant des rossignols, que du croassement des grenouilles, avoit le jugement faux : de même que ce physionomiste qui, sans connoître de visage le fameux *Coypel* (*b*), assura qu'il étoit Peintre après l'avoir vû pendant la représentation d'une piece qui l'appliquoit beaucoup, tenir son pouce levé comme s'il eût été employé à soutenir sa palette. Nous connoissons un homme qui sans avoir la voix fausse, n'a jamais pû mettre sur l'air la moindre chanson : ce qui ne provient sans doute que du vice de son oreille. Cet homme est absolument inepte pour toutes les sciences, quoiqu'il ait embrassé une profession qui exige beau-coup d'étude ; il déraisonne même sur les plus petites choses qu'on peut apprendre par l'usage.

Mais une des grandes sciences de l'ouie, science à laquelle on ne fait pas assez d'attention & dont on n'a pas parlé jusqu'à présent ; science qui est plus utile que toute l'harmonie des sons, puisqu'elle tend sou-vent à conserver la vie ; science qui nous fait distinguer tous les objets aussi bien que la vue, c'est cette adresse de l'oreille à discerner les objets par le bruit qu'ils font lorsqu'ils retentissent. Le choc de deux pierres fait un autre bruit que le bois que l'on brise ; l'eau qui tombe re-sonne autrement que du fer que l'on casse. Au son seul nous distinguons la scieure de bois, de la limaille de fer, la limaille de fer de celle de plomb, & celle-là de celle de tout autre métal. Remuez du bois, vannez du bled, agitez des pois, secouez de la paille, grincez les dents, frappez des mains, limez des métaux, fermez un livre, agitez du papier, déchirez du taffetas, coupez du drap ou de la toile, excitez dans l'air un bruit quelconque avec quelque corps sonore, vous produirez des sons tous différens les uns des autres, qui marqueront même la quantité, la force, la douceur, la mollesse & semblables qualités soit du corps, soit de l'action dont elles partent. On pourroit donc par l'oreille seule con-noître une grande partie de la nature des corps & c'est un des moyens que les aveugles employoit avec tant de succès. Quand il s'agit donc de connoître les propriétés de la matiere, les yeux seuls, le tact ou tout autre sens ne suffisent pas. Il faut y employer tous les sens. De-là vient sans doute que nous sommes si ignorans sur une chose qui nous envi-ronne, & qui nous est si intime.

Les individus de la même espece rendent des sons du même genre, mais ils ont aussi des choses qui les différencient. La voix de chaque homme est différente, & il en est des voix comme des physionomies. Le cris d'un chien est différent de celui d'un autre chien. Un maître sans

(*a*) *De remed. Fortun.* l. 2.
(*b*) Lettres Philosophiques sur les physionomies, | part. 2. lett. 5.

le voir, fait fi c'eft fon chien qui crie ou fi c'en eft un autre qui ne lui appartient pas. On diftingue le bruit d'une cloche de celui d'une autre cloche ; un aveugle fait fi c'eft la cloche de fa paroiffe qui fonne ou celle de toute autre églife. On ne fe trompe pas.même fur les nuances des fons, on connoît fi c'eft une charrête, un caroffe public ou bourgeois, ou toute autre voiture qui paffe dans la rue. L'oreille connoît encore par l'intenfité du fon la diftance de l'objet qui l'a produit.

Vices de l'ouie. Remede.

Si la fineffe de l'ouie eft altérée par le trop grand relâchement ou la trop grande tenfion, il faut y apporter les remedes que nous avons indiqué en parlant des vices généraux des fens. Ces vices font-ils particuliers tels que les ulceres, les tintemens, les douleurs de l'oreille, l'érofion & la rupture du timpan ? il faut confulter les Médecins, qui, fouvent par des remédes efficaces, diffiperont cette difficulté d'ouie & cette furdité que le vulgaire eft tenté de croire incurable.

TITRE TROISIEME.

DES SENS COMME CAUSES DES DISTRACTIONS.

Caufes des diftractions.

LES avantages qui réfultent d'avoir des fens exquis font contrebalancés par un inconvénient leger, il eft vrai, mais qui empêche l'ame de faire attention à fes opérations. Chacun des fens a cet inconvénient & peut détourner ailleurs les efprits dans le tems même qu'on eft à réfléchir. Il n'y en a pas qui y foient plus fujets que l'ouïe & la vûe. Il arrive tous les jours lorfque nous méditons, qu'un inftrument de mufique, qu'une voix fonore, qu'un bruit confus ou inopiné, font ceffer tout-à-coup notre application, & font perdre de vûe l'objet de nos réflexions. Souvent différens objets qui paffent devant nos yeux, nous caufent mille diftractions : parce que les mouvemens qui excitent les fentimens étant plus forts que ceux qui produifent les idées, l'ame ceffe de réfléchir pour ne plus s'occuper que de ce qui frappe les fens, à la confervation defquels elle eft toujours attentive. De-là il eft facile de voir que nous ne pouvons être diftraits que dans les opérations *réfléchies* de notre ame, puifque nos connoiffances *fenfibles* doivent être multipliées par les fenfations,

Il arrive quelquefois que notre application eft fi forte, que nous n'entendons ni ne voyons les objets qui fe préfentent à nos fens d'une maniere affez vive. Mais ces cas font rares & exigent la plus grande attention de notre ame,

Les lieux tranquilles font les plus propres pour y méditer.

Ceux qui s'adonnent aux fciences & qui défirent retirer quelque fruit de leurs travaux, doivent donc pendant le tems de leurs études, choifir un lieu tranquille où ils puiffent fe concentrer en eux-mêmes, & où leurs ames ne foient pas détournées par les objets extérieurs lorfque fe repliant fur elles-mêmes, elles font attention à toutes leurs idées (*c*).

(*c*) . . . . » Pour animer ma voix | » J'ai befoin du filence & de l'ombre des bois . . .

Prefque

Presque toujours la solitude invite à faire des réflexions. On se trouve soi-même, & il est difficile de ne pas entendre alors la voix non étouffée de sa conscience ou de sa raison.

Lorsqu'il s'agit de se concentrer en soi-même & de jouir de toute la liberté de son esprit par ce calme des sens & des passions, les uns préferent la cime d'une montagne, les autres se plaisent au pied d'une coline. Ceux-ci aiment à errer dans une rase campagne, ou dans des jardins fleuris; ceux-là cherchent la fraîcheur des bosquets & le silence des bois. Chacun doit en agir là-dessus selon son tempérament, sa façon de penser, son goût & même son caprice, qu'il est très-permis de satisfaire en cette occasion. On pourroit ici faire un reproche à *Quintilien* d'être trop sévere en regardant les bois & les forêts comme des lieux peu propres à favoriser l'étude. Il les condamne d'une maniere trop générale & trop absolue sur ce que la liberté de l'air qu'on y respire, la fraîcheur de l'ombre & des feuillages, la beauté des arbres, l'aménité du lieu, le bruit des zéphirs peuvent souvent nous détourner. Une pareille retraite, dit-il; inspireroit plutôt le plaisir & la mollesse, qu'elle n'engageroit à s'occuper des pensées qu'enfante un esprit qui se replie sur lui-même. L'endroit qu'on choisit pour faire ses méditations doit être le palais du silence (*d*); Jettez les yeux sur *Demosthene* qui se cachoit dans un lieu d'où il ne pouvoit ni rien voir, ni rien entendre, afin d'être entierement occupé de son travail & de n'en être pas distrait par ses sens (*e*). Fondé sur ce principe, ce célèbre Rhéteur recommande de travailler la nuit sans cependant intéresser sa santé. Précepte qui peut s'accomplir pendant le jour même, si l'on se renferme dans une demeure tranquille & si exactement fermée, qu'on empêche toute lumiere extérieure d'y pénétrer. On éclairera alors cette obscure solitude avec une bougie dont les foibles rayons ne feront pas assez d'impression sur les yeux, pour détourner l'ame de l'attention qu'elle veut donner à ses propres opérations. C'est ainsi que le jour même on peut imiter ce calme & ce silence de la nuit, pendant lequel l'esprit peu distrait, réunit toutes ses forces, abandonne la matiere qui l'environne, jouit de sa propre lumiere & goûte cette heureuse liberté pour laquelle il avoit été formé, & qu'il sent si souvent opprimée par le poids du corps auquel il se trouve enchaîné. Sans doute que l'ignorant *Zoïle* qui reprochoit à *Demosthene* que ses ouvrages sentoient l'huile, avoit peu éprouvé ces puissans efforts de l'esprit qui s'élance dans sa sphere, & ces entousiasmes précieux qu'inspire une nuit profonde.

« Tantôt un livre en main errant dans les prairies
» J'occupe ma raison d'utiles rêveries,
» Tantôt cherchant la fin d'un vers que je construi,
» Je trouve au coin d'un bois le mot qui m'avoit fui.
Boileau, ep. 6.

Le P. *Vaniere*, sur la fin du premier livre de son *Prædium rusticum*, déplore la destruction d'un bois qui appartenoit aux Jésuites de Toulouse.
Ubi nunc virides tacitique recessus,
Qui tantos aluere viros? Instaret acerba

Cum jam penè dies perituris ultima sylvis
Proh! Quali tonuit Parnassia murmure rupes, &c.

(*d*) *Mihi certè jucundus hic magis quam studiorum hortator videtur esse secessus.* M. Fab. Quintil. Inst. Orat. lib. X. cap. 4. & quam altissimum silentium scribentibus maximè convenire nemo dubitaverit. Id. Ibid.

(*e*) *Demosthenes melius qui se in locum ex quo nulla exaudiri vox, nihilque prospici posset, recondebat, ne aliud agere mentem cogerent oculi.* Id. Ibid.

I i

Que les regles établies ci-devant ne font pas fans exception.

Il ne faut pas tellement prendre ces chofes au pied de la lettre, qu'on abandonne précipitamment fes travaux à caufe du moindre bruit qu'on entend : le fcrupule ne doit pas être pouffé fi loin. Au contraire il faut s'accoutumer à réfléchir dans les endroits les plus tumultueux. *Demof-thene* lui-même, qui aimoit tant les lieux retirés & éloignés du fracas du monde, nous fervira encore d'exemple. Ce foudre d'éloquence fe prome-noit quelquefois fur les bords de la mer, afin que fon attention peu dif-traite par le bruit des flots, fe confervât auffi entiere lorfqu'il parcour-roit les rues les plus fréquentées & les marchés les plus tumultueux de la ville. Ce n'étoit pas là le feul avantage qu'il fe procuroit, il en retiroit encore un autre non moins réel. C'étoit de ne pas s'effrayer de ces frémiffemens populaires qui s'élevoient lorfqu'il prononçoit fes haran-gues.

Que les Senfations internes peuvent également nous détourner.

Ces exceptions à la regle générale, bien loin de l'affoiblir, ne font que la confirmer. Ainfi l'on peut regarder comme une loi fûre, celle que nous venons de propofer au fujet de ce fentiment exquis qu'on regarde comme le premier inftrument de l'ame : c'eft d'empêcher que les fenfa-tions extérieures ne détournent ailleurs les efprits. La même loi n'eft pas moins certaine pour les fenfations intérieures, & l'expérience le prouve affez. Souvent une fenfation interne caufe mille diftractions. C'eft ainfi que l'envie d'uriner fera une caufe occafionnelle de ce que nous penfons plus foiblement. Un grand nombre de rameaux nerveux font obligés de balancer l'effort des tuniques de la veffie qui réfiftent à leur dilatation. Ce fentiment eft plus fort que la penfée & diftrait fouvent l'homme de cabinet qui ne veut pas quitter fon bureau, foit par pareffe, foit par attachement au travail. On doit dire la même chofe des autres fenfa-tions internes, & ce feroit vouloir fe répéter, ou fe jetter dans des dé-tails inutiles, que d'en parler plus au long.

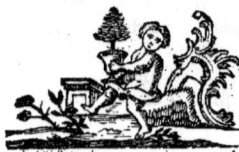

CHAPITRE II.

DE L'IMAGINATION.

ON confulte tous les jours les Médecins fur les maladies qui déran- Sujets qu'on
doit traiter
dans ce Cha-
pitre. gent totalement l'Imagination & l'ordre des idées, comme il arrive dans la manie, la démence, la folie, le délire, la phrénéfie ; parce qu'on eft intimement perfuadé que l'ame par elle-même n'eft point fufceptible de ces altérations, & qu'il n'y a que les défordres du corps qui puif- fent produire de pareils changemens dans l'efprit. Pourquoi ne penfe-t-on pas également à remédier à certains principes défectueux qui fe rencon- trent dans les opérations animales ? Seroit-ce parce qu'on ne feroit pas con- vaincu que ces vices particuliers dépendent de l'organifation corporelle ? Mais par les mêmes raifons qu'on eft engagé à croire qu'un grand dé- rangement dans les facultés intellectuelles provient du déréglement de la machine humaine, on eft auffi fondé à penfer que certaines dépravations de l'efprit naiffent de la mauvaife habitude des corps. Seroit-ce parce que ces défauts font légers, & n'intéreffent ni la fanté, ni la vie ? Mais ces défauts paroîtront d'autant plus légers, qu'on aura plus befoin d'y remédier ; & celui qui ne connoît d'autre bien que la vie végétative, fe trouve toujours privé de la douceur de la vie civile, & de la confola- tion de la vie intérieure. Que les hommes connoiffent donc une fois leurs véritables intérêts. Qu'ils découvrent aux Médecins les vices de leur en- tendement & de leur volonté. Ce font des maîtres qui ne prétendront pas les guérir par des préceptes, ou des leçons, vraies amulettes des ma- ladies de l'efprit : mais qui les guériront en y appliquant des remédes ap- propriés. Nous allons expofer ces remedes en examinant ici les vices de l'imagination que nous réduifons à trois chefs : défauts d'idées, médiocrité de génie, imagination trop forte. Nous ne dirons rien du renverfement total de cette opération de l'entendement ; ce détail regarde la Patholo- gie : mais pour offrir un terme de comparaifon, nous parlerons de l'état qu'on peut regarder comme le plus parfait dans l'imagination.

ARTICLE I.

DU DÉFAUT D'IDÉES.

IL y a des hommes qui par leur ſtupidité, leur peſanteur naturelle & leur vie méchanique, nous engageroient preſque à croire qu'ils n'ont pas en eux aucun principe qui penſe; ſi la raiſon & la Religion ne nous aſſuroient que l'ame & le corps ſont de l'eſſence abſolue de l'homme. En effet on ne les voit jamais s'élever au-deſſus de ce qui regarde leurs intérêts & la conſervation de leur individu. On les trouve entierement conformes aux animaux, puiſqu'on ne les voit pas aller plus loin qu'eux ; & à peine peut-on les compter parmi les hommes, puiſqu'ils ne font aucun uſage de la plus noble partie que la ſageſſe du Créateur a donné également à chaque homme pour le diſtinguer des autres êtres qui vivent, qui reſpirent, qui végetent, & qui ſe multiplient ſur la ſurface de la terre.

C'eſt ici que l'on doit rappeller dans ſa mémoire tout ce que nous avons dit ſur les ſources des idées ſoit ſimples, ſoit compoſées. Les idées ſenſibles tiennent la premiere place, viennent enſuite les idées réfléchies; mais il faut avoir déja des idées ſenſibles avant de réfléchir; c'eſt pourquoi nous ne nous occuperons ici que des notions qui nous viennent par les ſens. Nous avons vû dans le Chapitre précédent tout ce qu'il falloit faire pour avoir des ſenſations exquiſes & délicates : or c'eſt annoncer en même tems tout ce qu'il convient de faire pour obtenir cette imagination parfaite à laquelle nous tendons. Car les opérations de notre ame ſont tellement liées entre elles, que ce qui nuit à l'une, nuit à l'autre, & que ce qui eſt avantageux à celle-ci, eſt auſſi avantageux à celle-là : de ſorte qu'il ſeroit moralement impoſſible à l'eſprit humain d'y poſer quelques limites. Cependant ſans nous répéter ici, nous examinerons ce qu'il y a de plus particulier dans le défaut d'imagination, que nous rapporterons à cinq cauſes différentes. 1°. Le ſang peu animé 2°. Sa qualité imparfaite. 3°. Son mouvement trop foible. 4°. Les nerfs trop lâches ou trop rôides. 5°. Leur difficulté à ſe mouvoir. Enfin une ou pluſieurs de ces cauſes peuvent être réunies & produire un effet plus conſidérable.

1°. Nous avons dit qu'il ſe ſéparoit du ſang une certaine quantité de ſuc nerveux qui paſſant dans les nerfs leur donnoit la ſoupleſſe & la vie. Par quelques maladies le ſang peut dégénérer au point de devenir vappide, c'eſt-à-dire, de perdre ſes parties les plus balſamiques & les plus ſpiritueuſes : car nous ne croyons pas que dans l'état de ſanté la quantité d'eſprits ſoit continuellement aſſez modique pour empêcher les actions de l'ame. Les fonctions du corps ſeroient bientôt dérangées, & les mouvemens naturels & vitaux ſeroient dans une telle langueur, qu'il y auroit lieu de tout craindre pour la deſtruction de la machine. Quoique nous ne l'ayons pas obſervé, nous ne nions pas cependant que cela ne puiſſe arriver : mais fi la chofe arrivoit, on pourroit en juger relativement aux cas Pathologiques que nous allons rapporter.

Un homme âgé de quarante ans, d'un caractere doux & fociable, adonné aux belles-lettres, menant une vie fédentaire, refta hémipleéti-que après une attaque d'apoplexie. Il fe trouva dans un tel accablement par l'épuifement des efprits, que prefque toutes les parties du corps tomberent dans l'atonie, & que fon ame devint la proie du chagrin le plus noir & le plus rebelle. Les prieres, les exhortations, les plaifan-teries, les ftratagêmes, les bouffonneries ; rien ne pouvoit écarter cette humeur fombre. Si elle ceffoit pour quelque tems, elle renaiffoit avec de nouvelles forces, & l'on eût dit que fes accroiffemens étoient mefurés fur fes intervalles. Je cherchai longtems un remede convenable à cette foibleffe des organes corporels, & à cette maladie de l'ame. Après avoir tenté différens moyens, enfin j'y réuffis. Le malade avoit coutume de boire une chopine de vin à chaque repas, je fis doubler la dofe. Bientôt l'imagination fut beaucoup plus libre, les idées furent plus riantes, la gaieté fuccéda aux profondes rêveries. Le malade avoua qu'il fe fentoit maître de lui-même : mais qu'avant de fuivre ce régime, il fe laiffoit faifir malgré lui par cette trifteffe qui le rendoit infupportable à lui-même & aux autres.

Parmi plufieurs obfervations de la même nature, je choifis celle-ci qui me paroît prouver invinciblement le dérangement de l'imagination, à caufe de la trop petite quantité de fuc nerveux. Un homme avoit paffé fa jeu-neffe au milieu de la bonne chere & des plaifirs ; l'âge ayant mis un frein à fes paffions, il fongea à mener une vie plus reglée, à ménager quelque bien pour fa vieilleffe & à écarter fes compagnons de débauches. Quel-que tems après qu'il eut mené une vie rangée, il eut tous les fimptômes d'un vaporeux. Il s'attriftoit fans fujet, il fe croyoit dangereufement ma-lade, il perdoit toute efpérance de recouvrer fa fanté, & ne fe préfageoit rien que de finiftre en fe repréfentant tout les objets fous des idées affreu-fes & effrayantes. Souvent il lui prenoit des foibleffes qui lui faifoient per-dre connoiffance. En un mot, il avoit mille autres fignes qui caractérifent les vapeurs, dont le détail ne ferviroit nullement à éclaircir le fait que nous propofons. Il fe confia à différens Médecins, qui tous apporterent quelque foulagement à fes maux. Ennuyé de ne pas parvenir à une par-faite guérifon, il fe livra aux charlatans qui échouerent dans leurs con-jectures. Parmi eux cependant il y en eut un qui lui donna une boiffon fpiritueufe qui parut le guérir. Il en fit ufage pendant un an entier, & pendant cette année il n'eut aucune attaque de vapeurs. Il fe fentit extrêmement échauffé par cette potion, il l'abandonna pour un tems : mais bientôt il l'abandonna tout-à-fait, foit à la follicitation de fes amis, qui lui perfuaderent que cette liqueur lui brûleroit les entrailles par le long ufage, foit parce qu'il n'y a rien de fi inconftant que la volonté des vapo-reux. Les vapeurs recommencerent : mais moins fréquemment & avec moins de violence que dans les premiers tems. Je fus enfin confulté. Après

Exemple de cet épuife-ment des ef-prits.

Seconde ob-fervation fur le même fu-jet.

avoir comparé le régime de vivre antécédent & la diéte actuelle à laquelle
le malade s'étoit astraint, je conclus que le mal provenoit de l'épuisement
des esprits. Ma conséquence se trouva juste : car ayant ordonné au malade
de boire tous les matins deux ou trois verres de vin, il se sentoit alerté
& gay toute la journée : s'il y manquoit, il étoit sûr que ses vapeurs lui
reprenoient dans le jour.

Troisieme
observation
tirée de Sy-
denham.

Nous avons une pareille observation dans *Sydenham* (a). Un jour,
dit ce fameux Praticien, je fus appellé par un homme de qualité qui avoit
beaucoup d'esprit : il relevoit depuis peu de jours d'une fievre, où par
le conseil d'un Médecin il avoit été saigné & ensuite purgé trois fois :
on lui avoit aussi défendu l'usage de la viande. Je le trouvai habillé, &
l'ayant entendu discourir avec jugement de plusieurs sortes d'affaires, je
priai de dire pourquoi on m'avoit fait venir : un de ses amis répondit
que j'attendisse un peu & que je verrois moi-même le sujet de ma visite.
M'étant donc assis & prolongeant le discours avec le malade, j'observai
bientôt que sa lévre inférieure se poussoit en avant, & pendoit
avec tremblement, comme on le remarque aux enfans de mauvaise humeur, qui boudent & qui se mettent à pleurer. Incontinent après il répan-
dit un torrent de larmes, avec des gémissemens & des soupirs qui alloient
jusqu'à la convulsion : l'effusion de ses larmes ne dura pourtant pas beaucoup. Je jugeai que cette indisposition venoit du défaut des esprits, causé
en partie par la longueur de la maladie passée, & par les évacuations
que les remedes avoient procuré ; & en partie par l'inanition & par
l'abstinence de chair que le Médecin avoit ordonné que cette personne
observât même quelques jours après la convalescence, afin qu'elle fut
moins en danger de retomber dans sa premiere maladie. Mais je l'assurai
qu'elle ne devoit plus appréhender la fievre, que les simptômes dont je
venois d'être témoin, procédoient seulement d'inanition, & qu'il devoit
par conséquent manger à son souper d'un poulet rôti & boire un peu
de vin. Ayant suivi cet avis & ayant mangé de la viande avec modération, il ne lui est plus arrivé de tels soupirs convulsifs.

C'est encore ici où l'on pourroit rapporter ce que *Henri Etienne* raconte de lui-même ; qu'après avoir eu une fievre quarte, il eut un tel
dégoût des lettres & des études, que le seul souvenir lui en déplaisoit.

Du défaut
des idées qui
naît de la
qualité im-
parfaite du
sang.
Trop gros-
sier.

2.°. Un sang trop grossier est un obstacle à l'imagination ; s'il est trop
épais, les sécrétions languissent ; s'il est trop aqueux, son mouvement
est difficile. Les personnes qui mangent un pain grossier, qui vivent de
légumes & de chairs salées, qui se nourrissent souvent de ragoûts ou
d'alimens froids, qui boivent des liqueurs trop fortes & qui se livrent
à des exercices trop violens, se trouvent dans le premier cas. Il faut
donc qu'elles abandonnent ce régime de vivre, qu'elles n'usent que
d'alimens faciles à digérer, qu'elles ne prennent qu'un exercice modéré,
que pour rendre la fluidité à leur sang, leur boisson ne soit que de l'eau

---

(a) *Opéra Medica*, 1. pag. 264. *Dissertatio Epis-* | *de Febr. intermitt.* an. 1661. &c.
tolaris de affectione hysterica. Voyez aussi la pag. 60.

simple dans laquelle si l'on veut l'on fera infuser quelque plante aromatique, carminative, stomachique, &c.

Nous croyons les émétiques encore d'un excellent usage dans ce cas, par les secousses qu'ils excitent dans le système nerveux, & par l'atténuation des humeurs qu'ils procurent. Nous lisons que *Carnéades*, ce fameux Philosophe Grec qui avoit une éloquence si surprenante qu'il se fit craindre du Sénat Romain (*b*), avoit coutume de se purger avec l'ellebore lorsqu'il se préparoit à refuter les dogmes de *Chrisippe* & des Stoïciens, soit afin d'avoir l'imagination plus vive, soit afin d'avoir le raisonnement plus subtil. On rapporte le même fait de plusieurs autres Philosophes.

Les personnes qui vivent dans l'inaction, qui n'usent que de boissons Trop aqueux. rafraîchissantes, qui se nourrissent d'alimens trop aqueux, se trouvent dans le second cas. Pour obvier au mal qui résulte d'une pareille conduite, nous ne voyons rien de plus sûr que l'exercice, les viandes un peu sulphureuses, les boissons légèrement actives, telles que le vin, le caffé, le chocolat, &c. Tout ce que nous venons de dire pourroit faire la matiere d'un plus grand détail; mais pour ne pas nous répéter nous-mêmes, nous renvoyons nos lecteurs à notre second Livre, où nos principes sont établis aussi solidement qu'il nous a été possible. On consultera sur-tout ce que nous avons dit sur les climats, le régime de vivre & les tempéramens.

Une dame âgée de quarante-sept ans, avoit été sujette à des rhumes & des catharres qui lui duroient toute l'année avec une abondance étonnante de pituite & de glaires. Ces fontes se supprimerent tout-à-coup & elle tomba dans une espece d'anéantissement qui l'empêchoit de faire usage de son imagination & de sa volonté. Elle vivoit sans vivre. Tous les objets lui étoient indifférens, rien ne pouvoit la distraire. Elle se croyoit seulement au-dessous de tout le monde, incapable de faire le bien, & incapable de bien dire, timide, embarrassée dans les compagnies, indécise, elle n'y paroissoit que comme ces automates qu'on place sur un théâtre. Ayant été extrêmement frilleuse, elle n'étoit plus si sensible au froid. Son pouls étoit lent & très-tranquille. Son estomac faisoit assez bien ses fonctions; mais elle avoit des vomissemens fréquens de matieres glaireuses, colantes, semblables à du blanc d'œuf, & sans être mêlées d'aucune parcelle d'alimens. Seulement elle se plaignoit d'un serrement vers l'orifice supérieur de l'estomac, d'une contraction vers la fossette du cœur & d'une gêne au diaphragme. Elle sentoit continuellement un goût d'eau à la bouche. Nous remédiames à tous ces maux en faisant vomir la malade à plusieurs reprises, en rétablissant sa transpiration par les bains tiédes & les tisannes sudorifiques, en lui faisant prendre le lait d'â-

(*b*) Plinius, *lib.* 25. *cap.* 5. A. Gellius, *lib.* 17. *cap.* 15. Carneades *Academicus scripturus adversus Stoici Zenonis libros, superiora corporis helleboro candido purgavit, ne quid ex corruptis in stomacho humoribus ad domicilia usque animi redundaret, &* constantiam vigoremque mentis labefaceret. *Idem cum* Chrisippo *disputaturus, Helleboro se ante purgabat; ad exprimendum ingenium suum attentius, & illius refellendum acrius.* Valerius Max. *cap.* 7. *de studio & industria. ext. n.* 5.

neſſe, & paſſer la belle ſaiſon à la campagne ; en lui preſcrivant des exercices d'abord aſſez doux, enſuite aſſez violens & en la forçant de monter ſouvent à cheval : peu-à-peu avec ces ſoins, l'ennui, la triſteſſe & cet abattement général des forces de l'eſprit ſe diſſiperent (c).

Du défaut des idées qui dépend du mouvement du ſang.
1. Cauſe, leur nature.

3°. Le mouvement du ſang peut être trop lent ; ce qui dépend de deux cauſes générales : premierement de ſa nature, ſecondement de la force qui le met en mouvement, troiſiemement de l'union de ces deux cauſes.

Si le ſang eſt trop groſſier, il eſt certain que les frottemens étant plus conſidérables & la maſſe plus difficile à mouvoir, ſa courſe ſera moins rapide. Nous venons d'enſeigner ci-deſſus les moyens de remédier à ce vice.

2. Cauſe, la force mouvante trop foible.

Si la force qui meut le ſang eſt trop foible, ſon mouvement doit être fort lent. Nous indiquerons plus bas les moyens propres à combattre ce défaut, lorſque nous parlerons des vices des fibres nerveuſes.

Enfin ſi l'une & l'autre cauſe ſe trouvent jointes enſemble, outre qu'on peut employer méthodiquement les remedes qui attaquent chaque cauſe ſéparément, nous croyons pouvoir indiquer un moyen facile qui détruira les deux cauſes conjointement ; c'eſt le changement de climat.

Changement de climat propoſé comme remede de toutes ces cauſes.

Le remede que nous propoſons quoiqu'établi ſur les fondemens de la plus ſaine théorie, & ſur la réuſſite d'une pratique très-ancienne, paroît néanmoins tomber maintenant dans l'oubli. C'eſt ce dont ſe plaint *Frederic Hoffman* (d) qui, après *Celſe*, ordonne le changement d'air dans les maladies du cerveau qui dérangent l'ame de ſon aſſiette ordinaire (e). Et c'eſt ce qui nous engage auſſi à faire ſentir toute la valeur de cette méthode.

Hippocrate eſt un des premiers à conſeiller le changement de climat dans les maladies chroniques (f). *Galien* (g) & *Avicenne* (h) le recommandent comme le ſouverain remede de différentes maladies regardées comme incurables ou comme mortelles. L'air eſt un fluide, dans lequel nagent tous les hommes & dont ils ne peuvent éviter les impreſſions. Il

---

(c) Ce traitement eſt conforme à ce que conſeille *Hippocrate* dans pareilles affections. *Morbus pituito-ſus*, dit-il, *mulierem magis quàm virum invadit... febris tenuis, interdumque ſuffocatio prehendit, & jejuna bilem, ſalivamque copioſam vomitione rejicit, & plerumque ubi cibum ſumpſit, cibi tamen nihil. Cùm laborarit, dolor modò pectus, modo dorſum occupat... huic medicamentum purgans propinato ; ſerum & lac aſininum ... vinum autem quàm ſuaviſ-ſimum bibat ubi purgari deſierit &c.* Sect. 5 de Morbis. lib. 2. circà finem.

(d) *Et hæc jam ſuit cauſa cur veterum ſapientiſ-ſimi Medici tantopere in graviſſimis affectibus, ubi vix locum invenit alia Medicina, & ad valetudinis integritatem conſervandam, mutationem aëris & peregrinationes ex unâ terrâ in aliam commendaverint. Dolendum certè hodierno tempore eſt quòd ferè planè in deſuetudinem ille laudabilis ſanitatem ſervandi ac recuperandi abierit mos, cùm ex Pharmacopoliis*

tantùm remedia adverſus morbos fruſtraneo certè ſæ-piſſimè ſucceſſu petere ſolemne ſit. Tom. 5. in-fol. pag. 340. de peregrin. inſtit. ſanitatis cauſâ. Præmium.

Neque dubium eſt in vertigine, melancholiâ, maniâ omnibuſque morbis habitualibus & qui à perverſa ſpirituum motu fiunt, eoſdem effectus habere commeatum in alienum aërem. Id. Ibid. pag. 326.

(e) *In inſaniâ regiones mutare debere ægros, & ſi mens redit annuâ peregrinatione eſſe jactandos* lib. 3. cap. 18.

(f) Lib. 4. Epidem. ſect. 5. *Fluem epilepſim juvenibus affert ætatis, loci & victûs mutatio.* Aph. 47. lib. 2.

(g) Method. medendi lib. 5. & lib. de uteri curâ.

(h) *Ex generibus medicationum eſſe mutationem de terra ad terram, de aëre ad aërem.* lib. 1. tit. 4. pag. 7.

en eft de ce fluide à notre égard, comme de l'eau à l'égard des poiffons. Les uns languiffent dans ce fleuve ; tandis que d'autres s'y plaifent
& y font fort agiles. Si vous faites paffer dans une eau d'une autre qualité ceux qui font foibles, ils reprennent peu-à-peu leur vigueur & multiplient leur efpece à l'infini. On peut donc conclure fur cette induction,
que le changement de climat eft fouvent néceffaire, foit pour rétablir,
foit pour conferver la fanté. C'eft ce que nous pourrions autorifer ici
par mille exemples finguliers & autentiques. Ce pouvoir immédiat du
changement d'air fur la conftitution des corps, annonce en même tems
une puiffance qui s'étend fur les efprits. On ne peut guéres en douter
après ce que nous avons dit des climats. Auffi avons-nous vû des jeunes $\quad$ Liv. 2. ch. 7.
gens qui tiroient peu de fruits de leurs études lorfqu'ils étoient à Rheims,
ou à Caën, faire de grands progrès lorfqu'ils étoient à Paris. Nous en
avons vû d'autres au contraire qui ne profitoient nullement fous les
meilleurs maîtres à Paris, fe diftinguer dans les Sciences & les Lettres à
Bordeaux ou à Touloufe.

De tout ceci il en réfulte un corps de doctrine qui porte jufqu'à l'évidence la méthode que nous propofons. Nous n'y voyons de part & d'autre qu'avantages pour le corps & pour l'efprit. Ainfi un air libre, pur,
ferain, plus fec qu'humide, plus chaud que froid, tenant un milieu entre
la trop grande légereté & la trop grande pefanteur, agité par les vents
d'Orient & quelquefois du Nord, circulant dans un lieu ni trop haut ni
trop bas eft celui que nous croyons convenir le mieux à l'état que nous
venons d'expofer.

L'art peut fuppléer au changement de demeures. Nos peres y excelloient $\quad$ Sans chan-
plus que nous qui avons entierement négligé cette coutume. Ils entrete- $\quad$ ger de climat
noient dans les chambres un air tempéré par le moyen d'un feu bien $\quad$ on peut ob-
ménagé. Combien la chofe nous feroit-elle plus facile ayant fur eux l'a- $\quad$ tenir les mê-
vantage de pouvoir nous fervir d'inftrumens qui apprécient au jufte les $\quad$ mes effets.
degrés de froid ou de chaleur dont l'air eft fufceptible ? Avoient-ils befoin d'un air plus humide ? ils répandoient de l'eau dans ces chambres, ou
bien ils y laiffoient exhaler les vapeurs d'une eau dans laquelle ils avoient
fait bouillir quelques plantes légerement aromatiques, comme les fleurs
de rofe, de muguet, de fureau, de giroflée, &c, en forte que les perfonnes fe trouvoient dans un bain continuel qui donnoit au fang la fluidité
requife, fans diminuer pour cela le reffort des fibres.

4°. Le degré de tenfion plus ou moins grand dans les fibres, nuit à $\quad$ Du défaut
l'imagination. Sont-elles trop lâches ? à peine font-elles fufceptibles de quel- $\quad$ des idées qui
ques vibrations. Sont-elles trop tendues ? elles ne fe meuvent que très- $\quad$ vient du dé-
difficilement. Or nous avons dit que les idées étoient produites par les $\quad$ gré de ten-
ébranlemens des organes, ébranlemens qui étoient à raifon de la tenfion $\quad$ fion des fi-
& de l'irritabilité des nerfs. Lorfque ces nerfs ne font pas fuffifamment $\quad$ bres.
tendus ou irritables, les perceptions des objets ne font pas affez fortes $\quad$ Liv. 1. fect.
& l'ame n'en tire pas une copie affez parfaite. Il faut donc remédier à $\quad$ 1. ch. 2. art.
ce vice, fi l'on veut concevoir, & imaginer facilement. Mais la tenfion $\quad$ 2.

K k

des nerfs fuit ordinairement la tenfion des fibres de toute l'habitude du corps, comme on peut s'en affurer par l'examen des tempéramens, chauds, fecs, bilieux & mélancoliques. Or lorfque nous avons parlé des fenfations, nous avons détaillé les fecours que l'on pouvoit employer contre ces vices : c'eft pourquoi nous y renvoyons nos Lecteurs.

Du défaut des idées qui naît de la difficulté des fibres à fe mouvoir.

5°. La difficulté des fibres à fe mouvoir eft encore un obftacle à l'imagination. Nous ne parlons ici que de la difficulté du mouvement des fibres, qui provient foit de leur groffeur, foit de leur tiffu trop compact. La groffiereté des fibres eft ou un vice inné, ou un vice acquis par la bonne chere, par la vie oifive & peu agitée, par les paffions, par le fommeil trop prolongé, &c. De quelque caufe que provienne ce vice, nous fommes perfuadés qu'on peut y remédier par les contraires ; c'eft-à-dire, par une diéte plus févere, par le travail, par la fatigue même, par la tranfpiration plus augmentée, par l'ufage d'alimens moins fucculens, par l'attention que nous devons porter à tout ce qui nous environne, ce qui nous rendra plus fenfibles ; par les veilles, par les boiffons plus fulphureufes, &c.

La denfité des fibres eft auffi foit un vice inné, foit un vice acquis par les caufes oppofées à celles qui produifent leur groffiereté. De quelque caufe générale que procede la denfité des fibres, on y remédiera par un régime de vivre délayant & adouciffant, par un exercice modéré, en évitant tout ce qui peut tendre à deffécher les fibres & à les unir trop étroitement entre elles.

Du défaut des idées qui provient du concours de plufieurs caufes.

6°. Si plufieurs des caufes ci-deffus nommées concouroient enfemble à l'empêchement des idées, il faut ou les attaquer féparément par les moyens déja indiqués, ou les attaquer conjointement par les remedes généraux qui peuvent remplir l'une & l'autre indication : il faut un œil bien attentif & bien éclairé pour appercevoir ces complications, & c'eft à la fcience du Médecin à diftinguer les cas, à pefer les fimptômes, à rapprocher ce qui paroiffoit contraire, à diffiper les apparences & à dicter le régime qu'on doit obferver, les médicamens dont on doit faire ufage & les chofes non naturelles qu'on doit éviter.

Objection qui tend à détruire ce que nous venons d'avancer. Solution.

Eh quoi ! dira quelqu'un, exécutant tous ces préceptes, en aura-t-on plus d'imagination ? n'aura-t-on plus befoin de maîtres & de livres pour apprendre ? Cette réflexion qui paroît folide, tombera d'elle-même fi l'on fait attention que fi le cœur n'a pas befoin de précepteur pour le regler dans fes mouvemens, pourquoi le cerveau dont l'ufage eft totalement confacré à l'entendement & à la volonté, n'exécuteroit-il pas toutes fes fonctions fans aucun Recteur, fur-tout s'il eft bien conformé & d'une bonne conftitution ? Nos natures, dit *Hippocrate*, n'ont été enfeignées par aucuns maîtres (i). Elles fe fuffifent à elles-mêmes ; & ce font

(i) Φύσις πάντων ἀδιδάκτοι. Id. eft. Omnium naturæ à nullo edoctæ. Ibid. Natura omnia omnibus fufficit Sect. 4. de alimento liber. Natura fibi per fe . . . à nullo quidem edocta, citráque difciplinam ; [ea quæ conveniunt efficit Sect. 7. lib. 6. de morbis vulg. §. 5. Hanc fententiam multis locis celebrat & miris laudibus extollit Galenus, ut lib. 1. de ufu part. & lib. 6. de loc. aff. Ubi hædi ftatim in lucem

elles qui ont inftruit les premiers Philofophes. Lorfqu'on a été affez heureux pour atteindre à ce tempérament défirable où l'on eftime les chofes telles qu'elles font en elles-mêmes, un feul attribut nous fait découvrir mille propriétés, & une feule idée eft fuivie de mille conféquences. C'eft ainfi que le jeune *Pafcal*, fans jamais avoir appris la Géométrie, traçoit fur le plancher cent figures dont il démontroit les propriétés dans un âge où l'on comprendroit à peine les noms favans, ou les définitions abftraites de ces formes géométriques. Par la feule force de fon génie il étoit parvenu jufqu'à la trente-deuxieme propofition du premier livre des Elémens d'*Euclide*, & à feize ans il compofa un Traité des Sections coniques (*k*).

ARTICLE II.

DE LA MÉDIOCRITÉ DU GÉNIE.

NOUS appellons un génie médiocre celui qui n'ayant pas affez de force pour raffembler tous les traits qui peuvent frapper à la fois, & faire fur nous une grande impreffion, les décoche les uns après les autres, le plus fouvent fans nous toucher. Ce n'eft donc plus ici le défaut d'idées, auquel nous avons à remédier ; elles peuvent être en grand nombre, mais l'impreffion qu'elles font aux autres eft relative à l'impreffion qu'elles ont fait fur nous-mêmes ; c'eft-à-dire, que de même que l'empreinte étoit légere en nous, de même auffi les traces qui doivent être gravées dans les autres à l'occafion de cette foible empreinte, feront peu profondes. C'eft ce qui va être bientôt éclairci, fi nous confidérons les différences qui fe trouvent entre l'efprit & le génie.

Ce que c'eft que la médiocrité de génie.

L'efprit ne confifte que dans un certain arrangement fimmétrique d'idées déja connues & faites pour être jointes enfemble. C'eft un tableau où tout eft détaillé, les figures s'y préfentent tour-à-tour, toutes les parties font à leur place, les jours & les ombres font bien ménagés. C'eft un feu doux qui nous préferve du froid fans nous échauffer, & qui nous éclaire fans éblouir. Le génie au contraire ne connoît pas de marche réguliere ; il rapproche les chofes les plus éloignées & réunit les plus contraires. C'eft un tableau où toutes les images raffemblées, diftinctes par des traits hardis & mifes dans une perfpective avantageufe, frappent toutes la vûe dans le même tems & ne nous laiffent d'autre fentiment que l'admiration. C'eft un miroir ardent qui ramaffe dans un feul point tous les rayons de lumiere & qui embrâfe tout ce qui fe rencontre à fon foyer. Le génie eft donc plus étendu que l'efprit : celui-ci renferme la totalité des chofes, tandis que celui-là ne s'élève que du particulier au général. Les idées font vives dans celui-ci & font entrevoir une étendue encore plus grande que celles où elles font renfermées : dans celui-là au contraire les

Différence qui fe trouve entre l'efprit & le génie.

---

editi naturalem induftriam in obeundis naturæ muniis pro exemplo affert. Cujus etiam meminit Comment. 5. in lib. 6. epid.

(*k*) Voyages du monde de *Defcartes*, part. 3. pag. 262. *Baillet*, Enfans célebres, Vie de *Pafcal*, par Madame *Perier* fa fœur, pag. 7.

idées font moins actives & ne repréfentent rien de plus que la forme fous laquelle elles doivent paroître pour lors. Dans l'efprit on apperçoit une imagination qui appartient plus au bons fens, qu'à la liberté de l'ame qui peut s'élancer hors de fa fphere ; dans le génie on voit une ame qui jouit de toutes fes prérogatives & dont les efforts ne font pas re-tardés par la froide analife du jugement. Ici c'eft un cerveau bien organifé où tous les mouvemens font reglés ; là les fibres tendues au degré le plus parfait, forment fouvent un accord & une harmonie qui feroit moins fenfible, ou qui n'exifteroit pas fi elles étoient tendues un ton plus bas.

Caufe qui produit la médiocrité de génie.

Le vice que nous attaquons donc ici en parlant du génie médiocre, eft cette tenfion des fibres & cette qualité du fang fuffifantes, il eft vrai, pour fournir la repréfentation des chofes : mais incapables de pro-duire cette énergie qui convainc, cette vivacité qui réveille, ce mer-veilleux qui étonne & ce fublime qui ravit. Or cette tenfion médiocre des fibres & cette qualité fuffifante du fang, nous paroiffent éloignées du point de perfection auquel nous voulons tendre, en ce que les fibres font ten-dues d'un ton plus haut & le fang d'une nature plus délicate & plus fubtile. Nous pourrons y parvenir, foit en n'évitant pas avec tant de précaution tout ce qui peut nous porter à la mélancolie, foit en chan-geant de climats.

Moyens pour combat-tre cette cau-fe.

Quand nous parlons ici de mélancolie, nous n'entendons pas cette humeur qui rend le teint pâle, l'air trifte, les yeux hagards, le vifage fevere ; qui nous relegue dans le cabinet, nous condamne à pâlir fur les livres, nous exile avec les fciences, nous fait fuir la fociété, l'enjoue-ment & les plaifirs ; qui nous force à nous haïr nous-mêmes & nous rend haïffables aux autres. C'eft plus approcher de la folie que du génie, & le remède feroit trop dangereux. *Heraclite* n'étoit qu'un atrabilaire qui par humeur fuyoit tous les hommes. Il avoit raifon de prendre ce parti, car tous les hommes l'auroient évité. Peu fait pour la fociété, il a eu rai-fon de fe retirer dans les montagnes & de ne vivre que de légumes (*l*). Ce que nous appellons ici mélancolie, c'eft cette humeur qui nous éloi-gne de la diffipation fans cependant la trop craindre, qui nous rend l'ami des Mufes & non pas l'amant, qui nous fait rechercher la folitude fans être folitaires, qui nous fait eftimer toutes chofes felon leur jufte valeur fans les méprifer, qui nous donne un air grave fans être mifan-trope, férieux fans être farouche, févere fans en éloigner la douceur. C'eft le premier pas à la mélancolie véritable : mais il ne faut pas aller plus loin. L'homme fage fait toujours conferver un jufte milieu dans toutes chofes. On peut voir fur quelles raifons nous fommes fondés en propofant un tel moyen fi l'on fe rappelle dans la mémoire ce que nous

Liv. 2. 6. art. 2. §. 4. & liv. 3. fect. 2. ch. 2. Art. 4 §. 2.

avons dit fur le tempérament mélancolique, & fi l'on confulte ce que nous dirons dans la fuite de la trifteffe, on fentira auffi par conféquent les moyens qu'il faut employer.

Sur ce principe une perfonne qui craindroit les chaleurs d'un climat

(*l*) *Diog. Laërt.* in vitâ Heracliti.

moins tempéré que celui où elle feroit née, pourroit paffer en Angleterre où tout tend à favorifer la conftitution mélancolique. Mais comme tel climat conviendroit à l'un & nuiroit à l'autre, & comme il faudroit examiner mille circonftances pour décider fûrement quel climat conviendroit à ceux-ci, & quel feroit le plus propre à ceux-là, pour abréger nous paffons fous filence tous ces détails, & nous difons en général qu'il faut chercher un climat qui foit convenable. *Bourdaloue* & *Flechier* étoient dans leur centre comme *Demofthene* & *Longin* dans le leur. Si vous leur euffiez fait faire un échange de pays, ils n'auroient pas été affurément les mêmes hommes. Il falloit que *Ciceron* & *Virgile* fuffent à Rome, *Boffuet* & *Racine* à Paris. On auroit pû deviner la patrie de *Seneque* & de fon neveu *Lucain* par leurs ecrits; à la pompe de leurs idées & à l'enflure de leur ftile, on s'apperçoit aifément qu'ils font Efpagnols. *Martial* naquit à Bilbilis aujourd'hui Bubiera, dans le royaume d'Arragon en Efpagne. A l'âge de vingt-un ans il fut à Rome diftiller fon fiel poëtique fur les vices & les ridicules des Romains. On s'apperçoit à fon ftyle qu'il étoit contemporain & compatriote de *Seneque* & de *Lucain*, auteurs fi différens tous deux de *Ciceron* & de *Virgile* pour l'éloquence & la poëfie. On pourroit dire que le ftyle bourfouflé, épigrammatique, empoulé, n'a paru à Rome que quand le goût des Romains fut corrompu en tout genre par les Efpagnols. Le vice n'étoit point dans le climat, c'étoit une épidémie amenée par des hommes qui avoient franchi les pyrénées.

Ce feroit en vain que par l'étude on chercheroit à devenir orateur, fi la nature de notre être ne s'y trouvoit difpofée ou préparée (*m*). Nos ames toujours brillantes par elles-mêmes, font prefque toujours obfcurcies par les corps; on pourroit les comparer à ces lumieres qu'environne une épaiffe fumée, ou à ces étoiles encroutées dont parlent quelques Phyficiens. Ce feroit en vain que *Defpreaux* fe vanteroit d'avoir appris à *Racine* à produire difficilement d'excellentes chofes, fi *Racine* eût manqué de génie. Qu'auroit pû produire une femence jettée fur des pierres, ou parmi des ronces? Si la plupart des Ecrivains doivent avoir ou doivent tâcher d'acquérir ce don precieux qui mene fûrement à l'immortalité, combien à plus forte raifon les Poëtes dont l'imagination échauffée doit fe livrer aux fureurs de l'entoufiafme qui la poffede (*n*).

A fuivre l'idée que les Anciens s'étoient formés fur l'entoufiafme, c'eft un état où l'homme fe trouve comme rempli d'une puiffance divine. Il n'en faut pas d'autre preuve que l'éthimologie du môt même. Mais fans avoir égard à cette infpiration particuliere du Ciel, il nous paroît que l'entoufiafme n'eft autre chofe que ce moment où tous les refforts de l'ame font mis en jeu, où la connoiffance que l'on a du fujet eft encore

Confirmation de ce que nous venons d'avancer.

Ce que c'eft que l'entoufiafme.

(*m*) On fent bien ce que l'on doit penfer ici du proverbe, *Nafcimur Poëta*, *fimus Oratores*. Voyez ce que nous avons dit fur l'Education, liv. 1. chap. 5.

(*n*) *Poëtam bonum neminem fine inflammatione*

animorum exiftere poffe & fine quodam efflatu furoris, Cicer. de Orat. lib. 2. n. 64. *& excludit fanos Helicone Poëtas Democritus*. not. *Art. Poet.*

plus grande que le ſujet même, où la conception de la choſe étant vive, claire & pure, emporte néceſſairement ſa démonſtration avec elle, où enfin le ſujet conſideré dans toute ſon élévation, dans toute ſon étendue, dans toute ſa beauté frappe avec tant d'évidence, que la raiſon ſe taiſant, l'on cede au tranſport qui agite, l'on franchit les intervalles & l'on réfléchit ſur les autres avec la même force les rayons de lumiere dont on a été frappé.

Il ne faut pas s'imaginer que l'ame ſoit bien tranquille dans ces inſtans; ſes émotions ſe manifeſtent même ſur le corps, c'eſt un raviſſement, un délire, une fureur où l'on n'apperçoit & où l'on ne conçoit que l'objet qui cauſe un ſentiment ſi vif & ſi flateur. De-là vient que *Platon* & *Ariſtote* ont crû qu'il n'y avoit pas de grands génies ſans quelque mélange de folie (o). Cette maxime paroit fondée ſur la raiſon, puiſque les cauſes qui occaſionnent le génie heureux ſont les mêmes que celles qui produiſent la folie, s'il ſurvient quelque cauſe déterminante. Triſte condition de l'homme qui ne peut faire un pas pour atteindre à la perfection du ſentiment ſans s'avancer vers la mort, & qui ne peut tendre au ſublime ſans s'approcher de la folie. Cette maxime n'eſt pas moins fondée ſur l'expérience. Ouvrez les livres d'Hiſtoires, & voyez s'il ſe peut ſans gémir, ſi les plus grands hommes n'ont pas été ceux qui ſouvent ont donné les plus grandes marques de foibleſſe & d'égaremens. *Ariſtote* fait mention d'un certain Poëte de la ville de Syracuſe nommé *Maracus*, qui n'étoit jamais plus fécond & plus accompli, que lorſqu'il avoit l'eſprit aliené (p). *Lucrece* prit des mains de *Lucile* ſa maitreſſe, un philtre qui le fit entrer en fureur. Cette manie lui laiſſoit des intervalles lucides pendant leſquels il compoſa ſon beau Poëme ſur la nature (q).

Gaſpard Barleus, Poëte Latin né à Anvers en 1584, & mort en 1648, avoit été reçu Docteur en Médecine à Caen. Son génie étoit fécond, ſes penſées élevées & ſon expreſſion hardie (r). On raconte qu'ayant eû l'imagination dérangée dans une maladie, il croioit être de verre, & ne ſe laiſſoit approcher craignant d'être briſé par le choc d'un corps étranger. *Bonaventure Des Periers*, Poëte François devint fou & ſe perça de ſon épée malgré la vigilance de ceux qui le gardoient (s). *Jacques Caſſagne*, Poëte François, mais Prédicateur médiocre & décrié par *Deſpreaux* (t), mourut fou à l'âge de quarante-ſix ans. Mais ſans nous arrê-

*Que le gé-
nie heureux
eſt très-près
de la folie.*

(o) *Quamdiù quis mentem valet neque fingere carmina, neque dare oracula quiſquam poteſt . . . non enim arte, ſed divinâ vi hæc dicunt.* Plato in. Ione. *Sive Platoni credimus fruſtra poëticas fores compos ſui pepulit: Ariſtoteli nullum magnum ingenium ſine mixturâ dementiæ fuit.* Sen. de tranquill. animi. cap. 15.

(p) *Multi melancholiâ, morbis veſaniæ implicantur, neque dare oracula quiſquam poteſt . . . ex quo Sybilla efficiunt, & Bacchæ, & omnes qui divino ſpiraculo inſtigari creduntur, cum ſcilicet id non morbo, ſed naturali intemperie accidit. Maracus civis ſyracuſanus Poëta etiam præſtantior erat dum mente*

alienarêtur. Ariſtot. Problem. ſect. 30. quæſi. 1. verſus finem.

(q) Titi Lucretii Cari vita. Ex Lilio Gregorio Gyraldo. *Qui poſtea amatorio poculo in furorem verſus, quum aliquot libros per intervalla inſaniæ conſcripſiſſet.* Chron. Euſebii.

(r) Voyez les éloges que lui donne Borrichius. Diſſertat. de poëtis. pag. 140.

(s) Henri Etienne dans ſon Apologie pour Hérodote, chap. 18 & 16. Voyez auſſi la Bibliothéque Françoiſe de M. l'Abbé Goujet. tom. 11. pag. 90.

(t) Moi qui ne compte rien ni le vin ni la chere Si l'on n'eſt plus à l'aiſe aſſis en un feſtin

ter ici à citer une multitude d'exemples, nous en produirons seulement un du Poëte le plus brillant que nous connoissions.

Le *Tasse* devenu amoureux d'*Eleonor* d'*Est*, sœur d'*Alphonse* Duc de Ferrare, & ayant un jour reçu des éloges de cette Princesse à cause de quelques vers qu'il venoit de lui réciter, se sentit si transporté de joie & d'amour qu'il lui donna un baiser. Le Poëte téméraire fut mis en prison comme un fou, & on croit qu'il le devint réellement par la sombre mélancolie qui s'empara de lui. Cependant son génie poëtique ne l'abandonna pas dans cet état déplorable, & on prétend que sa folie servoit à épurer son esprit & à préparer son imagination. Si l'on en croit l'Abbé d'*Aubignac* (*u*), le *Tasse* n'attendoit pas mêmes les intervalles de tranquillité que lui laissoit sa frénésie : au milieu de ses transports il faisoit des vers, & son esprit n'étoit jamais plus fécond & plus brillant que lorsqu'il étoit égaré. *Garcie Sanchez* de *Badajoz*, Poëte Espagnol dont on admire la pureté de style, eut le même sort. On voit dans ses vers la passion qui lui renversa l'esprit & qui occasionna sa mort. Il avoit conçu un amour déréglé pour une de ses cousines (*x*). Ces phénomenes peuvent servir à confirmer ce que *Descartes* dit sur le talent de la Poësie (*y*).

Nous ne nous ferions permis d'avancer d'aussi tristes vérités, & aussi peu avantageuses pour notre sistême, si par les effets nous n'espérions découvrir les causes prochaines de l'entousiasme. Sécheresse, tension & vibratilité des fibres, esprits actifs, circulation rapide, vraies causes de l'entousiasme, & presque toujours causes procathartiques de la folie s'il survient quelque cause déterminante. De-là l'action & la réaction la plus forte des fluides sur les solides ; de-là la sensibilité exquise, & l'imagination qui tient souvent lieu du sentiment. Enfin si l'on tire toutes les conséquences qui peuvent se déduire de l'état proposé, soit des fibres, soit du suc nerveux, il n'y a aucun phénomene dans l'entousiasme qu'on ne puisse expliquer. *Causes physiques de l'entousiasme.*

Si l'on veut parvenir à ce degré de vibratilité des fibres & de subtilité des esprits, outre qu'il faut employer tous les moyens déja indiqués, il faut encore user d'alimens fort chauds & de boissons spiritueuses ; éprouver ce qu'il y a de rafiné dans les passions ; fatiguer son corps par les veilles, la méditation & la plus profonde application. *Divers moyens pour parvenir à l'entousiasme.*

Camille Faërne qui a mérité le surnom d'archipoëte, ne fut jamais si fécond que lorsqu'il avoit l'imagination échauffée par le vin (*z*).

Santeuil, ce Poëte de notre siécle, & digne du siécle d'Auguste, qui avoit reçu en naissant le feu & la folie de la poësie, ne faisoit de bons vers que lorsqu'il avoit bû quelques verres de vin de Champagne ; digne *Le vin & les boissons spiritueuses.*

Qu'aux sermons de *Cassagne* ou de l'Abbé *Cotin*. *Satyre* 3.
(*u*) La pratique du Théâtre, par *François Hedelin* Abbé d'Aubignac. Amsterd. 1715.
(*x*) Journal Etranger, Mars 1755. pag. 185.
(*y*) De Methodo, §. 1.
(*z*) *Camillus Faernus qui floruit* Leonis X. *Sæculo*

Archipoëtæ nomen promeruit, tùm aptissimè versus profundere erat aptus, cum interdum tanti pontificis conviva plurimo vini haustu replebatur quo calor imaginationis excitus, innumeras rerum formare poterat conceptus prout ait OVIDIUS, *vina parant animos, redduntque caloriùs aptos.* PAUL. JOVIUS *in elogiis.*

Les grandes
paſſions.

émule d'*Horace*, dont il avoit ſi bien retenu les leçons, que Bacchus échauffoit ſon cerveau, tandis qu'Apollon conduiſoit ſa main. Un des meilleurs
Poëtes de ce ſiécle ne vit preſque que de chocolat ou de caffé. Les plus
grands Ecrivains ont éprouvé les plus grandes paſſions, & n'ont jamais
mieux réuſſi qu'après avoir exténué, & pour ainſi dire ſubtiliſé leurs corps
par une étude réfléchie & un travail aſſidu.

L'exercice
tant général
que particu-
lier.

Il y a encore une eſpece d'exercice particulier ou de mouvement qu'on
donne à certaines parties du corps, qui ne contribue pas peu à fournir
des idées par le reflux des eſprits qu'elles occaſionnent. Un bon Auteur
ride ſon front & ſe donne l'air d'un furieux afin de ſentir lui-même la
fureur & la rage qu'il veut repréſenter. Si l'imagination d'un Poëte cherche en vain les traits dont il a beſoin pour dépeindre le dépit ou l'indignation, il ſe leve avec précipitation, ſe promene dans ſa chambre & ſe met
dans toutes les attitudes qui conviennent à ces différentes paſſions. D'a-
bord les images dont il a beſoin ſe préſentent en foule dans ſon cerveau &
le génie a d'autant plus de facilité à exécuter ſon projet, qu'il ne fait que
copier & rendre dans le vrai ce qui ſe préſente dans ſon modele. C'eſt
ainſi qu'on rapporte que le Pere *Maimbourg* s'animoit lorſqu'il vouloit
décrire une bataille ou quelque combat particulier. La main armée d'un
ſimple bâton il s'eſcrimoit contre la muraille & s'échauffoit tellement,
qu'il croyoit voir l'ennemi préſent & ſe confondre dans la mêlée. Alors
l'eſprit encore agité & le corps couvert de ſueur, il couroit écrire ce
qu'il comptoit avoir vû & entendu dans ce combat imaginaire. Auſſi ſi
l'on reproche l'inexactitude à cet Ecrivain, jamais on ne lui reprochera
de manquer de vivacité dans ſes récits.

Cette pratique n'eſt pas ſi ſinguliere & ſi deſtituée de ſens commun qu'on
n'en puiſſe trouver des exemples chez d'autres nations. Les *Yanguis* ou
Saints inſpirés des Indes, ſe mettent en état d'avoir des viſions en tour-
nant & en comprimant leurs yeux d'une terrible maniere (&). L'art de
ſe procurer des extaſes artificielles en ſe balançant ſur une poutre ſuſ-
pendue ou ſur une corde, eſt encore fort en vogue parmi les femmes Scythes (a). Toutes ces manieres d'allumer le feu de ſon imagination doivent
ſe rapporter aux ſenſations réfléchies par leſquelles on ſe repréſente un
objet abſent avec la même force que s'il étoit préſent. Ce ne ſont plus des
idées que l'on peint, c'eſt le ſentiment lui-même.

Reflexion
ſur tout ce
qu'on vient
d'avancer.

Nous ne prétendons pas ici faire accroire que tous ces geſtes & toutes
ces attitudes ſoient des cauſes certaines & néceſſaires pour produire l'èn-
touſiaſme : au contraire nous ne les regardons que comme des acceſſoires
qui ne ſont pas toujours propres à produire l'effet qu'on ſe propoſe :
& nous n'en avons parlé que pour ne rien négliger, & pour préſenter
aux Lecteurs tous les moyens que nous connoiſſions. Il faut ranger encore dans cette claſſe une reſſource que la nature nous offre lorſque les
idées ne ſe préſentent pas dans un beau jour : c'eſt de frotter ſa tête

(&) *Bernier*, Mémoires du Mogol.　　|　(a) *Gaguini*, Hiſtoire. Sarm.

&

& de ronger fes ongles (*b*). Ces mouvemens font très-naturels aux per-fonnes qui compofent, actionnent le fentiment, & reveillent l'imagina-tion. C'eft ainfi que le moindre fouffle rallume un feu qui alloit s'éteindre.

Que la pra-tique de cer-tains petits mouvemens n'eft pas fi vaine qu'on le penferoit d'abord.

Il arrive quelquefois à des perfonnes vraiment fpirituelles, de fe trou-ver dans une grande difette de penfées. L'ame ou le corps feroient-ils fatigués ? Mais qui peut comprendre qu'un efprit ou de la matiere puiffe fe laffer ? Cette difette ne vient donc que du défaut de moyens, ou des obftacles que rencontrent ces mêmes moyens. Il ne peut y avoir d'obfta-cles ; puifque nous fuppofons les perfonnes vraiment fpirituelles. Refte donc le défaut des moyens ; c'eft-à-dire l'engourdiffement du genre ner-veux. On y remédie encore en faifant une légere irritation fur les parties extérieures du corps. Ce que plufieurs exécutent facilement, en pre-nant du tabac ou refpirant quelques eaux fpiritueufes. L'impreffion faite fur la membrane pituitaire caufe quelquefois une efpece de convulfion dans les mufcles de la refpiration. De forte que fi l'impreffion faite fur la membrane pituitaire eft vive, l'infpiration fera grande & l'expiration vio-lente & fubite ; de-là l'éternuement. Cette fecouffe réveille le reffort des nerfs, & l'attention qu'on doit donner à fes idées.

De l'ufage du tabac & des eaux fpi-ritueufes.

ARTICLE III.

DE L'IMAGINATION TROP FORTE.

PAR une Imagination trop forte nous entendons celle où les idées ne font pas toujours réelles, mais fouvent vagues & chimériques. Les idées réelles font celles qui ont leur fondement dans la nature, & qui font conformes à un être réel, à l'exiftence des chofes, ou à leurs archéty-pes. Celles-là font chimériques qui n'ont point de fondement dans la na-ture, ni aucune conformité avec la réalité des chofes aufquelles elles fe rapportent tacitement comme à leurs archétypes. Toutes nos idées fenfibles font réelles ; mais les idées réfléchies & complexes étant des combinai-fons volontaires, elles peuvent être chimériques (*c*).

Définition & explication de l'imagina-tion trop forte.

Ce défaut paroîtroit volontiers une maladie qui n'attaqueroit que les frénétiques ou les maniaques ; mais malheureufement elle attaque auffi les perfonnes qui ne font nullement foupçonnées de délire. Si ce vice a regné autrefois, on peut dire que fon triomphe étoit réfervé pour notre fiecle, où l'on a vu paroître mille contes des Fées & une multitude prodigieufe de Romans ; pures collections de faits imaginaires & qui fouvent choquent la vraifemblance. De ce vice en naît encore un autre non moins à crain-dre. C'eft lui qui produit ces efprits qui abandonnent le naturel pour don-ner dans les hyperboles & les exagérations continuelles, & qui quittent le folide pour courir après le clinquant & le Phœbus.

Quels font ceux dans lef-quels fe ren-contre ce dé-faut.

(*b*) . . . . & *in verfu faciendo Sæpe caput fcaberet, vivos & roderet ungues.* Horat. *lib.* 1. *Satyr. X.*

J'ai beau frotter mon front, j'ai beau mordre mes doigts. *Boileau*, Sat. 7.
(*c*) *Voyez* Locke, *liv.* 2. *chap.* 30.

L l

Ce défaut ne fut jamais plus remarquable que dans les Œuvres de *Cyrano de Bergerac*. L'imagination trop forte & déréglée de cet Auteur le jettoit dans une affectation visible de s'écarter des façons de parler communes & naturelles, dans une structure choquante de mots bisarrement assemblés ; en un mot, dans des antithèses forcées & déplacées.

On peut mettre encore au rang des imaginations trop fortes *Paul Veronneau* (*d*), *Jean le Blond* (*e*), *De saint Blancat* (*f*), *Velmatio* (*g*), l'Auteur du Poëme de la Magdelaine (*h*), & plusieurs autres, dont l'imagination vive & bouillante s'est assez manifestée dans leurs écrits. On en trouvera aisément des exemples dans chaque science, & pour ne parler ici que de la Médecine, ne seroit-ce pas avec raison que nous rangerions ici

---

(*d*) *Paul Veronneau*, Blaisois. Comme ce Poëte n'est pas beaucoup connu, je citerai ici quelques saillies de son imagination bouillante & gigantesque. Dans sa Tragicomédie de l'*Impuissance*, il fait dire à l'Empereur d'Ethiopie :

Je n'ai plus d'ennemis & ma bonne fortune
Dans la facilité de vaincre m'importune ;
Et ma valeur trouvant le monde trop petit
Ayant tout dévoré n'entre qu'en appétit.
Toi ! le plus grand des Dieux, auteur de la lumiere,
Ouvre ton cœur sensible aux traits de ma priere,
Pour mon ambition fais un monde nouveau
Forme un air seulement, une terre & de l'eau :
Je formerai du feu, j'en ai dans mon courage
Assez de quoi fournir un monde & davantage.
Mais quoi ! c'est sans raison que je m'adresse aux Dieux,
Que ma grandeur extrême a fait des envieux :
L'égalité toujours la jalouse excite ;
Ils font Dieux par nature, & moi par mon mérite
Et leur demeure aux Cieux témoigne leur defaut,
C'est leur légereté qui les a mis si haut.
Toute leur providence est assez occupée
A reculer le Ciel du bout de mon épée, &c.

(*e*) On trouve dans les Poësies de *Jean le Blond* qui vivoit sous *François* I. un Poëme intitulé *Le Temple de Diane*, & *plaisirs de la chasse*, où il loue beaucoup cet exercice. La description du Temple est extravagante. Le Poëte y fait entrer tout ce qui compose nos Eglises Collégiales ; des Chanoines, des Chapelains, des Chantres, des cloches, des orgues, un bénitier, de l'encens, des autels, des *lieux contemplatifs* : & quoique tous ces personnages & ces êtres inanimés soient allégoriques, il ne pouvoit faire un choix plus ridicule pour un temple prophane Les chantres signifient les chiens de chasse qui aboyent ; les cloches & le cor, la trompette & le cor, l'encens, l'odeur des bêtes fauves, ainsi du reste.
Nous pourrions ajouter ici *Jean Martin*, Seigneur de Choisi, qui a fait un Poëme intitulé le *Papillon de Cupido*, imprimé en 1543. Il feint qu'il est changé par Cupidon. Il en prend toutes les inclinations, il

voltige par tout, vient à Paris, contemple l'Université, va ensuite aux audiences du Palais, se mocque un peu des plaideurs & des avocats, se transporte jusques tous de l'Eglise de Notre Dame, &c. après bien des voyages il invoque J. C. & la sainte Vierge, leur demande de lui rendre sa premiere forme, & obtient ce qu'il desire Quelle bisarrerie. Voyez la *Bibliotheq. Françoise* de M. l'Abbé *Goujet*, tome 11. pag. 107.
Guillaume De Deguilleville vivoit sous *Philippe le Bel* Voyez l'analyse que M. l'Abbé *Goujet* donne de ses Poëmes intitulés *Le Pelerinage de la vie humaine* & *le Pelerinage de l'ame séparée du corps*, tom. 9. pag. 71.
Jean Venette, né vers l'an 1308, a fait l'*Histoire des trois Maries*. M. *De la Curne* en a donné une notice. Il n'y a rien de si déplacé que les ornemens dont l'auteur a prétendu embellir son histoire. Toutes les farces représentées sous le nom de *misteres*, sont dans la même classe,

(*f*) Poëte Latin qui vivoit sous Louis XIII. Il étoit Gascon. Il a fait passer dans ses poësies toutes les hyperboles de son pays. Jamais Poëte n'a porté plus loin le faux sublime. Il fit des vers sous Louis XIV, alors au berceau, qui sont originaux par l'extravagance des images qui le représentent. Il a composé aussi des poësies sur *Hercule*, *Alexandre*, *Annibal*, &c à sujets analogues à la fougue de ses idées. On peut juger combien ces hauts faits ont échauffé son imagination.

(*g*) *Jean-Marie Velmatio*, Italien, a fait un Poëme intitulé *Chrisseidos*, *seu veteris & novi Testamenti opus singulare ac plane divinum*. On ne peut voir ailleurs une imagination plus extravagante, des opinions plus singulieres, des idées plus ridicules, & un mélange plus monstrueux du sacré & du profane. Dans le septieme livre, l'Ange Gabriel est député par Dieu le pere pour chercher une mere à son fils, & comme l'Ange a entendu dire qu'il n'y a pas de créatures parfaites sur la terre, il descend dans les enfers ; là *Didon* se présente à lui, pour remplir le but de sa mission, & elle se plaint de la mauvaise idée que *Virgile* comparoit devant l'Ange, se défend, & enfin il avoue ses fictions, dont il rejette la faute sur *Ovide*.

(*h*) *La Madeleine au desert de la sainte Baume en Provence*. Poëme spirituel & chrétien, par *Pierre de Saint Louis*, Carme de la Province de Provence, imprimé à Lyon en 1700.

les noms de *Paracelfe* & de *Van-Helmont*, qui dit lui-même (*i*) qu'il a fait plus de progrès dans les sciences par les rêveries, les imaginations, les fantaisies, les songes & les visions, que par la méthode & la marche reglée du bons sens.

Ce vice doit être plus familier aux tempéramens chauds, secs & fanguins, qu'à toute autre constitution. Quant aux tempéramens chauds & secs, la chose paroît évidente par elle-même ; puisque les fibres peuvent être trop séches, trop tendues & trop élastiques, & les fluides trop mobiles, trop âcres & poussés avec de trop grandes forces ; ce qui produira les effets ci-dessus mentionnés. La cause une fois connue, il ne sera pas difficile de remplir les indications qu'elle présente ; or nous avons détaillé soit dans ce Chapitre, soit dans le précédent, la cure qui convenoit à chacun de ces défauts : elle se réduit principalement à deux chefs, les remedes & le régime. Les remedes principaux sont la saignée & les bains. Le régime consiste dans le changement de climat plus humide que celui qu'on habite, & la diéte adoucissante, humectante, rafraîchissante, qui peut se procurer tant par la qualité des alimens, que par la privation des liqueurs volatiles & des ragoûts âcres, salins & sulphureux. *Demosthéne* que *Longin* compare à un foudre ou à une tempête, ne buvoit que de l'eau. Sans doute que s'il n'eut pas moderé l'ardeur de son tempérament par cette simple boisson, il feroit tombé dans les mêmes extrêmités que nous reprenons ici. Il nous paroît certain que si l'on emploie les moyens mentionnés, les fibres reviendront peu-à-peu à leur ton naturel, & que les esprits moins actifs seront mûs plus modérément.

Particuliere-ment à ceux qui sont d'un tempérament chaud ou sec.

Nous disons aussi que ce défaut doit être plus fréquent dans les tempéramens sanguins. Pour le prouver, il nous suffira d'apporter l'exemple des femmes enceintes. Tout le monde convient que les femmes sont plus pléthoriques dans le tems de leur grossesse, que dans tout autre tems. Or il est d'expérience que dans cet etat l'imagination des femmes est plus vive : car les *envies* dont on parle tant, ne sont autre chose que des idées qui frappent avec tant d'énergie, qu'elles vont presque jusqu'à la sensation. Ce n'est pas que nous pensions que l'imagination de la mere puisse agir sur l'enfant qu'elle renferme dans son sein : nous sommes bien éloignés de le croire : la raison & les faits y répugnent. C'est ce que l'on verra clairement démontré dans le livre qu'a donné il y a quelques années M. *Blondel* membre du College des Médecins de Londres (*k*). Ce Traité prouve par les argumens les plus forts & les plus convainquans, que le fœtus dans tous ses différens états & différentes configurations, étant un individu distinct & séparé de la mere, ne peut recevoir aucun dommage par la simple imagination, puisqu'il subsiste hors de la sphere de cette opération de l'entendement.

Et à ceux qui sont d'un tempérament sanguin.

(*i*) Cap. de venatione Scientiarum. *Fateor me plus profecisse per imagines, figuras & visiones phantasiæ somniales, quàm per rationis discursus.*

(*k*) Dissertation Physique sur la force de l'Imagination des femmes enceintes sur le fœtus, par Jacques *Blondel*. Leyde 1737. in-8°.

Sans nous arrêter ici à une question qui est hors de notre sujet, il nous semble que l'exemple de l'état des femmes enceintes prouve suffisamment que la pléthore augmente l'intensité de l'imagination, & que par conséquent ce défaut doit se rencontrer particulierement dans les personnes d'un tempérament sanguin ; sur-tout si elles sont pléthoriques. La diéte, la saignée, les alimens qui fournissent peu de suc, l'exercice sont les principaux remédes propres à attaquer ce défaut. Voyez ce que nous avons dit sur les sensations.

ARTICLE IV.

DE L'ÉTAT PARFAIT DE L'IMAGINATION.

Ce que c'est qu'el'état parfait de l'imagination.

IL suit de ce que nous avons avancé jusqu'à présent, que l'esprit qui dans la perception qu'il a de son objet, distingue le mieux la nature des impressions qu'il reçoit des causes externes ; celui qui confond le moins les différentes affections qui en résultent ; & enfin celui qui porte sur leur sujet un jugement plus simple, est aussi celui qui a des idées plus claires & plus évidentes, & qui est le plus disposé à en faire une juste comparaison. C'est aussi ce que nous appellons imagination parfaite qui renferme en elle-même, comme l'on voit, toutes les autres opérations de l'ame ; mais qui étant regardée comme principe de ces mêmes opérations, en est réellement distincte.

Moyens de le conserver.

Si l'on est assez heureux pour posséder un pareil trésor, nous ne connoissons pas de meilleur moyen pour le conserver, que de vivre comme l'on a vécu jusqu'alors ; c'est-à-dire, faire le même usage des choses non naturelles. Votre imagination est-elle plus libre lorsque vous êtes à jeun ? est-elle plus libre après avoir bû quelque liqueur spiritueuse, ou après avoir fait quelque exercice ? est-elle plus libre dans le printems que dans l'hiver ; dans la retraite que dans le tumulte ; dans l'obscurité que pendant le jour ? saisissez tous ces précieux instans pour jouir de vous-même, & mettre au jour les productions que conçoit votre heureux génie.

Objection.

Mais, dira-t-on, ce point de perfection est un point Métaphysique ou Zénonique, auquel on ne pourra jamais atteindre. D'ailleurs tout Architecte ne peut pas être un *Perrault*, tout Peintre un *le Brun*, tout Orateur un *Bourdaloue*, & tout Poëte un *Corneille*.

Solution.

Nous ne parlons ici de la perfection qu'autant que le comporte la foiblesse humaine ; car il est certain que malgré toute notre vigilance nous ferons sujets à mille défauts. Mais nous sommes persuadés que si l'on exécute nos préceptes, & si l'on choisit son véritable talent, l'on sera plus à portée d'atteindre à ce degré de perfection dont nous parlons. Au reste

Variété irfinie dans les génies.

ce degré de perfection n'est pas un point Zénonique, comme on donne à le croire ; au contraire il est très-étendu. Nous pensons qu'il ne sera pas hors de propos de rapporter à ce sujet ce que disoit le plus célébre Orateur que Rome ait enfanté, lorsqu'il vouloit faire voir en combien de

manieres différentes la nature quoique simple, pouvoit plaire à nos sens :
» La Sulpture, dit-il (*l*), est un seul & même art ; *Myron*, *Policlete* & Remarquée
par *Ciceron*.
» *Lisippe* y ont excellé. Ils sont très-différens entre eux, mais on est
» charmé de la diversité de leur génie. Il en est de même de la Peinture :
» *Zeuxis*, *Aglaophon*, *Apelles* n'ont aucun air de ressemblance, & tous
» les trois semblent avoir atteint à la perfection de leur art. Si cela est vrai
» & merveilleux dans des arts muets, combien l'est-il davantage dans les
» discours & dans le style où les mêmes mots & les mêmes pensées sont
» employés & font une si grande différence ! C'est pourquoi on ne doit
» pas blâmer une personne de ne pas imiter les autres : au contraire si
» dans son genre particulier elle mérite quelques éloges, il faut la louer.
» Cette diversité se remarque d'abord dans les Poëtes qui ont tant de rap-
» port avec les Orateurs. Parmi les Poëtes Latins *Ennius*, *Pacuvius*,
» *Accius*, parmi les Poëtes Grecs *Æschile*, *Sophocle*, *Euripide*, ne sont-
» ils pas différens, & ne leur a-t-on pas payé à chacun un égal tribut
» de louanges ? Si vous considerez les Orateurs, *Isocrate* n'a-t-il pas la
» douceur en partage, *Lisias* la subtilité, *Hipérides* la vivacité, *Eschines*
» l'élégance, *Demosthenes* la force ? Qui d'entre eux n'est pas parfait &
» ressemble à d'autres qu'à lui-même ? *Scipion* est inimitable pour la
» fermeté, *Lelius* pour l'agrément, *Galba* pour la concision, *Carbon* pour
» la facilité & l'harmonie. Ils sont les premiers de leur tems, & ils sont
» les premiers dans leur genre. Mais pourquoi puiser des exemples
» parmi les Anciens, notre siecle ne nous en fournit-il pas assez ? Ne pour-
» rois-je pas citer *Catulle*... *Cesar*... *Sulpitius*... *Cotta*... *Antoine*...
» qui ont chacun leur maniere d'écrire où ils excellent «.

De même que *Ciceron* rappelle à son siecle pour faire voir la variété Remarqua-
ble encore
dans notre
siecle.
qui se trouve dans la perfection, de même aussi ne pourrions-nous pas
proposer nos Poëtes François qui ont tous remporté la palme, quoique
dans le même genre. En effet si nous jettons un coup d'œil sur nos Poëtes
Tragiques, n'admirerons-nous pas la grandeur de *Corneille*, la tendresse de
Racine, la conduite de *Campistron*, l'expression de *Voltaire* & le terrible
de *Crebillon*. Ces paralleles mettent sans doute en évidence la vérité que
nous proposons, & reculent les limites d'un champ que l'on supposoit
bien étroit. Mais pour éviter les détails qui ne sont plus de notre ressort,
abandonnons ces discussions aux Rhéteurs, pour chercher si nous avons
en nous la source de toutes ces différences, sans cependant rien altérer
à l'état parfait supposé de notre imagination.

En effet qu'elle variété prodigieuse dans les qualités du sang & du Très-con-
forme aussi à
l'état Physi-
que de notre
nature.
suc nerveux & dans la constitution des fibres nerveuses, sans cepen-
dant qu'elle empêche leurs actions ! Quelles combinaisons infinies entre
ces êtres qui agissent & réagissent l'un sur l'autre ? Il nous semble voir ici
les sept notes de Musique dont l'arrangement divers a produit & produira
un si grand nombre d'airs. Nous nous représentons encore ici le nombre
de mots que les vingt-quatre lettres de l'Alphabet ont produit parmi tous

(*l*) De Orat. lib. 3. n. 7.

les peuples, & cette multitude de mots qui étant combinée, forme &
formera cette quantité prodigieuse de livres : image fenfible que l'on
peut fe former de la multiplicité des modes du fang, du fuc nerveux &
des fibres, & en même tems de l'énorme variété des génies, des caracteres
& des efprits.

Ces réflexions, dira-t'on, font belles dans la fpéculation : mais il eft impoffible de les atteindre dans la pratique : nous l'accordons. Toutes ces
différences alléguées ci-deffus ne peuvent produire que des modalités dans
l'ame qui font prefque infenfibles aux yeux humains. C'eft ce qui formera ce fond de caractere impénétrable : on y reconnoîtra fans doute des
traits de reffemblance, mais on y trouvera ce je ne fai quoi qui le diftingue parfaitement. C'eft ce qui variera ces mêmes caracteres à l'infini. C'eft
ce qui rendra un Orateur plus brillant, plus perfuafif, plus touchant ; un
Poëte plus grand, plus énergique, plus tendre, toutes chofes étant d'ailleurs égales de part & d'autre. C'eft ce qui modifiera tellement les génies,
qu'ils ne fe reffembleront jamais, quoique les uns ayent été les modeles
des autres. C'eft ce qui fera que celui-ci expofera fes penfées dans un plus
beau jour que celui-là. C'eft enfin ce qui donnera ces différences prefque
imperceptibles du plus au moins dans des efprits qui raifonnent & qui
jugent exactement.

Ne pouvant donc approcher de cet état infenfible, nous nous fommes
contentés de ramener nos principes au point fenfible. Peut-être que
quelques perfonnes plus clairvoyantes que nous, iront plus loin. Il
nous fuffifoit de favoir que le fang & fes efprits pouvoient avoir un
mouvement ou trop lent ou trop vif, ce qui provient de leur qualité &
de leur quantité. Il nous fuffifoit de favoir que les fibres nerveufes ainfi
que celles des organes des fens pouvoient être trop, ou trop peu tendues, féches, groffes & vibratiles. Ces variétés font fenfibles & peuvent fe connoître par le tempérament, les mœurs, le battement des arteres, &c. Ainfi l'on peut prendre fes indications & y appliquer des remedes.

Nous nous flattons cependant qu'en remédiant aux vices fenfibles, on
parviendra auffi à guérir les défauts infenfibles : car fi cela n'étoit pas
ainfi, la guérifon feroit imparfaite en un fens.

Après toutes ces confidérations nous conclurons que quoique la perfection foit une dans fon genre, elle eft cependant multiple dans fes efpeces ; que ces efpeces mêmes ont des relations très-étendues pour les cas
particuliers ; que nous avons en nous la fource de toutes ces différences qui
ne changent pas, du moins fenfiblement, le caractére de perfection que
nous avons donné à l'imagination ; que remédier aux défauts mentionnés
dans ce Chapitre, c'eft tendre à cet état parfait de l'imagination auquel
on peut atteindre autant que le comportent les forces de la condition humaine.

CHAPITRE III.

DU RAISONNEMENT.

Nous ne traiterons pas ici du Raisonnement de la même maniere dont en parlent les Logiciens, qui en differtant fur cette opération de l'entendement, analifent les regles du fyllogifme. Nous n'imiterons pas non plus quelques Philofophes & les Rhétoriciens, qui indiquent les lieux & la méthode pour trouver des argumens. Il fuffit d'avoir d's idées, & de les comparer enfemble pour raifonner. Ainfi dans les cas où l'imagination feroit abolie ou viciée, le raifonnement doit auffi être éteint, ou dérangé : ce qui arrive dans l'apoplexie, la compreffion du cerveau, les fiévres ardentes, les fiévres malignes, la phrénéfie, &c. Comme ces états font contre nature, nous n'en parlerons pas, ne nous étant engagés d'examiner que ce qui fe paffe dans l'état de l'homme fain. Nous dirons donc notre fentiment fur le défaut de raifonnement qui dépend du peu de connoiffance que nous avons du fujet.

Secondement on voit tous les jours des perfonnes avoir beaucoup d'imagination & peu de raifonnement. Les idées feules ne conftituent donc pas le raifonnement : il faut encore y joindre la réflexion pour connoître le rapport qu'ont entre elles les idées. Or les idées dépendant de notre organifation, la comparaifon de ces mêmes idées que nous faifons par la réflexion, doit être plus ou moins exacte, felon que notre organifation fera plus ou moins parfaite. C'eft pourquoi tels raifonnemens feront inintelligibles aux uns, tandis qu'ils feront fort clairs pour d'autres. C'eft pourquoi nous raifonnions hier d'une façon différente de celle que nous raifonnons aujourd'hui fur une matiere de controverfe. C'eft pourquoi quelques matieres paffent pour certaines en Efpagne, tandis qu'elles font regardées comme douteufes en France, & comme fauffes en Angleterre. Suivez les différens degrés de chaleur des climats, & vous trouverez des nuances fenfibles des opinions, des coutumes & des loix politiques & morales.

Comme nous avons déja dit qu'il n'y avoit pas de raifonnement fenfible faux en parlant felon la précifion la plus Métaphyfique, ce vice ne doit donc appartenir qu'aux raifonnemens réfléchis ou mixtes qui peuvent être défectueux en ce que le terme de comparaifon eft mal choifi. En effet ce qui doit indiquer le rapport ou la difconvenance de deux repréfentations peut être totalement étranger à ces deux repréfentations, & incapable d'en faire fentir la liaifon, ou la féparation. Secondement le choix des moyens pris d'une autre fource que de l'évidence, peut fouvent nous conduire à l'erreur.

On ne parlera ici du Raifonnement que comme comparaifon des idées.

Que cette comparaifon en elle dépend de l'organifation.

Ce que c'eft que le Raifonnement défectueux.

ARTICLE I.

DU DÉFAUT DE RAISONNEMENT.

Moyens de
multiplier ſes
idées ſur le
même ſujet.

TOUT raiſonnement eſt au moins l'aſſemblage de deux idées : quelquefois il réſulte de la combinaiſon de pluſieurs propoſitions complexes,
ce qui exige une ſuite d'idées ſur le même ſujet dans l'entendement de
celui qui raiſonne. Il ne s'agit donc ici que des moyens de raſſembler pluſieurs idées ſur le même ſujet. Nous avons déja fait voir combien les ſens
fourniſſoient de reſſources à l'imagination, & nous avons levé tous les
obſtacles qui pouvoient empêcher la liberté de cette même imagination.
Par une conſéquence néceſſaire on eſt ſuppoſé avoir des idées vives
& diſtinctes, & l'on ne doit plus être embarraſſé que ſur leur choix.
L'embarras ceſſe ſi l'on ſait avec art ſe placer au centre des objets qui
peuvent préſenter mille images conformes au ſujet qu'on médite, & ſi
l'on tient ſes ſens tellement attentifs à toutes les impreſſions, que l'ame
ſoit avertie de toutes les choſes qui l'environnent & qu'elle puiſſe ſe
rendre compte à elle-même du ſentiment qu'elle éprouve. On ſentira
la vérité & l'étendue de ce principe ſi l'on entre dans quelques détails.

Exemple de
la ſituation
des lieux.

Il eſt des lieux qui par leur expoſition, la liberté de l'air qu'on y reſpire, leur aménité, leurs formes, fourniſſent à l'ame une foule d'idées
qui ne reçoivent leur force ou leur agrément, que de la ſituation & de
la diſpoſition du ſol d'où on les puiſe. Ce ſont des tableaux qui communiquent à l'ame des mouvemens conformes aux ſenſations qu'ils excitent.
Ou plutôt ce ſont des livres qu'on parcourt d'un ſeul coup d'œil ; on en
connoît mieux l'enſemble que dans toutes les deſcriptions des Poëtes ou
des Orateurs. On conçoit mieux tous les rapports de l'ouvrage, & parce
que ce ſont les ſens qui ſont d'abord frappés, & non pas l'imagination qui
ſert de guide, les perceptions en ſont plus fortes, plus durables & plus
certaines. Qu'on me permette de développer ici la nature de certains ſentimens que j'ai éprouvé, & qui étoient la cauſe occaſionnelle de tous
les raiſonnemens que je faiſois alors. Cela engagera peut-être quelqu'un à
interroger ſa conſcience & à ſentir le méchaniſme de ſes raiſonnemens
mêmes les plus abſtraits.

Analiſe des
idées qui naiſ-
ſent ſur le
haut d'une
montagne.

Suis-je ſur le haut d'une montagne ? je ſuis Philoſophe. Il me ſemble
regner ſur toute la nature & lui dicter des loix, prévoir tous les événemens qui arrivent parmi les hommes ſur leſquels je domine, & découvrir toutes leurs marches pour parvenir à leurs deſſeins. Dans le fond de
mon cœur j'applaudis à ceux qui marchent dans des ſentiers droits, & je
gémis ſur ceux qui courent dans des routes détournées. Je les inſulterois
même : je ſuis trop éloigné d'eux pour les craindre. Je deviendrois alors
Poëte épique ou tragique ſi ma nature fourniſſoit aſſez d'alimens au torrent de feu qui m'embraſe.

De celles

Au milieu de cette montagne j'approche de plus près des hommes,
j'en

j'en apperçois les ridicules, & comme je n'en suis pas encore atteint, j'en ris & j'en forme une Comédie. Dans cet endroit je vois aussi moins loin, & les vertus des hommes me paroissent moins tenir de leur devoir que de l'héroïsme, & leurs crimes de la pente naturelle qu'ils ont au mal plutôt que de la dépravation de leurs cœurs. Ce changement d'atmosphere me rend moins juste & plus conpatissant.

Je descens au bas de la montagne, je suis alors au milieu des hommes, & je participe à leurs foiblesses. Tranquille à l'ombre d'un arbre épais, assis sur le bord d'un ruisseau, jettant mes regards sur d'immenses prairies, je goûte les douceurs du repos & je songe à un bonheur qui me fuit avec d'autant plus de vîtesse, que je le poursuis avec plus d'acharnement. Si je vois dans le lointain les danses de quelques bergeres ornées de leurs plus beaux atours pour celébrer avec plus de pompe la fête de leur village, ce doux sentiment passe de mes yeux dans mon cœur, & me fait soupirer après la possession de quelque objet aimable auquel je puisse communiquer une partie des mouvemens qui m'agitent. Mes desirs sont superflus; je détourne les yeux & je porte mes regards sur des jardins enchantés, couronnés d'un superbe édifice, & marqués au coin de l'opulence & du bon goût. Sans m'en appercevoir je deviens ambitieux, je desire de posséder des biens dont la jouissance me paroîtroit contribuer au bonheur de la vie, & je médite des moyens propres à me procurer de pareils avantages.

Il est donc certain que nos idées nous sont fournies par tous les objets qui nous environnent, que nos raisonnemens tiennent de la nature de nos idées, & qu'ils se manifestent par conséquent sous les couleurs que doivent leur donner la situation & la forme des endroits où nous méditons. Pour rendre la chose encore plus sensible, parcourons différens lieux que l'art a arrangé pour nos plaisirs, en cherchant à exciter en nous divers sentimens auxquels l'ame la moins souple ne peut se refuser. Dans le Parc de Bagnolet on cherche la solitude, on y respire un air qui semble disposer à la mélancolie, on y réfléchit malgré soi, & l'on n'y connoît d'autre étude que la Morale & la Philosophie. Celui qui se promene dans le Parc de Saint Cloud erre avec les Nymphes & les Nayades; son cœur se dispose insensiblement à la tendresse, & au pied de la Cascade il médite les saillies d'une chanson, les murmures de l'Elégie, ou la chute d'un Madrigal. Auprès des palissades de Marli on cherche à plaire; la coquetterie du lieu prépare à la galanterie. A Versailles près du bassin de Latone, on devient politique. Il semble que toutes les démarches & tous les gestes soient à découvert: on dissimule, & par une adresse de la vanité on cherche à paroître ce qu'on n'est pas (a).

(a) Voici comme s'exprime avec son éloquence ordinaire J. J. Rousseau dans sa Nouvelle Héloïse, tome. 1. pag. 122. édit. d'Amsterdam 1761. » Ce » sut là (sur ces montagnes) que je demêlai sensible- » ment à la part de l'air où je me trouvois, la » véritable cause du changement de mon humeur, & » du retour de cette paix intérieure que j'avois perdue » depuis si longtems. En effet c'est une impression » générale qu'éprouvent tous les hommes, quoiqu'ils » ne l'observent pas tous, que sur les hautes monta- » gnes où l'air est pur & subtil, on se sent plus de » facilité dans la respiration, plus de légereté dans le

Mais nous ne nous arrêterons pas davantage à prouver ce que l'expérience confirme. Combien de fois chacun a-t-il éprouvé que les sensations qu'il avoit au Luxembourg étoient différentes de celles qu'il avoit aux Thuilleries, & que les idées qui résultoient de ces diverses motions des sens, étoient bien différentes de celles qu'on avoit à Sceaux ou à Meudon? Chacun de ces aimables séjours paroît bien différent soit qu'il soit agité par les vents & peu fréquenté, soit qu'il soit calme & animé par la présence des objets qui s'y promenent. Il naît donc encore de ce principe une autre conséquence bien naturelle, c'est que l'on peut quelquefois aider la faculté qui est en nous de raisonner par la situation des lieux qu'on doit choisir la plus conforme à favoriser le genre d'ouvrage sur lequel nous nous exerçons, & à fournir des images les plus propres à féconder notre imagination. Cette conséquence est d'autant mieux fondée, que nous avons fait voir que presque toutes les sciences prenoient leur origine des sens : or les sciences sont une suite de raisonnemens qui conduisent peu-à-peu à une vérité pratique.

Obstacles Physiques qui empêchent le Raisonnement. Parmi les obstacles que l'on rencontre dans le chemin qui conduit à la vérité, l'Auteur de la Médecine de l'ame & du corps compte certaines indispositions qui empêchent ou retardent les progrès que nous devrions faire (b). Ces mauvaises dispositions ne sont pas des maladies, mais de ces choses qui nous rendent dans différens tems plus ou moins propres à la recherche de la vérité. Chacun en a pû faire l'expérience. Il faut donc saisir le moment, employer utilement les intervalles de langueur où l'ame se trouve, & bien disposer son corps pour se retirer de cet état d'inertie. Il cite sa conduite pour exemple, & nous croyons qu'on ne sera pas fâché d'en trouver ici un modele. J'ai expérimenté, dit-il, que j'ai toujours retiré de grands fruits de mes études quand 1°. j'avois mangé sobrement. 2°. Lorsque j'avois laissé écouler un tems suffisant après mes repas. 3°. Si je m'appliquois pendant la nuit, parce qu'alors tout est dans le silence & dans le repos. 4°. Ou bien avant le lever du soleil, parce que l'air n'est pas raréfié par la chaleur. 5°. Pendant l'hiver j'employois à mettre en ordre mes raisonnemens, tandis que je m'occupois pendant l'Eté à faire des expériences. 6°. Toutes les fois que j'avois lû

» corps, plus de sérénité dans l'esprit, les plaisirs y sont moins ardens, les passions plus modérées: Les méditations y prennent je ne sai quel caractere grand & sublime, proportionné aux objets qui nous frappent, je ne sai quelle volupté tranquille qui n'a rien d'âcre & de sensuel. Il semble qu'en s'élevant au-dessus du séjour des hommes on y laisse tous les sentimens bas & terrestres, & qu'à mesure qu'on approche des régions éthérées l'ame contracte quelque chose de leur inaltérable pureté. On y est grave sans mélancolie, paisible sans indolence, content d'être & de penser ; tous les désirs trop vifs s'émoussent ; ils perdent cette pointe aiguë qui les rend douloureux, ils ne laissent au fond du cœur qu'une émotion légere & douce, & c'est ainsi qu'un heureux climat fait servir à la félicité de l'homme les

passions qui font ailleurs son tourment. Je doute qu'aucune agitation violente, aucune maladie de vapeurs put tenir contre un pareil séjour prolongé, & je suis surpris que les bains de l'air salutaire & bienfaisant des montagnes ne soient pas un des grands remedes de la médecine & de la morale, &c.

Si M. *Bergier*, Principal du College de Besançon, ci-devant Curé de Franchebouche, eut connu notre Ouvrage, il n'eût pas manqué de faire voir la conformité de ce passage de J. J. *Rousseau*, avec la doctrine contenue dans ce chapitre. Voyez les *Plagiats* de J. J. Rousseau *de Geneve, sur l'Education*, à la Haye, Paris, chez Durand 1766.

(b) *Medicina mentis*, &c. Part. 2. pag. 117, ad 116.

les Ouvrages de ces Ecrivains qui enchaînent leurs idées avec un tel art qu'elles semblent naître immédiatement les unes des autres, alors aiguillonné par les vérités que je venois d'apprendre, je me sentois disposé à faire de nouvelles découvertes. 7°. Après avoir conversé avec des personnes qui s'adonnoient au même genre d'étude que moi, & leur avoir expliqué mes pensées, j'acquerrois de nouvelles forces. 8°. Si je me sentois peu propre au travail je l'abandonnois, je me livrois pour quelque tems au plaisir, & je ne revoyois mes livres que lorsque je m'appercevois d'une nouvelle ardeur pour l'étude. 9°. Le matin lorsque j'étois éveillé, je restois dans la même situation, si je me rappellois toutes les idées & tous les songes que j'avois eus pendant la nuit, c'étoit pour moi un heureux présage de la facilité avec laquelle je travaillerois. 10°. Quelquefois je n'éprouvois pas la même agilité dans tous mes membres ; au contraire je me sentois lourd & peſant. Comme je n'attribuois cet état qu'à une surabondance d'humeurs, je me faisois ſuer, & je remarquois que j'en avois plus de force ſoit d'eſprit, ſoit du corps. 11°. Toutes les fois que je prenois la plume avec plaiſir & que je la quittois ſans être fatigué, j'étois certain du ſuccès. 12°. Accoutumé à réfléchir au milieu du tumulte, ce qui eſt un grand avantage, je me débarraſſois bientôt de quelques ſentimens importuns qui me detournoient lorſque je me trouvois dans un état plus tranquille & que je voulois me livrer tout entier à mes réflexions. C'eſt ainſi qu'un homme, qui rencontrant un fait intéreſſant dans l'Hiſtoire, pourſuit ſans être diſtrait, ſa lecture malgré le bruit que font les perſonnes qui l'environnent, pouſſé par le deſir d'apprendre quelque choſe de nouveau ou de voir la fin de l'événement dont il vient de voir l'origine.

Hobbes, ce Philoſophe Anglois, ſuivoit un ſiſtême de vie bien différent des autres Savans. Il ne travailloit que l'apres-midi. Il conſacroit le matin à ſa ſanté. Après ſon dîner il ſe retiroit dans ſon cabinet. Il y trouvoit dix ou douze pipes de tabac avec une chandelle pour les allumer. Après avoir fermé ſa porte, il fumoit, méditoit & écrivoit pendant pluſieurs heures (*c*). Perſonne n'étoit plus hardi que lui pour avancer des ſiſtêmes téméraires, mais auſſi perſonne ne l'étoit moins pour les défendre. Il n'auroit pas été d'humeur à être le martir de ſes opinions : au contraire, ſon grand principe étoit qu'il ne falloit pas ſouffrir pour quelque cauſe que ce fût.

Toutes ces obſervations ne ſont pas inutiles, & les favoris des Muſes en ſentent tout le prix. Ceux-ci réveillent leur ame de ſa nonchalance & de ſon aſſoupiſſement par les ſons harmonieux de la Muſique : ceux-là la retirent de ſon état de langueur par la repréſentation de quelque fait tragique, ou de quelque piece qui peint le ridicule des hommes. En un mot, il eſt mille moyens propres à raſſembler nos idées & à favoriſer nos raiſonnemens, qu'on ne doit pas négliger lorſqu'on veut réuſſir dans le

(*c*) Hiſtoire des Philoſophes modernes, par M. *Savérien*.

genre d'étude qu'on a embrassé. Ce sont plusieurs petites sources, qui réunies, forment ensuite une grande riviere.

ARTICLE II.

DE LA PREMIERE CAUSE DES RAISONNEMENS DÉFECTUEUX.

Moyen choisi incapable de faire sentir la liaison ou la séparation des idées.

LA mesure qui doit faire estimer les relations qu'ont entre elles les perceptions, est vicieuse de deux manieres : elle peut être ou trop grande, ou trop petite ; c'est ce que nous allons examiner plus en détail. Dans l'état parfait du genre nerveux il doit y avoir une certaine harmonie qui ne peut être troublée sans que le raisonnement soit dérangé. De même que cette harmonie générale se soutient par le ressort mesuré des fibres : de même aussi décline-t-elle par le ressort peu ménagé, ou trop affoibli des fibres. Ce ressort est trop considerable par la trop grande tension des fibres; il est trop foible par leur relâchement. C'est ce que l'on doit entendre par la mesure trop grande, ou trop petite dont nous venons de parler. Il ne s'agit pas ici d'une tension, ou d'un relâchement total, ce seroit maladie ; mais d'une tension & d'un relâchement particulier dont nous rendrons compte à la fin de cet Article.

Effets que doit produire la tension particuliere de quelques fibres.

Cette tension de quelques fibres au-dessus du ton nécessaire doit occasionner des oscillations plus fortes & plus promptes ; ce qui les empêchera de correspondre au mouvement des autres fibres moins tendües. Or cette tension partielle plus considérable, peut être produite soit par le défaut des choses non naturelles, comme la sécheresse de l'air, la chaleur du régime de vivre, l'exercice & les veilles outrés ; soit par la nature de notre constitution, comme dans les tempéramens vifs & bouillans, dans ces complexions chaudes où les digestions sont promptes, le battement des arteres violent, & l'habitude du corps presque toujours séche & brûlante. C'est principalement dans ces sortes de constitutions que l'on remarque peu de raisonnement quoiqu'il y ait beaucoup d'imagination, parce que plusieurs idées qui pourroient être liées ou séparées, ne peuvent plus l'être. Au contraire il arrive souvent qu'on unit des idées qui devoient être séparées, & que l'on désunit des idées qui pouvoient être jointes ensemble. Nous nous répeterions en vain si nous faisions ici l'énumération des moyens que nous avons rapporté pour déraciner de pareils vices. Qu'il nous suffise d'avertir ici que pour remédier aux défauts qui doivent naître d'un tel état des fibres, il faut éviter les causes éloignées & combattre efficacement les causes prochaines.

Effets que doit produire le relâchement particulier de quelques fibres.

Le relâchement de quelques fibres ne peut arriver, que leur ressort ne soit en même tems diminué. De-là leurs vibrations plus foibles & plus lentes. Or ce relâchement peut être produit par deux causes générales & opposées à celles qui ont occasionné la trop grande tension. Tel est le mauvais usage des choses qui servent à conserver la vie, comme le climat trop humide, le régime de vivre trop aqueux, le repos outré qui dégenere en paresse & en lenteur dans toutes les actions. Telle est la condition de ces tempéramens froids & pituiteux, & de ces hommes tranquilles, presqu'insensibles, difficiles à se mettre en colere, presque toujours surchargés d'une sérosité trop abondante & attaqués de fluxions pour la moindre cause. Si l'imagination est fort lente dans ces personnes, le raisonnement n'est pas moins embarrassé. Ajoutez encore que ne concevant pas les choses dans le degré d'existence qui leur est propre, elles ne peuvent pas en raisonner avec autant de certitude que celles qui jouissant d'une constitution plus parfaite, combinent exactement tous les rapports & sont en état d'en juger plus sainement. Elles raisonnent juste, il est vrai, suivant l'état actuel de leur individu : mais le raisonnement est défectueux relativement à l'essence de la chose. Pour remédier à un pareil défaut il faut longtems combattre la cause & éviter soigneusement tout ce qui peut en rapprocher : notre méthode a été suffisamment développée dans le chapitre précédent.

Il se présente naturellement ici une question à laquelle il faut répondre ; il s'agit de savoir si ayant deux fibres agissant d'un mouvement égal, & un autre qui a un mouvement inégal, on peut dessécher, ou amollir cette derniere seule, sans dessécher, ou amollir les deux premieres. La chose étant possible, on avouera aisément que les vibrations de celle-ci pourront devenir égales à celles des deux autres. Ce que nous disons d'une fibre seule qui reste dans son état, doit s'entendre aussi de plusieurs.

Eclaircissement sur une difficulté qui pourroit se présenter dans la pratique des moyens enseignés.

Pour résoudre cette difficulté nous serons obligés de remonter un peu plus haut dans la composition de nos corps, mais nous éviterons toute longueur & nous ne chercherons qu'à faire voir l'étendue de nos principes.

1°. Nous ne connoissons pas d'autres élémens du corps humain que ces molécules de matiere, qui sans être indivisibles, sont cependant le dernier terme de la division. Ce n'est donc que de ces molécules que sont composées les premieres fibres de nos corps.

2°. Ces particules bien différentes des principes d'*Aristote* & des Chimistes, lesquelles ne peuvent être composées que de ces particules bien différentes encore des atomes de *Gassendi*, de *Zenon* & d'*Epicure*, qui tenoit sa doctrine de *Démocrite*, celui-ci de *Leucippe*, & celui-là de *Moschus*, ces particules, dis-je, peuvent être plus ou moins serrées, plus ou moins liées dans leur arrangement. Il y aura donc des fibrilles élémentaires plus ou moins fortes, contenant plus ou moins de matiere, plus ou moins élastiques. Il suit de-là une infinité de combinaisons, & cette conséquence qu'il n'y a peut-être pas quatre fibres parfaitement semblables dans notre organisation. Cette diversité une fois établie, il n'est plus difficile de concevoir qu'une fibre soit desséchée ou amollie sans que l'autre le soit.

3°. Comme ces fibrilles simples auroient été continuellement exposées à être brisées, la nature prévoyante, a dû réunir plusieurs fibrilles simples pour en composer une seule fibre. Il peut donc y en avoir quelqu'une de plus dans un faisceau & quelqu'une de moins dans un autre. Parmi les faisceaux il y en aura donc de plus forts & de plus foibles; il y en aura donc de plus susceptibles de modalités accidentelles les uns que les autres.

4°. Une fibre nerveuse qui se rencontre sous une des arteres qui arrosent l'organe, pourra être, à cause de la chaleur du sang contenu dans ce canal, plutôt desséchée que celle qui en sera plus éloignée.

5°. Une fibre sera nourrie d'un suc plus grossier, tandis que celle-là recevra un suc plus délicat. Ce qui dépend du diametre du canal artériosolymphatique qui leur distribue la nourriture.

On pourroit encore produire un grand nombre de causes pour appuyer ce sentiment: mais ce seroit abuser de la patience du Lecteur, il nous suffisoit de faire voir par des raisons puisées dans la nature, qu'il étoit possible qu'une fibre acquiere une certaine mesure de mouvement, sans que le mouvement qu'avoient les autres fibres se trouvât altéré.

ARTICLE III.

DE LA SECONDE CAUSE DES RAISONNEMENS DÉFECTUEUX.

On ne raisonne pas toujours sur l'évidence, on a quelquefois recours à l'analogie.

L'ÉVIDENCE est *la connoissance intime du rapport des idées.* Elle nous conduit immédiatement à la vérité qui est la juste conjonction ou séparation des idées. Nous serions trop heureux si nous pouvions toujours juger des choses par elle: mais les connoissances humaines ont des bornes, & là où nous manquons d'idées sensibles, nous sommes obligés d'avoir recours à l'analogie ou à la probabilité, qui sont l'apparence de la convenance ou de la disconvenance des choses sur des preuves qui ne sont pas infaillibles. Ces preuves en effet partent toutes ou de la conformité des choses avec notre expérience, ou du témoignage de l'expérience des autres. Ce qui est susceptible de mille variétés & peut nous induire souvent en erreur, comme il arrive dans les raisonnemens mixtes ou réfléchis.

Souvent dans nos raisonnemens suivons nos préjugés & nos passions.

Accoutumés à abandonner l'évidence lorsqu'il s'agit de raisonner, la plupart du tems nous n'écoutons plus que nos passions, qui de tous les moyens sont les plus propres à pervertir notre raisonnement. Combien de fois a-t-on vû des personnes qui avoient toutes les dispositions nécessaires pour raisonner juste, se laisser aveugler par les préjugés, les vues d'intérêt, l'amour propre, l'esprit de parti, l'entêtement, la complaisance, l'humeur, le caprice & mille autres mouvemens qui sont comme les branches des passions principales? De même qu'il y a des passions qui élevent les fonctions de l'ame au-dessus de leur ton naturel; de même il y a des défauts opposés à ces passions, qui occasionnent une certaine langueur dans toutes ces opérations. La prévention, la colere, la vengeance, l'ambition & mille autres principes de nos raisonnemens, sont rangés dans la premiere classe. La paresse, la négligence, la mollesse, l'indolence & plufieurs autres vices qui conduifent l'ame à l'apathie, tiennent le fecond rang. Nous avons fait voir que toutes les paffions dépendoient d'un certain méchanifme propre à nos corps; il eft donc hors de doute que les paffions & les vices ci-deffus mentionnés, reffortiffent de ce méchanifme général, en confervant cependant des différences effentielles pour chaque efpéce particuliere. Nous ferions obligés de faire ici un long Traité fi nous entreprenions d'examiner ces différences.

Pour abréger nous rapporterons la premiere claffe à la trop grande féchereffe ou tenfion des fibres, & la feconde à leur trop grand relâchement. Nous avons dit que de ces deux caufes dépendoit la gravité fpécifique du cerveau, & nous avons vû dans l'article précédent la maniere dont ces deux caufes occafionnent les raifonnemens défectueux : il ne s'agit plus que d'appliquer ces principes à tous les motifs des raifonnemens dont il eft ici queftion; ce que chacun pourra faire aifément en comparant les deux termes. Nous n'en difons pas davantage afin que le lecteur puiffe raifonner fur cet article, & juger par lui-même fi la pratique eft d'accord avec notre théorie. Si les caufes & les effets font les mêmes, il faut employer les mêmes moyens pour les détruire.

Les caufes font les mêmes, que celles qui ont été détaillées dans l'article précédent.

CHAPITRE IV.

DU JUGEMENT.

LE Jugement eft une des plus effentielles opérations de l'entendement. C'eft par lui qu'on diftingue les idées entre elles, & qu'on remarque leur différence fi petite qu'elle puiffe être. Ce font ces prérogatives fi eftimables, qui ont engagé les Logiciens à donner un fi grand nombre de regles pour s'affurer de fon exactitude. Afin d'y parvenir ils examinent la nature des propofitions fimples, compofées, univerfelles, &c; copulatives, disjonctives, caufales, conditionnelles, exclufives, comparatives, &c. Enfuite comme la définition & la divifion font d'un grand ufage dans les Sciences, ils parlent de ces fortes de propofitions. Enfin ils traitent de la converfion & de la réduction des propofitions tant affirmatives que négatives, tant générales que particulieres. Il eft vrai qu'une grande partie des remarques que l'on a fait fur ces matieres, font néceffaires, & nous foutenons même qu'on ne peut pas porter un jugement certain, fi l'on n'a égard à la nature de la propofition que l'on avance. Mais de même que ce font des perfonnes de bon fens qui ont écrit toutes ces loix, de même un homme de bon fens voit tout-à-coup fi la conféquence qu'il tire eft déduite exactement des prémiffes. C'eft pourquoi fans avoir égard à toutes ces regles, nous allons examiner les défauts des

Propriétés du Jugement. Maniere dont on en parle dans les écoles.

organes qui occafionnent le manque de jugement & qui font les caufes des vices les plus remarquables de cette effentielle opération de l'ame.

ARTICLE I.

DU DÉFAUT DE JUGEMENT.

D'où naît le manque de Jugement.

EN général le manque de jugement fuppofe un défaut dans les organes des fens : car comment pourroit-on juger de certaines qualités des objets, fi l'on étoit dépourvû de l'organe qui en doit recevoir l'impreffion, ou que cet organe manque de la fenfibilité néceffaire. Il fuppofe encore le défaut de raifonnement, ou de mémoire. En effet d'où partiroit une conféquence fi les prémiffes n'étoient énoncées ou préfuppofées. Or en parlant du raifonnement, nous avons propofé les moyens de raffembler plufieurs idées pour remédier au défaut de raifonnement, & conféquemment nous avons établi par anticipation la cure du défaut de jugement. Sans mémoire il ne peut y avoir auffi de jugement : car qui oublieroit les prémiffes, ne pourroit tirer aucune conclufion. Ainfi lorfque nous propoferons les moyens qui tendent à rectifier ou perfectionner la mémoire, nous indiquerons en même-tems les remedes propres à diffiper le manque de jugement qui part de cette fource.

Nous ne parlerons pas ici de ces cas où le jugement manque tout-à-fait, comme dans l'affaiffement du cerveau, ou le ralentiffement de la circulation ; quoiqu'avant on n'ait jamais été taxé de manquer d'imagination, de raifonnement ou de mémoire. Ces états font contre nature, comme on peut le voir dans la lethargie, dans la fincope, dans l'épilepfie, &c. Le jugement manque dans ces cas, parce que l'imagination, le raifonnement, la mémoire manquent auffi. Ce qui confirme ce que nous avons avancé : ce qui fait voir que toutes les opérations de l'entendement s'entraident mutuellement : ce qui fait comprendre qu'on peut y parvenir par degrés.

Néceffité du Jugement.

Après ce début on nous dira peut-être qu'il fuffit felon ces principes de bien raifonner, & qu'on ne doit pas s'embarraffer de juger, puifque les prémiffes étant bien pofées, toute perfonne fera à portée de bien tirer la conclufion. Oui, fans doute, toute perfonne conclura exactement fi elle fuit les regles que nous avons donné dans notre premier Livre.

Livre 1. part. 1. ch. 4. art. 2.

Mais il n'eft pas indifférent de tirer ou de ne pas tirer la conféquence : car on ne raifonne que pour trouver la convenance ou la difconvenance de deux idées par le moyen d'une troifieme : or on ne peut connoître le rapport que par la conclufion ; donc la conclufion eft néceffaire. C'eft elle qui diffipe les ténebres de l'ignorance & qui dévoile la vérité qui étoit cachée. Nous n'en voulons d'autres preuves que les Sciences Mathématiques. Quelle fuite innombrables d'idées conféquentes à l'infini ! Ce n'eft que par des définitions, des axiomes, des propofitions fort fimples qu'on parvient à la connoiffance des théorêmes les plus difficiles, & qu'on trouve

la

la folution des problêmes les plus compliqués. On ne peut donc faire des progrès dans les Sciences que par l'efprit de conféquence. Souvent il prévient l'expérience, prefque toujours il eft auteur des plus belles découvertes, & c'eft lui qui nous conduit comme par la main au temple de la vérité. Nous n'avons pas d'autre chemin pour y parvenir.

Au refte comme toute notre doctrine n'eft pas feulement fpéculative, mais qu'elle eft encore pratique, nous allons defcendre dans un certain détail, & nous allons chercher les remedes Phyfiques qui conviennent au manque de jugement dans les connoiffances foit fenfibles, foit réfléchies, foit mixtes.

I. Le jugement fenfible dépendant abfolument des fens ou des idées qui en réfultent, il eft certain qu'on doit être privé de cette efpece de jugement lorfqu'on eft dépourvu du fens qui doit fournir les notions fur lefquelles on voudroit raifonner. Tel feroit un aveugle qui prétendroit juger des couleurs; ou un fourd qui voudroit apprécier les fons. Ce feroit en vain qu'ils prétendroient fubftituer un autre fens à celui qui leur manque, & que par le toucher ils croiroient pouvoir également juger des couleurs ou des fons comme ils en pourroient décider par les yeux ou par les oreilles. Il eft vrai qu'ils peuvent par le toucher appercevoir différentes qualités dans les objets colorés, ou différentes vibrations dans les corps qui produifent différens fons : mais il leur fera toujours impoffible de fe procurer la moindre connoiffance de la nature de l'impreffion que font ces objets ou fur la rétine, ou fur le timpan de l'oreille. Il faut donc que ceux qui font abfolument dépourvus de quelque fens, s'abftiennent entierement de prononcer aucun Jugement fur les connoiffances qui naiffent de ce même fens, & fur les Sciences qui en font le produit.

Manque de Jugement dans les chofes fenfibles.

Heureufement il n'y a que le plus petit nombre des hommes qui fe trouve dans ce cas; il y en a une plus grande partie qui pourroit fe plaindre d'avoir les organes ou trop foibles ou trop vifs. C'eft à cette foibleffe qu'il faut remédier. Elle eft la caufe de la perte d'un grand nombre d'impreffions dont nous ne pouvons avoir connoiffance. Elle eft auffi la fource d'un grand nombre de jugemens imparfaits, puifque fouvent on fe trouve obligé de juger de certains objets, n'en ayant que des notions incompletes. C'eft à cette vivacité qu'il faut remédier. Elle nous fait appercevoir dans les objets des chofes qui n'y font pas, ou elle en augmente les qualités. Elle nous met dans le cas d'avoir mille diftractions qui nuifent toujours à l'attention qui eft néceffaire lorfqu'on veut juger des chofes exactement. Nous avons déja propofé les remédes convenables à chacune de ces fituations, lorfque nous avons parlé de la fenfibilité.

Nous établirons feulement ici une regle générale pour ne pas porter de faux jugemens, foit fenfibles, foit réfléchis. Elle émane des principes déja établis. C'eft de ne porter aucun jugement lorfqu'on eft malade; parce qu'alors les fens font comme engourdis ou altérés par le vice des humeurs qui eft la caufe de la maladie. L'ame toute occupée de la douleur qu'elle reffent, fait peu d'attention à des impreffions plus légeres que lui occafion-

Incertitude des Jugemens qu'on porte lorfqu'on eft malade.

neroit le mouvement des objets extérieurs. Inattentive à ſes propres opérations, elle ſeroit encore moins en état de prononcer aucun jugement
réfléchi bien ſolide (*d*). Auſſi la ſageſſe des Légiſlateurs a-t-elle pourvû
que dans les cas où la force de la maladie doit opprimer la raiſon, les jugemens fuſſent regardés comme incertains & de nulle autorité. Mais ſans
avoir égard ici à ces affections qui dérangent toute l'intégrité des fonctions
qui s'exécutent dans le cerveau, ne faiſons attention qu'à ces maladies
qui ne paroiſſent que troubler l'économie animale ſans rien offenſer de
ce qui appartient aux opérations de l'ame.

Dans toutes les affections du corps humain les ſolides ou les fluides ſont
attaqués ſéparément ou tous les deux enſemble. Parmi les vices des ſolides choiſiſſons-en un des plus ordinaires; le ſpaſme par exemple. Le
cœur trop irritable, ou trop irrité darde le ſang avec violence, le battement
du pouls eſt vif, ſerré, dur, le genre nerveux ſera tendu & ébranlé à
chaque pulſation des artéres. Sans léſion apparente dans les fonctions
animales, l'eſprit ſera inattentif, l'imagination vague, les idées ſeront
jointes enſemble lorſqu'elles devroient être ſéparées. Si le raiſonnement
eſt altéré, quel fondement peut-on faire ſur le jugement? A l'égard des
fluides, ils peuvent pécher de trois manieres; ſavoir par la quantité,
par la qualité & par le mouvement. Or le ſuc nerveux ſe prenant ſur la
maſſe totale des humeurs, il péchera auſſi de ces trois manieres. Nous
avons déja examiné ces vices, & nous avons fait voir comment ils pré-
judicioient à la liberté des opérations de l'entendement. Si un ſeul de ces
vices eſt capable de produire de grands dérangemens, combien à plus
forte raiſon lorſqu'ils ſeront réunis? Que ſera-ce lorſque les maladies des
ſolides & des fluides ſeront enſemble combinées? Ce n'eſt donc pas par
un ſimple ſcrupule, ou par trop de timidité que nous engageons les
hommes à ne porter aucuns jugemens lorſqu'ils ſont malades, & que
nous les invitons à attendre le parfait rétabliſſement de leur ſanté pour
travailler à ces Ouvrages qui partent plutôt de l'effort du jugement que
de la fécondité de l'imagination.

Liv. 3. ch. 3.

*Manque de
Jugement ré-
fléchi.*

II. Quoiqu'on ait des ſens exquis & délicats, un grand nombre d'idées
vives & frappantes, un certain raiſonnement, on peut cependant manquer de jugement réfléchi, parce que l'ame toujours agitée par de nouveaux mouvemens, n'a pas le tems de ſe recueillir en elle-même & de
faire une attention ſérieuſe à toutes ſes idées.

*Perſonnes
qui y ſont
ſujettes.*

Ce vice eſt fréquent parmi les jeunes gens. On les voit la plupart avoir
des ſens vifs & exquis, une imagination forte & échauffée, raiſonnant ſur
bien des choſes, mais manquant de jugement. Tantôt frappés de cette
idée, tantôt affectés de celle-là, ils flottent dans un doute qui ne ſe termi-
nera que quand la vivacité de l'impreſſion ſera un peu rallentie & leur
permettra de choiſir. Ici les traits d'une image détruit les traces de l'autre,
là la nouveauté, peut-être la biſarrerie du ſentiment entraîne; d'où il ſuit

(*d*) *Corpus enim quod corrumpitur aggravat ani-* | *cogitantem.* Sapient. cap. 9. ℣. 15.
mam, & terrena inhabitatio deprimit ſenſum multa |

néceſſairement une inconſtance réelle dans la façon de penſer, une contradiction perpétuelle des ſentimens avec la conduite, quelquefois un pyrrhoniſme déclaré. On ne peut pas dire que dans ces états il ſe trouve cette déciſion certaine ſur le rapport des idées que nous avons aſſuré être néceſſaire pour former le jugement.

Les flegmatiques ſont trop froids, les mélancoliques ſont trop raſſis pour être ſujets à cet inconvénient. Les bilieux ſont quelquefois taxés de ce déſordre : mais il n'eſt pas de tempéramens qui l'emportent de ce côté-là ſur les ſanguins. Nous avons vû malades quelques-uns de ces jeunes étourdis ; qu'on nous paſſe le terme, le vulgaire les appelleroit écervelés. La fiévre inflammatoire qui les tourmentoit, faiſoit des progrès très-rapides : en un mot, tels qu'elle les doit faire dans une complexion chaude & ſanguine ; l'inſomnie, les agitations, le délire ne ceſſoient qu'avec la fiévre. Après les précautions néceſſaires & les remedes uſités, le danger s'évanouiſſoit & le calme ſuccédoit à l'orage. Pendant les premiers tems de la convaleſcence, même après le rétabliſſement parfait de la ſanté, on les trouvoit plus poſés, plus paiſibles & plus modérés. La raiſon avoit repris ſes droits & les ſens ne l'enchaînoient plus en vainqueurs. Ce n'étoit point à la foibleſſe des organes qu'on pouvoit imputer cette tranquillité Phyſique ; ils avoient déja ſuffiſamment de forces pour obéir aux paſſions. Ce n'étoit pas non plus à la diſette des eſprits cauſée par les évacuations, qu'on pouvoit l'attribuer, la réparation étoit ſuffiſante, mais ne s'étendoit pas au-delà des bornes qu'on ne peut paſſer ſans craindre d'être le jouet des paſſions, ou de manquer de l'opération la plus eſſentielle de l'entendement.

Sur une pareille induction nous nous croyons aſſez autoriſés à pouvoir conſeiller ici aux perſonnes qui manquent ſouvent de cette réflexion néceſſaire pour porter certains jugemens, tous les remedes propres à diminuer le volume du ſang & capables d'en tempérer l'ardeur. La ſaignée, les purgations rafraîchiſſantes, les acides, les relâchans rempliront la premiere indication. Les bains, les boiſſons aigrelettes, les ſels nitreux, les alimens doux, émolliens, laxatifs, froids, acides, tendent au but que propoſe la ſeconde indication. C'eſt à l'homme prudent & au Médecin ſage à en décider, & non pas aux perſonnes attaquées du vice que noureprenons ici.

Remédes contre cette cauſe.

III. On doit manquer de cette eſpéce de jugement que nous appellons *mixte*, lorſqu'on eſt privé en même tems & de connoiſſances ſenſibles & de connoiſſances réfléchies. C'eſt alors ce qu'on nomme ignorance, qu'il faut vaincre par tous les moyens que nous avons déja propoſé, par l'application aux leçons des Maîtres qui doivent nous inſtruire, & par l'exécution des préceptes qu'ils nous donnent.

Manque de Jugement mixte.

C'eſt ici le lieu de parler des goûts. Nous avons dit qu'ils appartenoient au jugement & à chacun des ſens. Celui-là nous donne du goût pour la muſique, l'éloquence, la poëſie & la danſe ; celui-là nous donne le goût pour la peinture, la ſculpture & l'architecture. Si ces gouts ſont

Des Goûts.

N n ij

naturels, ils font prefque toujours fûrs, & valent mieux que tous les préceptes des maîtres & les regles de l'art. Ils guident le plus fouvent dans
le cours de la vie, ils infpirent le choix que l'on fait d'un état dans lequel
il eft impoffible de réuffir fans le goût, ils font propres aux individus,
& caractérifent les talens & le génie. Ce font donc les fens qu'il faut attaquer lorfqu'on veut corriger les goûts puifque ce font eux qui les donnent & les fomentent, de maniere que les goûts ne peuvent être exquis
& délicats fi les fens eux-mêmes ne font exquis & délicats.

Il eft un goût artificiel, c'eft celui qu'on acquiert par la vue des ouvrages d'autrui, par l'étude des belles productions. C'eft lui qui doit diriger le goût naturel, le rapprocher fans ceffe de la belle nature pour l'empêcher d'être bifarre & fingulier, pour lui affurer le fuffrage de tous les
hommes & de tous les fiécles, de forte qu'il ne paffe pas pour le goût
d'un feul homme, d'un feul jour, ou d'un feul fiécle. C'eft ce goût artificiel qui diftingue l'homme inftruit de celui qui ne l'eft pas; quoique cependant beaucoup de Savans manquent de ce goût, & fe livrent plus aux
recherches, à l'érudition, à l'utile, qu'à la politeffe, aux graces & à
l'agréable.

ARTICLE II.

DES VICES DU JUGEMENT.

Il fe trouve ici plufieurs vices qui tombent plutôt fur les jugemens foit
réfléchis foit mixtes, que fur les jugemens fenfibles. Ces vices fe ré-
duifent à deux principaux; la fauffeté & l'inconftance dans les jugemens
qu'on porte.

I. La fauffeté des jugemens eft fouvent la fille de la crédulité & des
préjugés, de l'opinion & de l'entêtement, des paffions & du vice favori.
Il n'y a que l'inattention qui, fans aucune voie feinte ou détournée,
foit capable de nous empêcher de porter un bon jugement. Nous ne
parlerons pas ici des autres caufes, qui font plutôt du reffort de la Morale
que de la Phyfique, & nous chercherons feulement à remédier à cette
inattention, qui eft fouvent la mere des faux jugemens. Cette inattention
peut partir de trois caufes. 1°. Inattention produite par les fens; nous
l'avons appellée diftraction, & nous en avons parlé lorfque nous avons
examiné les fenfations. 2°. Inattention qui procede d'une occupation antécédente. 3°. Inattention qui vient de la précipitation. Nous allons parler de ces deux dernieres efpeces d'inattentions en rendant nos remarques
fenfibles par les exemples.

Une application antécédente & férieufe fur une matiere quelconque
peut nous faire mal juger d'un autre fujet par inadvertance: parce que
les nerfs mus felon une détermination ne fe prêtent pas aifément à une
nouvelle, & nous empêchent par conféquent de faifir les chofes fous
le point de vûe qu'on les avoit placé. Une perfonne fort de fon cabinet après avoir lû quelque fait hiftorique dont elle aura été vivement

frappée. Elle entre enfuite dans une compagnie où l'on differe fur quelque point de Phyfique ou de Morale. Cette perfonne, encore occupée du trait d'hiftoire qu'elle vient de lire, ne fait pas attention à tous les moyens qu'on apporte pour éclaircir le fujet dont il eft queftion, elle ne compare pas toutes les idées néceffaires, & pourra par conféquent mal juger du fait mis en délibération.

On voit bien ici que c'eft le mauvais raifonnement qui a entraîné ce jugement défectueux. Le remede que nous croyons le plus convenable à ce défaut eft fort fimple. C'eft de prendre quelques momens de repos fans fixer fon efprit fur aucune matiere. Alors le calme reviendra dans tous les organes, on prêtera toute l'attention néceffaire à fes idées, & l'on évitera les mauvais jugemens qu'on peut prononcer par mégarde. Maniere dont on peut fe garantir de ces Jugemens défectueux.

Les perfonnes qui paffent fubitement d'une matiere à une autre toute oppofée, font fujettes à cet inconvénient. Un homme qui quitte une compagnie remplie des chofes dont on y a parlé, qui paffe dans l'inftant de la joie ou de la trifteffe à l'étude, qui accablé de laffitude veut décider de quelque matiere de controverfe, rifque fouvent de tomber dans l'erreur. C'eft toujours la même caufe ; le même remède préviendra les effets dangereux qu'elle peut produire.

Le trop grand empreffement à prononcer fon fentiment, la vivacité, l'étourderie, l'inconfidération font fouvent avancer bien de faux jugemens. Le fecret le plus fûr pour obvier à cet inconvénient, c'eft de réfléchir pendant quelque tems fur les moindres actions même que l'on entreprend. Les commencemens feront fans doute difficultueux, mais l'exécution deviendra facile lorfqu'elle fera paffée en habitude. Le fang & fes efprits, forcés de prendre un cours reglé & moderé, obéiront à la réflexion, & l'on ne fera plus emporté dans tous les écarts où jette la précipitation. Précipitation. Remedes contre cette caufe des faux Jugemens.

Les perfonnes promptes, actives, d'un naturel vif & bouillant, fe laiffent fouvent emporter par les faillies & le caprice de leur imagination, & portent quelquefois des jugemens peu réfléchis. Il feroit à propos dans ce cas de moderer la courfe trop rapide du fang. L'hygiene & la therapeutique nous offrent plufieurs moyens pour atteindre à ce but. Quand nous parlons ici d'arrêter la fougue du fang, ce n'eft pas un vain confeil que nous donnons, il eft fuffifamment autorifé par la raifon, comme nous l'avons fait voir dans l'article précédent. Confiderez que dans la vieilleffe la circulation eft plus lente que dans la jeuneffe. Auffi voyez-vous les têtes blanchies par les années, & courbées fous le poids de l'expérience, pleines d'un fain jugement. Par la même raifon, dans ces tempéramens doux & tranquilles l'imagination eft peu brillante, mais le jugement eft exact. La comparaifon des idées eft jufte : or lorfque deux prémiffes font bien pofées, l'efprit eft néceffité à bien conclure. Perfonnes qui font fujettes à ces faux Jugemens.

II. L'inconftance dans les jugemens peut venir ou de certaines difpofitions corporelles, ou de certaines affections de l'ame qui empêchent l'effet de la réflexion. Caufes de l'inconftance des Jugemens.

Toutes les difpofitions des corps affeɛtent tellement l'efprit, qu'il eſt fort difficile de ne pas s'en appercevoir lorſqu'on y fait la moindre attention. Nos corps paſſant ſucceſſivement d'âge en âge, éprouvent divers changemens. Après trente ans révolus ils fembleroient ne plus appartenir au même individu que l'on a vû dans les bras de fa nourrice, ſi notre propre conſcience & l'expérience journaliere ne nous atteſtoient cette vérité. Il en eſt de même de notre efprit. A peine à quinze ans voudrions-nous avouer les jugemens de notre enfance; à peine à vingt-cinq ans voudrions-nous reconnoître les jugemens de notre plus tendre jeuneſſe. Nos corps ont-ils pris tout leur accroiſſement, & paroiſſent-ils à l'abri de ces grandes révolutions qui renverſent l'état actuel de l'ame pour la faire paſſer dans des conditions pires ou meilleures? Alors les jugemens ſont plus ſtables & plus ſolides. C'eſt ici où ſe montre dans toute ſon étendue le conſeil du premier Poëte Lyrique des Romains, qui nous avertit de conſerver nos ouvrages pendant neuf années avant de les mettre au grand jour. Ce conſeil eſt encore plus néceſſaire pour la jeuneſſe que pour l'âge viril, & regarde plus les Ouvrages du jugement que ceux de l'imagination.

Nous avons déja dit comment on pouvoit réſiſter au pouvoir tyrannique de l'âge, & comment on pouvoit fixer ou échanger la nature de ſon tempérament. C'eſt-là ſans doute le ſeul reméde qu'on peut appliquer à l'inconſtance des jugemens qui viennent des difpofitions corporelles dont nous venons de parler.

Quoique dans l'âge viril le jugement paroiſſe être ſur ſon point le plus fixe, il peut arriver cependant par des cauſes naturelles, que l'on change de ſentiment ſans que la réflexion ou de nouvelles idées acceſſoires y ayent aucune part. En effet par mille cauſes fortuites qui agiſſent ſur les corps, par des vibrations trop fortes, quelques fibres peuvent s'allonger & acquerir par-là un mouvement égal ou inégal à celui des fibres déja ébranlées. De-là l'inconſtance du rapport des mouvemens que doivent avoir ces fibres; de-là on niera d'une choſe ce qu'on auroit dû en affirmer; de-là l'inconſtance du jugement dans un âge où on pouvoit s'attendre à une certaine fermeté & une certaine ſolidité dans le jugement. Ce changement ne doit être que ſucceſſif dans l'état naturel : s'il étoit ſubit, on ne ſeroit pas éloigné de la folie. Il n'y a que les ſeules cauſes qui produiſent la folie ou d'autres maladies auſſi graves, qui puiſſent occaſionner tout-à-coup un pareil dérangement. Ainſi nous ne devons pas parler ici de cet état qui ſort des limites de ce Traité.

Les vices qui appartiennent à la réflexion & qui ſont capables de faire porter de mauvais jugemens, ſont encore en plus grand nombre que les vices de nos organes. Ici la prévention nous rend ſourds aux preuves démonſtratives qu'employe la raiſon, & nous fait avaler à longs traits le poiſon que préparent les flateurs, les fourbes & les calomniateurs. Là l'envie & la jalouſie ne nous laiſſent voir qu'au travers d'un voile épais qui répand une nuit ſombre ſur les objets les plus

éclatans. La beauté, les talens, les bonnes actions, le mérite, la vertu
font les objets antipathiques qui bleffent le plus notre vûe. Pour ne pas
nous jetter dans de trop longues difcuffions nous difons ici en un mot,
qu'il n'y a pas de défaut que reprenne la Morale, qui ne puiffe nous faire
porter de faux jugemens, & dèslors nous rendre inconftans dans nos
fentimens lorfque la raifon & la vérité diffipent par leur lumiere les ténébres qui enveloppoient les puiffances de notre ame. Heureufe inconftance que celle qui fait paffer du mal au bien, du vice à la vertu, des
paffions au bonheur. Heureufe inconftance & digne de plus grands éloges,
que la conftance la plus inébranlable & la fermeté la plus Stoïque. Nous
n'en difons pas de même de celle qui de la vérité fait paffer au men-
fonge, de la faine raifon aux illufions de la préoccupation, de la droiture de l'ame aux vices les plus contagieux & les plus incurables. Cette
inconftance eft un monftre, que les hommes nés pour la fociété, ne devroient point connoître : mais hélas ! on ne la voit que trop paroître tous
les jours fur le théâtre du monde.

CHAPITRE V.

DE LA MÉMOIRE.

QUINTILIEN appelle la Mémoire le tréfor de l'Eloquence (a). *Eloge de la*
C'eft l'ouie des fourds, dit *Plutarque*, & la vûe des aveugles (b). *Mémoire.*
C'eft la fource des fciences, & fi les Poëtes ont feint que *Mnémofine* étoit
la mere des Mufes, c'étoit pour nous faire entendre qu'il n'y a rien qui
contribue davantage à l'invention & à la confervation des Belles-Lettres,
que la mémoire (c). C'eft elle qui eft la dépofitaire des richeffes de
l'imagination, & il y a même des perfonnes en qui elle tient lieu d'efprit. Avoir de la mémoire, c'eft poffeder l'efprit d'autrui, & pour peu
que l'on ait un certain fond, l'on eft toujours très-riche avec elle. La mémoire étant décorée d'auffi beaux titres, nous ne fommes plus furpris que
l'on ait dit que le Marchand de mémoire avoit fait fortune, tandis que
le Marchand d'efprit n'avoit pas étrenné. C'eft pourquoi nous efperons
que fi l'on héfitoit de mettre en pratique les confeils que nous avons
donné pour corriger ou perfectionner les opérations de l'entendement,
l'on fera au moins tenté d'effayer la méthode que nous allons propofer
pour rectifier ou augmenter la mémoire. Ce fera une douce fatisfaction
pour nous de voir nos intentions remplies, au moins dans un point.
Nous ne prétendons pas cependant donner ici de ces mémoires auffi heu-

(a) *Neque immeritò* Memoria *thefaurus eloquentiæ* | (b) Traité des oracles qui ont ceffé.
dicitur. Inftit. Orat. lib. XI. cap. 2. | (c) *Id.* Traité de la maniere d'élever les enfans.

reufes que celles qui ont illuftré quelques grands hommes. On peut fe contenter d'un riche talent fans défirer des prodiges. On eft peut-être plus heureux dans l'abondance, que lorfqu'on a du fuperflu. Contentons-nous d'admirer *Cyrus* (*d*), *Themiftocle* (*e*), *Mithridate* (*f*), *Lucullus* (*g*), *Hortenfius* (*h*), *Seneque* (*i*), *Cyneas* (*k*), & plufieurs autres qui ont eû une mémoire fi prodigieufe qu'à peine ofet-on croire les fidèles témoins qui ont rapporté de pareils faits. *Jean Pic*, Comte de la Mirandole, fuivant le témoignage de *Jean-François Pic*, fon neveu, récitoit les mots contenus dans deux pages entieres, ou dans leur ordre naturel, ou dans un ordre rétrograde, n'en ayant entendu la lecture que trois fois. Un jeune homme de l'Ifle de Corfe répétoit trente-fix mille noms dans l'ordre qu'il les avoit entendu prononcer une feule fois. *Muret* (*l*) affure qu'il en a été témoin lui-même fans le pouvoir comprendre. On rapporte de M. *Pafcal*, dont le grand efprit tenoit du prodige, que jufqu'à ce que le déclin de fa fanté eut affoibli fa mémoire, il n'avoit rien oublié de tout ce qu'il avoit fait, lû, ou penfé depuis l'âge de raifon (*m*). On dit la même chofe du Pape *Clement* V (*n*), & de *Thomas Dempfter*, qui dans le dernier fiécle a fait des commentaires fur *Claudien* & fur *Corippus*. On l'appelloit une grande bibliothéque parlante (*o*).

Nous diviferons avec le refte des Philofophes, la mémoire en naturelle & en artificielle, & nous en ferons la matiere de ce Chapitre. Nous ne parlerons ni de la perte de mémoire qui arrive dans la léthargie, l'apoplexie & quelques autres maladies du cerveau; ni de ce dérangement de mémoire que l'on remarque fouvent dans les phrénétiques & dans les maniaques. Ces, accidens appartiennent à la Pathologie. Nous ne dirons rien non plus du défaut total de mémoire : car il ne peut provenir que du manque d'imagination & de raifonnement ; on ne peut pas fe reffouvenir des idées qui n'ont jamais été excitées : or dans le cas propofé les nerfs ne font pas capables de recevoir une fuffifante quantité de mouvement par les impreffions qui doivent exciter les idées & produire le raifonnement, donc il ne peut y avoir de mémoire. L'expérience nous fait voir tous les jours que les perfonnes qui ont le moins d'efprit font celles qui ont le moins de mémoire (*p*). Ainfi le moyen de remédier à ce dé-

Mémoire heureufe de quelques grands hommes.

Mémoire naturelle & artificielle, fujet du préfent chapitre.

(*d*) *Ex* Thucydid. lib. 1. Plin. lib. 7. cap. 24. Valer. lib. 8. cap. 7. Gell. lib. 17. cap. 17. Xenophon in *Cyropædiâ*, & Quintil. lib. XI. cap. 2.
(*e*) Plato 1. Polit. Plutarch. in Themift. & Apoph.
(*f*) Mithridates *Rex Ponti oriundus à feptem Perfis, magnâ vi animi & corporis, ut fex juges equos regeret, duorum & viginti gentium ore loquetur.* Aurel. Victor *de Viris illuft.*
(*g*) Plutarchus in Lucull. 3. Florus, lib. 5.
(*h*) Cicero, Acad. Quæft. lib. 4. & Tufculan. quæft. lib. 1. non quæro quantâ memoriâ *Simonides* fuiffe dicatur, quantâ *Theodectes*, quantâ is qui à Pyrrho Legatus ad Senatum eft miffus, *Cyneas*, quantâ nuper *Carneades*, quantâ qui modo fuit feptius metrodorus, quantâ nofter *Hortenfius.*
(*i*) Plinius, lib. 7. cap. 14. Seneca, Controv. lib. 1. Jonfton, *Thaumat.* claff. 10. cap. 9.

(*k*) Seneca, Controv. lib. 1. cap. 24.
(*l*) *Variarum* lect. lib. 1. cap. 1. de quorumdam *admirabili memoriâ.*
(*m*) Locke, liv. 2, chap. 2. Vie de *Pafcal*, pag. 37.
(*n*) S. Evremont.
(*o*) *Mentis acumine fatis valuit, fed memoriæ tenacitate longè plurimùm, adeò ut multoties diceret, ignorare fe quid fit oblivio. Nihil adeò abditum in antiquis monumentis cujus non meminiffet, ita ut Francifcus cupius, vir in litteris omni comparatione major Dempfterum magnam bibliothecam loquentem compellare confueverit.* Mitœus *de fcrip. fæc.* XVI. pag. 147.
(*p*) *Non omittemus quod quotidianis experimentis deprehenditur, minimè fidelem effe paulò tardioribus ingeniis memoriam.* Quintilianus, lib. XI. cap. 2.

faut

faut total de mémoire, c'eſt de remédier au manque d'imagination &
de raiſonnement. Nous avons expoſé ci-devant les remédes qui attaquent
directement l'une & l'autre cauſe.

ARTICLE I.

DE LA MÉMOIRE NATURELLE.

IL y a deux défauts à corriger dans la mémoire naturelle : la lenteur &
l'infidélité.

PARAGRAPHE PREMIER.

DE LA LENTEUR DE LA MÉMOIRE.

LA lenteur de la mémoire provient ou du relâchement des fibres,
ou de leur trop grande rigidité & du peu d'action du liquide qui
doit les mouvoir. De-là vient que ce vice eſt ordinaire aux vieillards,
aux perſonnes d'une complexion trop ſéche & à celles qui ſont d'un tempérament pituiteux. Nous nous répeterions inutilement ſi nous détaillions
ici les ſecours que nous avons indiqué déja pour éloigner de pareils
défauts : nous renvoyons nos Lecteurs à ce que nous avons dit, ſoit
en parlant de la ſenſibilité, ſoit en parlant de l'imagination.
Nous ajouterons cependant ce que penſoient les Anciens à ce ſujet. Ils
attribuoient les défauts de la mémoire ſoit à l'humidité & au froid, ſoit à la
ſéchereſſe & à la chaleur. En rapprochant ce que nous avons dit, on
verra que nous ſommes d'accord avec eux. L'humidité produit le relâchement des fibres; la lenteur avec laquelle ſe meuvent les fluides, occaſionne le froid; la chaleur & la ſéchereſſe ſont cauſes de la rigidité des
fibres.
Quant aux ſignes auſquels on peut reconnoître de quelle ſource provient le défaut de mémoire, ils ont eu ſoin de nous les indiquer (q). Les
perſonnes dont le défaut de mémoire eſt produit par l'humidité, ont une
grande pente au ſommeil, mouchent beaucoup & ont la bouche inondée
de ſalive. On reconnoîtra aux ſignes contraires les perſonnes dont la ſéchereſſe du tempérament eſt le principe du défaut de leur mémoire. Elles
dorment peu, crachent peu, & mouchent peu; elles ont les yeux enfon-
cés & ſont ſujettes à devenir chauves. Si c'eſt le froid qui domine, le
viſage eſt pâle, les yeux ſont languiſſans, les veines ſont ſi petites qu'à
peine peut-on les appercevoir, il y a peu de chaleur à la tête & beaucoup de facilité pour s'endormir. Au contraire ſi c'eſt la chaleur qui ſurpaſſe toutes les autres qualités, le viſage eſt rouge & brûlant, les yeux ſont
vifs & ſe fixent peu, les vaiſſeaux ſont apparens, les cheveux forts &
friſés, & le ſommeil de courte durée. On jugera que deux de ces cauſes
ſont jointes enſemble, comme il arrive ſouvent, par la grandeur & la pro-

(q) Vid. Gu.llelmum Gratarolum de memoriá reparandá, augendá, conſervandáque. Cap. 2.

O o

Livre 2.
ch. 4. art. 2.

Sécheresse, chaleur, humidité, froid à combattre comme causes du défaut de Mémoire.

portion des simptômes. Nous ne faisons qu'indiquer en passant les signes les plus sensibles : nous nous sommes suffisamment étendus sur cette matiere lorsque nous avons parlé des tempéramens.

Il faut donc remédier au défaut de mémoire selon la différence des causes : mais deux de ces causes étant ordinairement jointes ensemble, la sécheresse avec la chaleur, l'humidité avec le froid, & les remedes d'ailleurs qui conviennent à l'une convenant aussi à l'autre, il est inutile de les séparer & d'indiquer une méthode particuliere pour chacune, ayant soin cependant de proportionner les remédes à l'énergie de la cause & à la force du mal.

Remédes contre le défaut de Mémoire qui provient du trop grand froid ou de la trop grande humidité.

C'est pourquoi nous approuvons la doctrine des anciens Médecins qui dans le défaut de mémoire provenant ou du trop grand froid, ou de la trop grande abondance de sérosité, ordonnoient les purgations, les exercices, les frictions, les fomentations, les gargarismes & les fumigations. Ils conseilloient encore d'habiter des logemens élevés & bien éclairés, d'éviter de demeurer auprès des rivieres & des étangs. Ils recommandoient les fleurs & les feuilles de romarin, l'origan, la mélisse, l'hysope, le thim, la sarriette & toutes les autres plantes aromatiques mêmes étrangeres, comme le gingembre, la canelle, le gérofle, la muscade, le macis, l'encens, la myrrhe, &c. Ils en composoient des poudres, des opiats, des bols, des huiles, &c. Pour en user plus facilement dans l'occasion. On trouvera dans le Traité de *Gratarole* un grand nombre de ces compositions (*r*), dans quelques-unes desquelles on appercevra encore quelques préjugés des Anciens : mais toute personne éclairée sçaura bien s'en garantir. On consultera aussi le Traité des Médicamens d'*Antoine Fumanelle*, Médecin de *Vérone* (*s*), auquel cet Auteur renvoye comme contenant plusieurs préparations propres à attaquer les vices dont nous faisons ici mention.

Ettmuller nous dit que lorsqu'il étoit jeune & qu'il avoit de la peine à retenir les leçons de ses Maîtres, il avaloit trois ou quatre cubebes, ce qui lui donnoit une merveilleuse facilité pour apprendre & pour retenir. Il attribue la même propriété aux grains de Cardamome (*t*). Les cubebes sont de petits grains sphériques qu'on nous apporte de l'Isle de Java. Ils ressemblent assez au poivre, mais ils sont moins âcres. Ils fortifient l'estomac, en divisent les glaires & font cracher beaucoup. Les grains de Cardamome ou de Paradis ont la même vertu. Ainsi ces médicamens doivent convenir dans des tempéramens froids & pituiteux, & aux vices de la mémoire, qui résultent d'une pareille constitution.

Remédes contre le défaut de Mémoire provenant de la trop grande chaleur & sécheresse.

Lorsque le défaut de mémoire étoit produit par la trop grande chaleur ou la trop grande sécheresse. Alors ils avoient recours au jus de citron, au nénuphar, à la bourache, à la buglose, à la pariétaire, aux amandes douces & autres remédes qu'ils prenoient dans les classes des tempérans, des acides, des nitreux & des rafraîchissans. Ajoutons à ces médi-

(*r*) Loco jam cit. & cap. 5.
(*s*) De compositione Medicamentorum, cap. 16.

(*t*) Colleg. pract. de memoria læsione, pag. 853.

camens qui ne peuvent que procurer de bons effets lorfqu'ils font fage-
ment adminiftrés, ajoutons, dis-je, les bains, la boiffon plus abondante
de l'eau fimple, & l'ufage du lait fur lequel il faut toujours confulter le
Médecin auparavant.

A la fuite d'une grande maladie la mémoire a pû être affoiblie par les
grandes évacuations qu'on a été contraint de faire. On trouve des exemples de la mémoire confidérablement affoiblie par la faignée feule (*u*).
Alors il ne faut employer d'autre remede que le régime de vivre reftau-
rant. La mémoire répare fes forces à mefure que le corps répare les fiennes.
De bons bouillons, de bons confommés, des viandes de facile digeftion,
de bon vin vieux, les promenades, le fommeil un peu plus prolongé, la
gaîté feront aifément paffer de la convalefcence à une fanté parfaite.

Mémoire affoiblie par les grandes maladies, & régime à obferver.

PARAGRAPHE II.

DE L'INFIDÉLITÉ DE LA MÉMOIRE.

L A mémoire infidéle fuppofe une impreffion faite. Cette impreffion peut
avoir été faite facilement & s'effacer de même, ou bien elle a pû
être produite difficilement & être anéantie avec facilité. C'eft pourquoi
en donnant les différences de la mémoire, nous avons dit qu'elle pouvoit être prompte & infidéle, lente & infidéle. L'obfervation ne nous
contredit pas : car il eft ordinaire de voir les perfonnes qui apprennent
fort facilement, oublier de même, ce qui eft très-commun parmi les enfans. On voit auffi les perfonnes d'un âge avancé retenir difficilement ce
qu'elles apprennent, & oublier facilement.

Ce que c'eft que la Mé-moire infi-delle.

Liv. 1. part. 1. chap. 5.

Pourquoi la mémoire qui eft fi prompte eft-elle fujette à être infidéle ? Nous penfons que la promptitude de la mémoire dépend de la délicateffe & de la vibratilité des fibres. L'impreffion faite par une fibre délicate eft très-vive, mais elle n'eft que momentanée, & n'eft pas auffi durable que celle qui auroit été procurée par une fibre plus groffiere qui
exige plus de force pour être remuée, mais qui conferve plus long-tems le
mouvement reçu. Ajoutez encore la vibratilité, qui empêche que les
ofcillations foient toujours les mêmes en nombre, mille caufes différentes
pouvant occafionner des mouvemens différens. Ce qui explique cette facilité à recevoir l'impreffion, & en même tems cette facilité à la perdre.

Mémoire prompte & infidéle.

Le régime de vivre plus nourriffant & plus incraffant, joint à un exercice
plus grand que de coutume, doit remédier à ces caufes. Peut-être que la
boiffon la plus convenable dans ce cas feroit l'eau pure. Elle remplit
exactement l'une & l'autre indication. *Cyrus* dont nous avons loué la
prodigieufe mémoire, difoit que le meilleur mets étoit celui qu'affaifon-
noit la faim ; & le meilleur breuvage celui que l'on puifoit dans le cou-
rant d'un fleuve (*x*).

Maniere de remédier à ce défaut.

(*u*) Th. B. rtholin. *Act. Hafnienfia vol.* V. *pag.* 169. | *verò* (Cyrus) *famem dixerat obfonium, & potúm,*
(*x*) Xenophon *de Inftit. Cyri hiftor. lib.* 4. Is | *eum qui de præterfluente amne hauriretur.*

Mémoire
lente & infi-
delle.
L'infidélité de la mémoire peut être auffi compagne de la lenteur. Des fibres difficiles à mouvoir ne répetent guéres leurs mouvemens ; principalement lorfque le liquide qui doit les ébranler, manque d'activité. Ceci eft fur-tout remarquable dans les perfonnes d'un âge avancé. *Théodore de Beze* oublioit les chofes récentes & fe fouvenoit des anciennes (*y*). Le P. *Porée*, Jéfuite & célebre Profeffeur de Rhétorique, dont le fouvenir fera toujours cher tant que la probité & la pureté des mœurs feront de quelque prix dans le monde, avouoit qu'il fe reffouvenoit mieux de ce qu'il avoit appris de mémoire pendant fa jeuneffe, que de ce qu'à l'âge de foixante-fix ans il avoit appris deux jours avant avec grande peine.

Maniere de
remédier à ce
défaut.
Ce vice fera très-difficile à déraciner par rapport aux contrindications aufquelles il faut avoir égard fi l'on veut obtenir une cure radicale. Les alimens humectans, les boiffons adouciffantes, les bains, l'air tempéré, le fommeil plus long remédieront à la rigidité des fibres : mais auffi par ces moyens le fluide animal perd de fon activité. Il ne faut donc pas tellement compter fur ces moyens, qu'on néglige de fournir au fang une quinteffence fpiritueufe. Le vin pris fobrement, la décoction de caffé, les infufions théiformes des plantes amères & aromatiques mifes en ufage avec prudence, rempliront cette indication fans nuire à la première.

Au refte, fi quelqu'un a fuivi exactement les confeils que nous avons déja donné, il trouvera en lui toutes les difpofitions propres à avoir une heureufe mémoire : tant il eft vrai que toutes les opérations de notre ame dépendent les unes des autres, & ce qui nous fait entrevoir que fi nous ne touchons pas à la vérité, nous avons au moins la vraifemblance.

PARAGRAPHE III.

MOYENS D'AVOIR UNE MÉMOIRE PROMPTE ET HEUREUSE.

APRÈS avoir remédié aux défauts de la mémoire, nous allons dire actuellement plus en détail ce qu'il faut faire pour avoir une mémoire prompte & heureufe.

Comme c'eft une qualité moyenne entre la féchereffe & l'humidité, entre le froid & la chaleur qui conftitue cet état dans lequel nous pouvons avoir une heureufe mémoire, nous devons donc employer les moyens qui tendent à nous procurer cet état exactement proportionné.

Qualité de
l'air qu'on
doit refpirer
pour cet ef-
fet.
1°. Il faut habiter dans un endroit où l'air foit pur & ferain. *Laurent Phryfius* qui nous a laiffé un Traité fur la mémoire, prétend (*z*) que cette demeure doit être expofée aux vents du Midi & de l'Oueft; qu'autant qu'il fera poffible l'air y foit chaud & fec; & que fi la nature refufe cet avantage, il faut l'aider par l'art; ce que l'on obtiendra en brûlant du bois

(*y*) Thuanus, lib. 134.　　　　　　| certa facilis, & verax traditio experientiâ. Lau-
(*z*) Artis memorativa naturalis & artificialis | tentii Purifii Med. Doct. in-8°. 1523.

de chêne ou du bois de genievre, en jettant fur des charbons ardens du labdanum, du ftirax, du bois d'aloës, de la mufcade, des gérofles, de la canelle, &c; ou en allumant des bougies aromatiques telles qu'on peut s'en fervir dans les tems de pefte.

2°. Les alimens doivent être de facile digeftion. Les viandes les plus préférables font celles de poulets, de chapons, des petits oifeaux, des jeunes lievres, &c; les œufs font très-recommandables. Mais il faut éviter les légumes, les porreaux, l'ail, les oignons, les poiffons, toutes les fritures & généralement tout ce qui demande une grande quantité de beurre pour être mangé. Il faut furtout éviter la crapule & les excès; rien de plus contraire à la fanté de l'ame & du corps; un corps trop engraiffé, dit *Porphyre* (a), » fait déchoir l'ame de fon bonheur, augmente ce qui » eft terreftre en elle, lui fait perdre fon immortalité & la rend prefque » corporelle «. Ne vaut-il pas mieux imiter la fobriété de *Platon*, d'*Apollonius de Tyane* (b), de *Caton* le Cenfeur (c), de *Seneque* & de mille autres Philofophes, qui, de peur d'obfcurcir la lumiere de leur entendement, obfervoient les regles les plus féveres de la tempérance.

Qualité des alimens qu'on doit prendre ou é-iter pour cet effet.

3°. La boiffon la plus convenable eft le vin mêlé avec l'eau. Les liqueurs font trop dangereufes pour n'en pas fuir l'ufage. Rien n'abrutit l'homme comme l'ivrognerie. L'Empereur *Claude*, au rapport de *Suetone*, avoit tellement perdu la mémoire par fes débauches, qu'il oublioit ce qu'il venoit de commander & qu'il ignoroit à qui il parloit.

Qualité de la boiffon dont on doit ufer ou fe priver pour cet effet.

4°. L'oifiveté, dit *S. Jérôme*, eft la rouille de l'efprit, & la mere de tous les vices. Elle engourdit tellement les fens, dit *Horace* (d), qu'on oublie toutes chofes, comme fi l'on avoit bû des eaux du fleuve Lethé. *Nicolas Chappus*, qui nous a laiffé un petit Traité fur l'Efprit (e), compare la volupté à un lac empefté, d'où fortent quatre fources également funeftes à la mémoire, favoir, la crapule, l'impureté, le fommeil & la pareffe, qu'il compare au Cocyte, au Phlégéton, au Lethé & à l'Acheron. Tout ceci tend à prouver que l'homme eft né pour le travail & que l'oifiveté énerve le corps & l'efprit. Un exercice moderé du corps auffi bien qu'une pratique habituelle des fonctions animales font donc des moyens fûrs pour fortifier la mémoire, & en augmenter le tréfor. Voyez ce que nous avons déja dit à l'égard du repos que l'on doit prendre.

De l'Exercice.

5°. Rien de plus propre à affoiblir la mémoire que l'incontinence,

Livre 2. chap. 7. art. 3. De la continence.

(a) *In libro de Antiquorum abflinentiâ.*
(b) *Apollonius de Tyane*, qui vivoit fous le regne de *Domitien*, nous fournit un exemple remarquable de fobriété. Ce favant homme avoit obtenu de la nature plufieurs dons excellens. Il fçut fi bien les perfectionner par la converfation, la lecture, les reflexions, qu'il paffoit pour prédire l'avenir. C'eft à cette occafion qu'il fut accufé devant l'Empereur d'avoir commerce avec le diable. La réponfe qu'il fit pour fe juftifier, fut qu'il avoit toujours vécu d'alimens legers, pris en petite quantité & fans les rendre dangereux par la variété. Cette maniere de vivre,

ajouta-t-il, a produit une telle perfpicuité dans mes idées, que je vois comme dans une glace les chofes paffées & les futures. *Voyez* Philoftrate *in vitâ Apollonii.*
(c) Plutarchus *in Catone majore init.*
(d) *Mollis inertia cur tantam diffuderit oblivionem fenfibus.*
Pocula letheos ut fi ducentia fomnos arente fauce traxerim? In Epodo.
(e) Nicolai Chappuffi *de Mente & Memoriâ libellus cap. X.*

On en trouvera mille exemples dans les annales de la Médecine (*f*). Elle éteint le feu le plus pur de nos ames, elle ruine nos corps & avance notre vieilleſſe ; la continence au contraire donne toute ſorte d'avantages à l'eſprit. On doit penſer la même choſe des autres paſſions; telles que les inquiétudes, le chagrin, la triſteſſe, l'avarice, qui, pouſſées juſqu'à un certain degré, étouffent ce principe d'activité qui fait ſentir & penſer nos ames.

De la veille & du ſommeil. 6°. *Guillaume le Lievre* regarde le ſommeil comme le premier obſtacle à la mémoire (*g*). Ce n'eſt pas ſans raiſon : car pendant ce tems le cerveau s'affaiſſe, & les fibres perdent leur reſſort. Il faut éviter avec ſoin les narcotiques. *Riviere* rapporte l'hiſtoire d'un homme qui devint fou (*w*) par l'uſage ſeul de l'eau de coquelico. *Willis* cite un autre exemple d'une perſonne qui perdit entierement la mémoire par l'uſage de l'opium (*h*). Vous trouverez dans *Sennert* des exemples de perte de mémoire par l'application extérieure des narcotiques (*i*). Il faut donc non-ſeulement éviter les ſomniferes, mais encore les travaux exceſſifs & la trop grande réplétion d'alimens : toutes ces choſes augmentent la pente que nous avons au ſommeil, & doivent nuire par conſéquent à la mémoire. Par la raiſon des contraires la veille doit fournir quelques avantages à la mémoire. Lorſque *Ariſtote* compoſoit, il tenoit dans ſa main une boule d'airain. S'il venoit à s'endormir cette boule d'airain tomboit dans un baſſin de même métal & le réveilloit.

PARAGRAPHE IV.

DE QUELQUES REMEDES REGARDÉS COMME SPÉCIFIQUES POUR DONNER DE LA MÉMOIRE.

Remedes réputés ſpécifiques. NOUS avons vû combien la pratique des anciens Médecins pour remédier aux vices de la mémoire étoit conforme à la ſaine raiſon; mais il ſemble que les hommes ne puiſſent pas toujours marcher dans le droit chemin de la vérité, très-ſouvent ils s'en écartent. Nos peres *La méliſſe, le creſſon, la ſclarée.* attribuoient une vertu particuliere à la méliſſe, au creſſon, à la ſclarée, pour fortifier la mémoire. Cette vertu ſpécifique n'eſt que rélative aux diſpoſitions des corps, & c'eſt pure charlatannerie que de conſeiller un même remède pour des cas qui peuvent varier à l'infini. On doit *La graiſſe d'ours, les cerveaux des oiſeaux qui* dire la même choſe de la graiſſe d'ours, des cerveaux de poules, de perdrix & des autres oiſeaux qui volent avec une grande vîteſſe. Dans un ſiécle auſſi éclairé que le nôtre, on ſent bien qu'elle eſtime on peut faire

(*f*) Vid. Schenckium *in obſervat.* Ettmullerum *tom.* 2. *part.* 1. *Collegii Practici pag.* 852. Salmuth. *Cent.* 1. *Obſerv.* 61.
(*g*) *Ars memorativa* Guillelmi Leporei. *Lib.* 4. & 5. *in*-8°. 1523.

(*w*) Lazari Riverii *Obſervat. Med. obſ.* 41. communic. à D. Petro Pachequo.
(*h*) *Pharm. ration. part.* 1. *pag.* 305.
(*i*) *Prax. lib.* 1. *pag.* 241, 242, & 196.

de ces remédes que le caprice a inventé & qu'une aveugle prévention a mis en usage.

Il y avoit en Béotie deux fontaines singulieres, l'une donnoit de la mémoire, l'autre ôtoit le souvenir. Ce fait seroit difficile à vérifier. Fontaines singulieres.

Par les compositions Pharmaceutiques que nos peres nous ont laissé, on s'apperçoit aisément qu'ils attribuoient de grandes qualités aux pierres précieuses : l'agathe, disoient-ils, donne de l'esprit & rend éloquent (*k*). Aujourd'hui que l'on a examiné toutes choses avec un peu plus d'attention, le prix de ces pierres est bien diminué dans l'usage de la Médecine. La curiosité, ou la vanité en fait à présent toute la valeur. Les pierres précieuses.

Si l'on mettoit des feuilles de laurier sur la peau de la tête, à l'endroit où l'on rase la couronne des Prêtres, ou si l'on se couchoit sur le côté gauche, ayant la tête basse, ils soutenoient que la mémoire en étoit très-fortifiée (*l*). Nous croyons que l'expérience feroit bientôt cesser la confiance qu'on auroit dans de pareilles recettes. Les feuilles de laurier.

Quelques uns ont conseillé de se faire raser la tête, d'autres de se faire couper la barbe (*m*). Nous ne voyons pas la raison de pareilles ordonnances, & de quel but partent ces indications. Si de pareils moyens réussissoient, il faut les placer à côté de l'histoire de la grande mémoire du Cardinal *Du Perron*, qui fut attribuée à l'envie que sa mere étant grosse de lui, avoit eu d'une Bibliothéque (*n*). Autres remedes ridicules.

Les Anciens prétendoient encore que les corps odoriférans étoient d'un grand secours pour fortifier la mémoire. Ils conseilloient de flairer souvent le bois d'aloës, les œillets, le succin oriental, les roses, le chevrefeuille, l'ambre-gris, le musc, &c. Mais par les mêmes raisons qu'ils condamnoient les narcotiques comme nuisibles à la mémoire, ils devoient aussi se méfier des odeurs aromatiques qui sont très-souvent somniferes. Tous les corps odoriférans.

Nous pourrions encore exposer ici plusieurs formules que l'on trouve dans les Ecrits des anciens Philosophes & des anciens Médecins : mais outre que ce ne seroit que relever des erreurs & faire tomber dans le discrédit des Ouvrages qui ont été l'aurore des Sciences ; il nous suffisoit de faire voir que la prévention étouffe les meilleurs principes, & que la façon la plus sage & la plus sûre pour guérir, est de bien saisir les indications & de les remplir.

(*k*) Agrippa *Philos. occult. lib.* 1. *cap.* 15.
(*l*) *Ex adscriptis* Alberto.
(*m*) Levinus Lemnius, *lib.* 2. *cap.* 4.

(*n*) Traité de l'opinion, liv. 4. chap. 8. des Naturalistes.

ARTICLE II.

DE LA MÉMOIRE ARTIFICIELLE.

Définition de la Mémoire artificielle, & son inventeur.

LA mémoire artificielle eſt une induction qui réveille en nous les idées que nous avons déja eû. On croit que ce fut *Simonide* (o) qui fut l'inventeur de cette eſpece de mémoire. Les Auteurs ne ſont pas d'accord ſur les circonſtances. Les uns diſent que les vers qu'il récitoit, étoient à la gloire d'*Agatharcus* ou de *Léocrate*, les autres prétendent qu'ils avoient été faits en l'honneur de *Glaucus* ou de *Scopa*. *Apollodorus*, *Eratoſthene*, *Euphorion* & *Euriphyle* le Lariſſéen, diſent que la maiſon d'où il ſortoit étoit à Pharſale, ville de Theſſalie, & il ſemble que *Simonide* lui-même le donne à entendre. Mais *Ciceron* qui a ſuivi *Callimachus* à ce qu'il paroît, dit que c'étoit à Crannone, ville auſſi de Theſſalie.

Maniere dont elle fut trouvée.

Quoiqu'il en ſoit, voici le fait en mettant à peu près d'accord tous ces différens ſentimens, & en ſuivant les autorités les plus reſpectables. *Scopa* noble Theſſalien & homme riche, voulant donner un grand repas, avoit prié *Simonide* de faire ſon éloge & lui promit de payer gracieuſement ſes vers. Le jour de l'Aſſemblée arrivé, le Poëte ſe mit à table avec les autres convives. Au milieu du repas *Scopa* ennuyé de ce que *Simonide* n'avoit pas encore débité ſon compliment, lui commanda de le réciter. Le Poëte obéit, & après avoir beaucoup élevé les deux fils de *Tyndare*, il fit tout-à-coup l'éloge de *Scopa*. Le panégyrique fini, les convives applaudirent. Le maître ſeul du logis refuſa ſon approbation, & croyant que *Simonide* devoit le louer ſans s'écarter de ſon ſujet, il ne lui paya que la moitié du prix convenu pour ſa piece de vers, en lui diſant que *Caſtor* & *Pollux* lui payeroient l'autre moitié.

Simonide indigné d'entendre une pareille propoſition, ſe retira (p). A peine fut-il dehors, que la maiſon s'écroula ; de ſorte que tous les convives furent écraſés ſous les ruines. Comme ils étoient tellement défigurés qu'on ne pouvoit plus les reconnoître, l'on fut fort embarraſſé lorſqu'il s'agit de les enterrer chacun ſelon leurs dignités. On eut recours à *Simonide* pour avoir quelques éclairciſſemens ; mais il ne put diſtinguer ces malheureux dans un pareil état. Il s'aviſa d'un expédient ; ce fut de ſe rappeller dans quel ordre ils étoient à table. Par ce moyen il les diſtingua tous à meſure qu'on les retiroit de deſſous les débris. Cette idée lui donna lieu de penſer à une mémoire artificielle, & à ceux qui l'ont ſuivi, de ſe ſervir des mêmes moyens dans les cas où leur mémoire ſeroit infidéle.

Avantages

On peut regarder cet artifice comme une eſpece de méchanique qui

---

(o) Poëte natif de Céos, une des Cyclades.
(p) *Ciceron*, ſur la fin du 2. Livre *de Orat.* dit que deux jeunes hommes vinrent demander *Simonide* | à la porte de la maiſon où il étoit à dîner. Voyez auſſi les fables de *Phedre*, liv. 4. fab. 23.

dirige

dirige la mémoire & la conduit sûrement à sa fin. Car de même que lorsque nous entrons dans quelque palais, nous retenons parfaitement la
distribution & la place de tel ou tel meuble ; de même aussi si nous
avons attaché différentes idées à différens objets qui nous environnent,
nous nous rappellerons ces idées lorsque nous appercevrons ces objets.
Ainsi après avoir bien disposé vos organes suivant les principes déja
établis, exercez votre mémoire en choisissant différens objets qui la fixent.
Attachez par exemple, quelque phrase d'un discours que vous voudrez
apprendre, à un tableau qui sera dans votre chambre. Attachez-en un
autre à la cheminée, puis un autre à un fauteuil ; ainsi de suite. Recitez
ces phrases les unes après les autres & vous verrez que vous les retien-
drez & que vous les reciterez par ordre.

Quintilien donne un autre expédient (*q*) : c'est de faire à la marge de
ses cahiers quelque signe qui ait rapport avec ce qui est contenu dans
l'article que l'on veut apprendre. Si l'on parle de guerre, l'on représentera une pique, si l'on fait la description d'une tempête, l'on mettra
une ancre, &c. Aussitôt que ces représentations arbitraires frapperont la
vûe, on se ressouviendra facilement de ce que l'on aura à dire. Ces moyens
peuvent être d'un grand secours pour la mémoire, & ils sont si faciles
à employer que nous croyons qu'il est inutile d'en recommander l'usage.

Les vers téchniques donnent encore une merveilleuse facilité pour
retenir les noms, les faits & les époques. La mesure où ces choses sont
enchassées, ouvre à l'esprit un chemin sûr pour trouver ce qu'il cherchoit. Nous renvoyons sur cet article au P. *Buffier* qui a excellé dans
cet art (*r*).

Nous serions trop longs s'il falloit détailler ici la pratique particuliere
qu'ont enseigné divers Auteurs, on doit voir ce qu'ils en ont dit eux-
mêmes dans leurs ouvrages. Ainsi consultez *Publicius* (*s*), *Meyssonnier*
(*t*), *Marasiotus*, *Bruxius*, *Ravellin*, *Jean Paëpp*, *Spagenberg* & plusieurs
autres qui ont donné de sages conseils pour faciliter l'exercice de la
mémoire.

Quoique l'on employe un ou plusieurs des moyens indiqués, il est nécessaire d'exercer encore souvent sa mémoire. C'est une régle dont on ne
sauroit trop recommander l'exécution. Les plus grands Maîtres (*u*) l'ont
regardé comme la voie la plus certaine pour acquérir de la mémoire.
En effet plus les fibres sont mûes, plus elles deviennent vibratiles ; par la
même raison que plus un instrument est touché, plus il devient sonore.
C'est sur ce principe qu'il seroit à souhaiter qu'on se rendit compte à
soi-même tous les soirs de ce qui s'est passé chaque jour. *Ciceron* paroît
avoir été dans cette louable habitude. Pour exercer ma mémoire, dit-il (*x*),
» je me rappelle tous les soirs ce que j'ai dit, ce que j'ai entendu, ce que

---

(*q*) *Lib.* XI. *cap.* 3.
(*r*) Pratique artificielle pour apprendre l'histoire
universelle.
(*s*) Jacobi Publicii *in arte memoriæ.* in-8°. Pa-
risiis.

(*t*) La clef des Aphorismes d'*Hippocrate*, p. 160.
(*u*) Cic. *lib.* 2. *de Oratore* Quintil. *lib. X I. cap.* 2.
(*x*) *Cato major de Senectute. Exercendæ Memoriæ
gratiâ quid quoque die dixerim, audierim, egerim
commemoro vesperi.*

» j'ai fait dans la journée «. Par ce retour sur soi-même, on trouve dans l'occasion de bonnes provisions amassées sans peine, & nécessaires dans le commerce de la vie, soit que l'on veuille débiter un Sermon, un Plaidoyer, ou un Ouvrage plus étendu, soit que l'on veuille faire une Relation, détailler les faits & garantir les époques.

La mémoire se perfectionne donc par l'exercice, & elle peut même se perfectionner au point qu'elle devienne aisée, sûre & bonne, d'ingrate & infidéle qu'elle étoit. Cet exercice n'est que la répétition des mêmes actes. M. *Wolf* le juge si nécessaire, qu'il dit (*y*) qu'inutilement se flatteroit-on de pouvoir acquérir les idées des choses, si on néglige de s'exercer à les apprendre, & à les retenir après les avoir apprises. Et afin de nous faire mieux sentir les avantages de cet exercice, il rapporte l'exemple d'un certain *Jean Georges De Pelshover* de Konisberg, qui en s'exerçant continuellement à extraire par mémoire les racines des nombres, étoit parvenu à un tel point de perfection que pendant la nuit il vint à bout d'extraire dans son lit, sans lumiere, par la méthode ordinaire, la racine de 57 chiffres, qui est elle-même de 27.

M. *Wolf* dit de lui-même qu'au commencement de ses études de Mathématique, & surtout de l'Algébre, il n'avoit résolu que dans son lit, & dans les plus épaisses ténébres de la nuit ses problèmes algébriques; qu'après en avoir achevé la solution, il avoit de même composé géométriquement d'imagination & de mémoire toutes ses méthodes, & que quand il étoit venu à vérifier au retour du jour, l'une & l'autre de ces opérations, il les avoit toujours trouvé justes : mais que ce n'est aussi que par des exercices continuels qu'il étoit parvenu à ce point là.

Art que demande cet exercice.

On sent bien que ces exercices demandent un certain art, & le voici: On ne réussiroit pas en voulant outrer dès le commencement la mémoire, & exiger d'elle d'entrée de jeu ce qu'il y a de plus difficile; il seroit à craindre qu'elle ne se refusât à un travail si effrayant. Il faut user d'adresse & de ménagemens; l'accoutumer d'abord à retenir des choses faciles & en petite quantité, & ajouter ensuite par degrés à cette quantité. Les accroissemens presqu'insensibles font qu'elle apperçoit moins la différence des premieres tâches aux suivantes, quoique cette différence devienne par la suite fort considérable. C'est ainsi que lorsqu'on a quelque chose de longue haleine à apprendre par cœur, le moyen le plus court & le plus aisé pour y réussir n'est pas d'embrasser d'abord l'objet dans toute son étendue, mais de le partager par parties, d'apprendre ces parties séparément, & de les réunir ensuite par des liaisons que la mémoire saisit aisément.

C'est par ces deux moyens que l'on parvient à étendre l'imagination & la mémoire, & que l'on accoutume l'une à reproduire en même tems plusieurs idées, ou à les retenir longtems, & l'autre à les reconnoître.

De l'oubli. Ce qui le produit.

Comme l'oubli est opposé à la mémoire, il s'ensuit que celle-ci se perfectionnant par l'habitude de reproduire les mêmes actes, celui-là doit

(*y*) Psychologie ou Traité sur l'ame, par M. *Wolf*. Amsterdam 1745, *in-12. pag.* 187. & *suiv*.

être occafionné, ou produit par la négligence à cultiver la même habitude.

En effet fi, comme nous l'avons déja dit, on n'acquiert la facilité de
reproduire une idée qu'en la répétant fouvent, l'habitude de les reproduire venant à ceffer, la mémoire doit s'affoiblir, & fe perdre. Auffi
M. *Wolf* rapporte à ce fujet deux exemples remarquables, qui prouvent
bien que la mémoire ne fe conferve que par l'exercice. Le premier eft
de M. *Hudde* & qu'il dit tenir de *Leibnitz*, & le fecond de *Newton* (*ʒ*).

M. *Hudde* s'étoit fait un grand nom dans la Géométrie par deux lettres
qu'il avoit donné fur la réduction des équations, & fur les queftions
qu'on appelle *maximis*, *minimis*, c'eft-à-dire, les plus grandes & les
plus petites lignes droites qui fe terminent aux circonférences des fec-
tions coniques. M. *Leibnitz*, curieux de voir tous les favans, paffa en
revenant de France par Amfterdam pour y voir celui-ci, & s'entretenir
avec lui fur la plus fublime Géométrie ; mais il fut bien furpris lorfqu'il
vit que M. *Hudde* au lieu d'entrer en converfation, lui préfenta feulement
un manufcrit qu'il avoit fait autrefois fur ces matieres, & lui dit tout
en fouriant, que ce livre étoit plus habile que fon Auteur, lequel avoit
oublié toutes les idées d'algébre & de géométrie, depuis qu'il étoit Bour-
guemeftre d'Amfterdam.

On croit communément que *Newton* qui a vécu quatre-vingt cinq ans,
n'entendoit plus dans un âge fi avancé fon grand & fublime ouvrage des
principes de la Philofophie naturelle. M. *Wolf* ne l'attribue, comme dans
le premier exemple, qu'à ce que le Philofophe Anglois ceffa de s'appliquer à la Géométrie.

M. l'Abbé *Allaire* qui a analifé l'ouvrage de *Wolf*, ajoute à ces exemples celui de M. *Malet* de l'Académie Françoife, qui après avoir fu la
langue Grecque au point de pouvoir la parler auffi facilement & auffi
purement que la fienne, l'avoit tellement oublié depuis qu'il s'étoit entiérement livré aux affaires, que lorfqu'il rencontroit un mot Grec dans
un livre, il demeuroit vis-à-vis de ce mot, comme un âne vis-à-vis
d'une borne. C'étoit fa propre expreffion.

Tous ces exemples prouvent autentiquement que l'exercice eft néceffaire pour acquérir de la mémoire, & pour la conferver. Ils ferviront
encore à expliquer un phénoméne qui paroît d'abord fingulier, c'eft que
Menage qui conferva jufqu'à la vieilleffe une excellente mémoire, la re-
couvra, à ce qu'il dit, après quelque interruption (*&*). Il eft vraifemblable que *Menage* négligea pendant quelque tems de cultiver fa mémoire,
ce qui occafionna l'éclipfe dont il fe plaint ; qu'enfuite il la remit au travail, ce qui lui donna de nouvelles forces & une nouvelle vigueur.

(*ʒ*) Liv. déja cité, *pag.* 203.
(*&*) Voyez l'Hymne qu'il adreffa à la Déeffe de la | Mémoire. *Menag. poemat. lib.* 1. *pag.* 13.

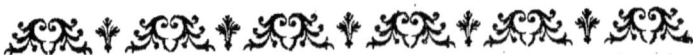

SECONDE PARTIE.

DE LA VOLONTÉ.

La Volonté confidérée en elle-même ne fournit pas de grandes ref-fources à l'ef-prit.

LE fens le plus étendu qu'on puiffe donner au terme de *Volonté*, eft celui par lequel on entend une faculté libre de l'ame que l'on peut diriger vers un objet quelconque. Ainfi fuppofant qu'un homme jouiffe naturel-lement des biens que fournit un entendement facile, ou qu'il les ait ac-quis par les moyens déja indiqués ; il eft certain qu'il fe portera de plus en plus a perfectionner les talens, ou que la nature lui aura accordé d'une main libérale, ou que l'art, vainqueur d'une nature marâtre à fon égard, lui aura procuré. Tout ce que peut donc nous donner la volonté prife en elle-même, c'eft un certain goût pour le travail, & une certaine inclination pour les Sciences. Préfent bien médiocre, il eft vrai, fi elle ne nous fourniffoit d'autres reffources.

Mais confi-dérée com-me fujet des vertus & des paffions, fa puiffance eft bien plus éten-due.

Les vertus & les paffions, filles refpectables de cette même volonté, fe liguent entre elles pour commencer & finir l'ouvrage, & deviennent les inftrumens de la perfection, du folide & de l'élévation de l'efprit. Eh ! qui pourroit en douter, bien loin d'en être furpris? elles forment le contrafte de la vie ; elles tiennent les rênes du monde, elles ont un empire abfolu fur tous les cœurs : en un mot, ce font des maitreffes qui affectent tous les hommes d'une telle maniere, qu'ils ne peuvent fe dégager de leurs loix. Heureux qui poffede les unes & combat les au-tres ; c'eft la voie la plus fûre où l'homme puiffe marcher pendant fa vie.

Ordre qu'on doit garder dans cette II. Partie.

Une puiffance fi générale mérite bien d'être examinée un peu plus en détail. Nous avons déja vû quels mouvemens dans nos corps étoient les caufes occafionnelles foit des vertus, foit des paffions ; il s'agit de voir maintenant comment nous pourrons les faire concourir tant à l'accroif-fement & à la perfection, qu'au folide & au brillant de l'efprit. C'eft ce que nous allons faire en gardant l'ordre établi dans la feconde Partie de notre premier Livre.

CHAPITRE PREMIER.

DES VERTUS.

LE défir de perfévérer dans fon être, ou d'être heureux eſt le ſein d'où naiſſent les vertus & les paſſions, comme nous l'avons déja prouvé. Ce défir n'eſt pas par lui-même ni vertu, ni paſſion ; il ne change de titre que par la fin qui le dirige. Les vertus & les paſſions ſont donc des ſœurs inféparables qui s'entraident & ſe détruiſent mutuellement. La vertu qui combat & qui ſoumet les paſſions, reſſemble à cet or épuré par les flammes de la fournaiſe. La paſſion qui cede aux vertus & leur occaſionne une continuelle victoire, reſſemble à cet arbre ſauvage qu'a greffé un habile Jardinier, il porte enſuite des fruits d'autant meilleurs que la vigueur de ſon naturel fortifie ſes racines & lui fournit une plus grande abondance de ſucs. Voilà pourquoi l'Artiſan Eternel du bien, incapable de faire le mal, & qui a ſagement fait tout ce qu'il a fait, nous a donné des vertus apparentées des vices. C'eſt à la raiſon de l'homme à diſtinguer le bien réel du bien apparent. C'eſt à elle à lui dicter les moyens qu'il doit employer pour être heureux. Mais peut-il être malheureux ou vicieux avec elle ? Si *Neron* l'eut voulu il eut regné comme *Titus*. L'impétuoſité qu'on abhorre dans *Catilina* charme dans *Decius*, eſt divine dans *Curtius*. La même ambition a produit la perte ou le ſalut, elle fait un vrai citoyen & un traître également.

Liaiſon des Vertus & des paſſions, & raiſon de cette liaiſon.

Il dépend donc de nous d'être vertueux ; c'eſt-à-dire, qu'il ne tient qu'à nous d'être prudens, juſtes, tempérans, magnanimes : puiſque la prudence, la juſtice, la tempérance & la force dépendent de mouvemens purement méchaniques. Ces mouvemens purement méchaniques ne ſont que des combinaiſons des différentes parties de l'entendement. Ici les ſenſations, l'intelligence & le raiſonnement s'aſſocient ; là le jugement & la mémoire s'uniſſent par un aimable accord. De tous ces différens produits naît un total, ſavoir les vertus. Ainſi l'on pourroit dire d'un homme qui ſeroit vertueux, qu'il a de l'eſprit. Ainſi en rendant l'homme vertueux, c'eſt le rendre ſpirituel ; mais de quelle maniere le rendre vertueux ? C'eſt ce que nous allons développer en gardant l'ordre que nous avons tenu dans notre premier Livre.

Qu'il eſt en notre pouvoir d'être vertueux.

Que l'homme vertueux eſt néceſſairement ſpirituel.

ARTICLE I.

DE LA PRUDENCE.

Que la Pru-
dence eſt une
vertu des plus
propres pour
former l'en-
tendement.

LA Prudence eſt une des vertus les plus propres à former l'entendement, & à lui procurer toutes les qualités eſſentielles à ſa perfection.
C'eſt elle qui tient en bride l'imagination, & l'empêche de tomber dans
ces écarts, qui font voir plus de vivacité que de raiſonnement. C'eſt elle
qui étouffe dès leur naiſſance, ces monſtres que les paſſions enfantent.
Satires effrénées & injurieuſes, libelles diffamatoires, réflexions irréli-
gieuſes, livres impurs & licentieux, en un mot tout ce qui tend au
vice, ou au déſordre, eſt condamné à ſon tribunal, ou doit fuir le jour
& craindre celui qu'il reſpire. C'eſt elle qui preſcrit la fin aux autres vertus morales & qui ſe preſcrit les limites dans leſquelles elle doit ſe renfermer : car ſi elle évite la précipitation, elle craint la lenteur, ſi elle fuit la
nouveauté, elle appréhende la prévention. Elle ne marche qu'avec circonſpection & précaution. C'eſt le ſeul moyen de mériter l'eſtime des
gens raiſonnables & de s'attirer la confiance même des plus pervers.

Maniere
phyſique
d'acquérir la
Prudence.

Des avantages auſſi réels engageront ſans doute chacun à acquérir
ou à conſerver cette premiere vertu morale que nous avons dit dépendre
de toutes les opérations de l'entendement. Ainſi tout ce qui peut tendre à
corriger ou à perfectionner les opérations de l'entendement, doit conduire auſſi à la prudence ; & par la raiſon des contraires, toutes les cauſes qui peuvent vicier ces mêmes opérations doivent nuire à cette
vertu. Or nous avons déja détaillé les cauſes qui vicioient l'entendement,
nous avons propoſé les remédes propres à les combattre, nous avons fait
voir l'état le plus avantageux des corps pour l'exercice des fonctions
animales & nous avons indiqué les moyens les plus propres pour entretenir cet état. Pour éviter les redites & la longueur, nous renvoyons
à ce que nous avons déja dit. Qu'il nous ſuffiſe ici de propoſer l'exemple de ces heureux vieillards, qui jouiſſant d'une admirable conformation d'organes & du cours libre d'un ſang bien conſtitué, jouiſſent en
même tems du privilége de donner des conſeils inventés par la ſageſſe, &
dictés par la diſcrétion. Qu'il nous ſuffiſe de faire jetter les yeux ſur ces
tempéramens fortunés où l'on trouve dans un âge quoiqu'encore tendre,
la prévoyance des têtes blanchies par les années & qu'a dû inſtruire une
longue expérience. Enfin qu'il nous ſuffiſe de propoſer pour modele ces
perſonnes dans leſquelles ces diſpoſitions excellentes dévoilent les ſecrets
de la nature, & leur font découvrir les principes généraux & les raiſons
univerſelles des choſes faites ou à faire.

ARTICLE II.

DE LA FORCE.

NOUS avons dit qu'il n'y avoit pas de vertu qui reçut autant de noms que la Force. Tantôt on l'appelle valeur, courage, magnanimité, constance ; tantôt on la nomme intrépidité, héroïsme, grandeur d'ame. Marque évidente de l'estime générale qu'elle s'est acquise de tous les hommes qui desirent la reconnoître par tout où elle se rencontre : car cette vertu se manifeste également dans les grandes comme dans les moindres actions, dans l'adversité comme dans la prospérité, dans la paix comme dans la guerre : mais elle fait toujours soupçonner dans celui qui agit ou qui souffre avec elle un esprit au-dessus du vulgaire.

Etendue de la Force & ses noms divers.

Celui qui vainquit les Suisses à Marignan, qui chassa l'Empereur Charles V. de la Provence, & qui perdit une bataille & la liberté devant Pavie, aussi grand dans l'une que dans l'autre occasion, *François I.* fut le pere & le restaurateur des Lettres en France. Ce Prince invincible qui gagna en personne les batailles de Coutras, d'Arques & d'Yvri, qui s'est trouvé à mille combats, qui a assuré par l'épée son droit à la Couronne, *Henri IV.* toujours égal dans l'une & l'autre fortune, plus prompt à pardonner qu'à se venger, jouissoit d'un génie si brillant qu'il en échappoit les éclairs les plus vifs, si étendu qu'il embrassoit tous les ressorts de la politique, si solide que les moyens les plus sages étoient employés dans les cas les plus épineux.

Sa puissance sur l'esprit.

Exemples de *François I.* & de *Henri IV.*

Ce seroit ici le lieu de dévoiler la capacité des *Cefars*, des *Turennes*, des *Condés* & de tant d'autres Héros dont la gloire ne finira qu'avec le monde. Ce seroit encore ici le lieu de rappeller dans la mémoire les entreprises hardies & ménagées de ces illustres Généraux, les sentimens généreux de ces intrépides Capitaines, la fermeté & la science de ces habiles Ministres, dont les noms seront respectés jusqu'à la fin des siécles. Ce font autant de faits qui prouvent la puissance qu'a sur les esprits cette vertu capable de placer un cœur mâle dans un corps féminin.

Au reste ceux qui revoqueroient en doute la thése que nous soutenons, s'assureront de sa vérité en considerant les passions opposées à la force. La crainte & la timidité peuvent tellement altérer les esprits qu'on n'en puisse plus reconnoître la trempe.

La crainte & la timidité dépravent l'esprit.

La force suppose donc de l'esprit dans celui qui la possede. Ainsi ceux qui voudront acquérir cette vertu, doivent songer à se procurer une imagination libre, un raisonnement juste & un jugement certain. Nous en avons proposé les moyens dans toute la suite de ce troisieme Livre. De plus, nous avons ajouté précédemment que dans la force l'esprit s'élevoit, pour ainsi dire, au-dessus de lui-même, ce qui exigeoit sans doute une plus grande mobilité dans les fibres & une plus grande vîtesse dans le cours du liquide animal. L'on y parviendra par l'étude, la

Moyens pour se disposer à la Force.

Livre 1. sect. 2.

réflexion, le régime de vivre & sur-tout le changement de climats, qui souvent peut métamorphoser un lâche & un poltron en homme brave & intrépide, comme nous l'avons déja dit.

Il ne faut pas entendre ici par la force la seule magnanimité & la seule valeur. Ce terme est beaucoup plus étendu, & renferme encore la constance, la patience, la clémence, espèces de courages qui conviennent beaucoup mieux aux gens de lettres, que l'audace guerrière. Sans cela nous nous trouverions en contradiction avec bien des faits positifs, & ce seroit avec raison qu'on nous objecteroit qu'*Alcée* (*a*), *Archiloque* (*b*), *Demosthene* (*c*), *Horace* (*d*) & beaucoup d'autres gens d'un grand génie ont fui devant l'ennemi. Écoutons la-dessus *Erasme*, peu s'en faut qu'il ne fasse passer les gens d'esprit pour des lâches, si l'on ne savoit d'ailleurs qu'en déracinant un grand nombre de préjugés, ils ont tellement détruit en même tems mille sujets de crainte, qu'il n'y a que la plus ignorante populace qui les redoute encore. » Lorsque les armées sont en » ordre de bataille, dit-il (*e*), & que l'air retentit du bruit des trompet- » tes & des tambours, dites-moi, je vous prie, quel service peuvent » rendre alors ces sages qui épuisés par l'étude & par la méditation, » jouissent à peine d'une vie que leur sang appauvri rend infirme & » languissante ? Ce sont ces hommes épais & matériels, robustes & de » très-peu d'esprit, ce sont ces gens là qu'il faut pour le combat. N'étoit-il » pas singulier de voir un *Demosthene* sous le harnois militaire ? Aussi sui- » vit-il le sage conseil d'*Archiloque* : dès qu'il apperçut l'ennemi il jetta » son bouclier & s'enfuit à toute jambe ; aussi lâche soldat, qu'il étoit » excellent orateur.

» Vous me direz, continue *Erasme*, la guerre demande une extrême » prudence. Oui, dans les Généraux : encore est-ce une prudence parti- » culiere au métier des armes, & qui n'a rien de commun avec la sagesse » philosophique. A cela près les parasites, les voleurs, les meurtriers, les » laboureurs, les stupides, les banqueroutiers & généralement tous ceux » qu'on nomme la lie du genre humain peuvent s'immortaliser par la » valeur ; ce qui ne convient nullement aux hommes attachés jour & » nuit à la contemplation «.

(*a*) Herodot. *lib.* 5. *art.* 25. & Strab. *liv.* 13. *pag.* 412.

(*b*) Ælianus *variar. hist. lib.* 10. *cap.* 13, & *schol.* Aristophan. *in comed. de pace circà finem.*

(*c*) *Plutarque* dans la vie de *Demosthenes.*

(*d*) Voyez l'Ode 5. du Liv. 2. où il dit positivement de lui-même :

Tecum Philippos, & celerem fugam

Sensi, relictâ non benè parmulâ....
Sed me per hostes mercurius celer
Densò paventem sustulit aere.

Et dans ses Epitres, *lib.* 2. *epist.* 2. il ajoute :

Civilis quæ rudem belli tulit æstus in arma.

(*e*) Eloge de la folie, traduction de M. *Gueudeville*, pag. 58.

ARTICLE III.

DE LA JUSTICE.

LA Justice prenant son origine de l'heureux assemblage d'un raison-nement juste & d'un jugement sûr, il est aussi aisé de conclure que d'obvier aux causes qui peuvent affoiblir ou dépraver le raisonnement & le jugement, c'est remédier aux causes qui blesseroient l'intégrité de la justice, & que d'entretenir dans un état sain ces deux opérations de l'en-tendement, c'est employer les moyens nécessaires pour conserver cette troisiéme vertu morale, qui regle toutes les autres vertus. Comme l'on trouvera dans la suite de cet Ouvrage la Physiologie, l'Hygiene & la Thérapeutique des fonctions animales, on trouvera en même tems les moyens de restituer & de conserver la justice.

Moyens pour se dispo-ser à la Jus-tice.

Considerant la justice sous ce point de vûe, l'on s'apperçoit facilement que l'ame qui la possede en doit retirer de grands avantages : mais si on la regarde encore comme un soleil entouré d'un grand nombre de vertus ausquelles elle communique son éclat, ses influences paroîtront d'autant plus avantageuses, & son effet d'autant plus certain. La vérité, la religion, la piété sont des enfans sortis de son sein, qu'elle chérit & qu'elle protégera jusqu'à la fin des siécles. L'amitié, la confraternité, la libéralité sont pour elle des sœurs qui font reconnoître sa légitimité. La reconnoissance, fidéle compagne de la justice, prend sa source dans la conscience de l'homme & n'est peut-être elle-même que la justice. Les Athéniens n'avoient point de loix contre les ingrats, parce que disoient-ils, s'ils ne sont pas condannés par des loix expresses, ils sont assez con-dannés par la nature (*f*) ; & *Seneque* pensoit que c'étoit anéantir la recon-noissance que de la fonder sur la crainte des loix (*g*).

Avantages que procure la Justice à l'Esprit, & vertus com-pagnes de la Justice.

Nous serions trop longs s'il falloit faire ici l'énumération de toutes les parties accessoires de la justice, & l'anatomie de ces mêmes parties. On voit assez que celui qui possede cette vertu, jouit d'une raison épurée & d'un bon sens à l'épreuve, puisqu'il faut comparer tant de moyens, peser tant de motifs, discuter tant de jugemens pour parvenir à cette cer-titude qu'exige la justice. Au reste, quand cette vertu auroit moins de pouvoir sur l'esprit qu'elle réforme essentiellement, elle n'en devroit pas moins avoir d'attraits pour les hommes : elle seule est capable de regler leur conduite. Eh! qu'y a-t-il de plus important ?

Que celui qui est juste est vraiment spirituel & raisonnable.

(*f*) *Non damus leges, satis natura condemnat.* (*g*) *De Beneficiis*, lib. 3. cap. 6 & 7.
Xenophon. *Cyrop. lib.* 1.

ARTICLE IV.

DE LA TEMPÉRANCE.

L'EMPIRE avec lequel on gouverne ses appétits, exige de l'homme sage deux devoirs essentiels. Le premier, de satisfaire sa faim & sa soif avec modération. Le second, de contenter l'appétit vénérien avec beaucoup de retenue. Devoirs dont la pratique est aussi avantageuse pour l'ame que pour le corps.

I. Celui qui est sobre évite un grand nombre de maladies, puisque l'expérience journaliere apprend qu'il n'y a peut-être pas une seule maladie dont le foyer ne puisse être dans l'estomac. De plus, il obtient les avantages qu'on doit retirer des bonnes digestions. La quantité & la qualité des sucs nourriciers se trouvant proportionnées aux parties qu'ils doivent nourrir, il est certain que tous les ressorts nécessaires à sa conservation jouiront de toute la souplesse & de toute l'élasticité propres à leurs mouvemens. Tandis que d'un autre côté les liqueurs sans mélange & sans altération couleront avec facilité dans leurs canaux, se sépareront sans trouble dans leurs vaisseaux sécrétoires, & donneront la liberté & la vie aux instrumens qui composent la machine humaine. Il est vraisemblable qu'avec de pareilles dispositions dans un corps, l'ame doit jouir des plus grandes prérogatives possibles. Ce qui prouve évidemment ce que peut la sobriété sur l'instrument par le moyen duquel s'exécutent les fonctions de l'entendement & de la volonté, & sur la substance inétendue, invisible, & indivisible par laquelle nous concevons & nous voulons.

Nous n'avons pas d'autre regle à proposer pour devenir sobre, que celle d'écouter la voix de la nature qui est ennemie de tout excès. Nous avons indiqué dans notre premier Livre les signes auxquels on pouvoit reconnoître que la faim & la soif étoient éteintes, & les risques que l'on couroit si l'on passoit au-delà de ce terme qu'on appelle *Suffisance*, c'est pourquoi nous ne nous répéterons pas ici.

II. La continence est tellement utile pour la conservation du corps, que celui qui satisfait avec excès l'appétit vénérien, tombe dans la phthisie, le marasme, la consomption & plusieurs autres maladies qui naissent de l'épuisement. L'ame dans ce corps énervé & sans vigueur, devient triste & moins agile, ne ressent plus ce beau feu qui l'animoit, & est retenue par un poids accablant qui l'entraîne vers l'apathie & l'indolence. Si nous comparons un Eunuque avec un homme qui jouit de toutes les prérogatives de son sexe; quelle différence? l'un mol & efféminé, ne s'occupe que de bagatelles, l'autre hardi & entreprenant, tend aux plus grandes choses; l'un délicat & pacifique, n'est propre qu'à filer des jours tranquilles & délicieux; l'autre robuste & intrépide, est fait à la fatigue d'une vie turbulente & agitée. L'un annonce par sa voix aiguë & argentine qu'il n'est qu'un enfant, l'autre fait entendre par sa voix mâle &

grave qu'il eft homme, c'eft-à-dire, capable des plus grandes chofes. Cette comparaifon fuffit feule pour faire connoître le prix d'une liqueur qui opere de fi grands changemens, & qu'on ne doit perdre que quand la nature pourroit être la victime de fa fécondité.

> Favori des neuf Sœurs qui chéris ta fanté,
> Fuis la tendre Venus qu'on adore à Cythere :
> Rarement à la voix de la raifon fevére
> S'éveille un cœur qu'endort la molle volupté.
> Jamais dans les bofquets du Pinde ne s'amufe
> La lubrique Venus avec la chafte Mufe ;
> Et la fage Pallas qui préfide aux beaux Arts,
> A toujours confervé fon cœur dans l'innocence :
> Tant il eft vrai qu'il faut vivre avec continence
> Pour fuivre d'Apollon les nobles Etendards (h).

Les moyens qu'on peut employer pour obferver les loix que prefcrit la continence, font de deux efpéces ; les uns Phyfiques, les autres Moraux.

Deux fortes de Moyens pour vivre dans la continence. Moyens Phyfiques.

Les moyens Phyfiques font de maintenir les fenfations dans un tel état, que la raifon ne perde rien de fon empire, ou qu'elle fe puiffe retirer victorieufe du combat fi elle a quelques obftacles à furmonter. Il faut pour cela éviter toutes les liqueurs trop reftaurantes, fpiritueufes, irritantes ; les mets trop falés, poivrés, épicés ; en un mot tout ce qui occafionneroit foit par fa qualité, foit par fa quantité, une certaine acrimonie dans le fang, qui provoqueroit au-delà des forces aux plaifirs amoureux. Il eft très-vraifemblable que la liqueur féminale eft de la nature du liquide animal, fi ce n'eft le liquide animal lui-même ; puifqu'il n'eft pas poffible que le corps humain perde cette liqueur en fi petite quantité & foit fi fenfiblement altéré, fans donner lieu de croire que l'efprit féminal eft fans doute ce feu inné qui vivifie matériellement l'économie animale (i).

Les moyens Moraux font de fermer ces livres où font crayonnées la molleffe & la débauche ; de ne pas ouvrir les yeux fur ces objets lafcifs, qui flattant notre cupidité, empoifonnent la fource de la vie ; d'éviter ces penfées, ces fpectacles, ces converfations, ces compagnies badines où fous des images riantes la pudeur fe trouve immolée, de s'occuper d'objets férieux qui ramenent toujours l'attention fur des chofes peu capables d'émouvoir les fens. Mais ces confeils, quoique très-fages, nous éloignent du but de cet Ouvrage ; pourfuivons.

Moyens Moraux.

(h) At tu cui ftudii flores, fructufque petuntur,
Si poffis Venerem fpernere fanus eris :
Namque nec Aonidum Venus improba ludit in hortis,
Nec turpes flammas Mufa pudica probat.
Ipfa gubernatrix ftudiorum cafta Minerva eft,
Artibus ingenuis eft inimica Venus.

Ab Eobano Heffo lib. de tuendâ valetudine.
Nulla magis mentis vires induftria firmat,
Quam Venerem & cæci ftimulos avertere amoris.
Virgilius Georg. lib. 3.
(i) Voyez les Mémoires fur différens fujets de Médecine. Mem. 1 & 2, chez Ganeau 1760.

CHAPITRE II.

DES PASSIONS.

LES Paffions ne font ni bonnes ni mauvaifes par elles-mêmes, puif-qu'elles ne renferment en elles ni l'idée du bien ni l'idée du mal. Ce font des inftrumens de la Providence & des moyens du bien général pour tendre à une fin glorieufe. Ce font autant d'élémens qui compofent l'homme & qu'on ne peut détruire fans anéantir fon être. Auffi l'homme fage ne prétend pas les anéantir ; ce feroit fe flater de l'impoffible. Il s'en rend le maître & non pas l'efclave, il fe contente de les ralentir & de les gouverner par fa raifon, & cherche feulement à leur ôter le moyen de nuire en devenant trop violentes. C'eft moins un pouvoir defpotique qu'un gouvernement attentif & circonfpect, par lequel il empêche ces paffions de devenir des vices, & les force d'être des vertus.

Luifinus nous a donné un excellent Traité fur cette matiere (*a*). Ce favant Médecin qui comprenoit fort bien que pour régler les mou-vemens précipités de l'ame, les fages confeils de la morale ne fuffifoient pas feuls, découvre les moyens les plus convenables que la Médecine puiffe employer pour calmer la colère, adoucir les chagrins, prévenir la crainte & étouffer la joloufie. Mais ce n'eft pas là le but que nous

nous fommes propofés dans notre travail : notre intention eft de faire fer-vir les paffions à la perfection de l'efprit, de l'élever par elles au grand, au fublime, au pathétique. Sans paffions en effet, il n'y a plus de graces ni de variété dans le difcours ; il n'y a plus d'élévation ni de maniere de plaire, il n'y a plus de brillant ni cette onction qui perfuade avant

qu'on ait réfléchi (*b*). » Que fi *Cecilius* s'eft imaginé, dit *Longin*, (*c*). » que le pathétique en général ne contribuoit pas au fublime, & qu'il » étoit par conféquent inutile d'en parler, il s'eft trompé lourdement : » car j'ofe dire qu'il n'y a rien qui releve peut-être davantage un difcours, » qu'un beau mouvement & une paffion pouffée à propos. C'eft une » efpéce d'entoufiafme & de fureur noble qui anime l'oraifon & qui » lui donne un feu & une vigueur toute divine «. Si vous voulez que je pleure, dit *Horace*, commencez vous-même à pleurer (*d*). C'eft ce précepte que *Quintilien* nous répete fous d'autres termes : » Soyons tou-

---

(*a*) *De componendis animi affectibus per moralem Philofophiam & medendi artem tractatus*, *Autore* Aloyfio Luifino *Utinenfi Medico*.

(*b*) La nature eft en nous plus diverfe & plus fage Chaque Paffion parle un différent langage Que dans tous vos difcours la Paffion émue,

Aille chetchet le cœur, l'échauffe & le remue. *Boileau*, Art. Poëtique, chant. 3.

(*c*) Traité du Sublime, Chap. 6.
(*d*) *Si vis me flere, dolendum eft primùm ipfi tibi.* De Arte Poëticâ.

» chés nous-mêmes, dit-il (e), avant de chercher à toucher les autres «; en un mot, c'est une vérité reconnue dans tous les tems, que sans passion il n'y auroit plus d'éloquence, ou du moins qu'il n'y auroit qu'une éloquence froide, monotone & languissante. La raison n'inspire pas communément aux hommes autant d'activité que les passions. Elles sont à l'homme ce que les vents sont au navire. Si les voiles n'en sont enflés, il ne fait pas route & n'arrive pas au port pour lequel il étoit destiné. De-là vient que les Grecs, les Latins & tous les Rhétoriciens de différentes nations nous ont laissé d'excellens Traités sur les diverses affections de l'ame, soit pour les placer à propos, soit pour parler le langage qui leur convient.

C'est donc avec raison que nous concluons ici que les Passions sont nécessaires pour plaire & pour toucher, & qu'elles sont de véritables moyens qui conduisent sûrement à l'esprit & au génie en dépit quelquefois de la nature (f). C'est à ce titre qu'elles ont droit d'entrer dans le plan de notre Ouvrage, & c'est sous ce point de vue que nous allons considérer celles qui enchaînent toutes les autres & qui forment les plus beaux traits du tableau de la vie humaine.

Sans les passions on ne peut ni plaire ni toucher.

ARTICLE I.

DE L'AMOUR.

CETTE affection qui nous lie avec tous les êtres, suppose une certaine complaisance avec nous-mêmes, qui nous engage à persévérer dans notre existence commune avec ces mêmes êtres. Cette complaisance avec nous-mêmes, nous l'appellons amour propre. C'est le plus fort & le plus indélébile de tous les désirs. Viennent ensuite ces affections qui nous unissent avec tous les êtres, & qui nous serrent encore plus ou moins étroitement avec eux. Tels sont ces mouvemens qui attachent un pere à son fils, un époux à une épouse, & qui sont aussi vifs que l'amitié ou l'humanité, & moins forts que la sympathie. Toutes les nuances de ces désirs nous méneroient trop loin, s'il falloit les examiner séparément. Nous ne parlerons ici que de l'amour propre, & de cet amour qui prend sa source dans les attraits de l'un & l'autre sexe, nous l'avons nommé amour social.

De l'Amour propre légitime. Ses propriétés.

(e) *Afficiamur antequam afficere conamur.* Lib. | (f) *Si natura negat, facit indignatio versum.* Juvenal, *Sat.* 1. v. 65.

TITRE PREMIER.

DE L'AMOUR PROPRE.

L'AMOUR propre pouffé trop loin, eft le plus vil de tous les flateurs ; c'eft un fils de l'orgueil qui nous rend fades & infipides. Il y a peu d'avantage de fe plaire à foi-même, quand on ne plaît pas aux autres. L'amour propre dont nous parlons ici & que nous défirerions dans chacun des hommes, eft cette noble émulation qui fait tendre aux grandes chofes ; cette émulation qui, une fois évanouie, nous feroit peut-être voir un *Alexandre* fans courage, un *Ptolomée* fans favoir, un *Scipion* fans continence, & tant d'autres héros fans la vertu fondamentale qui étoit la fource de leurs plus belles actions; en un mot, cette émulation qui donne naiffance à la gloire & à l'ambition reftraintes dans de juftes bornes. Gloire & ambition, quel plus beau motif pour entrer dans les fciences ? Quels chefs plus courageux pour leur avancement ? Quels Docteurs plus infatigables pour tendre à leur perfection ?

L'Amour propre confidéré comme auteur de la gloire, difpofe aux Sciences.

Cette gloire qui a paru à quelques Philofophes une chimere, un fantôme, une ombre, une fumée féduifant les regards des fpectateurs, eft moins vaine qu'ils ne penfent. C'eft un feu allumé dans nos ames, qui par fon mouvement direct éclaire & échauffe les autres, & qui par fon mouvement réfléchi retourne à fon premier principe & lui fert de nourriture. La gloire a donc autant befoin de nous-mêmes que d'autrui; fans cela il n'y auroit rien qui nous l'appropriat ; c'eft une image qui paroît dans un miroir ; elle dépend autant de la préfence de l'objet que du miroir même. Mais pour parler fans allégorie c'eft un défir qui tend à nous rendre plus parfaits, afin de mériter une plus haute eftime dans l'idée d'autrui. Nous foutenons qu'il n'y a pas de motif plus puiffant ni plus certain pour nous exciter à embraffer ce qu'il y aura même de plus difficile, pour nous contraindre à cultiver nos talens, & pour nous engager à les mettre dans tout leur jour, & par ce moyen être utiles aux

Exemples.

autres & à l'Etat, Voyez *Themiftocle* que les victoires de *Miltiade* fur les Perfes empêchoient de dormir (g), & *Alexandre* qui pleuroit fur les triomphes de fon pere, craignant l'un & l'autre qu'il ne leur reftât pas affez de peuples à vaincre & de royaumes à conquérir (h). Voyez *Jules Céfar* qui fe plaignoit en regardant la ftatue d'*Alexandre*, de n'avoir encore rien fait à l'âge que le fils de *Philippe* de Macedoine avoit conquis toute la terre (i). Cette émulation n'a pas été infructueufe dans ces grands hommes; elle leur a fait entreprendre des chofes qui tiennent du prodige, & les a fait réuffir dans les projets qu'elle leur avoit dicté. Elle ne fera pas non plus infructueufe dans les perfonnes qui veulent fe faire un nom dans les Sciences. Ils combattront fans ceffe l'erreur & les préjugés, triom-

---

(g) *Plutarque* dans la vie de *Themiftocle.*
(h) *Idem.* Vie d'*Alexandre* au commencement.

(i) *Idem.* Vie de *Iulius Céfar* vers la fin.

pheront de leur ignorance & des obstacles que la nature marâtre mettoit à leur avancement, & parviendront au temple de la vérité.

Quand nous parlons ici de l'ambition comme seconde fille de l'amour propre, nous entendons cette noble ardeur qui fait abhorrer le néant, qui sert d'aiguillon à la vertu, & qui est la mere de toutes les grandes actions : il est naturel aux hommes dont les sentimens sont nobles & élevés, d'entreprendre de grandes choses, afin que de leurs cendres naissent des lauriers qui fassent l'admiration de la postérité, comme ils ont fait l'étonnement & l'ornement de leurs siécles. *Pline* le jeune fait cet aveu : » Je » confesse, dit-il, que rien n'occupe plus mon esprit que l'extrême désir » d'immortaliser mon nom ; ce qui me paroît un dessein digne d'un homme » vertueux : car qui connoît sa vie sans reproche ne craint pas le sou- » venir de la postérité «. C'est à cette pensée d'immortalité que nous sommes redevables des plus grandes merveilles. Pensée qui a bien pû pousser un *Eroſtrate* à brûler le temple de Diane d'Ephese. Pensée qui rend les hommes capables d'entreprendre les choses qui paroissent impossibles au premier aspect.

L'Amour propre comme auteur de l'ambition dispose aussi aux grandes actions.

Concluons donc ici que l'amour propre accompagné de ces deux soutiens, la gloire & l'ambition, fera parcourir les routes les plus épineuses des Sciences. Point de difficultés qui ne soient applanies, point de productions hardies qui soient négligées, point d'idées abstraites qui ne soient saisies. Nous avons vû que l'état de tranquillité & de paix physiques étoit la cause efficiente de l'amour propre. Concluons donc encore que toutes les causes non naturelles employées dans un juste milieu seront des causes secondaires de l'amour propre ; par conséquent que l'air, les alimens, les exercices, &c, moderés, produiront ce tempérament que nous avons dit être le plus susceptible de cet amour. Si l'on suit ces inductions, on se trouvera animé de cet esprit de gloire & d'ambition si désirable, de cet amour propre si nécessaire pour tendre à la perfection. Par conséquent l'on se trouvera habile à la profession des Sciences ou des Arts que l'on aura choisi selon son caractere & l'inclination de son tempérament.

Moyens Physiques pour se disposer à l'Amour propre légitime.

TITRE SECOND.

DE L'AMOUR SOCIAL.

IL ne s'agit pas ici d'enseigner l'art d'aimer ; nous ne cherchons qu'à tirer tous les avantages possibles de nos désirs. En est-il un plus général que l'amour social ? Nul endroit de la terre ne lui est impénétrable ; les deserts, les villes, la solitude, les palais, l'univers entier est son partage, il ne respecte aucune vertu, la force d'un *Samson*, la prudence d'un *David*, la sagesse d'un *Salomon* n'ont pû s'en défendre, mais aussi l'expérience a fait voir que si cette passion étoit la plus générale, elle étoit aussi celle qui étoit accompagnée de plus de foiblesse. *Hercule, Annibal, Ptolemée, Pyrrhus, Jules Cesar, Auguste* & mille autres sont des exem-

Puissance générale de l'Amour social, & ses dangers.

ples inconteftables & des preuves fans réplique de ce que nous avançons.

L'Amour fo-
cial quoique
dangereux a
cependant de
grands avan-
tages pour
l'efprit.

Qu'on ne s'attende donc pas à trouver ici aucuns remedes propres à exciter à l'amour ; ce feroit à nous une témérité inexcufable de placer fur le bord d'un précipice celui qu'une nature tardive, ou qu'un défaut d'ufage en a éloigné. Tout ce que nous pouvons faire ici fans bleffer les loix d'aucune vertu, c'eft de déclarer avec un homme très-prudent, que » fi » une fageffe trop farouche, plutôt rudeffe que vertu, nous infpire l'a» bandon des femmes, peu-à-peu notre efprit fe rouille, notre imagina» tion s'épaiffit, nos manieres deviennent rudes. Au lieu d'un génie » orné par cette envie de plaire, qui produit à la fin le je ne fai quoi qui » plaît, on ne fe trouve plus que la féchereffe d'une Philofophie mal en» tendue. On fait l'efprit fort, & l'on n'eft qu'un efprit faux. Le renon» cement au commerce des femmes fait d'un galant homme un mifantrope » infupportable aux autres, & fans reffource pour lui-même (h).

Ne fuyez donc pas la fociété des femmes comme on fuiroit celle des tigres & des pantheres, c'eft une timidité inexcufable, une erreur & un aveuglement préjudiciable. De-là ne tombez pas dans une autre extrêmité : aller jufqu'à la familiarité, c'eft imprudence ou impudence. Mais fi par hafard l'amour fe mettoit de la partie, ne craignez rien ; vous aurez d'autant plus d'efprit que vous aimerez davantage. Pour vous en convaincre, jettez les yeux fur un homme amoureux : qu'il a d'efprit dans les momens que fa paffion fe renouvelle dans fon ame ! le fentiment le plus exquis, les penfées les plus délicates, les expreffions les plus touchantes coulent de fa bouche. Voyez, dit *Longin* en parlant de *Sapho* exprimant les fureurs de l'Amour (i), » voyez de combien de mouvemens contraires » elle eft agitée, elle gele, elle brûle, elle eft folle, elle eft fage, ou » elle eft entierement hors d'elle-même ou elle va mourir. En un mot, » on diroit qu'elle n'eft pas éprife d'une fimple paffion ; mais que fon ame » eft un rendez-vous de toutes les paffions. C'eft en effet ce qui arrive » à tous ceux qui aiment. Dans ces momens pouvoit-elle manquer d'être » bien éloquente «.

Comparerons-nous à l'illuftre *Sapho* la célebre *Héloïfe*. Quels charmes plus féducteurs que les lettres qu'elle écrit à fon amant ! Avec quel art elle entretient un amour dont elle craint la tiédeur ! Que d'artifices pour fe conferver le cœur d'*Abélard* ; d'*Abélard* mutilé & par conféquent plus difficile à maintenir dans la chaleur d'une paffion qui n'eft plus pour lui qu'une fource d'inutiles regrets (m). *Anacréon*, *Ovide*, *Catule*, *Tibule*, *Pétrarque*, *Bonnefons* (n) & prefque tous les Poëtes François qui

(k) Traité du vrai mérite, tom. 1. chap. 4.
(l) Chap. 8.
(m) Voyez la charmante épitre d'*Héloïfe à Abélard*, par M. Colardeau. Vous la trouverez dans le *Tréfor du Parnaffe* ou le plus joli des *Recueils*, page 99. tom. 2. Londres (Paris) 1762. 4. vol. in-12.
(n) Jean Bonnefons, né à Clermont en Auvergne l'an 1554, mort en 1614, Poëte Latin. Sa *Pancharis*

& fes vers phaleuques lui ont acquis beaucoup de réputation. Ses pieces font fi amoureufes qu'on les a intitulées *Bafia*, baifers ; elles ont été imprimées à Amfterdam en 1725, fous ce titre *Joannis Bonefonii patris*, Arverni, opera omnia, tam latino quam gallico idiomate ab Ægidio Du ant donata. *Editio nova*, prioribus emendatior. Cum pluribus fragmentis nondum editis.

ont

ont paru à la naiſſance des Lettres en France, ont chanté avec complaiſance leurs maitreſſes. C'étoit l'Amour qui montoit leur lire, qui animoit leur génie, qui leur inſpiroit toute la molleſſe, la laſciveté & la délicateſſe de la galanterie qu'on remarque dans leurs écrits. *Vincent Voiture*, né à Amiens en 1598, étoit d'une complexion fort amoureuſe, & ſe vantoit d'avoir obtenu les faveurs des dames de la plus haute & de la plus baſſe condition (*o*); ſes lettres & ſes poëſies ſont pleines de fineſſes & d'agrément. A la lecture des piéces de *Racine*, on voit que ce Poëte avoit un caractère porté à la galanterie. *Quinault*, dans ſes opera, parle toujours le langage de l'amour quelque forme que puiſſe prendre cette paſſion.

Il n'y a rien d'étonnant, dira-t-on; ſans doute que les perſonnes dont nous alléguons l'exemple, jouiſſoient déja de tous les priviléges d'une imagination vive & d'une étude conſommée qui élevoit leur eſprit audeſſus de celui du vulgaire. Ce n'eſt point là notre ſentiment. Nous ſoutenons que les mêmes diſpoſitions ſe rencontrent dans un ruſtre amoureux comme dans un homme lettré amoureux. Regardez ce payſan que la phiſionomie lourde & peſante feroit croire un imbécile, dont le peu d'éducation & les manieres dures indiqueroient un homme incivil & brutal. Il approche de l'objet de ſes déſirs; tout-à-coup il ſe trouve dépouillé de ſa groſſiereté; c'eſt le plus habile & le plus flateur courtiſan; rien de plus enjoué que ſa perſonne, rien de plus tendre que ſes diſcours, rien de plus engageant que ſes manieres (*p*). Il ſait parler tant de langages différens, qu'on le croiroit volontiers auſſi ſavant que celui qui a paſſé toute ſa vie à apprendre les langues les plus difficiles. L'eſpérance, la joie, la confiance, la crainte, la jalouſie, l'ennui, les ſoupçons, la colere, le déſeſpoir, la vengeance tout parle chez lui un jargon différent. L'on diroit d'une muſique dont le deſſus toujours uniforme, ennuiroit, mais qui relevée par l'accompagnement d'une baſſe tantôt vive, tantôt lente, tantôt affectueuſe, tantôt impétueuſe, forme le concert le mieux ménagé & qui touche le cœur auſſi agréablement qu'il a touché l'oreille.

Ne ſoyons plus étonnés qu'on ait regardé l'Amour comme le pere de toutes les Sciences; il eſt facile d'en trouver les raiſons. L'homme eſt dans cet état le plus proche de celui qui fait le génie le plus élevé. Etat dangereux, il eſt vrai; mais il n'y a pas de victoire ſans combat, & l'on ignoreroit ce que c'eſt que la ſureté s'il n'y avoit pas de péril. Ainſi ne nous faiſons pas une gloire d'être inſenſibles; mais que notre paſſion bien loin d'être un ſupplice pour nous, ſerve à notre bonheur. N'écoutons pas

Que l'Amour fournit de l'eſprit même à ceux qui paroiſſent le plus imbéciles.

L'Amour regardé comme l'inventeur de toutes les Sciences.

(*o*) Anecdotes Littéraires, tom. 1. pag. 107.

(*p*) Maître ne ſçai meilleur pour enſeigner
Que Cupidon; l'ame la moins ſubtile
Sous ſa férule apprend plus en un jour
Qu'un Maître-ès-Arts en dix ans aux Ecoles.
Aux plus groſſiers par un chemin bien court
Il ſçait montrer les tours & les paroles.
M. *de la Fontaine*.

Et dans un autre endroit (*le Cuvier*).

Soyez amans vous ſerez inventif,
Tour ni détour, raiſon ni ſtratagême
Ne vous faudront : le plus jeune apprentif
Eſt vieux routier dès le moment qu'il aime,
On ne vit onc que cette paſſion
Demeurât court faute d'invention.

R r

ces Philofophes qui par orgueil fe vantent d'avoir un cœur à l'épreuve, il vaudroit autant qu'ils fe vantaffent d'avoir toujours été ftupides. Car enfin la tendreffe pour le beau fexe eft le plus noble préfent que nous ayons reçu du Ciel. C'eft la délicateffe dans les fentimens qui nous diftingue du refte des animaux ; c'eft à l'ardeur de plaire que l'on doit les plus belles connoiffances. La Sculpture & le Deffein ont été inventés par une ingénieufe amante (*q*), & l'on pourroit dire de cette paffion :

C'eft d'elle que nous vient cet art ingénieux
De peindre la parole & de parler aux yeux ,
Et par les traits divers des figures tracées
Donner de la couleur & du corps aux penfées (r).

Si nous examinons les évenemens les plus confidérables, nous trouverons qu'ils prennent leur fource dans la tendreffe. L'Europe eft redevable à cette paffion de la plupart de fes amufemens. Tous les plaifirs n'ont été inventés que pour plaire au beau fexe. Sans l'Amour tout languiroit dans la nature. Il eft l'ame du monde & l'harmonie de l'univers. Le Ciel donne à l'homme en naiffant le penchant qui l'entraîne vers les femmes & la tendreffe que nous avons pour elles eft un gage de notre bonheur préfent & de notre félicité future. Nous ne devons donc pas rougir d'être fenfibles : en cela nous fuivons les impreffions naturelles qui n'ont rien de criminel qu'autant que nous les corrompons par nos vices & par nos débauches.

Dangers qu'il faut éviter dans l'Amour. Pourrions-nous dire fans crainte : heureux celui dont le cœur eft rangé fous les loix d'un amour rangé lui-même fous les loix de la raifon ! chofe rare & difficile à trouver. Nous avons vû que l'état qui difpofoit le plus au génie, étoit celui qui nous approchoit le plus de la folie. Cependant mettons-nous toujours en garde contre la précipitation & la force de l'amour. Méfions-nous de cet aveuglement qu'il produit (*s*) & craignons fa dépravation qui entraîne avec elle la dépravation du cœur de l'homme.

Il eft aifé de conclure de ce que nous avons dit jufqu'ici, que le ménagement qu'on peut garder à l'égard des caufes non naturelles, & que leur direction à la plus grande fenfibilité nous difpoferont efficacement à l'amour. Nous ne difons rien de plus, de peur de donner occafion à des expériences dont le fuccès feroit dangereux dans des perfonnes foibles ou téméraires. Il a toujours exifté des efprits prêts à abufer même des chofes les plus facrées.

Remarques Nous ajouterons cependant fur ce que les Anciens ont écrit au fujet des

---

(*q*) Les Auteurs qui ont écrit de l'invention de la Sculpture , veulent que ce foit un potier de Sicione nommé *Dibutade* qui fut le premier Sculpteur , & que fa fille donna le commencement à la portraiture en traçant l'image de fon amant fur l'ombre que la lumiere d'une lampe marquoit contre une muraill. *Felibien* , des principes de la Sculpture , liv. 2. page

119. Œuvres de *Fontenelle*, tom. 6. pag. 253.
(*r*) Vers de *Brebeuf* fur l'écriture en parlant de Cadmus.

(*s*) Horat. lib. Sat. 3. v. 38. *Amatorem quod amica Turpia decipiunt cæcum vitia , aut etiam ipfa hæc Delectant , veluti Balbinum polypus Agnæ.*

philtres (*t*), que ces breuvages font des poifons ou des potions qui n'ont qu'une vertu chimérique lorfqu'il s'agit d'un objet déterminé. Un court examen des faits allégués prouvera évidemment ce que nous avançons. L'Aréopage ne condamna à aucune peine une fille qui avoit empoifonné fon amant en lui donnant un breuvage pour le rendre fidéle (*u*). Un philtre rendit furieux le Poëte *Lucrece* qui fe tua lui-même (*x*). *Luculius* & *Properce* perdirent la vie par de femblables breuvages qu'on leur fit prendre pour les rendre amoureux (*y*). *Céfonie* ne contribua pas peu aux extravagances de *Caligula* en lui faifant avaler un philtre compofé de l'*hyppomanes* (*z*). *Ferdinand le Catholique* fut empoifonné par un philtre qui lui fut donné par *Germaine de Foix* fa feconde femme, dans le défir d'en avoir un garçon (*&*). Un Prêtre nommé *Gaufridi* fut brûlé par Arrêt du Parlement de Provence du dernier Avril 1611, rapporté dans le *Mercure François*, où l'on peut voir le détail des confeffions de ce Prêtre & la maniere dont il avoua qu'il donnoit de l'amour (*a*).

Les deux poiffons appellés la *Rémore* & la *Seche* font mis par *Ariftote* au nombre des philtres (*b*). Ce Prince des Philofophes avance quelquefois des faits qui ne font pas bien prouvés. Mais le plus renommé de tous les breuvages amoureux a été l'*Hippomanes*, l'objet des recherches de plu- fiéurs Savans (*c*). Il eft tout au plus un des exemples fenfibles du grand nombre d'Auteurs qui concourent fouvent à accréditer des fables (*d*). On a encore attribué fauffement plufieurs vertus magiques à la *Mandragore* (*e*) : comme d'infpirer de l'amour, de donner de la beauté, d'opérer des transformations, de rendre brave & heureux à la guerre. Un des chefs d'accufation contre la Pucelle d'Orléans fut de porter fur foi la *Mandragore* (*f*). Les Anciens compofoient encore des philtres avec le jus d'une herbe qui excite à l'amour, on la nommoit *Satyrion*, du nom des Satires dont les faillies amoureufes font fi connues chez les Poëtes. C'eft peut-être l'herbe de l'Indien qu'*Apulée* appelle *Priapifcon*, ou *Tefticulus leporis* (*g*).

Les remedes qu'ils propofoient contre l'amour n'étoient pas moins in- certains. *Leonard Vaire* donne le foie du Caméléon pour un remede contre

(*t*) Cette matiere a été traité par le Pere Delrio, *Difquift. magicar.* lib. 3. quæft. 3. par Tiraqueau, *ad leg. connub.* 14. par Pomponace, *de incantat cap.* 8. par Apulée, *apolog.* lib. 1. par Cœlius Calcaginus, *de amatoriâ. mag.* iftærum *de mag. act. u* Martino Biermanno *Med. fub fin.*
(*u*) Ariftot *magnor. moral.* lib. 1. cap. 17.
(*x*) Ovidius 1. *Amor. Eleg.* 15. Voffius *de Poët. Lat.* Scaliger & Gaffendi *in vitâ Epicuri*, lib. 2. Hyeronimus *ad Rufinum.* Lilius Gregor. Giraldi *in vitâ* T. *Lucretii Cari.*
(*y*) Hyeron. *in Rufin.* Polit. *in nutrit.* Plutarchus & Cornel. Nepos *in Lucull.* Plin. lib. 25. cap. 3.
(*z*) Juvenalis *Satyr.* 6. v. 462. & Joseph. lib. 19. cap. 2 *Antiquit. Judaic.*
(*&*) Guichardin, lib. 12. Mariana, liv. 3. Sponde *aux Annales Eccléfiaftiques.*
(*a*) Année 1611. pag. 19. Il y a un Traité parti- ticulier des confeffions de *Gaufridi* au moment de fon fupplice.
(*b*) *Hift. animant.* lib. 2. cap. 14. & lib. 9. cap. 17.
(*c*) Solin, cap. 45. Salmafius *in Plin. exercitat. ad Solin.* tom 2. pag. 397. & feq. Ariftot. *animant.* lib. 6. cap. 18 & 22. Bayle à la fin du Diction. critique, &c. pag. 677. vol. 5. in-fol. Amfterdam 1734.
(*d*) M. le Marquis de Saint-Aubin, liv. 3. chap. 6. de la magie.
(*e*) Agrippa, *Philofoph. occult.* lib. 1. cap. 36.
(*f*) Du Haillant, *Procès de la Pucelle d'Orleans. Hiftoire de Charles* VII.
(*g*) Adeò ubique omnes mihi videbantur Satyrion bibiffe. Tit. Petron. *Satyr. fub. init.* Plin. lib. 26. cap. 10. Tefticulus canis, Cynoforchis, apud Diofcoridem lib. 3. cap. 142. Tefticulus fatyrii, fatyrium Erythronium, apud eumd. lib. 3. cap. 145.

les filtres (*h*). Plusieurs personnes firent le saut de *Leucade* pour se guérir de l'amour ; & les Auteurs rapportent que les uns s'en trouverent bien, & que les autres en perdirent la vie (*i*). *Pausanias* rapporte que ceux de Patras croyoient qu'on pouvoit se guérir de l'amour en se baignant dans le *Selemnus*, par un privilege que Venus avoit accordé à cette riviere ayant pitié du Berger *Selemnus*, abandonné par l'inconstante Nymphe *Argyre* (*k*). Nous pensons que les eaux de cette riviere n'ont pas de vertus plus particulieres pour guérir de l'amour que celle des autres fleuves ; & personne n'ignore l'efficacité des bains pour tempérer l'ardeur que l'amour a allumé dans les veines. L'*Anacampseros* a été regardé comme une herbe magique, de laquelle si on touche, disoient-ils, une personne qui aura eu autrefois de l'amour pour une autre, elle l'oblige à l'aimer autant que jamais, quand même elle auroit conçu pour elle une extrême aversion (*l*). Cette fable fait voir que nos peres n'avoient pas moins de préjugés que nous. Nous aimons beaucoup mieux cette fiction dans laquelle ils nous peignent Venus couchant sur des laitues Adonis lorsqu'il fut mort (*m*). On sent bien que par-là les Poëtes ont voulu faire entendre que cette plante & les autres rafraîchissans éteignent les feux de l'amour.

Ne nous arrêtons pas davantage sur les erreurs de nos peres, qui ne deviennent profitables qu'en ce qu'elles semblent nous dire qu'il faut avec grand soin nous garantir de la prévention. Ce que nous avons dit dans cet Article sur l'amour social, doit aussi s'entendre de l'amitié & de la sympathie, de même que ce que nous allons dire de la haine doit également s'entendre de l'antipathie.

ARTICLE II.

DE LA HAINE.

LES Manichéens se trompoient grossierement, lorsqu'ils soutenoient qu'il y avoit un auteur du mal. Tout ce qui est, est bien : par conséquent il n'y a rien de haïssable en soi-même, & la haine n'est qu'un désir empêché dans la possession de l'objet chéri, & attaché à éloigner toutes les causes qui tendent à l'empêcher d'en jouir. Ainsi outre que la haine possede toutes les prérogatives de l'amour, elle a encore cet avantage d'être un amour irrité. Donc la haine est plus vive que l'amour. Elle

(*h*) *De Fascino*, lib. 2. cap. 14.
(*i*) Photius *bibl.* cod. 190. Servius *in Eglog.* 8. & *in Æneid.* 3. Athen. lib. 14. cap. 6. Scaliger *in Auson.* Il y avoit sur le promontoire de Leucade un temple d'Apollon ; il falloit, suivant l'ancienne coutume, que tous les ans, le jour de la fête de ce Dieu, on précipitat du haut de ce promontoire quelque criminel, afin de détourner les maux dont on pouvoit être menacé. On lui attachoit beaucoup de plumes & plusieurs oiseaux vivans, afin que par le battement de leurs ailes ils rendissent moins rude la chûte de ce

misérable. On tâchoit de le recevoir au bas du précipice sur de petites barques rangées en rond, & si l'on pouvoit le sauver, on le bannissoit. *Strabon*, lib. 10. On dit que l'infortunée *Sapho* ne pouvant se guérir de son amour pour l'inflexible *Phaon*, se précipita du haut de ce promontoire.
(*k*) Lib. 7. pag. 229. Voyages de Dalmatie, de Grece, &c. par *George Wheler*, tom. 2. pag. 334.
(*l*) Plin. lib. 24. cap. 17.
(*m*) Apud Athenæum lib. 2. cap. 18. pag. 69.

tend à fes fins avec plus de violence & plus d'adreffe, elle médite, elle recherche, elle pefe exactement les moyens qui peuvent la faire atteindre à fon but. Donc la haine avec peut-être moins d'éclat, a autant de pathétique que l'amour. Elle a tant de force, qu'on eft quelquefois contraint de la retenir. Elle a tant de feu, qu'on eft obligé dans quelques occafions d'en éteindre une partie. Elle parle avec tant de véhémence, qu'il faut fouvent moderer fes difcours, de peur qu'elle ne paffe pour médifante, ou pour envieufe.

A ces traits, il n'y a perfonne qui ne s'écrie, qu'il eft beau d'être agité par quelques mouvemens de haine! Nous unirons notre voix à la leur, pourvû qu'ils entendent cette haine permife, telle que feroit celle qui fe déchaîneroit contre les fcélérats & les méchans, telle que feroit celle qui pourfuivant le vice, attaqueroit avec vigueur les prévaricateurs de la loi; telle que feroit celle qui chercheroit à punir les ingrats & les mauvais citoyens. Nous le répeterons ici avec eux, qu'il eft beau de reffentir de tels mouvemens de haine? La parole ne doit point alors manquer, les argumens doivent couler comme de fource, & l'onction doit être néceffairement le fruit d'un difcours qui fera toujours éloquent fans art, & toujours perfuafif quoique oppofé à nos penchans.

Faut-il pour relever encore plus les titres de la haine, mettre devant les yeux cette noble mifantropie, qui fait juger des chofes telles qu'elles font en elles-mêmes? Ce ne feroit que prouver une propofition évidente. C'eft fouvent par cette fombre Philofophie que nous devenons capables des plus grandes chofes. Par elle nos livres font nos amis; notre cabinet, notre louvre; la nature, notre promenade; nos productions, nos enfans chéris; notre plume, l'objet de notre tendreffe & de notre colere, felon qu'il plait à notre fantaifie. Mere de la mélancolie, toutes les Sciences viennent lui faire hommage & fe déclarent fes tributaires. Tels font les droits de la haine fur l'efprit. Il y a des Philofophes qui ne fe font diftingués que par leur haine pour le genre humain, tels que *Diogene* le Cinique, *Pirrhon*, *Heraclite* & *Timon* l'Athénien, qui mérita le furnom de Mifantrope par cette rigueur inflexible & ce caractere farouche qui le portoit à haïr tous les hommes. On pourroit croire que la haine étoit le levain qui remuoit l'ame de ces Philofophes, & qui faifoit fermenter leur efprit.

On a vû ailleurs toute la méchanique de cette paffion, l'on voit donc auffi qu'il eft poffible par des caufes purement Phyfiques d'exciter en foi des mouvemens de haine, & de haïr néceffairement un objet que l'on auroit aimé avant avec fureur. Mais les mêmes raifons qui nous ont engagé à nous taire fur l'amour, nous déterminent à ne rien avancer de plus fur la haine. La confidération feule de fon tempérament & le régime contraire font toutes les indications que l'on peut tirer de ce que nous avons avancé. Ces indications une fois remplies, fuffifent pour réuffir. Ajoutez encore que la haine & toutes les autres paffions qui en naiffent, arrêtent la tranfpiration, comme l'a obfervé *Sanctorius*, & que tout ce qui

Autres avantages de la Haine pour l'efprit.

Méchanifme de la Haine & moyen de l'exciter.

peut supprimer cette excrétion salutaire rend triste & atrabilaire. Tout ceci demanderoit un détail où l'on feroit voir comment on peut ne leser, pour ainsi dire, que la superficie de sa santé, ce qui seroit susceptible des plus grands abus. Tout ce que la prudence nous suggére ici, c'est de prescrire deux principes moraux dont la connoissance est nécessaire pour marcher sûrement dans les sentiers que nous ouvre la haine.

Evitez dans la haine les préjugés, l'esprit de parti, la véhémence & le peu de réflexions. Souvent ces quatre verres grossissent les objets & font condamner en tout point nos ennemis, quoiqu'ils ne soient répréhensibles que d'un côté. Les livres nous offrent à chaque page des exemples fameux de ce que produit la contravention à cette regle. Les Carthaginois avoient disputé l'Empire aux Romains, & avoient soutenu pendant plusieurs années cette prétention au milieu même de l'Italie par de très-grandes victoires. Les Romains victorieux ne l'ont jamais pardonné aux vaincus; ils se sont vengés avec fureur & ont porté leur haine jusqu'à la ruine entiere de Carthage, & à la dispersion de ses Citoyens. Quand à Rome l'on vouloit parler d'une mauvaise foi, on la nommoit *Foi des Carthaginois*. C'est peut-être sur ce principe que les Normans, qui ont été si souvent terribles par les armes à leurs voisins, & par leur établissement dans la Neustrie, passent encore aujourd'hui dans l'esprit de ceux qu'ils ont fait craindre, pour des gens d'une fidélité suspecte. C'est de-là que sont venus les guerres élevées avec tant de fureur entre les Philosophes, les dissentions invétérées parmi certains Savans; & l'oubli presque total de certains Maîtres respectables par leurs lumieres, qui n'ont commis d'autres fautes que d'avoir marché les premiers dans des routes qui n'avoient pas encore été pratiquées. C'est encore de-là que vient ce dégoût que l'on prend de quelques personnes, quoique le nombre de leurs vertus surpasse de beaucoup celui de leurs défauts; de ces amis qui ont un foible, mais effacé par un nombre infini de bonnes qualités, de ces caractéres qui nous ont plû lorsque nous les avons regardé dans leur plus beau jour, & qui cependant pour avoir eu le malheur de se faire voir sous un autre aspect, sont devenus le sujet de nos mépris.

L'autre regle que l'on devroit suivre dans la haine, ce seroit de ne pas pousser sa haine au-delà des tems que durent les choses qui empêchent la possession de l'objet desiré. Que de sang épargné si cette regle eut été suivie. Les querelles du Peuple & du Sénat eussent-elles duré à Rome sous différens noms jusqu'à l'asservissement de l'un & de l'autre par *Jules Cesar*? Les *Gracques*, les *Scipions*, *Silla* & *Marius*, *Cesar* & *Pompée*, *Auguste* & *Antoine*, *Brutus* enfin & *Cassius* furent successivement héritiers de cette haine. Les *Guelfes* & les *Gibelins* depuis en Italie ont eu le même sort (*n*). Les aversions des anciens Chrétiens avec les nouveaux

---

(*n*) La Famille des Colonnes composoit les Gibelins, & la Maison des Ursins, les Guelfes. Theodoric à niem. *lib.* 2. *de Schismate cap.* 34. Biondo, 1. *Dec.* 7. Sigonius, *lib.* 11. &c. Cuspinien, *in Fred.* | I. Villani, *liv.* 4. *chap.* 78. Krantz, *liv.* 8. Saxon, *chap.* 8. Paul Emile *in Lud.* IX. Saint Antonio, tit. 17. *chap.* 8. Naucler, *gener.* 38. & 42. Sponde A. C. 1228. *n.* 4. & *seq.*

durent encore en Efpagne. Combien en Angleterre les *rofes blanches* & les *rofes rouges*. ont-elles eu de fuites fâcheufes (*o*) ; & s'il falloit fuivre en France une fucceffion de partialité entre les Grands, on feroit étonné de voir depuis *Philippes de Commines* une fuite prefque continuelle d'op-pofitions entre certaines familles.

On fent aifément que de tout ce que nous venons de dire, on pour-roit en tirer des conféquences pour ces guerres Philofophiques, qui n'ont d'autre but que d'attaquer le Philofophe à caufe de certains motifs, fans toucher à fa doctrine. On pourroit le dire encore de ces Orateurs, qui, maîtres de leur imagination, ne font pas maîtres de leur cœur, & fe laif-fent emporter à la médifance, fondés fur quelques prétextes frivoles. On pourroit le dire encore de ces Jurifconfultes qui, accablés fous le fardeau des loix, levent le bandeau de Themis & fe laiffent aller aux invectives, parce que leurs adverfaires les obligent de tenir droite la balance. On pourroit le dire de ces Auteurs qui animés de l'efprit de parti, ne trouvent rien de bon que ce qui eft enfanté par leur fecte, & méprifent même les bons ouvrages & les bonnes actions de leurs adverfaires. Extrêmités aufquelles on eft entraîné auffi-tôt que l'on perd de vûe les regles que nous venons de propofer, & les conféquences qu'elles entraînent néceffai-rement avec elles : mais infenfiblement nous tombons dans des fujets qui appartiennent à la Morale ; quittons cette route, & fuivons le plan que nous nous fommes prefcrits.

ARTICLE III.

Du Désir.

NOUS avons indiqué le méchanifme qui produifoit le défir, mais il n'eft prefque pas poffible d'indiquer les moyens qui peuvent l'en-tretenir, par rapport à cette infinité de caufes diverfes qui fe trouvent réunies pour le produire. Tout ce que nous pouvons faire ici, c'eft de dé-couvrir le germe des défirs qui naiffent avec tous les hommes & d'en faire fentir toute l'utilité pour les Sciences.

Difficulté d'atteindre au Defir par des voies phyfiques.

L'homme défire toujours, parce qu'il recherche toujours la jouiffance de quelque bien. Parmi les biens que l'homme pourfuit avec quelque ar-deur, fe trouve la multitude des connoiffances. Sans nous embarraffer de ce que l'on pourra objecter ici, que ce défir prend peut-être fa fource ou de l'orgueil, ou de la curiofité, nous ne laifferons pas d'être toujours attentifs à cette impreffion de la nature ; parce que tout homme fage doit favoir fe conduire, & réprimer tout ce qui ne part pas d'un motif légitime.

L'homme défire natu-rellement de connoître.

(*o*) Guerres entre ceux de la Maifon de Lancaftre & ceux de la Maifon d'Yorck, dont les partis fe diftin-guoient par la rofe rouge pour Lancaftre & par la rofe blanche pour Yorck. On a remarqué que pendant ces guerres civiles on donna trente batailles, & que trois Rois & divers Princes y perdirent la vie. Ducheffe, *Hift. d'Angl. en Henri V. & fuiv.* Polidore Virgile, *Hift. d'Angl. liv.* 25. Monftrelet, &c.

Source de ce Défir.

Si nous confiderons l'origine de ce défir de connoître beaucoup, nous verrons qu'il part de l'idée que nous avons de notre imperfection. Ainfi afpirant tous au bonheur, notre premiere démarche eft de nous rendre le plus parfait qu'il eft poffible, parce que la perfection eft le terme où nous devons trouver ce repos qui fera notre félicité. Or nous n'atteindrons à cette perfection, fi, livrés à l'ignorance dès le fein de notre mere, nous ne cherchons à brifer ce bandeau fatal qui empêche de voir la lumiere. En effet, l'ame n'a que deux facultés, l'entendement & la volonté ; elles ne peuvent être fatisfaite que par la connoiffance & l'accompliffement des défirs. Chercher donc à contenter ce défir naturel de connoître, c'eft courir après la poffeffion d'un bien qui doit rendre heureux par fa jouiffance.

Origine de l'amour que nous avons pour la vérité.

C'eft de-là que dérivent les attraits qu'a pour tous les hommes la vérité à laquelle ils ne peuvent refufer leur confentement. De-là la multitude des connoiffances vraies doit être le but auquel tous les hommes doivent vifer, comme étant un centre dans lequel ils fe repoferont.

Tous les Défirs ne font pas également purs, mais leurs effets pour l'efprit équivalent à ceux de l'amour.

Il eft vrai qu'il y a beaucoup d'autres défirs qui agitent le cœur des hommes, tantôt c'eft la poffeffion d'un objet aimable, tantôt la jouiffance des chofes que la cupidité lui repréfente comme délectables. Toutes ces agitations n'approchent pas de la pureté du défir dont nous parlons, il faut fe méfier de fon intention toutes les fois qu'elle eft guidée par les fens. Cependant tous ces défirs ne laiffent pas de réveiller les idées, échauffer l'imagination & étendre les limites du raifonnement. On voit alors arriver les mêmes effets qui font produits par l'amour ; fi ce n'eft, comme nous l'augurons, que l'amour ne rend fouvent fpirituels, qu'à caufe du défir que nous avons de poffeder l'objet aimé.

Conféquerces que l'on doit tirer de tout ce que nous avons dit fur le Défir.

Nous fommes donc affez fondés en raifon pour conclure ici que nous devons nous en tenir au défir le plus pur ; que nous devons faire attention à ce défir naturel d'augmenter de jour en jour nos connoiffances ; que, puifque nous pouvons par les connoiffances vraies acquérir une félicité auffi parfaite qu'elle puiffe l'être fur cette terre, nous devons prendre toutes les mefures néceffaires pour nous rendre favans ; que nous devons rejetter toutes les connoiffances qui n'ont pas pour objet la vérité : la vérité étant elle-même l'objet de nos recherches ; que le défir, quoique paffion, nous difpofe à être plus fpirituels ; que le défir en général eft une aptitude aux Sciences ; enfin que l'on doit tâcher d'acquérir ou de conferver cette difpofition organique, ou plutôt cette tendance de l'ame qui nous contraint d'apprendre & de perfectionner nos connoiffances.

ARTICLE

ARTICLE IV.

DE LA JOIE ET DE LA TRISTESSE.

LES mouvemens de l'ame, très-différens entre eux, qu'on reſſent après la poſſeſſion de l'objet déſiré, & qu'on nomme Joie & Triſteſſe, produiſent le même effet. Ils tendent à nous rendre plus ſpirituels, ou plus attentifs ; plus agréables, ou plus pathétiques. Ils ont encore quelque choſe de contagieux qui ſe communique rapidement & ſans qu'on s'en apperçoive à tous les objets qui nous environnent. L'homme gai & l'homme triſte montent les compagnies à leur ton & de même qu'ils changent l'air du viſage de ceux qui les écoutent, ils leur inſpirent auſſi un langage approprié à leurs paſſions. Le premier tel qu'un zéphire qui répand la ſérénité dans les airs, diſſipe les nuages de l'imagination, anime les charmes de la converſation, ſeme par-tout l'enjouement & rappelle les ris & les jeux qui ſembloient être exilés. Le ſecond, au contraire, tel qu'un amas de vapeurs condenſées, qui obſcurcit l'air & qui menace de la pluie, rend toutes les humeurs mornes & taciturnes. Tous les eſprits deviennent ſombres en ſa préſence & par une compaſſion naturelle pour tout ce qui afflige autrui, on gémit & l'on eſt prêt à répandre des larmes ſi les circonſtances l'exigent.

Malgré cette reſſemblance dans les effets généraux, ces deux paſſions ont des effets & des reſſorts qui leur ſont particuliers, & ne ſe trouvent pas réunies en même-tems par un monſtrueux accord dans le même ſujet. Elles ont chacune leur utilité dans diverſes circonſtances, elles ont chacune un langage qui eſt propre à un genre d'écrire déterminé, enfin elles doivent produire dans le cœur des hommes des émotions auſquelles ils ne réſiſtent que très-difficilement. C'eſt ce qui paroîtra plus évidemment par l'examen particulier que nous allons en faire.

PARAGRAPHE PREMIER.

DE LA JOIE.

NOUS ne parlons pas ici de la joie immodérée, qui, auſſi vive qu'un éclair, n'en a ſouvent que la durée. Tous les ſentimens violens ne durent pas longtems ; l'ame n'y ſuffiroit pas & le corps agité par des mouvemens ſi rapides ſeroit bientôt détruit. Il faut fuir cet extrême qui touche de bien près à la folie. Les plaiſirs ſe font mieux ſentir lorſqu'ils ne ſont pas ſi vifs & qu'ils augmentent de prix par la réflexion. La joie modérée laiſſe à l'eſprit la liberté de goûter ſon bonheur dans toute ſon étendue. Elle eſt toujours l'effet d'un certain contentement intérieur, & jamais elle n'eſt pure ſi la conſcience eſt agitée de remords. Oppoſée à ces humeurs que fabrique Saturne de concert avec l'ennui & le dégoût,

S ſ

Effets généraux de la Joie & de la Triſteſſe.

De la Joie modérée & immodérée.

elle excite les ris fans devenir ridicule & raffine fur les plaifirs fans les cor-rompre. Compagne fidéle de la bienféance, elle cherche avec autant d'a-vidité la fatisfaction d'autrui que la fienne propre, elle abandonne pour quelque tems les maximes férieufes de la Politique, de la Morale & de la Philofophie, pour les goûter enfuite avec de nouveaux charmes; elle égaie les converfations par des faillies heureufes, des reparties agréables, un bon mot, une hiftoire plaifante, quelquefois par des riens qui devien-nent d'un grand prix, puifqu'ils fervent à notre amufement.

C'eft cette joie qu'*Horace* recommande à *Virgile*, lorfqu'il lui écrit de venir fouper chez lui. Venez, lui dit-il, la tête parfumée de nard, aban-donnez tous les foins de votre fortune, fongez que vous devez mourir un jour, & que tandis que vous le pouvez il faut jouir des plaifirs qui fe préfentent. Il eft doux de fe livrer à propos aux tranfports de la folie. Par-tout cet aimable Ecrivain donne le même confeil à fes amis. S'il écrit à *Seftius*, il lui décrit les douceurs du printems, qui peu-à-peu le doivent ramener à la volupté. S'il parle à *Thaliarcus*, il lui ordonne d'a-bandonner tout à la conduite des Dieux, & de ne point s'inquieter de l'a-venir. Vous fupputez, dit-il, à *Telephe*, le tems qui s'eft écoulé depuis *Inachus* jufqu'à *Codrus*, tandis que vous négligez la jeune *Chloé*, qui foupire après vous, elle dont la tête eft fi belle, qu'elle reffemble à l'aftre brillant qui annonce le coucher du Soleil. C'eft à ce génie libre & en-joué que nous fommes redevables de cet aménité & de ces graces, que ce Poëte rival des *Alcées* & des *Pindares*, a répandu dans fes Odes au milieu des figures les plus hardies & des expreffions les plus heureufes.

Effets de la Joie fur le corps & fur l'efprit. La joie modérée eft la puiffance tutelaire de la fanté & l'antidote des maladies. Elle méprife les caprices de la fortune & apprécie toutes chofes felon leur jufte valeur. Richeffes & pauvreté, grandeurs & abaiffement, faveurs & difgraces font égales à fes yeux. Senfible aux feuls agrémens de la vie, elle la prolonge des années entieres exempte de ces infirmités qu'entraînent à leur fuite les chagrins, les embarras & les inquiétudes. Semblable à cette abeille qui ne cueille que le miel des fleurs & qui évite tout ce qui pourroit être foupçonné d'amertume, elle tient les efprits dans une certaine foupleffe & une certaine légereté qui les font diftinguer de ces efprits aiguillonnés par toute autre affection.

Anacréon a chanté fur fa lire les plaifirs de la vie. Il étoit né pour la volupté, & ne refpiroit que la joie. Il y fut fenfible avec excès jufqu'au dernier foupir (*p*), & dans ce qui refte de fes ouvrages nous y voyons par tout avec quel emportement il s'y abandonne tout entier (*q*). Il aimoit le vin comme fource de la gaieté (*r*). L'Amour lui avoit déco-

(*p*) Il parvint avec toute fa gaité à une extrême vieilleffe, car il mourut à 85 ans. » Les femmes, »» s'écrie-t-il, me difent mon pauvre *Anacréon*, tu es »» vieux, prens un miroir, regarde comme ta tête »» eft chauve. Pour moi, je ne fai fi j'ai des cheveux, »» ou non; mais je fai bien qu'un vieillard doit d'au-»» tant plus fe divertir, qu'il eft plus près de la mort. (*q*) »» Eloignez-vous de moi peines, foins, fou-»» pirs, inquiétudes, n'ayons rien je vous prie à dé-»» mêler enfemble, la vie eft trop courte & avant »» que la mort vienne me furprendre, je veux badiner, »» rire & danfer avec le beau Bacchus. (*r*) »» Je veux boire couché fur le mirte verd & fur »» l'alifier, car la vie roule comme un char, & dès »» que nos os feront diffous, nous ne ferons qu'un peu »» de pouffiere. A quoi bon répandre des effences fur

ché ses traits les plus perçans. On voit par tout dans ses vers que sa main écrit ce que sent son cœur, & que jamais cette passion n'a eu sur d'autres plus d'empire. Il avoit un si grand fond de tendresse que le sexe aimable ne suffisoit pas seul pour l'épuiser. J'ai beau varier mes sons, dit-il, & changer les cordes de mon luth, il ne chante que l'Amour (s).

A la lecture des ouvrages de *Petrone*, on s'apperçoit aisément qu'il étoit adonné à la volupté la plus délicate. Aussi étoit-il un savant voluptueux; ce qui lui donnoit la réputation de dépenser son bien non pas comme un débauché & un prodigue, mais comme un homme délicat & habile dans la science de bien goûter les plaisirs (t). *Rabelais* l'homme le plus savant de son siécle, étoit aussi le plus gai. Il voyoit tout du côté le plus propre à faire rire. Souvent dans ses ouvrages à côté des peintures les plus sublimes & dignes d'Homere lui-même, on trouve une pensée comique, le trait le plus trivial, quelquefois une bouffonnerie aussi sale que risible. Ce bisarre assortiment de couleurs forme un contraste singulier qui divertit l'imagination en la surprenant; mais qui la fatigue lorsqu'il se présente trop souvent. *Montaigne* ennemi déclaré de la tristesse, a répandu dans ses ouvrages un certain sel & une certaine aménité qui lui est particuliere (u). *Scaron* malgré le nombre d'infirmités dont il étoit accablé, conserva toujours cet enjouement de l'esprit qui l'a fait autant connoître que ses ouvrages (x). Il est pour ainsi dire, le pere de ce burlesque excellent qui a fait tant de mauvais imitateurs.

Desbarreaux, ce Poëte qui a laissé un Sonnet si célebre fait dans le moment de sa conversion, étoit dominé par le goût des plaisirs, & étoit ami de la bonne chere.

Nous retrouvons toujours l'Abbé *De Chaulieu* dans ses écrits, tel que ses contemporains l'ont peint dans la conversation & le commerce de la vie. Vif & brillant dans ses images, tendre & voluptueux dans ses sentimens, ingénieux & délicat dans ses pensées, jamais il ne se fit un tourment de l'art de rimer. Ordinairement simple & naturel, quelquefois fleuri, mais souvent négligé, toujours animé dans son stile, aisé, doux, coulant, harmonieux dans sa versification, il inspire de la gaieté

Exemple de Petrone, de Rabelais, de Montaigne, de Scaron.

>> mon tombeau? parfumez-moi plutôt tandis que je >> suis en vie. Mettez des couronnes de roses sur ma >> tête. Jouissons, car qui connoît l'avenir? Plein de >> Bacchus & comblé des faveurs de ma maitresse, je >> consens à devenir furieux. Fasse la guerre qui vou- >> dra, je veux passer le tems à boire. Garçon, emplis >> ma coupe, il vaut mieux qu'on me voie yvre, que >> mort.

. (s) >> C'est en vain que je suis armé contre ce Dieu >> & que je me défens contre lui, il entre dans mon >> cœur & le met hors d'état de faire résistance. C'est >> donc en vain que je porte un bouclier : car à quoi >> sert de me défendre au-dehors lorsque l'ennemi est >> au-dedans? Si tu peux compter toutes les feuilles >> des arbres, & savoir le nombre des grains de sable

>> de la mer, ce sera toi seul qui pourra nombrer mes >> maitresses ««.

(t) *Habebatur non ganeo & profligator, ut plerique sua haurientium, sed erudito luxu.* Tacitus, *annal. lib.* 16.

(u) *Michel* Seigneur de *Montaigne*, liv. 1. ch. 1. de ses *Essais*, dit en parlant de la tristesse : >> je suis >> des plus exems de cette passion & ne l'aime ni >> ne l'estime, quoique le monde ait entrepris, >> comme à prix fait, de l'honorer de faveur par- >> ticuliere; ils en habillent la sagesse, la vertu, la >> conscience : sot & vilain ornement.

(x) *Balsac* dit qu'il avoit vû des douleurs constantes, des douleurs modestes, mais qu'il n'a vû de douleurs joyeuses que dans cet homme incomparable & qui tient du céleste.

S f ij

à fon lecteur & le charme lors même qu'il l'entretient de fes maux & des incommodités qui accompagnent la vieilleffe.

Nous pourrions encore ici infcrire les noms des *La Fare*, des *Bachaumont*, des *Chappelle*, des *Grecourt*, vrais génies de l'enjouement & du bon goût. On puifera dans leurs ouvrages cette gaieté qui donne tant de graces à l'efprit, & que nous recommandons aux gens de lettres pour éviter la pédanterie, la mifantropie & cette humeur fombre & morne dans laquelle ils tombent fi fouvent. La joie mêlée à l'étude la foutient & la fait durer en confervant la fanté, fans laquelle il eft prefqu'impoffible de faire de grands progrès dans les Sciences qui demandent beaucoup de fatigues, de veilles & d'application. D'ailleurs quand un homme lettré s'entretient dans la joie, fa converfation & fes compofitions mêmes fe fentent de cette agréable difpofition. On s'approche de lui, & on lit fes ouvrages avec plus de goût & de plaifir. *Selde*, par exemple, étoit un très-favant homme, mais fon application inflexible aux travaux du cabinet le rendoit trifte & hériffé, on ne favoit par quel côté le prendre. On fent encore préfentement quelque peine en lifant fes livres quoique très-doctes; à caufe de l'impreffion qu'ils retiennent de fon humeur féche & atrabilaire. *Galilée*, au contraire, d'un caractére gai & qui favoit donner quelque relâche à fes profondes méditations, répand de la gaieté dans fes dialogues & nous amufe de chofes qui, forties d'une autre plume que la fienne, feroient froncer le fourcil & noirciroient notre humeur.

C'eft cette gaieté qui diftingue le caractére des François de celui des autres nations. C'eft elle qui lui infpire ces genres de poëmes dans lequel il excelle. C'eft en France que font nés le vaudeville & l'opera-comique. En vain tout autre peuple difputeroit-il au François le premier rang dans ce genre.

Moyens pour parvenir à la gaieté. Les alimens. Si dans notre propre fonds nous ne trouvons pas cette gaieté dont la douce influence répand un vernis gracieux fur nos écrits les plus férieux & fur nos converfations les plus intéreffantes, nous avons des moyens faciles pour parvenir à cet état où l'efprit libre, enjoué & plus entreprenant ne voit & ne préfente les chofes que fous des images riantes. Tous les alimens qui facilitent la tranfpiration difpofent à la joie, de même que ceux qui tendent à la fupprimer difpofent à la trifteffe. Le perfil, l'ache, le fafran (*y*) & tous les apéritifs rendent l'humeur plus joviale. La bourache & la buglofe étoient encore employées par les Anciens pour fe

(*y*) Les Anciens eftimerent fi fort le fafran qu'ils l'appellerent *Aroph*, c'eft-à-dire aromat des Philofophes, & médecine de la trifteffe. Ses vertus font fi égayantes, dit *Boerhaave*, qu'un trop fréquent ufage fait prefque toujours rire ; mais en en ufant modérément il rend l'humeur joyeufe. Voilà pourquoi *Carthaufer* veut qu'on ne le prenne qu'à petite dofe pour éviter les ris déplacés & cette gaîté qui va jufqu'à la folie *Mat. Med.* fect 10. chap. 5. §. V.
Nous admettons volontiers cette vertu du fafran

de donner de la gaîté; mais on ne fe perfuadera pas aifément qu'il fût capable de faire mourir à force de rire. C'eft cependant ce qu'on rapporte d'un homme qui en avoit pris plus qu'il n'en falloit, & d'une dame qui pour la même raifon fut près de trois heures dans une convulfion qui lui caufoit un ris forcé dont elle penfa mourir *Nouvelles de la Republ. des Lettr.* 1688. pag. 346. Voyez auffi la *Mat. Med.* de *Geoffroi*, tom. 2. pag. 286.

rendre plus joyeux, & chacun sait combien un exercice modéré, tel que celui de la promenade dispose à la gaieté. Les légumes, les viandes grasses & tous les incrassans qui retardent la circulation du sang, rendent tristes & pesans. C'est une observation qu'a fait *Sanctorius*, & qu'*Hippocrate* avoit fait avant lui (ꝫ).

Parmi les boissons le vin a les qualités les plus propres pour ramener à la gaieté un esprit qui panche vers la mélancolie. Cette précieuse liqueur le retire tout-à-coup de sa léthargie, lui transmet la vivacité & les saillies d'*Anacréon*, lui inspire les propos joyeux, les discours amusans, le badinage le plus fin; en un mot, toutes les folies agréables qu'une imagination enjouée & réveillée par une seve délicate est capable de produire. Nous en trouvons plus d'un exemple dans l'histoire, & nous y voyons ces hommes d'un tempérament sérieux, sombre & mélancolique, prendre un visage serain lorsque le vin a un peu échauffé leur cerveau glacé. *Zenon* ce Philosophe taciturne que l'on croyoit exempt des passions des autres hommes, n'avoit pas plutôt bû un peu de vin, qu'animé par cette liqueur, il prenoit son air plus ouvert & plus sociable; la gaieté déridoit son front & bientôt il bannissoit cette humeur noire, chagrine & misantropique, qui souvent le rendoit à charge aux autres & à lui-même. Il ressembloit, disoit-il, aux lupins, légume extrêmement amer qui perd son amertume lorsqu'il est bien lavé (a). *Caton* qui a poussé si loin la sévérité, étoit cependant un des plus agréables convives. Il sentoit bien malgré toute sa gravité Stoïque, que l'austérité avoit un terme, & que c'est une folie de vouloir être toujours sage (b).

Que ces exemples ne servent pas d'autorité pour tomber dans la crapule. Nous ne parlons ici que de l'usage modéré du vin, & non pas de l'abus. Le vin chasse les soins qui rongent les ames, voyez-vous quelqu'un parler des miseres de la guerre, ou des maux de la pauvreté, après qu'il a bien bû (c) : mais buvez sobrement; c'est l'excès de la débauche qui a excité les combats entre les Centaures & les Lapithes. C'est le précepte que nous donne (d) cet excellent Poëte, qui préconise Bacchus comme son maître dans la Poësie, & qui entreprend l'Apothéose de *César*, le génie un peu échauffé par le jus de la treille.

Nous disons la même chose des autres boissons spiritueuses, des infusions amères, des potions cordiales & céphaliques. Leur usage modéré augmente la force tonique des artéres, accélere le cours du sang, soutient la transpiration & dispose par conséquent à la joie, c'est-à-dire, à cet esprit brillant, vif & amusant, qui est le caractére propre de cette

Le vin.
Exemple de
Zenon, de
Caton, &c.

Il en faut
user sobrement.

Aussi bien
que des boissons spiritueuses.

(ꝫ) *Staticæ Medicinæ*, sect. 7. *Aphor.* 30. 31. 32.
(a) *Zeno, ut aiunt, dicere solebat: quemadmodum lupini amari in aquâ madentes dulces redduntur, ita se vino affici, & exhilarescere. Galenus lib. quod animi mores corporis temp. seq. cap. 3.*
(b) *Narratur & prisci Catonis
   Sæpe mero caluisse virtus.*
Horat. lib. 3. *Odé* 21.

(c) *Spes jubet esse ratas, in prælia trudit inermem,
Sollicitis animis onus eximit, addocet artes.
Facundi calices, quem non fecere disertum ?
Contractâ quem non in paupertate solutum.*
Horat. lib. 1. *epist.* 5.
   (d) *Horat. lib.* 1. *Ode* 18.

affection. Mais l'abus de ces liqueurs, bien loin de procurer ces bons effets, rend stupide, hébété & insensible.

Le vin ne convient pas à toutes personnes. Ce qu'elles doivent faire alors.

Cependant il y a certains tempéramens ausquels le vin est toujours nuisible. Il y a encore des hommes tellement constitués, qu'une pointe de vin les rend chagrins, coléres, querelleurs, furieux. Ces sortes de personnes doivent toujours fuir le vin ; & au lieu de la joie mettre en œuvre pour aiguillonner leur esprit une autre passion qui soit plus analogue à leur nature. Quoique buveurs d'eau, ils peuvent avoir des talens, & malgré cet air composé & ce flegme avec lequel ils s'annoncent, ils ne sont pas ennemis de tout plaisir.

Effets de la musique sur l'esprit.

Sans avoir recours à ces boissons qui agitent & qui subtilisent le sang, il y a encore d'autres moyens pour se disposer à la joie. Qui ignore avec quelle douce violence la Musique nous détermine à être gais. Chacun sait par sentiment intérieur qu'elle dissipe l'ennui, qu'elle chasse les affections les plus sombres de l'ame, qu'elle adoucit les mœurs, & que malgré nous elle excite dans nos cœurs des mouvemens qui se manifestent dans toute l'habitude du corps. On rapporte que le Centaure *Chiron,* cet habile Médecin, ne se servoit pas d'autre remède que de la Musique pour fléchir le naturel féroce d'*Achille* son éleve (*e*). Sans accumuler ici les exemples, rien prouve-t-il mieux les heureux effets de la Musique que celui que présentent les Livres sacrés au sujet de la fureur de *Saül,* qui s'appaisoit par l'harmonie de la harpe que touchoit *David* (*f*).

Dans tous les tems la Musique a fait le plaisir de toutes les nations, des plus barbares, comme de celles qui se piquoient le plus de politesse : tant il est vrai que la nature a mis dans l'homme un goût & un penchant secret pour le chant & l'harmonie, qui sert à nourrir sa joie dans les tems de prospérité, à dissiper son chagrin dans ses afflictions, à soulager sa peine dans ses travaux. Il n'est point d'artisan qui n'ait recours à cet innocent artifice : la plus légere chanson lui fait presque oublier toutes ses fatigues.

Les Anciens étoient persuadés qu'elle contribuoit beaucoup à former le cœur des jeunes gens en y introduisant une sorte d'harmonie, qui les portoit à tout ce qui est honnête ; rien n'étant plus utile, selon *Plutarque* (*g*), que la musique, pour exciter en tout tems à toutes sortes d'actions vertueuses, & principalement lorsqu'il s'agit d'affronter les périls de la guerre. Ils lui attribuoient de merveilleux effets, soit pour exciter ou pour réprimer les passions, soit pour humaniser des peuples naturellement sauvages & barbares. Nous en trouvons des exemples dans *Quintilien* (*h*), dans *Galien* (*i*), dans *Dion Chrysostome* (*k*), dans *Plutarque* (*l*)

(*e*) . . . . *Puerum cithara perfecit Achillem,*
Atque animos molli contudit arte feros. Ovid.

(*f*) *Igitur quandocumque Spiritus Domini malus accipiebat Saül, David tollebat citharam, & percutiebat manu suâ, refocillabatur Saül & levius habebat. Recedebat enim ab eo spiritus malus. lib. 1. Regum. cap. 16. ℣. 23.*

(*g*) *De Music. pag.* 1130.

(*h*) *Pythagoram accepimus, comitatos ad vim pudicæ domui afferendam juvenes, jussa mutare in spondeum modos tibicina composuisse.* Instit. Orat. lib. 1. cap. 10.

(*i*) *De placit.* Hippocrat. & Plat. *lib. 5. cap. 6.*

(*k*) *Orat. 1. de regn. init.*

(*l*) *De Fortun. Alex.* pag. 335.

& dans *Polybe* (*m*), cet Hiftorien fi fage & fi exact qu'il mérite toute notre créance.

Avantages de la danfe pour l'efprit.

Le court éloge que nous venons de faire de la mufique fuffit pour en faire comprendre toute l'utilité. Nous ne nous étendrons pas non plus fur la danfe, cet art prefqu'inféparable de la mufique. Outre la foupleffe qu'elle procure à tous les membres, la facilité avec laquelle elle fait circuler le fang, la promptitude avec laquelle elle rétablit la tranfpiration, elle donne encore à l'efprit un certain contentement qui lui fait trouver les faillies les plus amufantes, & le fait profiter de cette aimable liberté qui eft l'ame de cet exercice.

Joie inté-rie.re plus parfaite & plus eftima-ble.

Il y a une autre efpece de joie bien différente de celle dont nous venons de parler: on l'appelle intérieure. Elle part d'un certain contentement de nous-mêmes, du témoignage d'une confcience fans reproche, & de l'applaudiffement fecret d'une bonne action. Cette joie eft plus parfaite que la premiere. L'une n'eft que momentanée, celle-ci eft plus durable; l'une excite les ris fans rendre pour cela plus heureux, celle-là force nos larmes à couler, mais pour nous faire goûter un vrai plaifir; celle-ci eft bouffonne, volage, affectée ou contrainte; celle-là eft modefte, permanente, & fait goûter de véritables délices. Cette derniere eft donc en tout point préférable. » Je ne ferois pourtant pas d'avis, dit un homme » fenfé, après avoir parlé de la joie intérieure (*n*), qu'on rejettât pour » cela toutes les autres voluptés, ni qu'on les pourfuivît avec trop d'a- » vidité; je crois qu'on peut jouir de toutes, quand elles ne bleffent pas » la confcience, & ne s'oppofent point à la raifon; quand elles ne » détruifent point la fanté, & qu'elles ne nous détournent pas de nos » fonctions fpirituelles. Ma raifon eft que pendant cette vie l'homme ne » doit pas fe confidérer comme un pur efprit; mais comme une fubf- » tance compofée d'efprit & de corps, duquel l'efprit dépend dans la plu- » part de fes fonctions; c'eft pourquoi je penfe que nous pouvons lui » accorder tout ce qui peut raifonnablement entretenir fa bonne difpo- » fition, comme nous devons lui refufer tout ce qui peut la corrompre.

Ainfi nous demanderions de l'homme (fi cependant ce n'étoit pas trop exiger de la nature humaine) d'allier par une prudence prefque divine cette joie extérieure avec la joie intérieure.

PARAGRAPHE II.

DE LA TRISTESSE.

La Trifteffe rend plus at-tentif que la joie.

QUOIQUE la joie & la trifteffe produifent le même effet & que l'une & l'autre foit quelquefois accompagnée de larmes, il n'y a pas cependant de paffions plus oppofées entre elles; auffi fe détruifent-elles mutuellement. L'une eft un prifme qui répand les plus belles couleurs

(*m*) *Lib.* 4 *pag.* 289.291.
(*n*) L. *de la Forge*, Médecin. Traité de l'Efprit | de l'homme fuivant le fiftême de *Defcartes*, ch. 24.

fur les objets, l'autre eft un verre magique qui pénetre la furface des objets, les dépouille de leur furpeau, & ne laiffe plus voir aux yeux du fpectateur qu'un fquelette hideux & décharné. Or il eft dans l'ordre de la nature de nos fentimens qu'un tableau amufant frappe moins qu'une image effrayante. C'eft pourquoi la trifteffe nous rend plus attentifs & plus recueillis que la joie. Nous devons donc obtenir plus d'avantages pour les Sciences par ces affections qui difpofent à la trifteffe, que par celles qui conduifent à la gaieté. Les premieres difpofent au recueillement, les fecondes menent à la diffipation.

Deux fortes de Trifteffe. Il y a deux efpeces de trifteffe, l'une réelle & pofitive, l'autre qui n'eft qu'imaginaire & qui part d'un faux principe. La premiere eft fille de la douleur. La feconde n'eft qu'un enfant de l'opinion. Excepté la douleur, y a-t-il dans cet univers quelque chofe de réel qui doive véritablement affliger? Tout paffe, tout n'eft que néant, c'eft une perte à laquelle on doit s'attendre, ou plutôt c'eft un bien imaginaire qui difparoît. Toutes ces chofes peuvent-elles être les folides motifs d'un chagrin véritable? Non : mais tous les hommes ne reffemblent pas à *Anaxagore*, qui apprenant la mort de fes fils, difoit qu'il fçavoit bien qu'il avoit engendré des mortels (o). Tous les hommes ne pratiquent pas les fages confeils qu'a laiffé *Terence*. » Lorfqu'un homme, dit-il (p), eft le plus heu-» reux, il doit fe difpofer à fouffrir avec plus de foin les mauvaifes ren-» contres de la vie. S'il revient d'un voyage, il doit fe repréfenter les » divers périls où nous fommes expofés, les pertes, les banniffemens, » le déreglement de fon fils, la mort de fa femme, la maladie de fa » fille. Il doit fonger que ces chofes font poffibles, qu'elles font ordi-» naires, afin qu'aucun accident ne le furprenne. S'il ne tombe pas dans »·les malheurs aufquels il s'étoit déjà préparé, qu'il mette au nombre de » fes bonnes fortunes, toutes les mauvaifes qui ne lui font pas arrivées «. Des avis auffi fages font ordinairement relégués à la fpéculation & deviennent le feul partage de la Philofophie.

Dans quel tems la Trifteffe rend ingénieux. Quoi qu'il en foit, de quelque motif que parte la trifteffe, elle nous difpofe à être ingénieux. Ce n'eft pas dans ces premiers momens que la nature revendique fes droits, & que l'ame abbatue ôte à l'efprit la liberté d'imaginer des confolations ou des expédiens dans les malheurs. Alors *Agamemnon* garde un profond filence & donne les marques les plus fenfibles de fon défefpoir en s'arrachant les cheveux. *Bellerophon*, les yeux baignés de larmes, fe promene dans la folitude rongeant fon propre cœur & fuyant la compagnie des hommes (q). *Niobé* pétrifiée de douleur femble être changée en rocher (r). Voilà les tableaux qu'*Homere* & *Ovide*, ces grands Peintres, ont laiffé des premiers inftans de la douleur. Le chagrin donne-t-il le tems de refpirer? La raifon fait faire mille ré-

---

(o) *Cum illi renunciata effet, & damnatio fua, & filiorum mors, ad alterum dixiffe, jampridem adverfum illos atque fe ex æquo maturam tuliffe fententiam, ad alterum fcienam me genuiffe mortales. Alii hoc ad Solonem referunt, alii ad Xenophon-* tem. Diog. Laërt. *in vitâ* Anaxagoræ & Xenophont. Vid. etiam Tullium lib. 3. Tufcul. quæft.
(p) Photmio. Act. 1. Scen. 5.
(q) Homer. Iliad. x. & 3.
(r) Ovid. Metamorph. lib. 6. Fab. 7.

flexions,

flexions, nous examinons la grandeur & la durée de nos maux, & les moyens les plus propres pour éviter les derniers coups du fort qui nous perfécute. Ici nous nous exhortons à la conftance, là nous nous déterminons à la vengeance. Quelquefois femblables à *Hecube*, nous foulevons le fardeau de nos tourmens & nous laiffons éclater les fentimens les plus vifs de la colere & de la plus jufte fureur. Ce n'eft fans doute que le défefpoir, difons mieux, la rage que fit paroître cette Reine défolée, qui donna occafion aux Poëtes de la métamorphofer en chien (*s*).

Rien de plus fort & de plus pathétique que les fentimens que peut faire enfanter la trifteffe. Concentrés en nous-mêmes & peu détournés par des objets peu intéreffans alors, nous nous abandonnons à des idées tantôt plus touchantes & plus effrayantes, tantôt moins timides & plus confolantes les unes que les autres. Devenus mélancoliques pour un certain tems, nous en avons toutes les mêmes propriétés, nous voyons les chofes comme elles font, elles ne nous éblouiffent plus par une vaine apparence de lumiere, elles ne nous charment plus étant comparées avec la perte que nous venons de faire. En un mot nous raifonnons avec jufteffe & nous jugeons exactement. — *Comment elle nous rend ingénieux.*

Il n'eft pas difficile de trouver des exemples de ce qui eft avancé ici. On apperçoit dans les Prophéties de *Jeremie* un cœur vraiment touché de l'aveuglement du peuple Juif. Ce n'eft point par la beauté de l'expreffion, ni par l'enchaînement des figures bien ménagées qu'il excite la compaffion : fon ftile au contraire eft fort fimple. On fent que c'eft la grandeur de fa trifteffe qui forme fes foupirs, qui trace elle-même tous fes fentimens & qui par une impreffion réfléchie amollit l'ame la plus dure & en arrache la pitié. Sans mêler ici le facré avec le prophane, jettons feulement un regard fur ce qui concerne la Littérature. Un certain *Caffius* étoit grand orateur non pas tant par fon éloquence que par fon aigreur & fa févérité (*t*). Le Plaidoyer fait par *Ciceron* pour obtenir fa Maifon du Mont Palatin que lui avoit enlevé *Clodius*, fut traité avec tant d'énergie, qu'en étant lui-même extrêmement fatisfait, il le rendit auffi-tôt public. Dans une Lettre à *Atticus* (*u*) il prétend que s'il a jamais eû quelque talent, il l'a fait éclater en cette occafion, où la grandeur de fa caufe & la vivacité de fa douleur avoient ajouté quelque chofe à fa force ordinaire. — *Exemple de Jérémie, de Caffius, de Ciceron.*

Que dirons-nous d'*Ovide* qui reçut le talent de la Poëfie dès le moment de fa naiffance ? Son exil en Scithie nous a procuré ce Livre fameux fous le nom de *Triftes*. Que peut-on de plus touchant que fes Elegies ? La délicateffe & le fentiment y regnent partout, par-tout on eft entraîné à la compaffion. Soit qu'il parle à Augufte, foit qu'il écrive à fes amis, il nous intéreffe toujours. Quand bien même nous pénétrerions fa fiction, lorfque — *Exemple d'Ovide.*

(*s*) Id. *lib.* 13. *Fab.* 15.

(*t*) Tum L. Caffius *multum potuit non eloquentiâ, fed dicendo tamen : homo non liberalitate ut alii, fed ipfâ Triftitiâ & feveritate popularis*, &c. Cic. *de Claris Orat.*

(*u*) *Acta res eft à nobis & fi unquam in dicendo fuimus aliquid, aut fi unquam alias fuimus, tùm profectò dolor & magnitudo vim quamdam dicendi dedit. Itaque oratio illa juventuti noftræ deberi non poteft.* Ad. Att. 4. 2.

T t

emporté par sa verve nous l'entendons déclarer ses intentions à son Livre, nous ne pouvons nous empêcher de le plaindre.

Dante, un des premiers Poëtes d'Italie, étant entré dans une faction fut chassé de sa patrie. Chagrin de cette avanture, il s'appliqua diligemment à l'étude pendant son banniffement, & composa des livres où il fit entrer plus de feu & plus de force qu'il n'y en eut mis s'il eut joui d'une condition plus tranquille (*x*). On croit que l'indignation contre sa patrie donnât plus de vigueur à sa plume & à son esprit déja taciturne.

De P. Lalane & de Ph. Habert.

Mais l'Italie n'a pas seule l'avantage de fournir des modéles accomplis en tout genre : la France aujourd'hui rivale de l'ancienne Italie, est en état de donner des exemples des traits les plus rares & les plus singuliers. *Pierre Lalane* un de nos Poëtes François qui a écrit avec assez de pureté, conserva toujours le triste souvenir de la mort de son épouse. Il en parle dans ses Ouvrages avec tant de délicatesse & de tendresse, que l'on s'apperçoit bien que le seul tombeau pouvoit cacher une flamme que les larmes n'avoient pû éteindre, & une tristesse que le tems n'avoit pû diminuer (*y*). *Philippe Habert* étoit capable d'une si grande passion, qu'il pensa mourir d'amour pour une de ses maitresses. Il composa *le Temple de la Mort*, qui est le seul ouvrage imprimé que nous ayons de lui. Ce Poëme se ressent parfaitement de la tristesse de son Auteur & en reçoit son plus beau lustre. De même que ce Poëte François, *Edouard Younck*, Poëte Anglois, s'est distingué par des chants lugubres, extrêmement touchans. La mort d'un grand nombre d'amis, & surtout d'une aimable amie, a fait naître ses *complaintes* & ses *nuits* qu'on ne sauroit lire sans tomber dans une douce mélancolie (*z*).

Caractere propre de la Tristesse.

De tous ces exemples & de toutes ces réflexions on peut conclure que la tristesse rend ingénieux & qu'elle a son caractére particulier qui conduit au tendre, au touchant, au pathétique, au langage expressif & persuasif ; que la tristesse étant méchanique & approchant de la mélancolie,

---

(*x*) *Sed exilium vel toto Etruriæ principatu, ei majus & gloriofus fuit, quum illam fubamará cogitatione excitatam, occulti divinique ingenii vim exacuerit & inflammarit. Enata fi quidem in exilio comædia triplex Platonica eruditionis lumine penilluf-tris*, &c. P. Jovius *elogiorum cap. 4. pag. 19.* Voyez auffi *Bullart*, Académie des Sciences, tom. 2. pag. 307.

(*y*) Voici l'Epitaphe que lui fit M. *Menage*:

Conjugis ereptæ tristi qui tristior Orpheo
Flebilibus cecinit funera acerba modis.
Proh dolor ! ille tener tenerorum scriptor amorum
Conditur hoc tumulo marmore Lalanius.

(*z*) Il en est fait mention dans un soliloque de M. *Hagedorn* à l'occasion de la mort de son fils, décédé à Hambourg le 28 Octobre 1754. Cette piéce de vers françois, quoique composée par un Allemand, peut faire beaucoup d'impression par son pathétique & le défespoir qu'elle peint. Nous citerons seulement

ces vers, qui en même tems tiendront lieu d'exemple du pathétique que donne la tristesse.

Me force, ô triste Younck, à chanter comme toi.
Que la mort soit ma Muse, & m'enferme en son temple !
Sépulcres ouvrez-vous, montrez moi vos horreurs,
Pour glacer tout mon sang souffrez que je contemple,
Que j'embrasse vos morts arrosés de mes pleurs.
   Recevez de ma bouche impure,
   Cadavres, le baiser de paix,
   Plus je sens frémir la nature
   Et plus parmi vous je me plais....
Est-il vrai, juste Dieu ! que le foible mortel,
Qui se donne la mort périt en criminel ?
Avant le terme échu, payer à la nature
Le tribut qu'on lui doit est-ce lui faire injure ?
C'est l'outrager sans doute, & le sort du vieillard
Est de gémir en deuil, & de mourir trop tard.

on trouveroit bien l'art de la produire : mais qui voudroit se servir des moyens Physiques que nous proposerions ? Nous trouvons toujours assez de sujets qui nous chagrinent, sans chercher à devenir tristes. La douleur & la tristesse font plus de la moitié de la vie des hommes. Nous dirons seulement que nous avons observé que le régime du lait rendoit triste. Nous pourrions citer plusieurs exemples de personnes qui, s'étant mises au lait pour toute nourriture, perdoient leur gaieté au point que rien ne les amusoit & qu'un rien leur faisoit verser des larmes. On ne pouvoit imputer cette mélancolie à aucun dérangement dans les fonctions vitales, car elles avoient choisi ce genre de vie pour se débarrasser de quelques dartres qu'elles avoient à la peau, & chacun sait certainement que cette maladie n'intéresse ni les actions de l'ame, ni celles du corps.

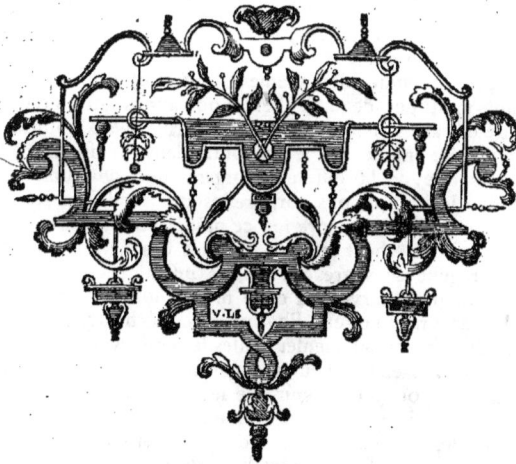

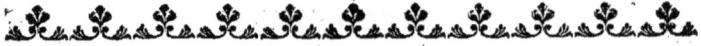

CONCLUSION
DE CE TROISIEME LIVRE.

APRÈS avoir prouvé que les fonctions de l'ame unie au corps étoient méchaniques, & expliqué tout ce qui avoit rapport à ce méchanifme ; après avoir recherché toutes les caufes Phyfiques qui modifiant différemment les corps, différencioient auffi les efprits, & montré que nous étions les maîtres de ménager tellement ces caufes, qu'elles ne pouvoient, fi nous le voulions, produire que des effets avantageux pour nous ; il ne s'agiffoit plus que de tirer des conféquences de ces deux premieres parties. C'eft ce que nous avons fait dans ce troifieme Livre : nous fommes entrés dans les détails les plus circonftanciés pour appliquer nos principes aux cas particuliers, afin de ne pas établir ici que des loix générales & fpéculatives, & afin de réduire à l'afte ce qui avoit été démontré comme poffible.

Pour faire comprendre plus aifément tout ce que nous avions à dire, & lever une multitude de difficultés, nous avons cru pouvoir admettre l'omogénéité des ames, felon qu'il nous a paru être de la Juftice de Dieu. Ainfi cette variété infinie qui fe rencontre dans les efprits des hommes, ne peut partir que de la différente organifation de leurs corps. Ainfi ayant examiné les difpofitions corporelles qui rendoient les actions de l'ame plus libres, il falloit encore fur ce modéle corriger ces conftitutions défectueufes qui empêchent le libre exercice des fonctions animales. Les climats & le régime de vivre ont été les inftrumens généraux que nous avons employé pour parvenir à cette fin. Ce font ces inftrumens qu'on peut appeller de vrais moyens Phyfiques & méchaniques pour corriger les vices de l'efprit, en augmenter toutes les bonnes qualités, ou le conferver dans un bon état fi héureufement il s'y rencontre. C'eft par ces moyens que nous pouvons obtenir une fenfibilité exquife & délicate, & par conféquent une imagination plus vive & plus abondante. Jouit-on une fois de ce privilege ? on ne peut manquer de raifonner jufte & de juger fainement des chofes fi l'on y joint l'attention & la réflexion. Enfuite ne nous démentant jamais de nos principes, nous avons fait voir qu'en enlevant un peu d'humidité fuperflue, ou une médiocre féchereffe contre nature, la mémoire en devenoit plus prompte & plus heureufe. Voici tout ce qui concernoit les fonctions de l'entendement.

A l'égard de la volonté, nous l'avons vu accompagnée des vertus morales & des paffions qui ont un germe néceffaire dans le cœur de l'homme. Les premieres ont ouvert un vafte champ couvert des pierres les plus précieufes : les dernieres ont préfenté un jardin émaillé des plus bélles fleurs. Dans ce trajet un méchanifme fort fimple & une Phyfique comparée nous ont fervi de guides : c'eft tout ce qu'on pouvoit attendre de nous fur cet article. Nous pouvons donc affirmer ici 1°. Que l'entendement & la volonté concourant à la formation des vertus morales, l'homme vertueux eft fpirituel : nous ne difons pas de même que l'homme fpirituel foit vertueux. La propofition n'eft pas réciproque, parce que l'on peut être fpirituel n'ayant qu'une imagination vive & un certain raifonnement, tandis que la vertu eft une aggrégation de toutes les facultés intellectuelles, quelquefois augmentées, comme dans la force. 2°. Qu'il réfulte une infinité de biens de la pratique des vertus pour l'efprit qui en reçoit tout ce qu'il a de plus folide. 3°. Que l'examen des diverfes caufes concourantes à la variation des modalités des organes nous ayant fait voir combien les climats, l'éducation, le régime de vivre, &c, pouvoient fur l'entendement & en même tems fur la volonté, chacun pourra déterminer felon fon tempérament, fon âge, fes forces, &c, quel air il doit refpirer, quel régime il doit garder, quelles loix il a à obferver pour fe rendre capable de poffeder toutes les vertus morales. 4°. Que toutes ces caufes pouvant auffi réveiller en nous les paffions, ce fera auffi une direction particuliere de ces caufes, qui mettra en état de profiter des avantages que les paffions donnent à l'efprit, comme ce génie brillant & fingulier qui fournit aux mouvemens de l'ame ce pathétique & cet entoufiafme attribués jufqu'alors à d'autres caufes.

Un tel enchaînement de vérités conféquentes les unes des autres nous a paru entraîner avec foi la conviction. Sans doute chacun a conclu avec nous qu'il y avoit différens moyens Phyfiques & méchaniques pour regler les fonctions animales & corriger leurs défauts. Ce principe une fois pofé, on conclut facilement qu'en ménageant avec prudence ces diverfes caufes Phyfiques, il eft en notre pouvoir d'avoir de l'efprit & de corriger fes vices. En faut-il davantage pour engager chacun à devenir fpirituel ; les moyens qu'on doit employer étant fi faciles à exécuter ? C'eft l'intérêt de chaque citoyen comme celui de tout l'Etat. Ici fe formera le véritable efprit, c'eft-à-dire le talent de penfer jufte & de s'exprimer de même ; là fe fera remarquer le bel efprit, c'eft-à-dire, ce parfait développement de conceptions pleines de netteté, vaftes & élevées par la maniere noble dont elles préfentent le fujet. Bientôt on verroit s'éclipfer l'efprit qui a des idées oppofées à l'effence des chofes, c'eft-à-dire l'efprit faux. Bientôt on verroit difparoître l'efprit fuperficiel qui n'ayant que les premieres idées des êtres, n'en embraffe & n'en peut préfenter que l'écorce. Enfin on verroit régner par-tout le bon efprit confideré foit comme une dépendance de la morale, foit comme une vertu civile. Il y a donc dans notre objet un intérêt réel pour les Sciences, pour chaque homme en particulier & pour l'Etat. Quels plus puiffans motifs pouvoient nous engager à travailler, à tenter diverfes expériences, à pouffer les conféquences le plus loin qu'il nous étoit poffible ? Heureux, mille fois heureux, fi nous avons rempli l'attente du Lecteur & fi nous avons atteint le but que nous nous étions propofés.

Avantages particuliers & géneraux qui doivent réfulter de cet Ouvrage.

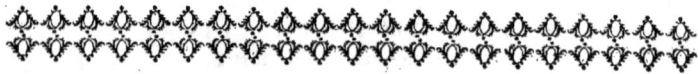

HISTOIRE ANALITIQUE

DES OUVRAGES AVEC LESQUELS LE NOTRE A QUELQUES RAPPORTS.

Il se trouve tant de belles connoissances sur le même sujet, les Livres sont tellement multipliés sur la même matiere, les Bibliotheques sont tellement fournies d'Ouvrages qui traitent des mêmes Arts & des mêmes Sciences, qu'il seroit à souhaiter que ceux qui travaillent dans le même genre, prissent la peine de consulter les Auteurs qui se sont distingués dans la carriere qu'ils entreprennent de fournir, aussi-bien que ceux qui y ont fait quelque faux pas & dont la chûte inattendue doit apprendre aux autres à éviter un pareil chemin, ou à être en garde contre les obstacles qui s'y rencontrent. Il seroit encore à souhaiter qu'ils donnassent une courte analyse des sentimens de ceux qui les ont précédés, & une idée générale de leurs succès & de leurs défauts pour servir de boussole sur une mer si féconde en naufrages, & où les écueils pour être cachés n'en sont pas moins dangereux. Par ce moyen, on auroit une histoire suivie de la façon de penser des hommes dans les différens âges, on verroit les progrès de l'esprit humain, on auroit en peu de volumes une bibliotheque complete, on sçauroit où en sont restés nos peres, & l'endroit où l'on doit commencer à travailler. Ce seroit sans doute abréger le travail pour la postérité, tracer la route la plus courte & la plus sûre pour avancer dans les Sciences, & ne pas répéter sous différens termes ce qui avoit été dit avant nous dans un différent langage, ou avec une autre méthode.

Ce que nous conseillons ici nous commençons par l'exécuter. On ne doit cependant regarder cette exécution que comme un projet qui s'aggrandira si le Public applaudit à notre idée. Ce n'est pas que l'on trouve déja bien des matériaux amassés pour former l'Ouvrage que nous avons entrepris : au contraire nous n'en avons trouvé presque aucun qui ait un rapport bien direct avec le but que nous nous sommes proposés dans notre Traité. Au moins ceux qui travailleront après nous sur le même sujet ne s'épuiseront pas par beaucoup de recherches, ne se laisseront pas séduire par les mêmes titres, & tâcheront de trouver en eux-mêmes assez de forces pour soutenir une entreprise dans laquelle ils auront peu de secours à espérer.

On nous dira peut-être que sur ce principe, l'Histoire que nous entreprenons ici est finie avant que d'être commencée. Point du tout : car quoiqu'il ne se trouve pas d'Ouvrages qui aient des rapports directs avec le nôtre, il s'en rencontre d'autres dont les rapports sont indirects, & dont les fondemens servent aussi de base à notre sistême. Il faut en rendre compte au Public, lui en déduire la cause & les raisons.

Ceux qui ont avant nous parlé des facultés de l'ame comme un sujet de la Médecine, se sont contentés d'en décrire les affections les plus apparentes & les défauts les plus remarquables qui dépendent des vices manifestes de l'économie animale. Ce sont de vrais Traités de Pathologie de l'ame : qu'on nous passe ce terme, il peint mieux notre idée que tout autre. Tandis que nous nous sommes appliqués à considérer l'état parfait & les vices soit de l'entendement, soit de la volonté lorsque les hommes paroissent jouir de la meilleure santé. Jusqu'alors on n'avoit trouvé d'autre remède pour obvier à ces vices que les avis, les préceptes, l'éducation, les leçons. Pour nous, envisageant de plus près les loix de l'union de l'ame & du corps, nous prétendons les déraciner par des causes Physiques & des mouvemens qui ébranlant d'abord les organes, sont ensuite communiqués à la plus noble partie de nous-mêmes. Un pareil Ouvrage pourroit s'appeller l'hygiène de l'ame. Il est certain que les affections décrites par les Auteurs qui nous ont devancé, sont plus sensibles que les nuances que nous peignons ici. Il étoit donc juste qu'elles se fissent remarquer les premieres & qu'on cherchât au plutôt à apporter à l'ame les secours les plus efficaces, d'autant plus que dans ces momens le corps approche de sa destruction, & que sa ruine est certaine si l'on tarde à lui procurer des remédes prompts & salutaires.

Nous commençons notre Histoire par *Hippocrate*, qui est à juste titre regardé comme le pere de la Médecine, non-seulement parce qu'il est le seul Médecin depuis le commencement du monde jusqu'au tems de la guerre du Peloponnese, dont les écrits soient parvenus jusqu'à nous, mais parce qu'il est le premier qui ait joint un raisonnement solide à une expérience éclairée, & que sa pratique est si sage que tous ses successeurs se sont fait un devoir de ne pas s'en écarter. On trouvera dans ses Œuvres une grande partie de notre doctrine. Il fait voir dans plusieurs de ses Livres les relations de l'ame avec le corps. Dans le Livre surtout *De aëre, locis & aquis*, il expose savamment la puissance des climats sur les esprits & leur pouvoir pour différencier les mœurs, les caractéres & le génie. » Si les vents, dit-il, agissent si puissamment sur les corps les plus » fermes, comment n'agiroient-ils pas sur le foible cerveau des hommes ? ... » C'est de la disposition de cet organe que l'ame reçoit, pour ainsi dire, » toutes ses formes. Ce n'est pas à d'autre cause qu'il faut attribuer toutes » ces vicissitudes de joie & de tristesse, de ris & de pleurs, de bien » être & de tourmens qu'on remarque en elle. C'est principalement à » l'occasion de cette partie qui est supérieure à toutes les autres, que » nous acquerrons la sagesse & le discernement, que nous voyons & » que nous entendons, que nous distinguons les choses honnêtes de cel- » les qui ne le sont pas, le bien d'avec le mal, &c, (*a*) «. On trouvera encore dans le Livre I. *De victûs ratione*, & dans beaucoup d'autres en-

Hippocrate.

(*a*) *Ac nosse homines convenit, non aliundè nobis voluptates, laetitias, risus & jocos, quamhinc contingere, item que molestias, dolores, tristitias, ejulatus.* | *Haeque parte (cerebro) praecipuè sapimus, & intelligimus, videmus & audimus, turpia & honesta cognoscimus, malaque & bona,* &c. Lib. de Morbo sacro.

droits plufieurs chofes fur le régime de vivre qui tend à la perfection de l'ame, c'eft-à-dire, qui peut lui procurer une plus grande intelligence & un effort plus libre dans fes opérations.

Galien.　　　La diverfité de tempéramens fait voir une variété furprenante de génies, de caractéres, de mœurs & de paffions. C'eft ce que *Galien* a tâché de prouver dans un Traité particulier fur cet article (*b*). Malgré cette prolixité qui lui eft ordinaire, cet habile Commentateur d'*Hippocrate*, foutenu de l'autorité de *Platon*, découvre plufieurs vérités importantes dans la Phyfique & dans la Morale. Tantôt il foutient contre *Ariftote* & *Praxagore* que les nerfs ne prennent pas leur origine du cœur & que l'ame n'a pas fon fiége dans ce vifcere comme le prétend *Chryfippe* (*c*). Tantôt il fonde plus avant notre nature & cherche la maniere la plus facile pour connoître les vices, & les moyens les plus fimples pour y remédier (*d*). L'homme le moins auftére prend un vrai plaifir à lire ce Traité, & y découvre les confeils les plus fages qu'on puiffe donner pour réprimer les paffions.

Daniel Vlierdenus.　　　Nous ne nous arrêterons pas ici à faire l'analife des Livres des Médecins qui ont paru après ces deux illuftres chefs de la Médecine. Il y a peu d'Ouvrages concernant la fanté du corps, où il ne foit en même tems fait mention des maladies de l'ame, de fon empire fur les corps, & de fa dépendance des organes. Ce que nous avons dit d'*Hippocrate* & de *Galien*, doit fuffire à l'égard des autres Traités généraux de Médecine dans lefquels on trouvera quelques Problêmes, dont la folution eft dans notre Ouvrage. Examinons feulement les écrits qui s'annoncent comme tendant à remplir les mêmes vûes que celles que nous nous fommes propofés.

Daniel Vlierdenus a écrit une lettre, par laquelle il exhorte les Médecins à donner également des fecours à l'ame comme au corps (*e*). Cet Ecrit eft peu confidérable & ne peut donner aucun jour à notre Traité. L'Auteur a plutôt écrit en homme dévot qui s'attache à la lettre de l'Ecriture Sainte, qu'en favant Phyficien qui cherche à décider les Problêmes de la nature. Parmi plufieurs raifons qu'il apporte pour prouver fon texte, il fe trouve celle des dérangemens de nos corps dans lefquels notre ame femble languir & s'éteindre. Toutes les autres raifons rentrent dans celle-là. Pour analifer cet Ouvrage en un feul mot, on peut dire que c'eft une exhortation & non pas des préceptes pour fecourir l'ame dans fes maladies.

Jean de Valverde.　　　*Jean de Valverde*, Médecin Efpagnol, qui a écrit fur l'art de conferver la fanté du corps & de l'efprit, n'a fait qu'extraire ce qu'avoient dit fur l'ufage des fix chofes non naturelles *Hippocrate*, *Platon*, *Ariftote*, *Galien*, *Paul Eginete*, *Aëtius*, *Soranus* & *Celfe*, comme il l'avoue lui-

---

(*b*) *Quod animi mores corporis temperaturam fe-quantur. tom. V. in-fol. pag. 444. ex edit.* Charterij.
(*c*) *De Hippocratis & Platonis decretis.*
(*d*) *De dignofcendis curandifque animi morbis.*
(*e*) *Daniel Vlierdenus Bruxellanus. Epiftola non minùs Theologica quam Medica, oftendens Medicum* | *non corpori folùm, verùm etiam animæ fuppetias dare. Cujus occafione illud explicatur : virtus in infirmitate perficitur. Cum infirmior, tum potens fum : atque vera & legitima carnis mortificatio enarratur. Quibufdam obiter præmiffis de originali peccato atque immortalitate animæ.* Froben. Bafileæ 1554.

même

même (*f*). Quoique dans ce Traité l'on n'y voie rien qui regarde particulierement l'esprit; on ne peut cependant accuser l'Auteur d'avoir manqué de remplir une partie de l'objet qu'il s'étoit proposé : puisqu'il dit lui-même que l'esprit a tant de relations avec le corps, qu'on ne peut chercher à conserver la santé de l'un, qu'on ne cherche en même tems à conserver la santé de l'autre : ce qui revient parfaitement à nos principes. Nous ajouterons encore ici pour confirmer ce que nous avons dit dans d'autres endroits, qu'il pense de même que nous au sujet de l'éducation. L'on n'enseigne pas, dit-il, la vertu par la seule éducation, & jamais d'un homme mauvais vous n'en ferez un bon, si vous ne trouvez dans lui-même cette disposition. C'est le sentiment de *Platon*, qui pense que cela n'arrive que par la mauvaise disposition des corps, & la mauvaise éducation (*g*).

Marinelli, Vénitien, & célebre Médecin a laissé un Traité sur les maladies qui affligent la plus noble partie de nous-mêmes (*h*). Cet Ouvrage, divisé en trois Parties, n'a presque point de rapports avec le but auquel nous tâchons d'atteindre. Dans le premier Livre, il est vrai, il parle des vices & du dérangement total des fonctions animales, de la phrénésie, par exemple, de la léthargie, de la folie, de la stupidité, de la mélancolie, &c. Mais il ne nous apprend rien que *Galien* n'ait enseigné. Dans le second, il détaille ce que c'est que le mouvement, & les manieres dont il peut être lésé ou aboli. Enfin dans le troisieme, il examine les sens & les différentes façons dont ils peuvent être viciés ou éteints. On est obligé à l'Auteur d'avoir donné un peu plus de régularité aux sistêmes des Anciens : mais il seroit bien difficile de décider s'il a rendu leurs idées plus claires ou plus obscures.

C'est dans le même tems qu'a paru le Livre d'*Antoine Zara*, un des plus savans hommes de son siécle, & qui ne jouit pas aujourd'hui d'une réputation proportionnée à son mérite. On trouve dans son excellent Traité de *l'Anatomie des esprits* (*i*), une analise assez étendue de toutes les sciences; & presque toujours un jugement certain sur les différentes opinions qui ont partagé les hommes à leur sujet. La premiere Section de cet Ouvrage est celle qui a le plus de rapport avec le plan que nous avons suivi. Il y examine toutes les causes naturelles, humaines & divines qui peuvent différencier les esprits des hommes. Il range sous ce titre les élémens, les quatre premieres qualités, les alimens, les humeurs, les tempéramens, la génération, les climats, l'éducation & l'influence

Marinelli.

Antoine Zara.

(*f*) Joannis Valverdi Hamuscensis *de animi & corporis sanitate tuendâ libellus. Lutetiæ* 1552. Il étoit Médecin du Cardinal *Jean de Tolède*, de l'Ordre de S. Dominique, qu'il suivit à Rome. Il écrivit en Espagnol un Traité d'Anatomie que *Michel Colomb* traduisit en Latin. Cet ouvrage a été imprimé à Venise en 1589 & 1607. Voyez *Nicolas Antonio*, Bibl. Hispan. *Vander Linden. de scriptis Medic.*

(*g*) *Sic omnis voluptatum inconvenientia quæ perindè ac si sponte simus improbi, vituperari solet, non rectè itâ vituperatur. Nemo enim sponte malus, sed* propter pravum quemdam corporis habitum, rudemque educationem malus redditur . . . *Rursus dolore afflictus animus similiter propter corpus in pravitatem plurimam incidit.* In Timæo versus fin.

(*h*) Curtius Marinellus *de morbis nobilioris animæ facultates obsidentibus, Libri tres. Venetiis apud Juntas* 1615.

(*i*) *Anatomia ingeniorum & scientiarum sectionibus* 4. *comprehensa Auctore* Antonio Zara *Aquileiensi, Episcopo Petinensi.* 1615.

V v

des aftres. On peut encore reconnoître, dit-il, ces différences par les Songes, la Chiromantie, la Phifionomie, les Loix & les Coutumes. L'on voit bien quel fondement l'on peut faire fur quelques-uns de ces articles: mais nous pouvons dire en général que tous les titres nous paroiffent remplis & qu'on y trouve une profonde érudition.

Jean Huartes. L'Ouvrage de *Jean Huartes* Médecin Efpagnol (*k*) dont nous allons rendre compte, a eu beaucoup plus de réputation que le précédent, quoiqu'il foit à notre gré bien moins digne d'eftime. Par les diverfes difpofitions que donnent à chaque homme les différens tempéramens, il eft facile de juger à quel genre d'étude chaque perfonne eft propre. L'auteur de l'Examen des Efprits a recours à des caufes plus éloignées & diftribue des Sciences à chaque individu felon le concours de différentes caufes. L'on pourroit comparer fon livre à une tapifferie dont le canevas feroit bon, le deffein irrégulier, les pieces de rapport mal diftribuées & les teintes mal fondues. Cet Ouvrage fe reffent fort des préjugés de la nation. Par-tout y domine la Philofophie Péripatéticienne mariée de tems en tems avec la Doctrine de *Platon* & de *Galien*. Ce Médecin auquel nous ne refufons pas cependant beaucoup de mérite, ne comprenoit pas bien ce que c'eft que l'entendement, ou du moins il s'étoit formé une fauffe théorie fur les opérations de l'ame. De-là naît une multitude d'erreurs. Ici il avance que l'éloquence & la politeffe du langage ne peuvent fe rencontrer dans des hommes de grand entendement. Là il veut prouver que la théorie de la Théologie appartient à l'entendement, & que la prédication qui en eft la pratique, appartient à l'imagination. Tantôt il dit que la fcience de gouverner une République n'eft dûe qu'à l'imagination; tantôt il affure que les hommes d'un grand entendement ne font pas propres à l'Art Militaire. De pareilles erreurs font affez réfutées en les rapportant feulement.

Le Livre de *Jean Huartes* a été critiqué par *Jourdain Guibelet* Médecin du Roi à Evreux. (*l*). Ce Cenfeur reprend l'Auteur Efpagnol d'avoir admis l'homogénéité des ames; mais nous ne voyons pas fur quel principe mieux prouvé il admet leur hétérogénéité. Il le reprend encore de trop attribuer au tempérament, d'autant plus qu'il y a beaucoup d'autres caufes Phyfiques qui influent fur le caractére. On pourroit les concilier fur cet article. Il releve d'ailleurs quelques méprifes, quelques bévues même; mais quel eft l'Auteur qui peut dire qu'il n'en a pas fait? On trouve des épines parmi les rofes. Le Médecin d'Evreux condamne le Médecin Efpagnol de ce qu'il ramene tout à fon fiftême. C'étoit-là fans doute la meilleure maniere de le faire valoir, & ne pourroit-on pas

(*k*) Examen de ingenios para las Sciencias, par *Jean Huarte*, Amft. 1662 * Traduit par *d'Alibray*, imprimé à Paris en 1666 & 1675, 1. vol. in-12.

* Nous ne favons pas précifément en quelle année il a été imprimé pour la premiere fois. Ce qui eft certain, c'eft qu'il fut réfuté en 1631, par *Jourdain Guibelet*, & que *Charles Vion*, Ecuyer, fieur d'Ali-

bray, affez bon Poëte François pour fon tems, mourut vers la fin de 1634, puifque dans les Lettres nouvelles de *Pelletier*, imprimées en 1655, il en eft parlé comme d'un homme qui eft mort vers ce tems-là.

(*l*) Examen de l'examen des Efprits par *Jourdain Guibelet*, Docteur en Médecine, & Médecin du Roi à Evreux, à Paris 1631. vol. in-8. de 813 pages.

reprocher au critique d'être trop attaché à son sentiment & à celui de ses maîtres *Hippocrate* & *Platon*, qu'il veut qu'on croie aveuglement sur leurs paroles. Le reproche qu'il lui fait de sa vanité n'est pas mieux fondé ; comme si les Espagnols devoient être modestes. La vertu contraire auroit été en lui un défaut ; il n'auroit pas ressemblé à sa nation. Seroit-ce parce qu'il ne le croit pas inventeur de son système ? C'est ce qu'il ne prouve pas par de bonnes raisons. *Huartes* a pû trouver, il est vrai, les idées fondamentales de son système dans les Ouvrages de quelques anciens Philosophes ; mais il est le premier, à ce que nous croyons, qui ait fait un corps de doctrine sur cette matiere. En général le Livre de *Jourdain Guibelet* est fort bon, plein d'érudition, & peut s'accorder avec la plus grande partie de notre Ouvrage.

De même que personne n'avoit osé achever la célèbre Venus qu'*Appelles* avoit commencée, de même personne ne s'étoit encore chargé de finir & de completer l'Ouvrage qu'avoit commencé *Galien* sur la maniere de connoître & de guérir les affections de l'esprit. *Barthelemi Pardoux*, plus hardi que ses ancêtres & que ses contemporains, a osé l'entreprendre avec autant de succès qu'en auroit dû espérer *Galien* lui-même (*m*). Cet illustre Médecin de la Faculté de Paris plein de la lecture d'*Hippocrate* & des autres grands Maîtres dans l'Art des *Machaons*, cherche avec soin toutes les causes de la mélancolie, du délire, de la frénésie, de la folie, de l'extase, de la rage, de la lycanthropie, de la fureur des possédés, de la perte de la mémoire ; en un mot, de toutes les maladies qui détruisent l'empire de la raison & qui portent les hommes à faire envers eux & envers les autres mille actes d'injustice & d'inhumanité. Il détaille savamment tous les simptômes qui accompagnent ces maladies, ou qui les distinguent de toute autre espéce. Il établit ensuite une cure méthodique qui souvent doit être couronnée des plus grands succès. Quoique les matériaux qui forment la base de ce système, soient à-peu-près de la même nature de ceux que nous avons employés pour élever un édifice dont le lecteur vient de voir toutes les faces ; quoique ce soit toujours par l'en-tremise des corps qu'on parvienne à rectifier tous ces égaremens de l'ame, cependant notre Ouvrage différe de celui de *Pardoux* en ce qu'il embrasse la partie pathologique des fonctions animales, comme ont fait *Galien*, *Marinelli* & plusieurs autres, & que nous n'avons prétendu traiter que d'une certaine gêne dans la liberté des facultés intellectuelles sans aucune lésion apparente dans les fonctions vitales & naturelles.

Le Livre de *Sebastien Wirdig* est un de ceux avec lesquels notre Ouvrage a plus de conformité (*n*). Nous pouvons dire cependant qu'il

Sebastien Wirdig.

(*m*) Bartholomæi Perdulcis *Doctoris Medici Parisiensis, de morbis animi liber* ; *inter quos agitur de maniâ demonicâ, de energumenis, de Ectasi. Parisis, apud* Joan. Le Mire, 1639. in-4°.

(*n*) Nova Medicina Spirituum. *Curiosa scientia & doctrina unanimiter huc usque neglecta, & a nemine merito exculta, Medicis tamen & Physicis utilissima.*

In quâ 1. Spirituum naturalis constitutio, vita, sanitas, temperamenta, ingenia, calidum innatum, phantasiæ vires, ideæ, astrorum influentiæ, μετεμψύχωσις, rerum magnetismi, sympathiæ & antipathiæ, qualitates hactenus occultæ sensibus tamen manifestæ, aliaque cæteroquin paradoxa, de hinc spirituum præternaturalis seu morbosa dispositio, causæ, curationes

eſt moins étendu que le nôtre, puiſqu'il n'embraſſe que le phyſique, & qu'il ne tend pas au même but, puiſqu'il ne conſidere que les affections naturelles & contre nature des eſprits animaux ſans en tirer diverſes conſéquences pour les différens états de l'ame modifiée différemment par ces affections. Les formes ſubſtantielles, dit *Wirdig*, ou les ames ſenſitives des animaux, ne ſont autre choſe que ces eſprits. C'eſt l'ame des végétaux, du ciel, des aſtres, de l'air, de la lumiere, des ténébres; en un mot, de tous les corps qui en ſont pétris. Notre ſanté, nos mœurs, nos caractéres en dépendent. Ce ſont ces eſprits qui forment ce prodigieux magnétiſme & cette ſympathie que l'on admire dans toute la nature. Il va plus loin, *liv.* 2. Il nous aſſure qu'on peut reconnoître la nature de ces eſprits dans l'homme par la conſtitution des peres, par le climat & l'éducation, par le genre de vie & les mœurs, par la conformation des corps, par les fonctions vitales, naturelles & animales. Ce détail eſt d'autant plus intéreſſant, qu'il y joint les indications curatives, & la thérapeutique des vices de ces mêmes eſprits qui peuvent être ſelon lui trop obſcurs ou trop denſes, impurs ou mêlés de parties hétérogènes, trop abondans, ou en trop petite quantité, acides, froids, humides, &c. Les moyens qu'il propoſe ſont les contraires, la ſimple nature, la diéte, le jeûne, le changement d'air, les bains, les topiques, la ſaignée & les évacuans.

Tout ceci eſt exactement raiſonné; mais bientôt notre Auteur ſe livre aux préjugés de ſon ſiecle. *Liv.* 2. *chap.* 20. Il parle des arcanes des Alchimiſtes & de la Pierre Philoſophale à laquelle il prodigue les plus grands éloges. *Chap.* 22. Enfin il vient à la cure diaſtatique des eſprits; c'eſt-à-dire, celle qui ſe fait par les amuletes, les tranſplantations & les ſecrets de la Palingénéſie. Nous louerons donc ſincerement ici le travail de *Wirdig* ſans le blâmer de ſes erreurs. Cette louange peut être un peu intéreſſée de notre part. Nous vivons dans un ſiécle où nous pouvons être approuvés; mais nos deſcendans, à la perfection deſquels nous travaillons tous les jours, penſeront ſans doute d'une façon bien plus juſte que nous ſur bien des articles.

Les mêmes titres n'annoncent pas toujours des Ouvrages ſemblables. *Tſchirnaus* a donné un Livre qui porte le même titre que le nôtre (o): mais l'objet en eſt bien différent. Cet Ouvrage eſt diviſé en deux parties. La premiere eſt intitulée *Medicina mentis, ſive ars inveniendi generalia præcepta* : la ſeconde *Medicina corporis; ſive cogitationes admodum probabiles de conſervandâ Sanitate.* Nous ne parlerons que de la premiere partie comme ayant plus de rapport à notre ſujet. C'eſt une eſpéce de Logique dans laquelle l'Auteur fait voir que l'homme qui déſire naturellement d'être heureux, ne peut parvenir à un bonheur véritable que par la découverte de la vérité. *A pag.* 1. *ad pag.* 21. Le moyen de connoître ſi nous poſſédons la vérité eſt fort ſimple. Ce que nous concevons eſt

Tſchirnaus.

per naturam, per diætam, per arcana majora, pa-|cidè demonſtrantur. Hamburgi, apud Gottofredum lingeneſiam, magnetiſmum, amuleta ingenuè ac dilu-|Schulzen 1673.
| (o) *Medicina mentis & corporis.* Lipſiæ 1695.

vrai, dit-il ; ce que nous ne concevons pas eſt faux. On doit entendre ici ce mot de *concevoir* dans un ſens fort étendu, c'eſt-à-dire, par la liaiſon & le rapport des choſes entre elles ; & l'impoſſibilité de concevoir par leur diſconvenance. *A pag.* 22. *ad pag.* 66. Pour ne jamais tomber dans l'erreur, & faire des découvertes, il faut avoir recours aux définitions dont il explique les regles, en y mêlant une ſi grande foule de Démonſtrations Mathématiques, que l'on prendroit ce Livre pour un Traité de Géométrie fort étendu. *A pag.* 66. *ad pag.* 117. Les définitions une fois trouvées, ſi l'on en conſidere l'eſſence, les différences, les rapports, en un mot toutes les qualités qu'elles renferment, on en tirera autant de conſéquences qui doivent être regardées comme des axiomes. Joignez enſemble deux ou pluſieurs de ces définitions, qui priſes ſéparément avoient chacune leur nature, il en réſulte une nature nouvelle, mixte & dépendante mutuellement des ſmes & des autres. Il en réſulte donc un nouveau poſſible, ou plutôt une nouvelle vérité qu'on doit nommer Théorême. *A pag.* 117. *ad pag.* 124. On peut renfermer dans les Théorêmes des choſes plus ou moins générales. De-là vient que l'on en peut déduire immédiatement de nouvelles vérités ; ce qui conſtitue les Corollaires & les Scholies. *Pag.* 127. C'eſt ainſi qu'il veut que l'on joigne toujours la méthode analitique à la ſyntheſe. C'eſt ainſi, dit-il, qu'on peut réſoudre tous les Problêmes tant Phyſiques, que Mathématiques. *A pag.* 128. *ad* 163. Enſuite il nous montre avec combien de facilité nous pouvons marcher dans le chemin de la vérité, & en ſurmonter tous les obſtacles. *A pag.* 163. *ad* 272. De tous ces obſtacles, nous n'avons parlé que du quatrieme lorſque nous avons traité du raiſonnement. *Liv.* 3. Parce que c'eſt le ſeul qui ait rapport à la méthode que nous propoſons pour avoir de l'eſprit. Enfin dans la troiſieme Partie il s'occupe entierement à faire voir à quel ſujet l'on doit s'appliquer pour paſſer la vie agréablement & avec la plus grande ſatisfaction poſſible. *A pag.* 272. *ad* 289. Par ce détail il eſt facile de voir qu'il n'y a que le titre de cet Ouvrage qui ſoit conforme au nôtre, & que nous avons ſuivi une route toute oppoſée.

Verdries a travaillé ſur l'équilibre de l'eſprit & du corps (*p*). Voici ce que cet Auteur entend par le terme d'équilibre » *Eam virium corporis &* » *animæ in ſe mutuò agentium proportionem, quá cum libero partium flui-* » *darum & ſolidarum motu & actionum integritas, & mentis animique vigor* » *conſervatur.* Pag. 51. Cet Ouvrage peut être diviſé en deux Parties. Dans la premiere, l'Auteur examine comment l'équilibre eſt rompu, ou entretenu de la part du corps, qui ſouvent (nous dirions toujours) force l'ame à ſuivre tous ſes mouvemens. Dans la ſeconde, il fait voir com-

Verdries.

(*p*) Jo. Melchior. Verdries. D. Philoſ. & Medicinæ P. P. in Academiâ Giſſenâ de æquilibrio mentis & corporis commentatio quâ ſtatus hominis ſani & morboſi, nec non affectuum, Phantaſiæ & imaginationis in corpus hvmanum vires & agendi modus, ex genuinis principiis deducuntur & ad experientiæ & ad rectæ rationis leges expenduntur. Giſſæ, apud Joan. Mülletum 1716.

Il a fait encore un autre Livre intitulé, *de actione ventriculi in communicandis cibis diſquiſitio quâ chiliſicationis negotium ad genuinas naturæ leges revocatur, & quomodo trium adjuvantibus calore naturali ſucciſque diluentibus & ſolventibus, illud abſolvatur, per experientiam & rationem apertius declaratur.* Giſſæ. 1721.

ment l'ame par sa propre force fait pancher la balance & soumet les corps à sa puissance, comme dans la joie, la terreur, la colere, &c. Ce Livre entier peut servir de preuve aux principes de notre Ouvrage, & après en avoir fait la lecture on ne sera plus étonné si nous avons eû la hardiesse d'aller plus loin, c'est-à-dire, de regler toutes les opérations de l'ame par les différentes dispositions Physiques qu'on donneroit au corps.

Gaubius.   *Gaubius* a enfanté le même projet que nous (*q*). Il trace d'une main hardie le plan d'un Ouvrage qui a beaucoup d'affinité avec le nôtre, mais qui en differe en ce que l'on n'y trouve que des axiomes généraux sans les conséquences pratiques. C'est ce que l'Orateur ne pouvoit faire sans entrer dans des détails qui conviennent mieux dans un Traité Métaphysique que dans un discours Académique. Il prouve l'assujettissement de l'ame au corps par les différentes vicissitudes Physiques qui affectent différemment les esprits. De sorte que l'une des deux substances ne peut pas être affectée sans que l'autre ne le soit par contre coup. Pour expliquer les relations de ces deux substances, il admet deux principes actifs qui réagissent l'un sur l'autre. *A pag.* 35. *ad* 46. Ce qui nous paroît faux : car ou ces deux principes sont spirituels, ou ils sont matériels, ou bien l'un est spirituel & l'autre matériel. Dans chaque supposition il se trouve une impossibilité manifeste d'action de l'ame sur le corps, ou du corps sur l'ame. En effet s'ils sont, 1°, tous deux spirituels ? ils ne peuvent agir physiquement sur les corps, les esprits n'ayant aucune prise sur la matiere. 2°. S'ils sont tous deux matériels ? l'ame n'en sera pas plutôt affectée que de certains mouvemens du sang. 3°. Si l'un est spirituel & l'autre matériel ? la même impossibilité subsiste, puisqu'un principe étendu ne peut agir sur un autre qui est inétendu.

Mais comme notre objet est plutôt d'analiser que de critiquer, nous passons à d'autres maximes que nous dicte ce savant Orateur. Il soutient que de même qu'il est du devoir du Médecin de guérir les maladies qui arrivent aux corps par les différentes affections des ames, de même il doit s'appliquer à corriger les défauts des ames, qui sont occasionnés par les différens vices des corps. *Pag.* 48. Or personne ne peut revoquer en doute que le Médecin par le même Art qui entretient les corps dans une santé parfaite, ne puisse procurer aux ames ces dispositions heureuses qui mettent en œuvre toutes leurs facultés. *Pag.* 63. C'est ce que pensoient *Pythagore, Platon* & plusieurs autres Philosophes de l'antiquité. Les avis, les préceptes, les menaces peuvent bien pour quelque tems reprimer les passions : mais la racine étant dans le corps, c'est en vain que l'on cueille l'herbe ; elle repoussera au moment qu'on s'y attendra le moins. *Pag.* 76. C'est donc au Médecin à détruire tous ces mouvemens que les sens excitent dans les ames, par le même motif qu'ils entreprennent de guérir la manie, la phrénésie & la mélancolie. *Pag.* 89. Il a en main des moyens pour y parvenir. *Pag.* 105. Notre Auteur rapporte à ce sujet un fait

(*q*) Hieronimi Davidis Gaubii *Sermo Academi-*\|8. *Febr.* 1747. *Lugduni Batavorum.*
cus de regimine mentis quod Medicorum est : Habitus\|

bien fingulier. L'on a vû, dit-il, des hommes aufquels l'excès de chagrin, ou la violence de l'amour avoient fait perdre l'efprit, fe précipiter dans la riviere. Ces malheureux retirés de l'eau, jouiffans encore à peine d'un fouffle de vie, recouvrerent la fanté & le bon fens & furent guéris de leurs funeftes paffions. Cette expérience engagea les Médecins à mettre en œuvre un remède que le hafard avoient indiqué. On noya méthodiquement en Angleterre des perfonnes que des violentes affections de l'efprit avoient rendu folles. Cette tentative réuffit, comme l'attefte *Vanhelmont* (r). Terrible reméde, il eft vrai, mais le plus efficace que l'on puiffe employer lorfque l'ame eft ébranlée jufques dans fes fondemens. Enfin notre Orateur finit fon difcours par exhorter les Médecins à s'appliquer férieufement à cette partie de la Médécine qui eft la plus négligée quoique la plus belle, & celle qui nous approche davantage de la divinité. Nous fouhaitons avoir rempli une partie de fes défirs.

Il eft tems de finir cette hiftoire fans introduire davantage fur la fcène de nouveaux perfonnages, qui dans leurs Ecrits auroient pû mettre quelques traits de reffemblance avec le deffein que nous propofons aujourd'hui. Il fuffifoit de mettre le public à portée de juger des fecours que nous avons pû tirer des Ecrivains qui ont vécu avant nous, & fi la matiere que nous traitons eft nouvelle. La difficulté de trouver quelquesuns, de ces Ouvrages a été caufe que nous n'avons pû les lire qu'après avoir compofé notre Traité. Nous penfons que c'eft un avantage pour le public qui rencontrera divers jugemens fur les mêmes matieres travaillées dans diffé rens tems par des Auteurs qui ne fe connoiffoient pas, & par conféquent non fufceptibles de prévention les uns pour les autres. Nos recherches auroient été moins pénibles, il eft vrai, mais notre Ouvrage auroit pû être moins médité & moins réfléchi.

(r) Joan. Helmontii *Ortus Medicinæ de ideâ demente.* Pag. 175.

Fin du fecond Tome.

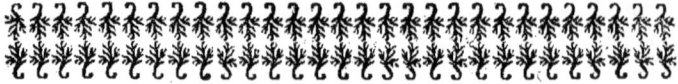

TABLE

DES MATIERES.

A.

sa

X x

Y y

Fin de la Table des Matieres.

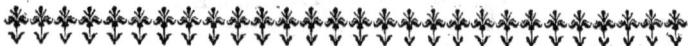

ADDITIONS

ET

CORRECTIONS.

TOME I.

PAGE 7. *ligne* 27. qu'elles a reçues, *lifez*, qu'elle a reçu.

Pag. 38. *note.* (*h*) Tit. Livius, *lib.* 4. *cap.* 2. *lif. lib.* 2. *cap.* 12.

Pag. 41. *lig.* 13. *après ces mots* dans tous les fiecles, *lif. Defcartes* approche beaucoup de ce fentiment, comme on peut le conclure de fes écrits. » Je m'avifai, dit-il, [*Difcours de la Méthode, partie* 3. *pag.* 28.] » de chercher d'où j'avois appris à penfer » à quelque chofe de plus parfait que je » n'étois, & je conclus évidemment que » ce devoit être de quelque nature qui fut » en effet plus parfaite .... de la tenir du » néant, c'étoit chofe manifeftement im- » poffible, & parce qu'il n'y a pas moins » de répugnance que le plus parfait foit une » fuite & une dépendance du moins par- » fait, qu'il y en a que de rien procede » quelque chofe, je ne la pouvois tenir » non plus de moi-même ; de façon qu'il » reftoit qu'elle eut été mife en moi par » une nature qui fut véritablement plus par- » faite que je n'étois, & même qui eut en » foi toutes les perfections dont je pouvois » avoir quelque idée, c'eft-à-dire, pour » m'expliquer en un mot, qui fut Dieu...... » *Pag.* 51. il ajoute, j'ai tâché de trouver » en général les principes, ou premieres » caufes de tout ce qui eft, ou peut être » dans le monde, fans rien confidérer que » Dieu feul qui l'a créé, ni les tirer d'ail- » leurs que de certaines femences de vé- » rités qui font naturellement dans nos » ames «.

Pag. 41. Quoique *Defcartes*, &c ; au lieu des quatre premieres lignes de cet *à linéa*, *lifez*, Quelques Cartéfiens en prêtant à leur

maitre un fentiment qui n'étoit pas à lui, ont prétendu que notre ame produifoit elle-même fes penfées ; mais &c.

Pag. 78. *à la fin,* fi la vie n'eft qu'un fonge, &c. *lif.* fi la gloire n'eft qu'un fonge, comme le penfent plufieurs, elle a autant de réalité que la vie même qu'on a comparé avec affez de fondement à un fonge.

Pag. 132. M. *De Tournefort* dans fon voyage &c. *lif.* M. *De Tournefort* dans fon voyage du Levant, rapporte que quand M. *Olier de Nointel,* Ambaffadeur du Roi de France au Levant en 1673, voulut defcendre dans la grotte d'*Antiparos,* perfonne n'ofoit l'y conduire, & qu'il fut obligé d'encourager par fes largeffes ceux qui voudroient lui fervir de guides (*a*). Ils ne pouvoient fans doute s'imaginer &c.

Pag. 164. *lig.* 34. onze garçons, *lif.* onze petits enfans.

Pag. 169. *lig.* 14, *après* vie fédentaire, *ajoutez*, la troifieme, c'eft que les alimens échauffans donnent plus de reffort aux organes, plus d'activité aux humeurs, & facilitent l'exercice des fonctions animales.

Pag. 175. *lig.* 28. & d'huile extérieurement, *ajoutez*, Ainfi on ne doit pas attribuer à l'hypocras la mort de *Lucius, Durius, Valla,* Médecin, qui au rapport du même *Pline,* (*lib.* 7. *cap.* 53.) mourut fubitement en buvant du vin mielé ; ni celle d'*Appius Sauffeius* qui, après avoir bû du vin mielé au fortir du bain, mourut en

---

(*a*) Relation d'un voyage du Levant fait par ordre du Roi, par M. *Pitton de Tournefort,* Médecin de la Faculté de Paris, 2. *vol. in-*4°. de l'Imprimerie Royale, 1717, *tom.* 1. *pag.* 194.

avalant un œuf, (*id. ibid.*). Au reste *La Framboisiere* dit que l'hypocras occasionne l'apoplexie & la paralisie. Nous ne voyons pas trop sur quoi il est fondé. M. *De la Marre*, qui a donné une nouvelle édition du *Dictionnaire Economique* en 1767, forme le même doute que nous. Article, *Hypocras*.

Pag. 206. *ajoutez* à la note (*x*) *Diogene Laërce* donne à *Ptolomée Philadelphe* pour Précepteur *Straton* de Lampsaque, l'homme le plus éloquent de son tems. Il prétend que *Straton* étoit si mince qu'il mourut sans souffrir. *Hunc aiunt, adeò fuisse tenuem, ut sine sensu moreretur.* in vitâ *Stratonis Lampsaceni.*

Pag. 213. *l.* 10 nous relevent, *lis.* nous revelent.

Pag. 249. *lig.* 34, l'ignorant *Zoïle*, *lis.* le critique *Pythéas.*

Pag. ibid. lig. 36. dans sa sphere, *lis.* hors de sa sphere.

Pag. 259. *lig.* 11, sections coniques, *ajoutez*, Claude Perrault, Médecin de la Faculté de Paris, & l'Architecte du goût le plus noble, sans aucun maître devint habile dans tous les arts qui ont du rapport au dessein, & dans les méchaniques. (*Parisiens illustres* 1752).

Pag. 262. *note* (*o*) *ajoutez à la fin*, ces paroles ne se trouvent pas dans *Aristote*, mais *sect.* 30. *quæst.* 1. il dit, *Cur homines qui ingenio claruerunt melancholici omnes fuere.* Peut-être que *Seneque* regardoit la mélancolie comme une nuance de la folie. *Voyez* la note (*p*) qui est à la page 355 du premier Tome.

Pag. 288. *note* (*i*) & (*k*). *lisez*, Seneca *in præmio lib.* 1. *controversiarum.*

Pag. 290. *lig.* 37. ainsi ces médicamens, *ajoutez*, de même que les baies de genievre, auxquelles plusieurs accordent la propriété de fortifier la mémoire, doivent convenir &c.

Approbation de la Faculté de Médecine de Paris.

NOUS soussignés Docteurs-Régens de la Faculté de Médecine en l'Université de Paris, nommés par ladite Faculté pour examiner un Manuscrit qui a pour titre *Médecine de l'Esprit, ou* &c, par M. *Le Camus*, notre Confrere, certifions, après avoir lu cet Ouvrage avec la plus grande attention, que la maniere savante & ingénieuse dont l'Auteur a traité une matiere aussi difficile, nous a paru mériter l'Approbation de la Faculté. Fait à Paris ce 18 Mai 1751.

PAYEN, Bibliothécaire ; LE THIEULLIER, Professeur de Chirurgie en Langue Françoise ; POISSONNIER.

OUI le rapport de Messieurs Payen, Le Thieullier & Poissonnier, Commissaires nommés par la Faculté pour examiner le Livre de M. *Le Camus*, notre Confrere, intitulé *Médecine de l'Esprit*, &c, la Faculté consent que ledit Ouvrage soit imprimé. Fait aux Ecoles de Médecine en l'Assemblée tenue le 2 Août 1751.

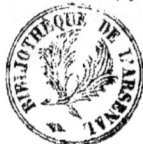

BARON, Doyen.

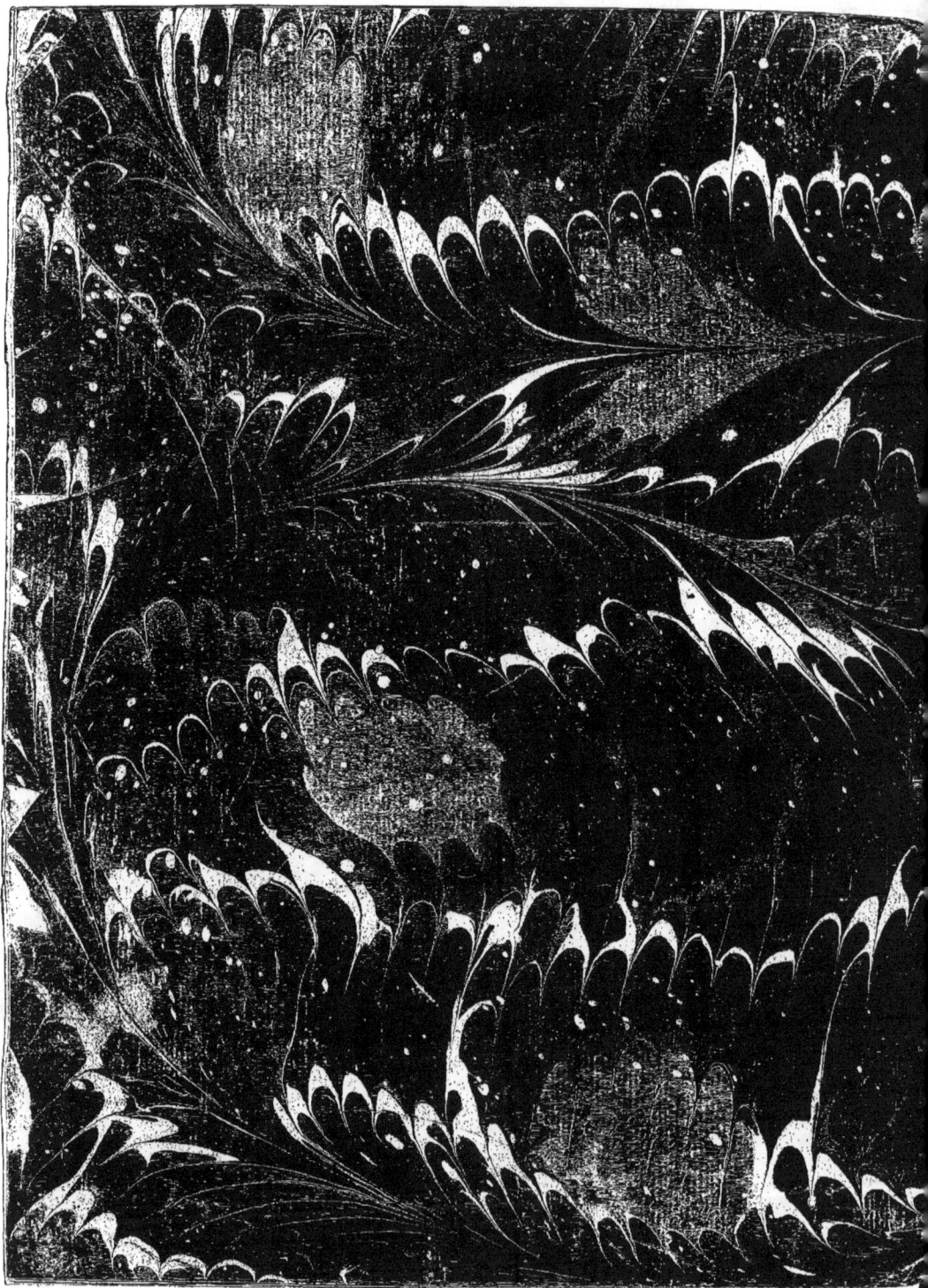

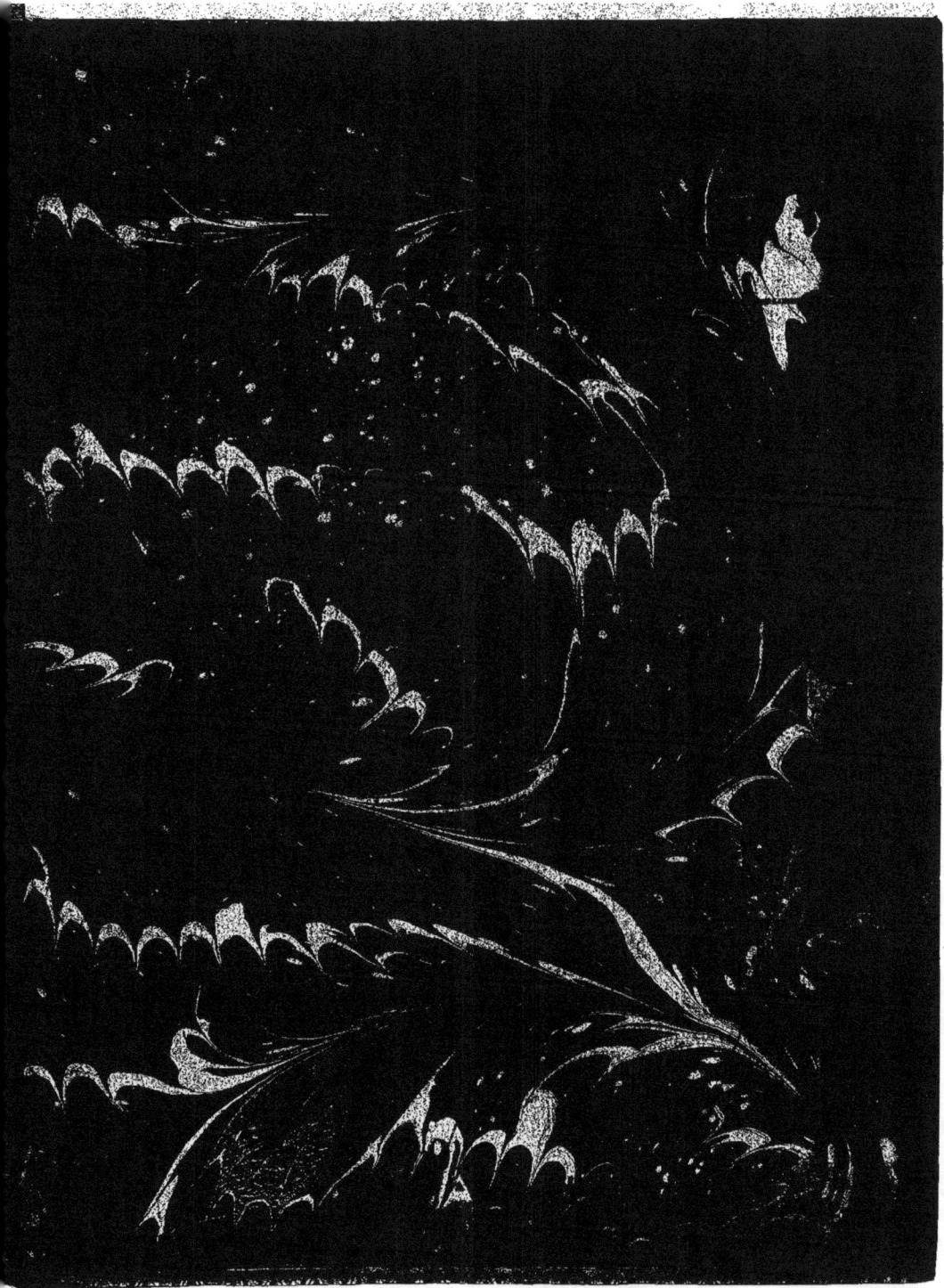

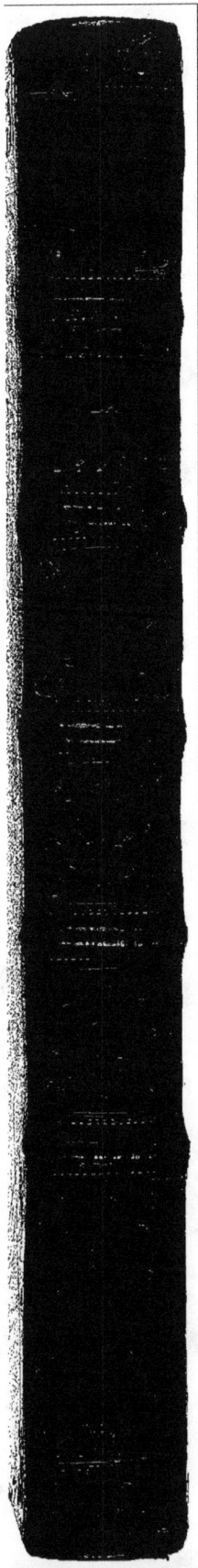

www.ingramcontent.com/pod-product-compliance
Lightning Source LLC
Chambersburg PA
CBHW071620270326
41928CB00010B/1709